六味地黄丸

古今研究与应用

主编　年　莉　康立源

副主编　周志焕　刘宏艳　孙　锋

中国中医药出版社 · 北京 ·

图书在版编目（CIP）数据

六味地黄丸古今研究与应用/年莉，康立源主编．—北京：中国中医药出版社，2016.1

ISBN 978 - 7 - 5132 - 2119 - 1

Ⅰ.①六… Ⅱ.①年… ②康… Ⅲ.①六味地黄丸 - 研究 Ⅳ.①R286

中国版本图书馆 CIP 数据核字（2014）第 267761 号

中国中医药出版社出版

北京市朝阳区北三环东路 28 号易亨大厦 16 层

邮政编码 100013

传真 010 64405750

南宫市印刷有限责任公司印刷

各地新华书店经销

*

开本 710×1000 1/16 印张 24.5 字数 414 千字

2016 年 1 月第 1 版 2016 年 1 月第 1 次印刷

书 号 ISBN 978 - 7 - 5132 - 2119 - 1

*

定价 65.00 元

网址 www.cptcm.com

前　言

　　六味地黄丸是中医学的著名方剂，从诞生至今已有八百多年。在八百多年的历史进程中，中医药学家从理论与实践两方面对六味地黄丸进行了全面的、不间断的研究，积累了大量的使用经验与理论研究成果。时至今日，中医学界对六味地黄丸的研究热情依然不减，就连许多现代医药学家也加入到研究队伍中来，运用多种先进的科技手段进行研究，使这一古老的中医名方得到了许多新的诠释与开发，不断焕发出新鲜而精彩的内容。

　　六味地黄丸已有八百多年历史，研究六味地黄丸首先要全面掌握这八百多年中积累的理论与实践经验。然而，古人对六味地黄丸的理论研究与应用经验均散落记载在历史长河的众多医学著作之中，从浩瀚的医学古籍中全面收集整理古人的经验是一项艰苦而细致的工作，本书在此方面做出了巨大的努力。我们对包括六味地黄丸医案、方论、方剂适应证、适应证的扩展变化等古人的研究成果，进行了全面的收集整理。在上述文献研究基础上，对六味地黄丸的产生渊源、方名演化、同名方剂等问题进行了梳理探讨，尤其是对六味地黄丸的组方用药机理、整方功能特点、泽泻与丹皮等药在方中的作用等问题提出了我们的见解。

　　当今，六味地黄丸稳定而显著的治疗效果引起了医学界的广泛关注与研究，这些研究要体现在以下几方面：①临床应用研究。当前无论中医学界还是西医学界，都有一些学者对六味地黄丸的临床应用进行研究，并取得了众多的成果。本书对六味地黄丸的现代临床应用情况，进行了全面收集与梳理，并按照现代西医临床病科分类标准将文献资料进行分类，使读者能够一目了然地掌握六味地黄丸在某一类疾病中的应用情况。②药理学研究。六味地黄丸的卓越临床疗效，激发了众多专家学者对其作用及作用机理进行研究，而这些研究大多数是在疾病基础上进行的。为此，我们以临床疾病为中心，将药理学方面的研究文献进行分类整理，使读者可以清楚了解六味地黄丸现代药理研究进展，了解六味地黄丸在不同疾病中的治疗作用与作用机理。③药剂学研究。为了适应时代的变化与需要，医药学界对六味地黄丸新型制剂的研究也非常重视，许多新型制剂已上市使用，还有一些新产品正在开发研制阶段。此外，许多新兴制药技术也不断被引进到新制剂的研究之中。本书对这部分内容也进行了系统整理与总结分析。需要说明的是，本书对这部分内容的研究重点在于制剂工艺的差别，对药材剂量未尽数说明，读者可参阅该部分的参考文献和《中华人民共和国药典》了解相关剂量。④药物质量监控研究。良好的药品质量是六味地黄丸功效产生的基础保障。本书对构成六味地黄丸的六种药物（熟地黄、山药、山萸肉、泽泻、丹皮、茯苓）的质量监控与六味地黄丸整方的质量监控问题，也进行了系统的总结研究。需要说明的是，在现代临床研究和药理研究过程中，有些专家学者将六味地黄丸改为汤剂或其他剂型，由于中医方剂的剂型变化并不能改变方剂的基本功能，因此本书为了编写方便，在章节名称中统一使用中医传统称谓"六味地黄丸"。

编委会
2014 年 12 月 20 日

目　　录

下篇　现代实验研究

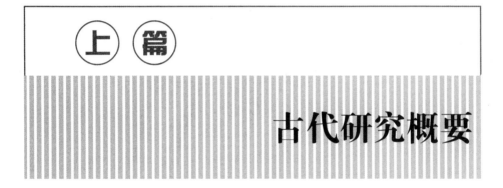

上 篇

古代研究概要

六味地黄丸是中医学发展过程中涌现出来的著名方剂，该方产生的学术背景无疑是中医药学的理论与临床实践。本部分内容主要从中医传统理论与思维方式出发，对六味地黄丸进行多角度的研究探讨。

第一章　方剂来源与名称演化

本章主要讨论六味地黄丸的产生来源、方名寓意、历代的同名方剂等问题，目的是广泛了解六味地黄丸的背景等学术问题，进而能够全面地理解和掌握该方。

第一节　方剂来源

目前，中医学所说的"六味地黄丸"均是指宋代医家钱乙《小儿药证直诀》中记载的"地黄丸"。《小儿药证直诀·卷下》记载："地黄丸，熟地黄八钱、山萸肉、干山药各四钱，泽泻、牡丹皮、白茯苓去皮各三钱，上为末，炼蜜丸如梧子大，空心，温水化下，三丸。"必须指出，历史上以"地黄丸"命名的方剂很多，以"六味地黄丸"命名的方剂也不止一首。但是，目前一提六味地黄丸，中医学界都公认是指钱乙《小儿药证直诀》的"地黄丸"。

钱乙《小儿药证直诀》地黄丸，实际上脱胎于汉代医家张仲景《金匮要略》肾气丸。张仲景《金匮要略》肾气丸："干地黄八两，薯蓣四两，山茱萸四两，泽泻三两，茯苓三两，牡丹皮三两，桂枝、附子（炮），各一两。上为末，炼蜜合丸梧子大，酒下十五丸，日再服。"肾气丸分别记载于《金匮要略》的血痹虚劳、痰饮咳嗽、消渴小便利淋病、中风历节、妇人杂病5个篇章之中，而且分别使用过八味肾气丸、肾气丸、崔氏八味丸等方名。

将张仲景肾气丸与钱乙地黄丸进行比较，可以发现：

（1）药物构成方面：钱乙地黄丸是将张仲景肾气丸中的桂枝、附子二药删除，并将"干地黄"改为"熟地黄"。

（2）药物剂量比例方面：虽然肾气丸是以"两"为计量单位，地黄丸是以"钱"为计量单位，但两首方剂药物之间的剂量比例是完全一致的，钱乙并没有进行任何改动。

（3）剂型方面：两首方剂均采用"丸剂"剂型，均用蜜制为丸，丸剂大小（重量）基本相同，"如梧子大[1]""梧子大[2]"。

（4）服用剂量方面：《金匮要略》记载肾气丸的服用剂量两次，略有出入，其中妇人杂病篇记载："酒下十五丸，加至二十五丸，日再服。"中风历节篇记载："酒下十五丸，日再服。"肾气丸的基本服用剂量是"十五至二十丸"。然而，地黄丸服用剂量比较小，仅服用三丸，这可能与后者治疗小儿疾病有关。

（5）服用方法方面：两首方剂有较大区别，肾气丸以"酒"送服，地黄丸以"温水"送服。

通过以上比较不难看出，钱乙地黄丸与仲景肾气丸有许多相同或相近的地方，可以说地黄丸并非是钱乙的原创方剂，它脱胎于张仲景肾气丸，是由化裁改造肾气丸得到的一首方剂，或者说是从肾气丸中蜕化出来的一首方剂。

参考文献

[1] 宋·钱乙. 小儿药证直诀. 北京：人民卫生出版社，1955.
[2] 汉·张仲景. 金匮要略. 北京：人民卫生出版社，2000.

第二节　方名演化

《小儿药证直诀》原著中只有"地黄丸"名称，没有"六味地黄丸"名称。例如《小儿药证直诀·卷上·脉证治法》云："无精光者，肾虚，地黄丸主之。""病吐泻及大病后，虽有声而不能言，又能咽药，此非失音，为肾怯，不能上接于阳故也，当补肾，地黄丸主之。"

钱乙地黄丸刊世之后，历代医家在应用过程中曾经使用过多种名称。

1. 地黄圆　在一些中医古籍中经常将中药丸剂的"丸"写成"圆"，究其原因：①"丸"与"圆"字义相近，字音相同。②中药丸剂多呈圆形。《小儿药证直诀》历代刊行版本有近20种，有些版本为"地黄圆"，有些版本为"地黄丸"。

2. 六味地黄丸　根据我们检索的资料，"六味地黄丸"名称最早出现在明代薛己《正体类要·下卷》（1529年）。原文记载："六味地黄丸，治伤损之症，因肾肺二经虚弱，发热作渴，头晕眼花，咽燥唇裂，齿不坚固，腰腿痿软，小便频赤，自汗盗汗，便血诸血，失音水泛，为痰之圣药，血虚发热之神剂。若损重伤骨，不能言如暗者，用此水煎服之亦效。熟地黄八两，杵膏自制；山茱萸肉、干山药各四两，牡丹皮、白茯苓、泽泻各三两。上为末，和地黄丸桐子大，每服七八十丸，空心食前滚汤下。"《正体类要》记载的这首六味地黄丸在药物组成、药物剂量、用量比例方面，与《小儿药证直诀》地黄丸完全相同，只是制剂方法略有出入，将熟地黄制膏与其他药末相合为丸，并加大了服用剂量。因此，后世医家均认为薛己《正体类要》的六味地黄丸，实际上就是钱乙《小儿药证直诀》地黄丸。

3.《金匮》六味地黄丸、六味地黄汤　《金匮》六味地黄丸、六味地黄汤名称均首见于明代张景岳《景岳全书·卷五十三》："《金匮》六味地黄丸，即《金匮》肾气丸，亦名地黄丸。治肾水亏损，小便淋闭，头目眩晕，腰腿酸软，阴虚发热，自汗盗汗，憔悴瘦弱，精神疲困，失血失音，水泛为痰，病为肿胀，壮水制火之剂也。熟地黄八两，蒸捣；山茱萸、山药各四两，丹皮、泽泻、白茯苓各三两。上为细末，和地黄膏加炼蜜为丸桐子大，每服七八十丸，空心食前滚白汤或淡盐汤服下，此方用水煎汤即名六味地黄汤。"从以上记载的药物组成、药物剂量、用量比例等方面分析，张景岳所说的《金匮》六味地黄丸、六味地黄汤与《正体类要》记载的六味地黄丸非常相近，其本质都是《小儿药证直诀》的地黄丸。清代医家洪缉庵《虚损启微·卷下》记载："六味地黄丸……此方用水煎汤，即名六味地黄汤。"罗元恺点注《妇人规》时也说："六味地黄丸，并非《金匮》肾气丸，而是宋代钱乙以《金匮》肾气丸为温补肾阳之剂，而于小儿应滋养肾阴，故于肾气丸去附桂，创制六味地黄丸以补益肾阴，景岳以六味地黄丸出自《金匮》，实误，今正之[1]。"

4. 补肾地黄丸　出于南宋刘昉《幼幼新书·卷六》："《集验方》小儿禀气不足，真元怯弱，肢体柴瘦，补其本气，自然气体充盛，肌肤盈溢，宜补肾地黄丸。熟干地黄（八分，焙，秤）、山茱萸、干山药（各四钱）、泽泻、牡丹皮、白茯苓（去皮，各三钱），上为末，炼蜜和丸如梧桐子大，三岁以下二三丸，温水空心化下。"该方在药物、剂量、比例等方面均与钱乙地黄丸相同。需要指出，由于《幼幼新书》是南宋医家刘昉所著（1150年），因此，补肾地黄丸方名的出现时间是早于薛己六味地黄丸的。

《幼幼新书·卷六》记载补肾地黄丸引自《集验方》。据《北史》《周书》记载《集验方》出于北周，现早已经失传，在《肘后备急方》《外台秘要》等书中可以见到该书的一些内容。我们检索了《肘后备急方》《外台秘要》《千金方》等晋唐方书，并没有发现有与钱乙地黄丸相同的方剂。因此，无法推断六味地黄丸创制年代早于钱乙《小儿药证直诀》，而且《幼幼新书·二十一卷》还记载一首钱氏地黄丸，内容与补肾地黄丸完全相同，所以刘昉《集验方》之说恐怕不足为信。

5. 补肝肾地黄丸　出于明代《奇效良方·卷六十四》："补肝肾地黄丸，治小儿肝肾虚，恒由胎气不成，面色㿠白，其颅即解，不语多啼泣，畏明体骨重，白膜遮睛，喜卧冷地。熟地黄八钱，焙干；山茱萸、干山药各四钱，泽泻、牡丹皮、白茯苓各三钱。上为末，炼蜜为丸，如梧桐子大，三岁以下，每用三五丸，白汤化下，不拘时服。"核实此方药物、剂量、比例等项内容，均与钱乙地黄丸相同。《奇效良方》是明代董宿原所著（1470年），因此，补肝肾地黄丸的名称也早于六味地黄丸。

6. 六味丸　出于《校注妇人良方·卷二十四》："六味丸（一名六味地黄丸），此壮水制火之剂。夫人之生，以肾为主，人之病，多由肾虚而致者，此方乃天一生水之剂，无不可用。若肾虚发热作渴，小便淋秘，痰壅失喑，咳嗽吐血，头目眩晕，眼花耳聋，咽喉燥痛，口舌疮裂，齿不坚固，腰腿痿软，五脏亏损，自汗盗汗，便血诸血，凡肝经不足之症，尤当用之，盖水能生木故也。此水泛为痰之圣药，血虚发热之神剂。又治肝肾精血不足虚热，不能起床，即八味丸去附子、肉桂。"《校注妇人良方》也为明代薛己所著，初刊于嘉靖二十六年（1547年），时间上晚于《正体类要》。

7. 钱氏地黄丸　出于明代王肯堂《证治准绳·类方》："钱氏地黄丸，即六味地黄丸。"《证治准绳》刊于1602年，所以钱氏地黄丸方名也晚于六味地黄丸。

以上诸多方名之中，以六味地黄丸一名使用最为广泛，尤其是清代方书大多使用此名，例如《医方集解》《成方切用》《成方便读》《删补名医方论》等。目前，《中华人民共和国药典》（以下简称《药典》）《方剂学》（规划教材）也均使用六味地黄丸名称，从而使这一方剂名称得到确认与规范。

参考文献

[1] 明·张景岳著，罗元恺点注. 妇人规. 广州：广东科技出版社，1984.

第三节　方名释义

1. 地黄丸　一般认为，钱乙之所以用"地黄"命名方剂，是因为方剂之中熟地黄用量最大，说明其在方中的重要地位。然而，钱乙地黄丸是从张仲景《金匮要略》肾气丸变化而来，肾气丸中也是地黄用量最大，但张仲景并没有用其命名方剂。究其原因，肾气丸中还配有桂枝、熟附子，方剂作用重心偏于温肾阳，化肾气，若用"地黄"命名则有悖于方剂的整体功能，因此，张仲景不用"地黄"命名方剂而是采用功能命名方剂。

钱乙对张仲景肾气丸进行了嬗变，删去熟附子、桂枝，使方剂的作用重心有了较大变动，明显偏于补益肾之阴精。依据古代医家命名方剂的惯例，在对前人方剂进行较大变动，特别是影响到方剂原有功能时，大多需要更换方名，钱乙也不例外。钱乙对肾气丸改造之后，熟地黄在方剂中的作用凸显出来，所以将方剂命名为"地黄丸"。

2. 六味地黄丸　六味地黄丸之名出自于明代医家薛己《正体类要》，该方名的出现距钱乙《小儿药证直诀》已有 400 年之久。对于薛己加入"六味"二字，历代医家有以下几种认识：①方中药物有六种，且以熟地黄为主，故用"六味地黄"命名，以全面概括方剂的药物构成特点。②突出气味理念。清代王子接《绛雪园古方选注·中卷》云："六味者，苦酸甘咸辛淡也。地黄味苦……泽泻味咸……萸肉味酸……丹皮味辛……山药味甘……茯苓味淡……始名六味。"王氏认为方中六种药物分别具有辛甘酸苦咸淡六种气味，为了凸显这种气味特点，故在地黄丸前面加入"六味"二字。③"六"在中国文化中有着比较深刻的涵义。《说文》曰："六，易之数，阴变于六。"《易经》中六也为阴数，且为老阴之数。《尚书正义·卷二十六》也云："地六生水。"六味地黄丸以补养肾之阴精为主，而肾之阴精为人体阴精之根本，用"六"字冠其名以示方剂在补益阴精方面的重要性，正如《齐氏医案·卷三》所说："六味地黄丸，天一生水之良剂也。"

第四节　同名方剂考辨

本节所讲的"同名方剂"是指与地黄丸或六味地黄丸（汤）方名相同，但药物组成有异的方剂。

1. 地黄丸　自古至今以"地黄丸（圆）"命名的方剂数量众多，至少七十余首。但是，这些地黄丸与钱乙《小儿药证直诀》地黄丸在药物组成方面相距甚远。我们整理文献资料发现，最早记载地黄丸的是唐代医家孙思邈《备急千金要方》，在该书的卷五、卷二十一分别记载 2 首名为"地黄丸"的方剂。此外，宋代《圣济总录》记载 20 余首以"地黄丸"命名的方剂，明代《普济方》也记载了近 50 首名为"地黄丸"的方剂。

2. 六味地黄汤　清代《白喉全生集·白喉愈后补虚治法》记载一首以六味地黄汤命名的方剂，药物包括："熟地五钱，怀药八钱（炒），僵蚕一钱五分（姜汁炒），云苓三钱，丹皮（去骨），泽泻（盐水炒），麦冬（去心），炙草各一钱，桂圆三粒。"主要用于治疗白喉愈后，阴虚有热者。

第二章 钱乙与《小儿药证直诀》

本章主要介绍六味地黄丸创制者——钱乙的生平以及学医行医过程，并简单介绍体现钱乙学术思想的医学著作《小儿药证直诀》。

第一节 钱乙生平简介

钱乙，字仲阳，大约生活在宋代景祐至政和年间，关于其生卒具体年代有三种说法：一是 1032—1113 年[1]，一是 1033—1113 年[1]，一是 1035—1117 年[2]。《宋史·钱乙传》记载钱乙祖籍浙江钱塘（今杭州），曾祖时北迁，落户于山东郓州。钱乙的父亲名颢，也从医，擅长针灸，但在钱乙幼年之时离家出游，钱乙自幼由姑母抚养，其姑父吕某也精通医术，钱乙主要随从姑父学医。刘跂《钱仲阳传》记载："钱乙，字仲阳。上世钱塘人，与吴越王有属。俶纳土，曾祖斌随以北，因家于郓。父颢，善针医，然嗜酒喜游，一旦匿姓名，东游海上，不复返。乙时三岁，母前亡，父同产姑，嫁医吕氏，哀其孤，收养为子。稍长读书，从吕君问医。"

钱乙从医，最初以《颅囟经》方治疗小儿疾病而著名于山东。《宋史·方技传》记载："以巫氏方《颅囟经》治小儿，甚著于时[3]"。阎季忠在《小儿药证直诀·序》中也云："其治小儿，概括古今，又多自得，著名于时。"元丰年间（1078—1084 年），因治愈长公主之女儿的泻痢病，获授翰林医学。后又因治愈皇子仪国公病瘛疭，获授为太医丞及紫衣金鱼。由此，钱氏名声大噪，求医者络绎不绝。宋哲宗时（1086—1101 年）又被朝廷命为"宿直禁中"，成为皇室轮流值宿的侍医。晚年，钱乙因患"周痹"辞官，回归故里，仍然坚持行医，患者满门，"近自邻井，远或数百十里[4]"，说明钱乙医术之高超优异。据传，钱乙曾经著有《伤寒指微论》五卷、《婴儿论》百篇、《钱氏小儿方论》八卷，但均已佚失。

参考文献

[1] 中医大辞典编辑委员会. 中医大辞典. 北京：人民卫生出版社，1981.
[2] 俞慎初. 中国医学简史. 福州：福建科学技术出版社，1983.

[3] 清·纪晓岚. 四库全书总目提要. 石家庄：河北人民出版社，2000.
[4] 刘跂. 钱仲阳传. 长沙：湖南电子音像出版社，2002.

第二节 《小儿药证直诀》简介

《小儿药证直诀》并非钱乙在世时亲自撰写，而是由门人阎季忠（一作孝忠）在其谢世之后编辑整理而成。阎季忠在《小儿药证直诀·序》中记载他编撰该书的过程："仲阳年少，不肯轻传其书，余家所传者才十余方耳……仲阳老矣，于亲旧间始得说证数十条，后六年又得杂方，盖晚年所得益妙。比于京师，复见别本，然旋著旋传，皆杂乱，初无纪律，互有得失，因得参校焉，其先后则次之，重复则消之，讹谬则正之，俚语则易之。"可见，《小儿药证直诀》是阎季忠将其终身陆续收集到的钱乙临证治验与方剂进行整理，勘定成册，赋予书名，并于宋代宣和年间（1119—1125 年）梓印刊行的。

《小儿药证直诀》全书共三卷：卷上脉证治法、卷中记尝所治病二十三证、卷下诸方。在"卷上·脉证治法"中，钱乙创造性地提出了小儿生理特点是"五脏六腑，成而未全，全而未壮"，病理特点是"脏腑柔弱，易虚易实，易寒易热"，小儿五脏疾病的辨证要点是"肝病，哭叫目直；心病，多叫苦惊悸，手足动摇，发热；脾病，因睡泄泻，不思饮食；肺病，闷乱哽气长出气，气短喘息；肾病，无精光畏明，体骨重"。此外，在诊断方面，在一般脉诊的基础上，钱乙提出"面上证""目内证"等诊断方法。在治疗方面，钱乙主张小儿疾病的治疗应以"柔润"为主，不宜"蛮补""大下""痛击"等。"卷中·记尝所治病二十三证"是宋以前文献中保存较为完整的儿科病案，全部为钱乙亲诊病例，记载病证及诊治过程完整翔实，从中可以看出钱氏在儿科病症治疗方面拥有丰富的实践经验。"卷下·诸方"详细记载了钱氏所创或所用的百余首方剂，每首方剂均标明方名、主治病症、药物组成、药物炮制、用量、制剂方法、服用剂量。钱氏方剂用药比较王道，注意小儿体质，书中记载的导赤散、泻白散、泻青丸、泻黄散、地黄丸等方剂流传至今，影响很大。

后世医家对钱乙及《小儿药证直诀》褒扬有加，如清代《四库全书总目提要》云："小儿经方，千古罕见，自乙始别为专门，而其书亦为幼科之鼻祖，后人提其绪论，往往有回生之功。"

第三章　药物研究

六味地黄丸由熟地黄、山萸肉、山药、茯苓、泽泻、丹皮六味药物构成。这六味药物是六味地黄丸功能效用的物质基础，本章节主要从中医传统理论角度探讨这六味药物的药性特点与功能作用等问题。

第一节　熟地黄

【基原与产地】

熟地黄，为玄参科植物地黄的根茎经加工炮制而成。现存最早的药学经典文献《神农本草经》记载有地黄，但为干地黄，而非熟地黄。熟地黄最早出现于唐代《仙授理伤续断秘方》（刊于公元 845 年前后）所载之四物汤中。

因为熟地黄是地黄加工品，所以历代医家主要讨论地黄的产地。有关地黄的最佳产地，历代文献记载不同。例如《神农本草经·卷一》记载："生咸阳、黄土地者，佳。"《本草经集注·草木上品》记载："以彭城干地黄最好，次历阳，今用江宁板桥者为胜。"《本草品汇精要·卷之七》记载："怀庆者为胜。"《本草从新·卷三》也认为："怀庆肥大而短糯体细，菊花心者佳。"《本草蒙筌·卷之一》也云："江浙种者，受南方阳气，质虽光润力微。怀庆生者，禀北方纯阴，皮有疙瘩力大。"目前，地黄主要产于河南、辽宁、河北、山东、浙江，其中以河南产者质量最佳。

【采集与炮制】

植物药品的采摘时间是影响药品质量的重要原因之一。因为熟地黄是地黄的加工品，所以古人主要探讨地黄的采摘时间。关于地黄的采摘时间，历代文献记载也略有出入。例如《神农本草经·卷一》记载："地黄……二月八月采根。"《本草图经·草部上品之上卷第四》也认为："地黄……二月、八月采根。"然而，明代著名药学家李时珍《本草纲目·草部第十六卷》则指出："本草以二月、八月采根，殊未穷物性。八月，残叶犹在，叶中精气未尽归根。二月，新苗已生，根中精气已滋于叶。不如正月、九月采者殊好。"《本草蒙筌·卷之一》也认为："秋深汁降，根实采收。"我们认为，《本草纲目》的记载较为科学可靠。目前，地黄多是秋季采挖。

熟地黄的炮制方法，历代记载大约有以下几种：

（1）砂仁酒蒸：李时珍《本草纲目·草部第十六卷》："以好酒入缩砂仁末在内，拌匀，柳木甑于瓦锅内，蒸令气透，晾干，再以砂仁酒拌蒸晾，如此九蒸九晾，乃止。"《本草征要·第一卷》也持此说："用砂锅、柳甑，衬以荷叶，将生地黄酒润，用缩砂仁粗末拌，蒸，盖复极密，文武火蒸半日，取起贮极干，如前又蒸，九次为度，令中心透熟，纯黑乃佳。"《本草备要·草部》也云："以好酒拌砂仁末，浸蒸晒九次用。"

（2）仅用酒蒸：《医学启源·卷之下》："熟地黄，酒洒九蒸，假酒力则微温。"《雷公炮制药性解·卷二》的记载也基本相同："采得生地黄，去白皮，磁锅上柳木甑蒸之，摊令气歇，拌酒，再蒸，又出令干，勿令犯铜铁。"

（3）单纯蒸制：《濒湖炮炙法·卷二》："取肥地黄三二十斤净洗，别以拣下瘦短者，三二十斤捣绞取汁，投石器中，浸漉令浃，甑上浸三四过，时时浸漉，转蒸讫，又曝使汁尽，其地黄当光黑如漆，味甘如饴，须瓷器收之，以其脂柔喜润也。"《本草图经·草部上品之上卷第四》提出："地黄……蒸三二日令烂，暴干，谓之熟地黄。"

以上炮制方法大同小异，均离不开"蒸"。有关"蒸"的意义，《本草蒙筌》指出："蒸干者，温补。"由此看来，生地黄在蒸制变为熟地黄的过程中，药性发生了重大改变，即由寒凉之性转变为温性。

目前，熟地黄的制作方法多是以酒、砂仁、陈皮为辅料，反复蒸晒，以内外色黑有润，质地柔软黏腻为宜。

【性味与归经】

历代医家均认为熟地黄性味甘温，或甘而微温，无毒。例如《本草纲目·草部第十六卷》："甘、微苦，微温，无毒。"《本草备要·草部》："甘而微温。"《本经逢原·卷二》："甘温，无毒。"《雷公炮制药性解·卷二》："味甘苦，性温，无毒。"

关于熟地黄的归经，历代医家有如下几种观点：

（1）归入心、肾、心包、肝经。大部分医家认为，熟地黄主要归入手足少阴厥阴经，例如《本草纲目·草部第十六卷》："入手足少阴厥阴之经。"《本草备要·草部》："入手足少阴厥阴经。"手足少阴厥阴经所属脏腑分别是肾、肝、心与心包。

（2）归入心、肝、肾经。例如《雷公炮制药性解·卷二》："入心、肝、肾三经。"

（3）归入肝、脾、肾三经。例如《本草从新·卷三》："入足三阴经。"足三阴经所属脏腑是肝、脾、肾。

（4）专入肾，兼入肝。例如《本经逢原·卷三》："入足少阴经。"《本草求真·上编卷一》："专入肾，兼入肝。"

历代医家对于熟地黄归经的认识虽略有不同，但都认为该药能够归入肝肾二经，特别是"专入肾，兼入肝"的认识可能更为精辟准确。

【功能与主治】

历代许多医药学家对熟地黄的功能与主治进行了探讨，摘录主要内容如下：

（1）《医学启源·卷之下》：熟地黄……补血虚不足。虚损血衰之人须用。善黑须发。

（2）《本草蒙筌·卷之一》：大补血衰，倍滋肾水，增气力，明耳目，填骨髓，益真阴。伤寒后胫股最痛者殊，新产后脐腹急痛者立效，乌髭黑发，悦色驻颜。

（3）《本草纲目·草部第十六卷》：填骨髓，长肌肉，生精血，补五脏内伤不足，通血脉，利耳目，黑须发，男子五劳七伤，女子伤中胞漏，经候不调，胎产百病。

（4）《本草征要·第一卷》：滋肾水，封填骨髓。利血脉，补益真阴。久病余胫股酸痛，新产后脐腹急疼。

（5）《本草易读·卷四》：滋肾益阴，填髓生精，黑须乌发，聪耳明目。经候胎产之疾，五劳七伤之疴。

（6）《雷公炮制药性解·卷二》：活血气，封填骨髓。滋肾水，补益真阴。伤寒后胫股疼痛，新产后脐腹难禁。利耳目，乌须发。治五劳七伤，能安魂定魄。

（7）《本草正·隰草部》：大补血衰，滋培肾水，填骨髓，益真阴，专补肾中元气，兼疗藏血之经。

（8）《本草备要·草部》：滋肾水，补真阴，填骨髓，生精血，聪耳明目，黑发乌髭。治劳伤风痹，胎产百病，为补血之上剂。

（9）《本草从新·卷三》：滋肾水，封填骨髓，利血脉，补益真阴，聪耳明目，黑发乌须。又能补脾阴，止久泻。治劳伤风痹，阴亏发热，干咳痰嗽，气短喘促，胃中空虚觉馁，痘证血虚无脓，病后胫股酸痛，产后脐腹急疼，感证阴亏，无汗便闭，诸种动血。一切肝肾阴亏，虚损百病，为壮水之主药。

（10）《本草择要纲目·寒性药品》：益肾水真阴，和产后血气，去脐腹急痛，养阴退阳，壮水之源。

综合以上医家的论述，熟地黄的主要功能大致为：

（1）补血，而且补血作用比较强"大补血衰[1]"。

（2）补肝肾，特别是补益肾之阴精"滋肾水，补真阴[2]。""一切肝肾阴亏，虚损百病，为壮水之主药[3]"。

（3）延年壮体："封填骨髓……聪耳明目……黑发乌须[3]。"

熟地黄的主要作用是补益，以温补为主，以补益精血为主，作用脏腑主要是肾，兼以在肝。此外，古人认为熟地黄具有黑须乌发、聪耳明目[3]、延年益寿作用。例如，中医学最古老的药学文献《神农本草经》将药物分为上中下三品，其中上品"主养命以应天……轻身益气，不老延年"，干地黄在该书中属上品之药，"久服"可以"轻身不老"。干地黄、熟地黄的药物基源均为地黄，只是加工炮制方法不同，后世医家在医疗实践过程中逐渐认识到具有"不老延年"功效的药物是熟地黄，而熟地黄"不老延年"功效产生的基础是其"滋肾水，补真阴[2]"作用。

参考文献

[1] 明·陈嘉谟. 本草蒙筌. 北京：中国中医药出版社，2013.

[2] 明·李中梓. 本草征要. 长沙：湖南电子音像出版社，2002.

[3] 清·吴仪洛. 本草从新. 天津：天津科学技术出版社，2005.

第二节　山萸肉

【基原与产地】

本品亦名山茱萸，为山茱萸科植物山茱萸的干燥成熟果肉。现存最早的药学经典文献《神农本草经》记载有此药为"中品"药物。

关于山萸肉的产地，《神农本草经·卷二》记载："生山谷……或生宛句琅琊，或东海承县。"《本草经集注·草木中品》记载："出近道。"《本草图经·木部中品卷十一》记载："今海州亦有之。"目前，山茱萸主要产于浙江、河南、安徽等地。其中以浙江所产者个大肉厚色鲜红者为佳，河南产量也比较大。

【采集与炮制】

关于山茱萸的采摘，《吴普本草·草木类》记载："四月实如酸枣，赤；

五月采实。"《名医别录·中品》记载："九月十月采实。"目前，山茱萸多在10～11月果实成熟变红以后采摘。

古人记载山茱萸的炮制方法主要有烘焙与阴干两种。例如《汤液本草·卷之五》引《雷公》曰："用之去核，一斤取肉四两，缓火熬用。"《本草征要·第一卷》："酒润去核，微火烘干。"《本经逢原·卷三》："去核，微焙用。"又如《本草崇原·卷中·本经中品》："阴，去核用肉。"《名医别录·中品》："阴干。"目前，山茱萸多用文火烘焙或置沸水中略烫，挤出果核，晒干或烘干以备用。

【性味与归经】

大部分医家认为，山茱萸味酸或酸涩，性平或微温，无毒。例如《神农本草经·卷二》："味酸，平。"《名医别录·中品》："微温无毒。"《本草新编·卷之四》："味酸涩，气平微温，无毒。"《本草求真·上编·卷二》："味酸，性温而涩。"也有一些医家认为该药还具有甘味或辛味，例如《雷公炮制药性解·卷五》："味甘酸。"《本草备要·木部》："辛温，酸涩。"目前，大多认为山茱萸性味酸涩，微温，无毒。

关于山茱萸的归经，历代医家均认为归入肝、肾二经。例如《神农本草经疏·卷十三》："入足厥阴、足少阴经。"《本草备要·木部》："入肝、肾二经。"《本草求真·上编·卷二》："专入肝、肾二经。"

【功能与主治】

历代众多医药学家对山茱萸的功能与主治进行探讨，摘录主要内容如下：

（1）《神农本草经·卷二》：主心下邪气，寒热，温中，逐寒湿痹，去三虫。久服，轻身。

（2）《名医别录·中品》：主治肠胃风邪，寒热，疝瘕，头脑风，风气去来，鼻塞，目黄，耳聋，面疱，温中，下气，出汗，强阴，益精，安五脏，通九窍，止小便利。久服明目，强力，长年。

（3）《日华子本草·木部·中品》：暖腰膝，助水脏也。

（4）《本草征要·第一卷》：补肾助阳事，腰膝之疴，不必虑也。固精缩小便，遗泄之证，宁足患乎。月事多而可以止，耳鸣响而还其聪。

（5）《本草新编·卷之四》：温肝经之血，补肾脏之精，兴阳道以长阴茎，暖腰膝而助阳气，经候可调，小便能缩，通水窍，去三虫，强力延年，轻身明目。

（6）《本草备要·木部》：固精秘气，强阴助阳，安五脏，通九窍，耳鸣耳聋；治风寒湿痹，鼻塞目黄；暖腰膝，缩小便。

（7）《药品化义》：滋阴益血，主治目昏耳鸣……为助肝胆良品。

（8）《汤液本草·卷之五》：山茱萸止小便利，秘精气，取其味酸涩以收滑之。

通过对历代文献的研究发现，古人对山茱萸功能的认识有一个明显的转变过程。在《神农本草经》时代该药的主要功能是"祛邪"，若"久服"才有"轻身"作用。唐宋以后的医家普遍认为山茱萸以"补益"功能为主，并具有保健抗衰老作用，但不具备明显的祛邪功能。综合历代医家的论述，吴茱萸的主要作用如下：

（1）温补肝肾精血："温肝经之血，补肾脏之精[1]"。

（2）补肾，暖腰膝，助阳事："兴阳道以长阴茎[1]"。

（3）固精缩尿，止崩漏："固精缩小便[2]""月事多而可以止[2]"。

（4）久服延年益寿："久服明目，强力，长年[3]""安五脏，通九窍[4]"。

山茱萸的功能特点突出在补与涩两方面。补：山茱萸药性微温，补益之中偏于温补。又因其主要归入肝肾二经，故以补养肝肾二脏为主。补益的重点是精血，以温补肝肾精血为主。涩：山茱萸味酸，有收涩功能，因其入肾经，故可助肾之封藏功能，凡肾虚封藏失职之遗精、遗尿、妇科崩漏均可用之。简而言之，山茱萸温补之中兼有温涩，温涩之中兼有温补，以温补为主，以温补肝肾精血为主。

参考文献

[1] 清·陈士铎．本草新编．北京：中国中医药出版社，1996．

[2] 明·李中梓．本草征要．长沙：湖南电子音像出版社，2002．

[3] 梁·陶弘景．名医别录．北京：中国中医药出版社，2013．

[4] 清·汪昂．本草备要．北京：人民卫生出版社，2005．

第三节　山　药

【基原与产地】

本品为薯蓣科植物薯蓣的根茎。《神农本草经·卷一》记载此药为"上品"，名"署豫"。

关于山药的产地，《神农本草经·卷一》记载："生山谷。"《本草品汇精要·卷之七》则曰："今河南者，佳。"《救荒本草·下卷》云："人家园圃种者，肥大如手臂，味美，怀孟间产者，入药最佳。"《植物名实图考·卷之三》

也云："生怀庆山中者，白细坚实，入药用之。"目前，山药主要产于河南、湖南、江南等地，以河南的博爱、沁阳、武陟、温县等地（古怀庆所属）品质最佳，习惯称之为"怀山药"。

【采集与炮制】

关于山药的采摘，《本草图经·草部》记载："二月八月采根，今人冬春采，刮之白色者为上，青黑者不堪。"现代《中药大辞典》认为："11～12月采挖。"目前，山药多于霜降以后采挖。

关于山药的炮制方法，《本草图经·草部》云："曝干用之。"现多刮去粗皮，晒干或烘干。山药可以生用，也可以炒用，《本草求真·上编·卷一》认为："入滋阴药中宜生用，入补脾内宜炒黄用。"

【性味与归经】

历代文献记载山药性味甘温，或甘平，无毒。例如《神农本草经·卷一》："味甘，温。"《本草经集注·草木上品》："味甘，温平，无毒。"《名医别录·上品·卷第一》："平，无毒。"

关于山药的归经，历代医家有如下观点：

（1）归入肺、脾、肾经。例如《雷公炮制药性解·卷二》："入脾肺肾三经。"《本草求真·上编·卷一》："专入脾，兼入肺肾。"

（2）归入心、脾、肾经。例如《本草征要·第四卷》："入心脾肾三经。"

（3）归入脾、肺经。例如《本草备要·谷菜部》："入脾肺二经。"《本草通玄·卷下》："脾肺药也。"

（4）归入心、肝、脾、肺、肾经。例如《本草新编·卷之二》："入心肝脾肺肾。"

历代医家对山药归经的认识略有出入，但有一点是一致的，即认为其归入脾经。其中《本草求真》"专入脾，兼入肺肾"的论述最为精辟中肯，现代《中药学》教材也认为山药归入肺、脾、肾三经[1]。

【功能与主治】

有关山药的功能与主治历代文献多有记载，摘录主要内容如下：

（1）《神农本草经·卷一》：主伤中，补虚羸，除寒热邪气，补中，益气力，长肌肉。久服，耳目聪明，轻身不饥延年。

（2）《本草经集注·草木上》：主治伤中，补虚羸，除寒热邪气，补中，益气力，长肌肉。主头面游风，风头目眩，下气，止腰痛，补虚劳羸瘦，充五脏，除烦热，强阴。久服耳目聪明，轻身不饥延年。

（3）《本草纲目·菜部第二十七卷》：益肾气，健脾胃，止泄痢，化痰涎，润皮毛。

（4）《本草征要·第四卷》：气长肌，安神退热。补脾除泻痢，补肾止遗精。

（5）《雷公炮制药性解·卷二》：补阴虚，消肿硬，健脾气，长肌肉，强筋骨，疗干咳，止遗泄，定惊悸，除泻痢。

（6）《本草通玄·卷下》：补脾肺，益肾阴，养心神，除烦热，止遗泄，固肠胃，生捣，贴肿毒，能消散。

（7）《本草新编·卷之二》：诸虚百损，益气力，开心窍，益知慧，尤善止梦遗，健脾开胃，止泻生精。

（8）《本草备要·谷菜部》：固肠胃，润皮毛，化痰涎，止泻痢。

（9）《本草求真·上编·卷一》：补脾益气，除热，能润皮毛，长肌肉，渗湿以止泄泻，益肾强阴，治遗精不禁。

《神农本草经》将山药列为"上品"药物，虽然能够"除寒热邪气"，但仍以补益为主要功能，且"久服"能够"延年"。后世本草文献对山药功能的认识与《神农本草经》略有出入，大多认为山药是一味功专补益的药物，主要功能如下：

（1）补肾："益肾气[2]""益肾强阴[3]"。

（2）补脾："健脾胃[2]""健脾气，长肌肉，强筋骨[4]"。

（3）补肺："能润皮毛，长肌肉[3]""补脾肺[5]"。

（4）养心神，开心窍，益智慧："诸虚百损，益气力，开心窍，益知慧[6]。""养心神，除烦热[5]。"

（5）久服延年益寿。《神农本草经》《本草经集注》均认为该药久服能够延年益寿。

山药性味甘而微温，以补益为主，但补益力量较为和缓，正如《本草正·菜部》所言，"气轻性缓，非堪专任"，属于平补之品，也是"亦食亦药"之品。山药的补益功能主要表现为补气，兼能养阴生津。从脏腑角度而言，虽能补脾、补肺、补肾，但由于其"专入脾，兼入肺肾[3]"，所以补脾功能最为显著。

参考文献

[1] 高学敏. 中药学（普通高等教育"十五"规划教材）. 北京：中国中医药出版社，2003.

[2] 明·李时珍. 本草纲目. 北京：华夏出版社，2002.

［3］清·黄宫绣.本草求真.太原：山西科学技术出版社，2012.
［4］刘宋·雷敩.雷公炮制药性解.北京：人民军医出版社，2013.
［5］明·李中梓.本草通玄.长沙：湖南电子音像出版社，2002.
［6］清·陈士铎.本草新编.北京：中国中医药出版社，1996.

第四节　茯　苓

【基原与产地】

本品为多孔菌科真菌茯苓的干燥菌核，寄生于松科植物赤松或马尾松等树根上。《神农本草经·卷一》记载茯苓为"上品"药物。

关于茯苓的产地，《本草经集注·草本上品》记载："出郁州。"《新修本草·卷第十二》引《季氏本草》云："第一出华山，形极粗大。雍州南山亦有，不如华山。"《本草图经·木部上品卷第十》记载："今太、华、嵩山皆有之。"《滇南虞衡志》云："茯苓，天下无不推云南，曰云苓。"清末民国医家陈仁山《药物出产辨》也认为："以云南产者为云苓，最正地道。"目前，主要产地是云南、安徽、湖北、河南、四川，其中以产于云南者品质优良，亦称之为"云苓"或"云茯苓"。茯苓有野生者，也可以栽培，但古人认为栽培者与野生者相比"但白不坚，入药少力[1]"。

【采集与炮制】

关于茯苓的采集，《本草经集注·草本上品》："二月八月采，阴干。"现今多于7～9月采挖。

关于茯苓的炮制，《本草征要·第三卷》："去皮膜用。"《濒湖炮炙法·卷三》："凡用去皮心捣细，于水盆中搅浊，浮者滤去之。"《医学衷中参西录》："茯苓若入煎剂，其切作块者，终日煎之不透，必须切薄片或捣为末，方能煎透。"目前，茯苓挖出后去掉泥土，堆置"发汗"，推开晒干，反复数次以后阴干，称之为"茯苓个"，取其浸润稍蒸，切片晒干使用。或鲜茯苓切制，阴干，生用。

【药性与归经】

古代医家认为茯苓性味甘平，或甘淡平，无毒。例如《神农本草经·卷一》："味甘，平。"《本草纲目·木部第三十七卷》："甘，平，无毒。"《本草蒙筌·卷之四》："味甘、淡，气平。"部分医家认为茯苓还具有"气味俱薄，无毒，降也，阳中之阴也[2]""性降而渗，阳中阴也[3]"的药性特点。

关于茯苓的归经，有以下多种认识：

（1）归入肺、肾、膀胱经。例如《本草蒙筌·卷之四》："入膀胱肾肺。"

（2）归入肺、脾、小肠经。例如《雷公炮制药性解·卷五》："入肺脾小肠三经。"

（3）归入心、肾、脾诸经。例如《本草征要·第三卷》："入心肾脾胃小肠五经。"

目前，大多数学者认为茯苓主要归入心、脾、肾三经。

【功能与主治】

历代医家对茯苓的功能与主治多有论述，摘录主要内容如下：

（1）《神农本草经·卷一》：主胸胁逆气，忧患，惊邪，悸，心下结痛，寒热烦满，咳逆，口焦舌干，利小便。久服安魂养神，不饥延年。

（2）《本草经集注·草木上品》：主治胸胁逆气，忧患，惊邪恐悸，心下结痛，寒热，烦满，咳逆，止口焦舌干，利小便。止消渴唾，大腹淋沥，膈中痰水，水肿淋结，开胸腑，调脏气，伐肾邪，长阴，益气力，保神守中。久服安魂魄养神，不饥延年。

（3）《本草纲目·木部第三十七卷》：开胃止呕逆，善安心神，主肺痿痰壅，心腹胀满，小儿惊痫，女人热淋。补五劳七伤，开心益志，止健忘，暖腰膝，安胎。

（4）《本草征要·第三卷》：益脾胃而利小便，水湿都消。止呕吐而定泄泻，气机咸利。下行伐肾，水泛之痰随降。中守镇心，忧惊之气难侵。保肺定咳嗽，安胎止消渴。

（5）《药鉴·新刻药鉴卷之二》：主治膈中痰火，驱水肿，除淋结。开胃腑，调脏气，伐肾邪。和中益气，利窍宁心，除湿之圣药也。

（6）《本草正·竹木部》：利窍则开心益智，导浊生津；去湿则逐水燥脾，补中健胃。祛惊痫，厚肠脏，治痰之本，助药之降。

（7）《本草通玄·卷下》：补中开胃，利水化痰，安神定悸，生津止泻，止呕逆，除虚热。

《神农本草经》将茯苓列为上品药物，认为该药具有祛邪与扶正等多方面的功能。历代医家也对茯苓的功能也进行了深入探讨，归纳概括如下：

（1）利水："利小便，伐肾邪[4]"，为"伐肾邪……除湿之圣药也[5]"。

（2）益脾胃："和中益气[6]""补中开胃[7]"。

（3）宁心安神，定悸益智："安魂养神[8]""开心益志，止健忘[6]""安神定悸[7]"，可以"中守镇心，忧惊之气难侵[8]"。

（4）久服延年益寿：《神农本草经·卷一》认为茯苓"久服"可以"安魂养神，不饥延年"。

茯苓性味甘淡平，历代医家均认为具有利小便，渗利水湿之功效。但茯苓作为渗利药物又比较特殊，具有"阳中之阴"的药性特点，甚至有些医家认为茯苓"先升后降"，所以渗利水湿作用较为平缓。也正是由于茯苓平缓渗利的特点，使其成为"伐肾邪""除湿之圣药"，并可以长期服用。此外，茯苓味甘平，具有一定的补养功能，主要能够补养心脾二脏。在脾，健益脾胃，淡渗利湿，是治疗脾虚，或脾湿的重要药物。在心，安定心神，养心益智，是治疗心气虚的重要药物，也是安定心神的重要药物。但总体来说，茯苓的补养功能并不十分强大。

参考文献

[1] 清·张璐. 本经逢原. 北京：中国中医药出版社，1996.
[2] 明·杜文燮. 药鉴. 北京：中国中医药出版社，1993.
[3] 民国·张山雷. 本草正. 长沙：湖南电子音像出版社，2002.
[4] 梁·陶弘景. 本草经集注. 北京：人民卫生出版社，1994.
[5] 明·李时珍. 本草纲目. 北京：华夏出版社，2002.
[6] 明·李中梓. 本草通玄. 长沙：湖南电子音像出版社，2002.
[7] 汉·神农本草经. 北京：科学技术文献出版社，2005.
[8] 明·李中梓. 本草征要. 长沙：湖南电子音像出版社，2002.

第五节　丹　皮

【基原与产地】

本品为毛茛科植物丹皮的干燥根皮。《神农本草经·卷二》记载丹皮为"中品"药物。

关于丹皮的产地，《名医别录·下品卷第三》记载："牡丹生巴郡山谷及汉中。"《本草图经·草木中品之下卷第七》记载："今丹、延、青、越、滁、和州山中皆有之。"目前，主要产于安徽、四川、甘肃、陕西、湖北、湖南、山东、贵州等地，以四川、安徽产量最大。其中安徽铜陵凤凰山所产者质量最佳，称为凤丹皮；安徽南陵所产者，称为瑶丹皮；四川垫江灌县所产者，称为川丹皮。

【采集与炮制】

关于丹皮的采集，《名医别录·下品卷第三》记载："二月八月采根，阴干。"目前，丹皮多于秋季或春初采挖，剔出须根及苗茎，剖取根皮晒干，或刮去外皮再剖取根皮晒干，前者称之为"原丹皮"，后者称之为"粉丹皮"。

古人炮制丹皮主要采用阴干和酒制两种方法。例如《名医别录·下品卷第三》："二月八月采根，阴干。"《雷公炮制药性解·卷三》："凡采后日干，用铜刀劈破，去骨细锉，如大豆许，用清酒浸蒸，从巳至未，出日晒干用。"《本草害利·肾部药队》："以铜刀劈破去骨，肉厚者佳，锉如大豆许，用酒细拌蒸干用，或切片酒炒用。"现多生用，或酒炙用。

【性味与归经】

关于丹皮药性的寒凉问题，历代医家认识有所不同。大部分医家认为丹皮性味是寒或者微寒，例如《神农本草经·卷二》"味辛寒"，《汤液本草·卷之五》"气寒"，《滇南本草·第一卷》"性寒"。但是，也有个别医家认为丹皮性味偏平，例如《本经逢原·卷二》"苦辛平"。甚至有医家认为丹皮性味微温，例如《雷公炮制药性解·卷三》"性微温"。总之，从古人的上述观点中可以体会到丹皮不是非常寒凉的药物。

对于丹皮五味的认识，历代医家也不尽相同。部分医家认为，丹皮味苦辛，例如《汤液本草·卷之五》"味苦辛"。也有医家认为丹皮具有酸味或甘味，例如《滇南本草·第一卷》"味酸辛"，《本草备要·草部》"辛甘"。大部分文献记载牡丹无毒，例如《雷公炮制药性解·卷三》"无毒"。目前，一般认为丹皮性味苦辛，微寒，无毒。

古人对于丹皮的归经问题，有以下多种认识：

（1）归入心包经、肾经。例如《汤液本草·卷之五》："手厥阴经，足少阴经。"

（2）归入心、心包、肝、肾经。例如《本草征要·第一卷》："入心、心包、肝、肾四经。"

（3）归入肝经。例如《雷公炮制药性解·卷三》："入肝经。"《本草通玄·卷上》："肝经药也。"

目前，一般认为丹皮主要入心、肝、肾三经。

【功能与主治】

历代文献对丹皮的功能与主治论述较多，摘录主要内容如下：

（1）《神农本草经·卷二》：主寒热，中风瘛疭，痉惊痫邪气，除坚癥瘀血留舍肠胃，安五脏，疗痈疮。

（2）《药性论·草木类卷第二》：治女子经脉不通，血沥腰疼。

（3）《日华子本草·草部中品之下》：除邪气，悦色，通关腠血脉，排脓，通月经，消扑损瘀血，续筋骨，除风痹，落胎下胞，产后一切冷热血气。

（4）《珍珠囊》：治肠胃积血、衄血、吐血，无汗骨蒸。

（5）《滇南本草·第一卷》：破血行血，消癥瘕之疾，除血分之热。

（6）《医学入门·卷二》：泻伏火，养真血气，破结蓄。

（7）《本草纲目·草部第十四卷》：和血，生血，凉血。治血中伏火，除烦热。

（8）《本草汇言·卷之二》：清心，养肾，和肝，利包络，并治四经血分伏火。其味又辛，辛可以推陈血而致新血也。

（9）《本草正·芎草部》：丹皮，赤者行性多，白者行性缓。总之性味和缓，原无补性，但其微凉辛，能和血、凉血、生血，除烦热，善行血滞。

（10）《神农本草经疏·卷九》：辛以散结聚，苦寒除血热，入血分，凉血热之要药也。

（11）《重庆堂随笔·卷下》：丹皮虽非热药，而气香味辛，为血中气药，专于行血破瘀。

（12）《本经疏证·卷八》：牡丹皮入心，通血脉中壅滞与桂枝颇同。特桂枝气温，故所通者血脉中寒滞；牡丹皮气寒，故所通者血脉中热结。

综合古人论述，丹皮的主要功能如下：

（1）清热。善于"清心火[1]""泻伏火[2]"。还可以清疮疡热毒"疗痈疮[3]""排脓[4]"。

（2）凉血。"除血分之热[5]""治血中伏火，除烦热[6]""治四经血分伏火[1]"。

（3）活血散瘀。"破血，行血，消癥瘕之疾[5]""善行血滞[7]"。

丹皮的作用，主要表现在两方面：一是清热，一是活血。清热：丹皮药性偏寒，能够入血分，缪希雍《本草经疏·卷九》"入血分，凉血之要药也"，善于清血中之热邪，后世医家多用于温病热入营血，或邪热伏于阴分，或阴虚血热等证。从脏腑用药角度而言，丹皮主要归入心肝肾经，善于清心肝热邪，善于清肾中虚火。活血：丹皮"气香味辛[8]"，能入血分，活血化瘀，通行血脉壅滞，"肠胃积血""衄血吐血""女子经脉不通""疮疡"等均可使用，尤其以瘀血偏热者更为适宜。

参考文献

［1］明·倪朱谟.本草汇言.上海：上海科学技术出版社，2005.

［2］明·李梴.医学入门.上海：上海科学技术文献出版社，1997.

［3］汉·神农本草经.北京：科学技术文献出版社，2003.

[4] 五代·日华子.日华子本草.合肥:安徽科学技术出版社,2005.

[5] 明·兰茂.滇南本草.北京:中国中医药出版社,2013.

[6] 明·李时珍.本草纲目.北京:华夏出版社,2002.

[7] 民国·张山雷.本草正.长沙:湖南电子音像出版社,2002.

[8] 清·王学权.重庆堂随笔.北京:中医古籍出版社,1987.

第六节　泽　泻

【基原与产地】

本品为泽泻科植物泽泻的干燥块茎。《神农本草经·卷一》记载此药为"上品"药物。

关于泽泻的产地,《名医别录·上品卷第一》记载:"生汝南。"《本草图经·草部上品之上卷第四》记载:"生汝南池泽,今山东、河陕、江怀亦有之,以汉中者为佳。"《新修本草·卷第六》记载:"今汝南不复采用,唯以泾州、华州者为善也。"《植物名实图考·卷十八》引抚州志曰:"临川产泽泻,其根圆白如小蒜。"目前,泽泻主要产于福建、四川、江西、贵州、云南等地,以福建、四川者为道地,品质较佳,前者习惯称为"建泽泻",后者习惯称为"川泽泻"。

【采集与炮制】

关于泽泻的采集,《名医别录·上品卷第一》记载:"五六八月采根,阴干。"《本草品汇精要·卷之八》记载:"九月取实。"《本草述钩元·卷十二》记载:"秋末采根。"现多于冬季茎叶开始枯萎时采挖。

关于泽泻的炮制方法,《本草乘雅半偈·第二帙》记载:"锉极细,酒浸一宿,取出曝干。"《雷公炮炙论·上卷》记载:"细锉,酒浸一宿,漉出,曝干任用。"《本草述钩元·卷十二》:"曝干用。"现多晒干切片,麸炒或盐水炒用。

【性味与归经】

关于泽泻的性味,历代医家的认识略有出入。例如《神农本草经·卷一》记载:"味甘寒。"《本草经集注·草木上品》认为:"味甘咸寒,无毒。"《药性论·草木类卷第二》认为:"味苦。"《医学启源·卷之下》认为:"气平,味甘。"目前,一般认为泽泻性味甘寒,或甘咸寒。此外,泽泻还具有"阴中微阳"的药性特点,例如《本草新编·卷之三》:"沉而降,阴中微阳。"《汤液本草·卷之四》："味厚，阴也降也，阴中微阳。"

对于泽泻的归经，历代有如下认识：

（1）归入肾、膀胱二经。例如《本草求真·上编·卷四》："专入膀胱、肾。"

（2）归入三焦、小肠经。例如《雷公炮制药性解·卷二》："入膀胱、肾、三焦、小肠经。"

（3）归入脾经。例如《神农本草经疏·卷六》引《名医别录》："入脾经。"

目前，一般认为泽泻主要归入肾与膀胱经。

【功能与主治】

关于泽泻的功能与主治历代多有论述，摘录主要内容如下：

（1）《神农本草经·卷一》：主风寒湿痹，乳难，消水，养五脏，益气力，肥健。久服耳目聪明，不饥延年，轻身，面生光，能行水上。

（2）《本草经集注·草木上品》：补虚损五劳，除五脏痞满，起阴气，止泄精消渴淋沥，逐膀胱三焦停水。

（3）《本草纲目·草部第十九卷》：渗湿热，行痰饮，止呕吐泻痢，疝痛，脚气。

（4）《药性论·草木类卷第二》：主肾虚精自出，治五淋，利膀胱热，宣通水道。

（5）《日华子本草·草部上品之上》：治五劳七伤，主头旋耳虚鸣，筋骨挛缩，通小肠，止遗沥尿血。

综合古人的论述，泽泻的主要功能如下：

（1）补益。"养五脏，益气力[1]""补虚损五劳[2]"。

（2）渗利水湿，偏于渗利湿热。"逐膀胱三焦停水[2]""渗湿热[3]"。

（3）久服延年益寿。"久服耳目聪明，不饥延年，轻身，面生光，能行水上[1]"。

在中医药学历史上，对泽泻功能的认识曾经发生过重大变化。《神农本草经》时代，将泽泻列为"上品"药物，认为该药在逐邪的同时具有"养五脏，益气力"之功能。然而，后世医家通过临床实践逐渐认识到泽泻并无明显的"补益"功能，例如《本草正义·卷之七》指出："泽泻最善渗泄水道，专能通行小便，此药功用唯在淡则能通……总之渗泄滑泻之药，必无补养之理。"历代医家通过实践认为，泽泻的主要功能是渗利水湿，"逐膀胱三焦停水[2]"。同时，因为泽泻药性偏寒，也有些医家认为其渗利水湿之中偏于"渗湿热[3]"。一般认为，泽泻的主要功能是渗利水湿，具有较好的利水作用，是治疗水湿的常用药物，特别是治疗与肾、膀胱有关的水湿病证。因其药性略寒，故水湿偏热者也适合使用。关于泽泻的延年益寿作用，实质上与其渗利水湿作用密切相关，本书"制方机理"部分将对此进行详细探讨。

参考文献

[1] 汉·神农本草经. 北京：科学技术文献出版社，2003.
[2] 梁·陶弘景. 本草经集注. 北京：人民卫生出版社，1994.
[3] 明·李时珍. 本草纲目. 北京：华夏出版社，2002.

第四章　适应证研究

本章主要研究六味地黄丸适应证，包括原创适应证与古代医家对适应证的发展创新。由于六味地黄丸的现代临床应用内容丰富，本书专列章节讨论。

第一节　原创适应证

六味地黄丸源于《小儿药证直诀》，该书记载的适应证应该视为原创适应证。《小儿药证直诀》分两部分记载六味地黄丸适应证，一是"卷上·脉证治法"，一是"卷下·诸方"，我们将其整理如下：

【卷上·脉证治法】

(1) 肾虚：儿本虚怯，由胎气不成则神不足，目中白睛多，其颅即解，面色㿠白，此皆难养，纵长不过八八之数。若恣色欲多，不及四旬而亡。或有因病而致肾虚者，非也。又肾气不足则下窜，盖骨重惟欲坠于下而缩身也。肾水阴也，肾虚则畏明，皆宜补肾，地黄丸主之。

(2) 目内证：赤者心热，导赤散主之。淡红者心虚热，生犀散主之。青者肝热，泻青丸主之。浅淡者补之。黄者脾热，泻黄散主之。无精光者肾虚，地黄丸主之。

(3) 肺病胜肝：肺病春见，肺胜肝，当补肾肝治肺脏。肝怯者，受病也。补肝肾，地黄丸；治肺，泻白散主之。

(4) 肝有风甚：身反折，强直不搐，心不受热也，当补肾治肝。补肾，地黄丸；治肝，泻青丸主之。

(5) 早晨发搐：因潮热，寅卯辰时身体壮热，目上视，手足动摇，口内生热涎，项颈急，此肝旺，当补肾治肝也，补肾地黄丸，治肝泻青丸主之。

(6) 日午发搐：因潮热，巳午未时发搐，心神惊悸，目上视，白睛赤色，牙关紧，口内涎，手足动摇。此心旺也，当补肝治心，治心导赤散、凉惊丸，补肝地黄丸主之。

(7) 肾怯失音：病吐泻及大病后，虽有声而不能言，又能咽药，此非失音，为肾怯，不能上接于阳故也。当补肾，地黄丸主之，失音乃猝病耳。

（8）诸疳：疳在内，目肿腹胀，利色无常或沫青白，渐瘦弱，此冷证也。疳在外，鼻下赤烂，目燥，鼻头上有疮不著痂，渐绕耳生疮。治鼻疮烂，兰香散。诸疮，白粉散主之。肝疳，白膜遮睛，当补肝，地黄丸主之。心疳，面黄颊赤，身壮热，当补心，安神丸主之。脾疳，体黄腹大，食泥土，当补脾，益黄散主之。肾疳，极瘦，身有疮疥，当补肾，地黄丸主之。筋疳，泻血而瘦，当补肝，地黄丸主之。肺疳，气喘，口鼻生疮，当补脾肺，益黄散主之。骨疳，喜卧冷地，当补肾，地黄丸主之。

【卷下·诸方】

《小儿药证直诀·卷下·诸方》：地黄圆治肾怯失音，囟开不合，神不足，目中白睛多，面色㿠白等方。熟地黄（八钱）、山萸肉、干山药（各四钱），泽泻、牡丹皮、白茯苓（去皮，各三钱）。上为末，炼蜜丸，如梧子大，空心，温水化下三丸。

《卷下·诸方》地黄丸一条似乎是在对六味地黄丸适应证的总结，但实际内容并不完善，没有能够涵盖"卷上"的全部病证。

对以上原创适应证进行分析，结果如下：

（1）患病人群：均为小儿。

（2）疾病种类：①先天不足，发育不良；②眼科疾患；③肝风抽搐；④疳证；⑤肺病。

（3）发病：从发病学角度分析，六味地黄丸原创适应证既有急性病证（例如发热抽搐），也有慢性病证（例如疳证），既有先天不足病证，也有后天失养病证。

（4）病机：通过对原文进行分析，发现六味地黄丸适应病机包括：①肾虚；②肝肾虚；③肝虚。

（5）治法：该方所体现的治法包括：①补肾（肾虚等条）；②补肝肾（肺病胜肝条）；③补肝（日午发搐条）。

六味地黄丸原创适应证所涉及的患者人群较为狭隘（儿科），适应病证也比较窄（内科、眼科），但适应证病机却非常明确（肾虚、肝虚、肝肾虚）。

第二节　适应证的发展变化

六味地黄丸创制之后，历代医家不断对其进行实践研究，积累了丰富的使用经验，适应病证范围也不断扩大。然而，由于中医学发展的历史原因，记载六味地黄丸适应病证发展变化的文献全部散落于历代各种医学文献之中。在本书编写过程中，我们对散落在文献中的内容进行了全面的收集与整理，藉以反映六味地黄丸适应证发展变化的历史原貌。

古人对六味地黄丸适应证的记载没有统一标准，有的以疾病名称记载，有的以证候名称记载，也有的以适应证候记载。我们在整理过程中，将各种记载形式的条文统一分为两类：一类是以病或病证或主要症状命名的条文；一类是以综合证候为主的条文。为了便于整理研究，我们将前者简称为"适应病证"，将后者简称为"适应证候"。在"适应病证"中，又按照目前的临床习惯进一步分为儿科、内科、妇科、外科等病科。

我们的收集整理与分类梳理，大致可以反映古人对六味地黄丸适应证的发展轨迹。首先，该方的使用人群从原著的小儿扩大到成人，这一变化使适用患者的数量迅速增大。其次，该方的应用范围从内科、眼科扩大到是临床各科，使该方的适应病种数量明显增大。再者，对该方的证候表现进行了大量的补充与完善。

1. 适应病证

以下适应病证的名称大多数是依据原著而写。个别原著没有病名或病名明显不准确者，我们酌情给予修改补充，并用括号标出以示区别。

【儿科】

（1）解颅

《笔花医镜·卷三》：解颅者，脑盖未满，头颅不合，中陷而四角起，如古钱之形，此先天不足所致。暑月服六味地黄丸，冬春之月补天大造丸，俟气虚渐充则自合矣。

《竹林女科证治·卷四》：婴儿头缝不合，状如开解，名曰解颅，此肾气不成也。盖肾主骨髓，而脑为髓海，肾气不成则脑髓不足，故不合也，宜内服六味地黄丸。

《保婴撮要·卷四》：小儿解颅或久不合者，因肾气有亏，脑髓不足，故儿多愁少喜，目睛多白而身瘦。盖人之脑髓，如木无根，有数岁而成废人者，服钱氏地黄丸。夫肾主骨，肾气实则脑髓充而囟早合，骨脉盛而齿早生。肾气怯则脑髓虚而囟不合，此由父母精血不足，宜用地黄丸补之。

（2）解颅、囟陷、囟填

《医灯续焰·卷十六》：解颅者，小儿数岁囟不合而头颅开也；囟陷者，囟门深陷也；囟填者，囟门肿起也。皆属肾虚髓少，骨气不实，多主夭折。间有脏腑有热，热上冲而成者，然肾虚固本病也，宜补中益气汤、钱氏地黄丸、小儿锢囟药之类。

（3）行迟

《医灯续焰·卷十六》：肾主骨主髓，虚则髓少骨柔，故行迟耳，宜钱氏地黄丸、麝茸丹之类。

（4）迟言

《医学纲目·卷之三十七》：有病后，肾虚不语，宜兼服六味地黄丸。

（5）齿迟

《医灯续焰·卷十六》：夫齿为骨之余，藉髓荣养，肾髓虚少，不能充骨，又安能及齿，故久不生也，宜六味地黄丸。

（6）口软

《竹林女科证治·卷四》：若三岁不能言，宜六味地黄丸加鹿茸五味子丸服。

（7）脚软

《竹林女科证治·卷四》：婴儿脚软难行，乃气血不充，骨髓不满，或肝肾俱虚。肝主筋，肾主骨，筋弱不能束骨，宜六味地黄丸加鹿茸、牛膝、五味子、五加皮，久久服之。

《医灯续焰·卷十六》：脚软者五岁不能行，虚羸脚细小，不妨荣卫，但服参、芪等药并钱氏地黄丸，长大自然肌肉充满。

（8）鹤节

《医灯续焰·卷十六》：小儿禀赋不足，血气不荣，肌肉瘦瘁，骨节耸露，如鹤膝之节，乃肾虚不生骨髓耳，宜钱氏地黄丸。

（9）鹤膝行迟

《保婴撮要·卷五》：鹤膝者，乃禀受肾虚，血气不充，致肌肉瘦薄，骨节呈薄，如鹤之膝也。行迟者，亦因禀受肝肾气虚，肝主筋，肾主骨，肝藏血，肾藏精，血不足则筋不荣，精不足则骨不立，故不能行也。鹤膝用六味地黄丸加鹿茸以补其血气，血气既充则其肌肉自生。行迟用地黄丸加牛膝、五加皮、鹿茸以补其精血，精血既足，则其筋骨自坚。凡此皆肝肾之虚也，虚而热者，用六味地黄丸。

（10）胎弱

《张氏医通·卷十一》：胎弱者，面无精光，肌体瘦薄，身无血色，大便白水，时时哽气及哕，因父气不足者，六味地黄丸。

（11）不寐

《保婴撮要·卷十》：不寐……肝肾虚热者，六味丸。

（12）盗汗

《保婴撮要·卷十》：盗汗者，睡则汗出，寤则汗收也……肝经虚热者，六味地黄丸。

（13）潮热

《保婴撮要·卷六》：潮热者，时间发热，过时即退，来日依时而至……热而力怯，饮汤者，肝经虚热也，用六味地黄丸。

（14）疳症

《玉机微义·卷五十》：六味地黄丸治小儿疳瘦不行，解囟骨热。

（15）喑

《保婴撮要·卷五》：舌者音声之机也，喉者音声之关也……大抵此症，亦有禀父肾气不足不能言者……或肾气不充，虚火上炎，伤肺不能言者……禀肾不足与虚火伤肺者，用六味地黄丸。

（16）大惊猝恐

《笔花医镜·卷三》：大惊猝恐，真惊也。小儿气血未充，心神怯弱，一遇惊吓则神魂震怖，举动失常，夜则跳醒，昼则惊惕，血虚者，六味地黄丸以补其阴。

（17）喜笑不休

《张氏医通·卷十一》：若肾水亏涸，不胜心火，而喜笑不休，寻作不安之态者，六味地黄丸。

（18）搐后失音

《幼科惊搐门·卷四》：搐后失音，亦有肾怯，不能上接于阳。喑不能言者，其候肢体羸瘦，目白睛多，或兼解颅、呵欠、咬牙等证，宜六味地黄丸加巴戟、远志、石菖蒲等药。

（19）搐后瘫痪

《幼科惊搐门·四卷》：此左氏所谓"风淫末疾"是也。肝主筋，肝热则筋弛而长，长则软弱，手足伸而不能屈矣；肝寒则筋缩而短，短则拘挛，手足屈而不能伸矣。并宜六味地黄丸主之。

（20）寻衣撮空

《保婴撮要·卷十》：寻衣撮空，许叔微谓之肝热。夫肝主筋，筋脉血枯而风引之，故手指为之撮敛也，宜确服六味地黄丸，间有回生之功。

（21）偏风口噤

《保婴撮要·卷二》：（偏风口禁）肝火血燥者，用六味地黄丸。

（22）小便不利（虚淋）

《推拿抉微·第四集》：小儿久病，气虚而淋病者，不可利小便，宜六味地黄丸，滋其化源。

（23）尿血

《保婴撮要·卷八》：儿有积热，小便出血者，实热用清心莲子饮，虚热用六味地黄丸。

（24）肾燥

《保婴撮要·卷八》：禀父肾燥者，六味地黄丸。

（25）肺痈

《幼科证治准绳·集之三》：咳唾脓痰，左尺脉数而无力者，肾气虚也，六味地黄丸。

（26）痘疮。

《保婴撮要·卷十七》：六味地黄丸治肾虚痘疮，发热作渴等症。

【内科】

（1）头痛

《医医偶录·卷二》：头痛者，血不能充髓海也，六味地黄丸主之。

《血证论·卷六》：肾虚则头痛，《内经》所谓头痛巅疾，下虚上实，过在少阴是也，六味地黄丸。

《医述·卷十一·杂证汇参》：头痛……有由肾虚不能生肝，肝虚无以养筋，故机关不利者，宜用六味地黄丸。

（2）暑证

《证治汇补·卷之一》：六味地黄丸，肾水不足人，夏月宜常服之，以壮水之主而制阳光。

（3）胁痛

《笔花医镜·卷二》：胁痛者……水不养木也，六味地黄丸主之。

（4）肾消下消

《济阳纲目·卷三十三》：下消者，烦躁引饮，耳轮焦干，小便如膏。叔和云，焦烦水易亏，此肾消也，以六味地黄丸治之。

《寿世保元·卷四·补益》：下消者，烦渴引饮，小便如膏，六味地黄丸主之。

《齐氏医案·卷四》：下消无水，用六味地黄丸，可以滋少阴之肾水矣。

《医学原理·卷之六》：下消，用六味地黄丸主之。

《证治准绳·杂病》：下消者，病在下焦，初发为膏淋，谓淋下如膏油之状，至病成，烦躁引饮，面色黧黑，形瘦而耳焦，小便浊而有脂液。治宜养血以分其清浊而自愈矣，以六味地黄丸主之。

《古今医统大全·卷之五十二》：下消肾也，小便淋浊，如胶油之状。东垣云：下焦者，烦躁引火，耳轮焦干，小便如膏，肾水竭也，此为肾消，宜六味地黄丸之类。

《丹溪手镜·卷之下》：火甚于下，为肾消，病则烦躁，小便淋浊，如膏油之状，以六味地黄丸治之。

《万病回春·卷之五》：六味地黄丸，治心肾不交，消渴引饮。

（5）肾热

《脉因证治·卷二》：肾热，按至骨蒸手如火，困热不任起床，宜滋肾丸、六味地黄丸。

《普济方·卷十三》：肾热者，轻手重手俱不热，如重手按至骨分，其热蒸手如火，其人骨苏苏如虫蚀，其骨困热不任，亦不能起于床，滋肾丸，六味地黄丸。

（6）溺血

《寿世保元·卷四补益》：治尿血，六味地黄丸加黄柏、知母殊效。

《一见能医·卷之六》：溺血者，小便中鲜血，来之不止也……虚热，用六味地黄丸。

（7）淋证（劳淋、小便数）

《不知医必要·卷二》：六味地黄丸补，治淋证久而水虚者。

《仁斋直指方论·卷之十五》：六味地黄丸治下焦燥热，小便涩而数。

《医方集宜·卷之五》：劳淋，宜用六味地黄丸。

《证治准绳·杂病》：若频频欲去而溺不多，但不痛耳，此肾与膀胱俱虚，客热乘之，虚则不能制水，宜补肾丸、六味地黄丸。

（8）淋浊

《郁冈斋医学笔麈·卷上》：六味地黄丸，疏内败之精，以补其阴。

（9）小便不禁（遗溺）

《证治准绳·杂病》：妇人产蓐，产理不顺致伤膀胱，遗尿无时……若肝肾阴虚，用六味地黄丸。

《明医杂著·卷之三》：若小便无度，或淋沥不禁，乃阴挺痿痹也，用六味地黄丸。

《寿世保元·卷五》："治小便内虚热者，频数不禁，用六味地黄丸服效。

（10）水肿

《医辨·卷之上》：（水肿）若肾经阴亏，虚火烁肺金而小便不生者，用六味地黄丸以补肾水。

《先哲医话·卷上》：若男妇阴虚为肿者，六味地黄丸加附子、防己、苍术效。

（11）咳嗽

《古今医统大全·卷之四十四》：夜嗽并阴分嗽者，多属阴虚，肾水不足者，六味地黄丸之类。

《寿世保元·卷四》：肾虚移热于肺，咳嗽者，六味地黄丸主之。

《济阳纲目·卷二十八》：咳嗽有风寒，有火，有劳，有痰，有肺胀。风寒者，主发散行痰，二陈汤加麻黄、杏仁、桔梗之类……阴不足者，六味地黄丸为要药。

《景岳全书·卷之十九》：肺属金，为清虚之脏，凡金被火刑则为嗽，金寒水冷亦为嗽，此咳嗽所当治肺也。然内伤之嗽，则不独在肺。盖五脏之精皆藏于肾，而少阴肾脉从肾上贯肝膈，入肺中，循喉咙，夹舌本，所以肺金之虚，多由肾水之涸，正以子令母虚也。故凡治劳损咳嗽，必当以壮水滋阴为主，庶肺气得充，嗽可渐愈，宜一阴煎、左归饮、琼玉膏、左归丸、六味地黄丸之类择而用之。

《医医偶录·卷二》：咳嗽者，虚火烁金也，六味地黄丸加白蜜、胡桃主之。

《万病回春·卷之二》：大抵久嗽者，多属肾气亏损，火炎水涸，或津液涌而为痰者，乃真脏为患也，须用六味地黄丸壮肾水滋化源为主，以补中益气汤养脾土生肺肾为佐，久之自愈。

《女科证治准绳·卷之三》：肾水虚，用六味地黄丸。

（12）虚痨吐痰

《履霜集·卷一》：肾中之水虚不能制火，则火动而水沸。腾动于肾者，犹龙火之出于海，龙兴而水附；动于肝者，犹雷火之出于地者，疾风暴雨，水随波涌而为痰，是有火者也。故用六味丸补水以制火，此不治痰之标而治痰之本者也。

（13）血证

《傅青主男科重编考释·吐血及血门》：六味地黄汤加麦冬、五味子，最能补肾滋肝，木得其养，则有可藏之经而不外泄，血证最宜服之。

（14）喘

《古今医统大全·卷之九十一》：（喘）有因阴虚水不足而渴者，其治多难，有以六味地黄丸加五味子治之，亦有中效。

（15）痨瘵

《内伤集要·卷二》：痨瘵之证，大抵属足三阴亏损，虚热无火之证，故昼发夜止，夜热昼止，不时而作，当用六味地黄丸为主，以补中益气汤调补脾胃。若脾胃先损者，当以补中益气汤为主，以六味地黄温存肝肾，多有得生者。

（16）肺疽肺痿

《外科枢要·卷二》：夫肺者，五脏之华盖也，处于胸中，主于气，候于皮毛，劳伤气血，腠理不密，外邪所乘，内感于肺；或入房过度，肾水亏损，虚火上炎；或醇酒炙爆，辛辣厚味，熏蒸于肺；或咳唾痰涎，汗下过度，重亡津液之所致也。其候恶风咳嗽，鼻塞项强，胸胁胀满，呼吸不利，咽燥作渴，甚则四肢微肿，咳唾脓血。若吐痰臭浊，脓血腥秽，胸中隐隐微痛，右手寸口脉数而实者，为肺疽。若吐涎沫而无脓，脉数而虚者，为肺痿也。若咳嗽喘急者，小青龙汤。咳嗽胸胀者，葶苈大枣泻肺汤。咳脓腥浊者，桔梗汤；咳喘短气，或小便短少者，佐以参芪补肺汤；体倦食少者，佐以参术补脾汤。咳唾痰壅者，肾虚水泛也，六味地黄丸。

（17）大便闭结

《医医偶录·卷二》：大便结者，血虚液枯也，六味地黄丸加白蜜、胡桃主之。

《证治准绳·疡医卷之六》：若肾虚火燥者，用六味地黄丸。

《脉症治方·卷之二》：年老气弱，津液不足，或产后内亡津液而结，为气血虚也，六味地黄丸主之。

《医贯·卷之五》：肾主五液，津液盛则大便如常，若饥饱劳役，损伤胃气及食辛热厚味而助火邪，伏于血中，耗散真阴，津液亏少，故大肠结燥。又有老年气虚，津液衰少而结者，肾恶燥，急食辛以润之是也，予尝体法东垣之论，不用东垣之方如润肠丸、润燥汤、通幽散之类俱不用，惟用六味地黄丸料，煎服自愈。如热秘而又兼气虚者，以前汤内加参、芪各五钱立愈，此因气虚不能推送，阴虚不能濡润故耳。以上治法予尝亲试而必验，且又不犯大黄、桃仁、枳壳等破气破血之禁，可以久服，永无秘结。

《伤寒瘟疫条辨·卷二》：大便燥结……但有血液枯竭者，无表里证，虚燥不可下，宜六味地黄丸料加麦冬、五味，煎成入人乳减半饮之。

（18）脱肛

《寿世保元·卷四》：治脱肛者，肾虚，加六味地黄丸主之。

《古今医鉴·卷八》：若大肠湿热，用升阳除湿汤；若血热，用四物汤加条芩、槐花；血虚，四物汤加白术、茯苓，兼痔加槐花、黄连、升麻；虚热，用补中益气汤加芍药；肾虚，六味地黄丸。

（19）呃逆、呕吐

《寿世保元·卷三》：有肾气虚损，阴火上冲者，宜六味地黄丸。

《寿世保元·卷三》：论阴虚于下，令人多呕者，乃诸阳气浮，无所依从，故呕咳气喘，以六味地黄丸盐汤送下。

（20）噎膈

《医贯砭·卷下》：食入即出，是无水也。食久反出，是无火也。无水者壮水之主，无火者益火之源……直须以六味地黄丸料大剂煎饮，久服可挽于十中之一二。

（21）阴虚内热（劳热骨蒸）

《素问病机气宜保命集·卷中》：有病久憔悴，发热盗汗，谓五脏齐损，此热劳骨蒸病也。瘦弱虚烦，肠澼下血，皆蒸劳也。宜养血益阴，热能自退，当归生地黄或钱氏地黄丸是也。

《医方集解·理气之剂第七》：余尝于阴虚发热者，见其大热面赤，口渴烦躁，与六味地黄丸一大剂，即愈。

《明医杂著·卷之一》：南方人称发热为劳发，盖谓劳苦而发热，即东垣内伤之旨也……若因劳力辛苦，入房不节，亏损精血，虚火妄动而发热者，宜用六味地黄丸以补其阴，不可认作有余之火而用黄柏、知母之类也。

（22）热厥

《冯氏锦囊秘录·杂症大小合参卷八》：阴气衰于下，则阳凑之，令人足下热，热甚则循三阴而上逆，谓之热厥，宜六味地黄丸。

（23）厥证

《傅青主男科重编考释·厥证门》：人有大怒跳跃，忽然卧地，两臂抽搦，口眼歪邪，左目紧闭……如妇人得此证服逍遥散加钩藤及六味地黄丸，最效。

（24）内风

《医碥·卷之一》：若肾水虚亏，命门真火夹肝风上冲者，大剂六味地黄丸料煎服。

《寿世保元·卷二》：论中风等症，因房劳者名曰内风，房劳过度，则真精暴亡，舌本欠柔，言不利也。精血一亏，即水竭而心火暴甚。肾水虚衰不能制之，则阴虚阳实，而热气怫郁，心神昏冒，筋骨不用，而卒倒无所知也，或一肢之偏枯，或半身而不遂，或口眼之歪斜，或言语之謇涩，悉宜此方，或汤或丸皆可。

（25）预防中风

《寿世保元·卷二》：论中风者俱有先兆之症，凡人如觉大拇指及次指麻木不仁，或手足少力，或肌肉蠕动者，三年内必有大风之至。经曰：肌肉蠕动，名曰微风。故手大指次指手太阴阳明经，风多着此经也，当预防之。宜朝服六味地黄丸或八味丸，暮服竹沥枳术丸与搜风顺气丸，二药间服，久而久之，诸病可除，何中风之有，是以圣人治未病而不治已病。

（26）痰浊

《齐氏医案·卷三》：若肾气亏损，精液难降，败浊为痰者，乃少阴真脏之证，宜六味地黄丸补而逐之。

《女科证治准绳·卷之三》：阴亏水泛，用六味地黄丸。

（27）汗证

《杂病广要·内因类·汗证》：有腋汗者，两腋之下，遇动作则有汗，此肝虚乘热也，宜以补肝养血，可用六味地黄丸。

（28）腰痛

《医医偶录·卷二》：腰痛者，水不足也，六味地黄丸加杜仲、川续断主之。

《丹溪手镜·卷之中》：六味地黄丸治膏粱之人腰痛，补阴之不足。

《女科证治准绳·卷之二》：夫肾主于腰脚，女人肾脏系于胞络……若足三阴精血亏损，阴火内动，内热晡热，作渴痰甚，小便频数等证，宜用六味地黄丸。

【妇科】

（1）月经不调

《女科撮要·卷上》：肝经血少者，六味地黄丸。

《女科证治准绳·卷之一》：过期而至者，有因脾经血虚者宜人参养荣汤，有因肝经血少者宜六味地黄丸。

（2）经闭

《履霜集·卷二》：肾水虚弱，不能生肝木，血虚发热，损伤真阴而经闭者，六味地黄丸。

《济阴纲目·卷之一》：肝虚血少，六味地黄丸。

（3）带下

《鸡鸣录·女科第一》：带下，女子生而即有，津津常润，天赋之恒。或至太多，是病也……属阴虚者，六味地黄丸，晨淡盐汤送服三钱，怯弱人多阴虚。

《邯郸遗稿·卷之二》：白带，如带不断者是也。其所以然之故，带者奇经八脉之一也，腰脐间回身一周如束带然，八脉俱属肾，人身带脉统摄一身无形之水……肝虚者，逍遥散兼六味地黄丸。

《履霜集·卷二》：若伤肾经，则带色黑，六味地黄丸。

（4）胎不安

《绛雪丹书·胎证上卷》：肾中无水致胎不安，用六味地黄丸壮水。

（5）鬼胎

《济阴纲目·卷之九》：夫人脏腑调和，则血气充实，风邪鬼魅，不能干之。若荣卫虚损，则精神衰弱，妖魅鬼精，得入于脏，状如怀娠，故曰鬼胎也……肾肝虚弱者，用六味地黄丸。

《女科证治准绳·卷之四》：（鬼胎）肾肝虚弱者，用六味地黄丸。

（6）子烦

《盘珠集胎产症治·卷上》：受胎后，血气壅郁，热气上冲心肺，故烦闷不安，心胆俱怯……肾火动，六味地黄丸。

（7）产后不语

《笔花医镜·卷四》：产后不语者，由心肾不交，气血虚弱所致，七珍散、归脾汤并主之，若虚火上炎六味地黄丸。

（8）产后寒热

《履霜集·卷二》引《医贯》曰：产后发热恶寒，由脾胃亏损，气血不足也……热盛六味地黄丸。

《女科撮要·卷下》：产后寒热，尺部脉弱，名阴气不足，阳气下陷于阴中则发热，用六味地黄丸。

《校注妇人良方·卷二十一》：产后乍寒乍热，由血气虚损，阴阳不和……若因阴气不足，阳气下陷于阴中而发热者，用六味地黄丸。

《女科证治准绳·卷之五》：产后寒热，因气血虚弱，或脾胃亏损，乃不足之证……尺部脉弱，名阴气不足，阳气下陷于阴中则发热，用六味地黄丸。

（9）产后恶露不绝

《女科证治准绳·卷之五》：夫产后恶露不绝者，由产后伤于经血，虚损不足，或分解之时，恶血不尽，在于腹中，而脏腑夹于宿冷，致气血不调，故令恶露淋沥不绝也。前证若肝气热而不能主血，用六味地黄丸。

（10）产后咳嗽

《济阴纲目·卷之十三》：产后咳嗽，若因阴血虚者，用四物加参、术、陈皮、桔梗……因阴火上炎者，六味地黄丸加参、术。

（11）产后惊风

《济阴纲目·卷之十二》：产后中风，筋脉四肢挛急者……薛氏曰肝属木而主筋，前证若肝经风热血燥，用加味逍遥散，如不应，当用六味地黄丸以补肾水。

（12）不孕

《济阴纲目·卷之六》：妇人无子者，多由血少不能摄精，俗医悉谓子宫虚冷，投以辛热之药，煎熬脏腑，血气沸腾，祸不旋踵……东垣有六味地黄丸，以补妇人之阴血不足，无子服之者，能使胎孕。

《女科证治准绳·卷之四》：妇人经事不调，即非受孕光景，纵使受之，亦不全美，宜服加味六味地黄丸。

《冯氏锦囊秘录·女科精要卷十七》：妇人无子者……若是瘦怯性急之人，经水不调，不能成胎，谓之子宫干涩无血，不能摄受精气，宜凉血降火，如四物加黄芩、香附养阴补血及六味地黄丸之类。

《万病回春·卷之六》：六味地黄丸治妇人久无孕育者，加香附二两，童便炒用，殊效。男子无嗣必用之药。

【外科】

（1）唇风

《外科正宗·卷之四》：唇风，阳明胃火上攻，其患下唇发痒作肿，破裂流水，不疼难愈，宜铜粉丸泡洗，内服六味地黄丸自愈。

（2）痈疽

《外科十法》：或问，痈疽五善七恶，何谓也。答曰：五善者，饮食知味一也；便溺调匀二也；脓溃肿消，脓水不臭三也；神气清爽，动息自宁四也；脉息有神，不违时令五也。七恶者，大渴发热，泄泻淋闭一也；脓溃尤肿，脓稀臭秽二也；目睛无神，语声不亮三也；食少不化，服药作呕四也；恍惚嗜卧，气短乏力，腰背沉重五也；唇青鼻黑，面目浮肿六也；脉息无神，或躁动不和七也。古语云：五善得三则吉，七恶得四则凶。余谓七恶之凶，不待四矣。然而急救之方，正不容以不讲，大抵热渴淋闭，喘急内热，皆真阴受伤，宜六味汤加麦冬、五味。

（3）悬痈

《外科心法要诀·卷九》：此证一名骑马痈，生于篡间，系前阴之后，后阴之前，屏翳穴，即会阴穴，系任脉经首穴也。初生如莲子，微痒多痛，日久焮肿，形如桃李，由三阴亏损，兼忧思气结，湿热壅滞而成。其色红作脓欲溃，若破后溃深，久则成漏，以致沥尽气血，变为痨疾。初起气壮实，尚未成脓，小水涩滞者，宜用九龙丹泻去病根；稍虚者，仙方活命饮，利去湿热，如法治之，遇十证可消三四。如十余日后，肿势已成，不能内消，宜服托里消毒散，或托里透脓汤自破；如不破，肿高光亮胀痛者，用卧针开之，秽脓一出，其肿全消者顺，朝服六味地黄丸。

《济阳纲目·卷九十七》：悬痈谓疮生于玉茎之后，谷道之前，属足三阴亏损之证……肾虚者，六味地黄丸。

《外科大成·卷二》：皆生于前阴之后，后阴之前，以其形异而名亦异也，属任脉别络，夹督脉、冲脉之会。由足三阴亏损；多兼志欲不遂之所致……阳气衰弱者，宜六味地黄丸，取其酸温能生火中之水，使阳气旺则阴自生，然此症属阴精衰弱者十有八九，阳气亢盛者百中一二。

（4）囊痈

《外科大成·卷二》：夫囊痈者，阴囊红热肿痛也。由肝肾阴虚，湿热下注所致。治以补阴为主，清热渗湿之药佐之。如初起肿痛小便涩滞者，清肝渗湿汤或送六味地黄丸……余肿俱退，只一条不消者，肝虚也，六味地黄丸去茯苓，加五味子，兼补中益气汤加茯苓。口干便数者，肾虚也，六味地黄丸。因膀胱酒毒所乘者，六味地黄丸料加车前子、牛膝。

（5）肚门痈、箕门痈

《外科心法要诀·卷十》：肚门痈生于大腿肚，属足太阳膀胱经；箕门痈生于股内近膝，属足太阴脾经……若患此入房，肿硬，二便不通者，宜六味地黄丸加牛膝、车前。

（6）肝痈

《外科心法要诀·卷七》：此证始发期门穴，必隐痛微肿，令人两胁胀满胁痛，侧卧则惊，便尿艰难，由愤郁气逆而成。初服复元通气散，次服柴胡清肝汤，痛胀已止，宜服六味地黄丸。

（7）鬓疽

《外科大成·卷二》：生于鬓，属手少阳三焦，此经多气少血，最忌见脓，多由肝胆怒火，或因风热血虚所致。初宜神授卫生散、柴胡清肝汤清之，次以托里消毒散托之以速其脓，脓成而至收敛时，肾虚者六味地黄丸。

《外科枢要·卷二》：属肝胆二经怒火，或风热血虚所致。若发热作渴者，用柴胡清肝散。肿疡痛甚者，用仙方活命饮。若大势已退，余毒未散……若欲其生肌收敛，肾虚者，六味丸；血虚者，四物加参、芪；或血燥或水不能生木者，用四物汤、六味地黄丸。

（8）脑疽

《外科精要·卷上》：脑疽及颈项有疽，不可用隔蒜灸，恐引毒上攻……若因阴火，则元气病气俱不足，当用补中益气汤及六味地黄丸以滋肾水。

（9）多骨疽

《外科心法要诀·卷十二》：多骨疽……肾虚微寒者，服六味地黄丸。

（10）足跟疽

《疡医大全·卷二十七》：妇人足跟、足指肿痛，足心发热，皆因胎产经行，失于调摄，亏损足三阴，虚热所致。若肿痛或出脓，用六味地黄丸为主。

（11）厉痈、四淫

《外科心法要诀·卷十一》：此二证俱由足三阴经亏损为疽者重，若兼足三阳经湿热下注而成痈者轻……四淫无边沿，厉痈类敦疽，初俱宜仙方活命饮，外宜隔蒜灸以宣壅毒，将溃宜服人参养荣汤兼六味地黄丸以滋补之。

（12）疮疡

《外科选要·卷下》：疮疡之作，由六淫七情所伤。其痛也，因气血凝滞所致……脓溃而痛者补之。若因气虚而痛，四君加归、芪；血虚而痛，四物加参、芪；肾虚而痛，六味地黄丸。

（13）头面疮

《幼科证治准绳·集之三》：人身诸阳之气，会于首而聚于面。其有患疮痍者，因脏腑不和，气血凝滞于诸阳之经，或禀赋肾阴虚肝火……既察其经，即当分治，若禀肾火者用六味地黄丸……或咬牙顿闷者虚热，用六味地黄丸。

（14）肾脏风疮

《疡医大全·卷二十五》：肾脏风属肾虚，风邪乘于臁胫，以致皮肤如癣，或渐延上腿，久则延及遍身。外证则瘙痒成疮，脓水淋漓，眼目昏花，内证则口燥舌干，腰腿倦怠，吐痰发热，盗汗体疲，治当用六味地黄丸。

（15）疳疮

《外科大成·卷二》：疳疮，妒精疮也，一名耻疮。经云：前阴者，宗筋之所主。又云：督脉者，其络循阴器，合篡间。又云：肾开窍于二阴。是疮生于此而属肝督肾三经也……此症以肿痛寒热为标，肝肾阴虚为本。故肿痛溃甚者，八珍汤加柴胡、栀子。日晡倦怠者，补中益气汤加胆草、栀子。晡热阴虚者，六味地黄丸。

《外科证治全书·卷三》：下疳一证，属肝肾督三经之病，诸书分下疳……内因者，由欲火狷动，不能发泄，致败精湿热留滞为患，加味逍遥散、六味地黄丸主之，外敷螵蛸散，湿热既清，其疮自愈无足虑也。

（16）杨梅疮

《幼科证治准绳·集之三》：杨梅疮，乃天行时毒，亦有传染而患之，或禀赋所得者。受证在肝，故多起于下部，治失其宜，多致蚀伤眼目……若蚀伤眼目，兼用九味芦荟丸、六味地黄丸。

（17）（疮疡）肌肉不生

《保婴撮要·卷十五》：肌肉乃脾胃所生，收敛皆气血所主，二者相济以成者也。若肌肉不生……烦热作渴，小便频数者，肾虚也，用六味地黄丸。

（18）疮疡出血、久不愈合

《疡医大全·卷六》：夫疮疡出血，因五脏之气亏损，虚火动而错经妄行也。当求其经，审其因而治之。若肝热而血妄行者，四物加炒栀、丹皮、苓、术。肝虚而不能藏血者，六味地黄丸。

《保婴撮要·卷十五》：肝经血虚，用六味地黄丸……肾阴不足而肝火内动，用六味地黄丸、柴胡栀子散加五味子。

《寿世保元·卷四》：痦疮，脓清不结痂，不合口，久不愈者，用六味地黄丸。

（19）臁疮

《外科枢要·卷三》：臁疮生于两臁，初起赤肿，久而腐溃或津淫瘙痒，破而脓水淋漓……内热口干，肢体倦怠，或痰涎上升，或口舌生疮，属脾肾虚热，用六味地黄丸、补中益气汤。

《外科证治全书·卷三》：日久腐烂，脓水淋漓，内热倦怠，或疮内出血不止，或疮色紫黯，日轻夜重，则用补中益气汤加茯苓、酒炒白芍、盐炒黄柏，兼六味地黄丸服之。

《外科证治全书·卷三》：肾虚，风邪乘于臁胫，皮肤如癣，瘙痒起，久则成脓水淋漓，渐延上股，甚则延及遍身，日轻夜重，眼目晕花，口燥吐痰，腰腿倦怠，发热盗汗，治法用六味地黄丸，补肾水为主。

（20）足痛

《外科证治全书·卷三》：凡脚赤肿痛溃脓，足三阳湿热可治。微赤微肿，脓清或出水，足三阴亏损难治……亏损者，用补中益气汤、六味地黄丸，听其渐愈。

（21）腮痛

《保婴撮要·卷十三》：若禀赋阴虚火动，颏间或两耳内生疮，或出脓不止者，宜用地黄丸。

（22）脚气

《外科证治全书·卷三》：脚丫起粟米白泡，极痒，搓至皮烂，津腥臭水，觉疼时其痒方止，次日仍痒如故，经年不愈，亦或痒痛出水，肿焮脚面，此皆阴虚湿热下注，三阴不足，主治补中益气汤、六味地黄丸。

（23）瘰疬

《外科大成·卷二》：结核于颈前项侧之间，小者为瘰，大者为疬，连续如贯珠者为瘰疬……若寒热止而核不消者，此肝火燥而血病，用加味逍遥散以清肝，六味地黄汤以滋肾。如肝脉弦紧、肾脉洪数者，由肾水不能生肝也，用补中益气汤、六味地黄丸。

《外科枢要·卷二》：夫瘰疬之病，属三焦肝胆二经怒火风热血燥；或肝肾二经精血亏损，虚火内动；或恚怒气逆，忧思过甚，风热邪气，内搏于肝……若寒热既止而核不消散者，此肝经火燥而血病也，用加味逍遥散以清肝火，六味地黄丸以生肾水。

《保婴撮要·卷十一》：其症发于项腋，或耳前后，或如贯珠，当分表里虚实……不痛而小便黄，肝血虚也，用六味地黄丸。

《古今医彻·卷之三》：瘰疬女子多见之，男子间有……初则泻火消痰，开郁解毒，溃则补中益气，滋养肾水，庶成者可消，而溃者可敛也……肾阴不足者，六味地黄丸。

（24）结核

《外科大成·卷四》：结核生于皮里膜外，如果中之核坚而不痛，由火气热郁者，但令热散，其肿自消，如连翘丸……服之而反甚者肝火血燥也，溃而不愈者虚也，俱宜补中益气汤、六味地黄丸以滋化源。

（25）热毒流注

《外科证治全书·卷三》：生两腿胫，流行不定，或发一二处……如患色微红，或初起粟米渐大，痒痛相兼，破流黄水，浸淫成片，甚至腿肉浮肿，皆属脾肾亏损难治，须内用补中益气汤为主加防风、独活，痛加丹皮、山栀仁，甚者加炒黄柏，兼服六味地黄丸。外以贯众煎汤淋洗，五倍子细末津调，于逐疮四围涂之，自外收内，每天一次，渐渐自愈，不可妄投攻发。

（26）脏毒

《外科大成·卷二》：脏毒者，乃肛门肿痛也，而有内外虚实之殊……因阴虚湿热下注者，则脉数细而虚，肛门内结肿，刺痛如锥，大便虚闭，小便淋涩，寒热痰嗽，遇夜尤甚，此为内发难医，治宜四物汤加知母、黄柏、天花粉、甘草，兼六味地黄丸调之。

（27）筋瘤

《外科枢要·卷三》：若怒动肝火，血涸而筋挛者，其自筋肿起，按之如筋，久而或有赤缕，名曰筋瘤，用六味地黄丸、四物、山栀、木瓜之类。

【骨科】

（1）骨痿

《冯氏锦囊秘录·杂症大小合参卷七》：膏粱之人久服汤药，醉以入房，损其真气，则肾气热而腰脊痛不能举，久则髓减骨枯，发为骨痿，宜六味地黄丸类，以补阴之不足也。

（2）颈项强痛

《证治准绳·杂病》：人多有挫闪及久坐失枕，而致项强不可转移者，皆由肾虚不能生肝，肝虚无以养筋，故机关不利，宜六味地黄丸常服。

【眼科】

（1）赤眼淹缠

《外科证治全书·卷一》：赤眼有经年不愈者，皆因肝肾阴虚，邪热留滞故耳……一法，接用六味地黄丸加首乌四两，密蒙花二两，同为丸服之愈。

（2）目干

《医医偶录·卷二》：目干者，水不养木也，六味地黄丸主之。

（3）近视

《医方集宜·卷之六》：能近视而不能远视，乃阳气有余，阴水不足，血虚而气盛，则阳气盛而阴水少，宜用地芝丸、六味地黄丸。

《万病回春·卷之五》：目能远视不能近视者，火盛而水亏也，六味地黄丸加牡蛎。

（4）目视无光

《医医偶录·卷二》：目视无光者，水不足也，六味地黄丸主之。

（5）麻后眼病

《麻疹阐注·卷三》：麻后（注：麻疹）——如双目畏明，由水亏也，宜用六味地黄丸。

【耳鼻咽喉科】

（1）耳聋耳鸣

《医辨·卷之下》：尺脉或躁或弱，六味地黄丸。

《寿世保元·卷六》：阴虚火动而耳聋或鸣者，六味地黄丸。

《寿世保元·卷六》：如肾虚耳鸣者，服六味地黄丸。

《医医偶录·卷二》：耳鸣者，血虚火旺也，六味地黄丸加牛膝、知母主之。

《医医偶录·卷二》：耳聋者，虚闭也，六味地黄丸加枸杞、人参、石菖蒲、远志主之。

《医灯续焰·卷十六》：耳者，心肾之窍，肝胆之经也。心肾主内，属精血不足；肝胆主外，属风热有余。或聋聩，或鸣响者，禀赋虚也……虚者宜六味地黄丸。

《疡医大全·卷十三》：珍珠一粒，外用龙骨细末一分，蜜调裹在珠外，又以辰砂为衣，绵裹塞耳中，一月后取出，再服六味地黄丸一料，不再聋。

（2）耳衄

《证治汇补·卷之四》：耳中出血为耳衄……少阴经虚，用六味地黄丸。

（3）鼻渊

《外科大成·卷三》：治鼻渊致虚，眩晕不已……久而虚者，兼服补中益气汤、六味地黄丸。

《外科正宗·卷之四》：脑漏者，又名鼻渊……如日久，虚眩不已，内服补中益气汤、六味地黄丸相间服，以滋化源始愈。

（4）喉喑嘶哑

《大方脉杂病心法集解卷四·声音门》：或虚火上炎，咽微肿痛，语音嘶哑，先服滋阴降火汤，后服六味地黄丸。

（5）喉痹

《保婴撮要·卷十三》：颏间色赤，肾经有热也，用地黄丸。

（6）气虚喉痛

《喉科心法·气虚喉痛》：时痛时止，微红微肿，或不红肿，右手脉大而空，或浮小而缓，每遇劳动及服凉药则更甚，兼现食少困倦，少气懒言，唇淡面白，二便调和，身微热，或时热时退，手足心更热诸症……更有中气不足而肝肾亦虚者，常有用补中煎浓汤吞六味地黄丸，多服自愈。

（7）血虚喉痛

《喉科心法·血虚喉痛》：红而不肿，或时痛时止，左手脉数无力，午后潮热，或痛在午后，午前不痛，心烦口苦舌干，手足心热，法当补血……此症有用四物汤加竹沥者，有四物汤加、芩连者。芩、连俱用酒炒焦，愈后必以六味地黄丸加麦冬、五味，或加当归、酒白芍多服。

【口腔科】

（1）诸疳口疮

《保婴撮要·卷十一》：口舌齿龈如生疮状，若发热作渴饮冷，额间色赤，左寸脉洪数者此属心经，先用导赤散清心火，次用地黄丸滋肾水。若寒热作渴，左颊青赤，左关脉弦洪者属肝经，先用柴胡栀子散清肝火，次用六味地黄丸生肝血。若发热作渴，两额黧色，左尺脉数者属肾经不足，先用六味地黄丸以生肾水，次用补中益气汤以生肺气。

（2）口糜

《外科证治全书·卷二》：满口糜烂，色红作痛，口干舌燥，甚者腮舌俱肿……如口燥、大便溏，属虚热，用补中益气汤加麦冬、五味最善，或兼服六味地黄丸以滋化源，外俱用珍珠散搽之。

（3）齿衄

《外科证治全书·卷二》：齿缝出血，无论大人小儿，当别虚实治之……口不臭，牙不痛，但摇动不坚，或微痛不甚，而牙缝点滴出血者，治宜滋肾，六味地黄丸加猴姜主之。

《外科大成·卷三》：牙衄牙宣，为牙缝中出血也……口不臭而齿动或齿落，治宜安肾，有火者六味地黄丸。

《本草纲目·主治第三卷》：齿衄，上盛下虚，服凉药益甚者，六味地黄丸。

《景岳全书·卷之三十》：肾水不足，口不臭，牙不痛，但齿摇不坚，或微痛不甚而牙缝时多出血者，此肾阴不固，虚火偶动而然，但宜壮肾，以六味地黄丸、左归丸之类主之。

（4）牙齿松动

《寿世保元·卷四》：论其牙齿疏脆剥削，渐觉齿稀，牙蛀去，乃属肾之真阴亏欠，牙不坚实，宜服六味地黄丸。

《麻疹阐注·卷二》：牙齿，肾之标，若齿缝疏豁，动摇脱落，六味地黄丸主之。

【皮肤科】

（1）面尘（黧黑斑）

《外科证治全书·卷一》：面色如尘垢，日久煤黑，形枯不泽，或起大小黑斑与面肤相平，由忧思抑郁，血弱不化，外用玉容散，每早晚蘸以洗面，内宜疏胆气兼清肺，加味归脾汤送六味地黄丸主之。

（2）雀斑

《外科证治全书·卷一》：生面部，碎点无数，其色淡黄或淡黑，乃肾水不荣于上，浮火滞结而成，内宜服六味地黄丸以滋化源。

《疡医大全·卷十二》：雀斑，乃肾水不能荣华于上，火滞结而为斑，治当六味地黄丸以滋化源，搽洗兼施。

《彤园医书（妇人科）·卷六》：亦有水虚火滞生斑者，当服六味地黄丸。

（3）瘾疹

《医学传灯·卷上》：瘾疹者，遍身小颗，红白不一，有若痱子之状，或如黄豆样者……轻者……常服六味地黄丸，滋肾水以荣肝木，则虚风自息矣。

（4）赤白游风

《校注妇人良方·卷二十四》：妇人赤白游风，属肝经怒火，血燥生风……肝火血虚，用六味地黄丸。

《外科大成·卷四》：游风者，为肌肤倏然焮赤肿痛，游走无定，由风热壅滞，荣卫不宣，则善行而数变矣……肝肾虚热者，宜加味逍遥散、六味地黄丸。

（5）阴虱

《外科正宗·卷之四》：阴虱又名八脚虫也，乃肝肾二经浊气而成，生此不为清吉，银杏散津调擦之，内服六味地黄丸，每斤加蜜炒黄柏一两，芦荟五钱，以清化源，愈后不发。

（6）疖疮

《外科大成·卷四》：疖者，微疾也，亦从脏腑而生，然必先出于手……其形有五，脓清色淡，不肿为水疖，属肾，宜六味地黄丸加味逍遥散……疖生于头面胸背者……晡热内热及寒热者，肝虚也，加味逍遥散六味地黄丸。盗汗少寐，脾郁也，加味归脾汤、逍遥散、地黄丸。发热盗汗，肾虚也，六味地黄丸。

2. 适应证候

历代部分医家以"证候"形式记载六味地黄丸适应证，我们将其整理如下：

（1）杨士瀛：治形体瘦弱，无力多困，肾气久虚，久新憔悴，寝汗发热，五脏齐损，遗精便血，消渴淋浊等证。妇人血虚无子者服之有。治下焦燥热，小便涩而数。（《仁斋直指方论·卷之九》）

（2）杨士瀛：治肾气虚，久新憔悴，寝汗发热，五脏齐损，瘦弱，虚烦骨蒸，下血。（《仁斋直指方论·卷之十五》）

（3）王三才：治肾虚损，形体憔悴，寝汗潮热，发热，五脏齐损，瘦弱虚烦，骨蒸瘘弱，下血，亦治肾消，泻赤白浊俱效。（《医便·医便提纲》）

（4）施沛：肾经不足，发热作渴，小便淋闭，气壅痰嗽，头目眩晕，眼花耳聋，咽燥舌痛，齿牙不固，腰腿瘘软，自汗盗汗，便血诸血，失音水泛为痰，血虚发热等证。（《祖剂·卷之三》）

（5）汪石山：治肾元不足，瘦弱虚损，骨蒸瘘弱，治宜益肾元以壮筋骨，退火解虚烦骨蒸。（《医学原理·卷之五》）

（6）薛立斋：若肾虚发热作渴，小便淋秘，痰壅失喑，咳嗽吐血，头目眩晕，眼花耳聋，咽喉燥痛，口舌疮裂，齿不坚固，腰腿瘘软，五脏亏损，自汗盗汗，便血诸血。凡肝经不足之症，尤当用之，盖水能生木故也。此水泛为痰之圣药，血虚发热之神剂。又治肝肾精血不足，虚热，不能起床。（《校注妇人良方·卷二十四》）

（7）虞抟：治肾经虚损，久新憔悴，盗汗发热，五脏齐损，瘦弱虚烦，骨蒸痿弱，下血咯血等证。（《医学正传·卷之三》）

（8）武之望：治肾气虚损，久新憔悴，寝汗发热，五脏齐损，遗精便血，消渴淋漓等证。此药不燥不寒，专补左尺肾水，兼理脾胃，少年水亏火旺，阴虚之证最宜服之。妇人血虚无子者，服之有效。（《济阳纲目·卷六十四》）

（9）龚信：治形体瘦弱，无力多困，肾气久虚，寝汗发热，五脏亏损，遗精便血，消渴淋浊等症。（《古今医鉴·卷之七》）

（10）徐春甫：治下焦燥热，小便短数，阴虚火旺，燥热劳瘦。（《古今医统大全·卷之十九》）

（11）徐春甫：治肾虚，憔悴盗汗，发热，五脏齐损，瘦弱虚烦，骨蒸下血。（《古今医统大全·卷之二十》）.

（12）龚延贤：若肾虚发热作渴，小便淋闭，痰气壅盛，咳嗽吐血，头目眩晕，小便短少，眼花耳聋，咽喉内燥，口热疮裂，齿不坚固，腰腿痿软，五脏齐损。肝经不足之症，尤当用之，水能生木故也。若肾虚发热，自汗盗汗，便血诸血，失喑，水泛为痰之圣药，血虚发热之神剂也。（《万病回春·卷之八》）

（13）吴谦：治肾精不足，虚火炎上，腰膝痿软，骨热酸痛，足跟痛，小便淋秘或不禁，遗精梦泄，水泛为痰，自汗盗汗，亡血消渴，头目眩运，耳聋齿摇，尺脉虚大者。（《删补名医方论·卷二》）

（14）朱时进：治肝肾不足，真阴亏损，精血枯竭，憔悴羸弱，腰痛足酸，自汗盗汗，水泛为痰，发热咳嗽，头晕目眩，耳鸣耳聋，遗精便血，消渴淋沥，失血失音，舌燥喉痛，虚火牙疼，足跟作痛，下部疮痒等症。（《一见能医·卷之九》）

（15）陈修园：凡一切吐血下血，咳嗽，不眠，骨蒸遗精，淋浊属于阴虚者，无不统治之。（《医学三字经·卷之三》）

（16）费伯雄：今人足心热，阴股热，腰脊痛，率是此证。（《医方论·卷一》）

（17）蔡贻绩：治肝肾不足，真阴亏损，精血枯竭，羸弱憔悴，腰痛足酸，自汗，水泛为痰，发热咳嗽，头昏目眩，耳聋耳鸣，遗精便血，消渴淋沥，失血失音，舌燥喉痛，足跟作痛，下部疮疡。（《内伤集要·卷五》）

（18）喻昌：治下焦燥热，小便涩而数。又治肾气虚，身体憔悴，寝汗发热，五脏齐损，瘦弱虚烦，骨蒸下血，自汗盗汗，水泛为痰，咽燥口渴，眼花耳聋等证。（《医门法律·卷四》）

（19）李用粹：治肾水不足，发热伤渴，咳嗽痰喘，溺淋癃闭，燥结头

眩，耳聋，齿痛，舌痛，腰膝痿软，足跟作痛，自汗盗汗，失血烦躁。(《证治汇补·卷之一》)

(20) 费伯雄：治五劳七伤，精血枯竭，自汗盗汗，头晕目眩，遗精失血，消渴淋浊，舌燥咽疼。(《医醇賸义·卷二》)

(21) 汪昂：治肾阴不足，发热作渴，小便淋闭，气壅痰嗽，头目眩晕，目花耳聋，咽干吞痛，齿牙不固，腰腿痿软，盗汗失血，血虚发热，失音等症。(《本草易读·卷四》)

(22) 齐有堂：夫肾中之真火起者，由于肾中之真水竭也，宜用六味地黄丸料加麦冬、五味，大剂煎饮，以大补肾中之水，水盛而火自潜藏，何病不愈。(《齐氏医案·卷三》)

(23) 王九峰：肝肾内亏，心肾不交，每朝服六味地黄丸，合十四味资生丸。(《王九峰医案(二)·上卷》)

(24) 秦伯未：六味地黄丸主要是肾阴亏损引起的瘦弱腰痛等证。虽然书上说治肝肾不足，也有说三阴并治，并谓自汗盗汗，水泛为痰，遗精便血，喉痛，牙痛……都能治疗，毕竟要认清主因、主脏、主证，根据具体病情而加减。假如认为阴虚证都能通治，对所有阴虚证都用六味地黄丸，肯定是疗效不高的。(《谦斋医学讲稿》)

3. 六味地黄丸证病机探讨

钱乙《小儿药证直诀》中指出六味地黄丸"补肝""补肾""补肝肾"，从治法与病机相对应的逻辑角度而言，该方的病机当为"肾虚""肝虚""肝肾虚"。钱乙之后，历代医家在医疗实践中对该方的适应病机进行了不断的补充和完善。

首先，六味地黄丸证的病位主要在何脏腑？这是研究该方病机的首要问题。从钱乙"补肝""补肾""补肝肾"的论述中，可以推测六味地黄丸的病变脏腑涉及肝、肾二脏。然而，我们在整理历代文献过程中发现，大多数医家强调六味地黄丸证的病变脏腑主要在肾，对在肝、在肝肾的问题略显淡化。在中医学脏腑关系之中，肝与肾的关系是比较密切的，是水与木的相互滋养、相互依存关系，是五行之中的母子相生关系。由于肝肾在生理上的密切关联，导致二者在病理上也多相互影响，因而我们认为六味地黄丸证的核心病位在肾，可以关联于肝。

其次，六味地黄丸证主要是什么"虚"？钱乙《小儿药证直诀》并没有明确解释这个问题，后世医家对这个问题进行了比较深入的研究，大致有以下几种看法：①大多数医家认为是肾之阴精亏损。例如《证治汇补·卷之一》："肾水不足。"《删补名医方论·卷二》："肾精不足。"②个别医家认为是肾气不足。例如《济阳纲目·卷六十四》："肾气虚损。"《医学原理·卷之五》："肾元不足。"③肝血不足。例如《济阴纲目·卷之一》："肝虚血少。"此外，也有医家认为是肝肾精血不足。综合古代文献和我们对六味地黄丸证病位的认识，该方证应以肾之阴精亏虚不足为主，也可兼有肝血不足。

再者，关于"虚火"问题。《小儿药证直诀》中没有明确提及六味地黄丸证有"虚火"，也没有指出该方有清虚火作用。后世医家在医疗实践中对六味地黄丸证进行了发展补充，其中最重要的补充就是提出该方证可以兼有"虚火"。例如赵献可《医贯·卷之四》指出："肾虚不能制火者，此方主之。肾中非独水也，命门之火并焉。肾不虚则水足以制火，虚则火无所制而热证生矣，名之曰阴虚火动，河间氏所谓肾虚则热是也。"又如吴仪洛《成方切用·卷二上》指出："肾中水虚不能制火者，此方主之。"但通过对古人文献及该方药物分析，我们认为"虚火"不是六味地黄丸的必有病机，或者说六味地黄丸病机中可以兼有虚火，也可以不兼有虚火。

第五章 制方机理与功效研究

历代医家不仅在临床实践中扩展六味地黄丸的适应病证，而且对该方药物配伍机理、作用特点和功能效用等理论问题也进行了积极不懈的探讨，并取得了重要成就。本章对历代医家的研究成果进行全面整理，在此基础上对组方机理等理论问题进行研究探讨。

第一节 历代方论选粹

中医方剂的发展历史表明，古代大多数方剂的发展都经历了从"知其然"到"知其所以然"的过程。"知其然"，是指古代医家通过医疗实践，探索到某些药物组合为整体方剂则具备一定的治疗功效。"知其所以然"，是指历代医家对这些方剂的作用机理等问题进行研究并逐渐使之明确。六味地黄丸脱胎于张仲景肾气丸，限于当时的历史条件，张仲景、钱乙都只是记载了该方适应病证，对组方机理等理论问题没有进行探讨。六味地黄丸的卓越临床疗效引起了后世医家的高度关注，因此后世医家对该方的组方机理等问题进行了积极的研究探讨。目前，在方剂学范畴内习惯将古人对方剂理论问题的研究称之为"方论"。我们将历代有关六味地黄丸的主要方论摘录如下，藉以反映古代医家的研究水平与成果。

1. 洪基 肾者，水脏也。水衰则龙雷之火无畏而亢上，故王启玄曰：壮水之主，以制阳光，即经所谓求其属而衰之也。地黄味厚，为阴中之阴，专主补肾填精，故以为君。山茱萸酸味归肝，乙癸同治之义，且肾主闭藏，而酸敛之性正与之宜也。山药味甘归脾，安水之仇，故用二味为臣。丹皮亦入肝，其用主宣通，所以佐茱萸之涩也。茯苓亦入脾，其主通利，所以佐山药之滞也，且色白属金能培肺，又有虚则补母之义。至于泽泻，有三功焉：一曰利小便，以清相火；二曰行地黄之滞，引诸药速达肾经；三曰有补有泻，诸药无喜补增气之虞，故用以为使。此丸为益肾之圣药，而昧者薄其功缓。盖药者有四失也：一则地黄非怀庆则力浅；一则地黄非自制则不熟，且有犯铁之弊；一则疑地黄之滞而减之，则君主弱；一则恶泽泻之渗而减之，则使

者缓。蹈是四失，而顾咎药之无功，毋乃愚乎？（《摄生总要·摄生秘剖卷一》）

2. 赵献可 肾虚不能制火者，此方主之。肾中非独水也，命门之火并焉，肾不虚则水足以制火，虚则火无所制而热证生矣，名之曰阴虚火动，河间氏所谓肾虚则热是也……熟地黄、山茱萸，味厚者也，经曰味厚为阴中之阴，故能滋少阴，补肾水。泽泻味咸，咸先入肾，地黄、山药、泽泻，皆润物也，肾恶燥，须此润之。此方所补之水，无形之水，物之润者亦无形，故用之。丹皮者，牡丹之根皮也，丹者南方之火色，牡而非牝属阳，味苦辛，故入肾而敛阴火，益少阴，平虚热。茯苓味甘而淡者也，甘从土化，土能防水，淡能渗泄，故用之以制水脏之邪，且益脾胃而培万物之母。壮水之主，以镇阳光，即此药也。（《医贯·卷之四》）

3. 龚居中 六味丸，古人制以统治痰火诸证，又谓已病未病并宜服之，此盖深得病之奥者也。何则痰火之作，始于水亏火炽金伤，绝其生化之源乃尔。观方中君地黄，佐山茱、山药，使以茯苓、牡丹皮、泽泻者，则主益水、清金、敦土之意可知矣。改地黄一味为补肾之专品，益水之主味，孰胜此乎。夫所谓益水者，即所有清金也，惟水足则火自平而金自清，有子令母实之意也。所谓清金者，即所以敦土也，惟金气清肃，则木有所畏而土自实，有子受母荫之义也。而山药者则补脾之药品，以脾气实则能运化水谷精微，输归肾脏而充精气，故有补土益水之功也。而其山茱萸、茯苓、丹皮，皆肾经之药，力助地黄之能。其泽泻一味，虽曰接引诸品归肾，然方义实非此也，盖茯苓、泽泻，皆取其泻膀胱之邪，古人用补药必兼泻邪，邪去则补药得力，一辟一阖，此乃玄妙。后世不知此理，专一于补，所以久服必致偏胜之害。六味之设，何其神哉，经由亢害承乃制之论，正此谓也。（《红炉点雪·卷三》）

4. 吴崑 肾虚移热于肺咳嗽者，此方主之。有足心热，内股热，腰痛，两尺脉虚大者，病源于肾虚也。熟地黄、山茱萸，味厚者也，味厚为阴中之阴，故能益肾。肾者水脏，虚则水邪归之，故用山药、茯苓以利水邪。水邪归之则生湿热，故用泽泻、丹皮以导坎中之热。滋其阴血，去其热邪，则精日生而肾不虚，病根既去，咳嗽自宁矣。（《医方考·卷二》）

阴虚于下，令人多呕者，主此方盐汤吞之。《解脉篇》曰：诸阳气浮，无所依从，故呕咳上气喘，此阴虚于下而令孤阳上浮尔。是方也，熟地、山萸，质润味厚可使滋阴。丹皮、泽泻，气味咸寒可制阳光。山药、茯苓，味甘而淡可使调中土。是六物者，皆有益于阴也。（《医方考·卷三》）

熟地黄、山茱萸味厚者也。经曰：味厚为阴中之阴，故能滋少阴，补肾水。泽泻味甘咸寒，甘从湿化，咸从水化，寒从阴化，故能入水脏而泻水中之火。丹皮气寒味苦辛，寒能胜热，苦能入血，辛能生水，故能益少阴，平虚热。山药、茯苓，味甘者也，甘从土化，土能防水，故用之以制水脏之邪，且益脾胃而培万物之母也。(《医方考·卷三》)

5. 薛己 此壮水制火之剂。夫人之生以肾为主，人之病多由肾虚而致者。此方乃天一生水之剂，无不可用……凡肝经不足之证，尤当用之，盖水能生木故也。(《校注妇人良方·卷二十四》)

6. 汪山石 是以用山萸、泽泻、熟地滋肾阴，益精气，以壮筋骨；白茯、山药益气强阴；牡丹皮补虚劳，以除骨蒸烦热。(《医学原理·卷之五》)

7. 武之望 此药不燥不寒，专补左尺肾水，兼理脾胃。少年水亏火旺，阴虚之证最宜服之。(《济阳纲目·卷六十四》)

8. 龚廷贤 大补元气，培填虚损之圣药也……肾虚不能制火，六味地黄丸主之。(《寿世保元·卷四》)

9. 汪昂 此足少阴、厥阴药也。熟地，滋阴补肾，生血生精；山茱，温肝逐风，涩精秘气；牡丹，泻君相之伏火，凉血退蒸；山药，清虚热于肺脾，补脾固肾能涩精；茯苓，渗脾中湿热，而通肾交心；泽泻，泻膀胱水邪，而聪耳明目。六经备治，而功专肾肝，寒燥不偏而补兼气血，苟能常服，其功未易殚述也。(《医方集解·补养之剂》)

10. 唐大烈 此为补阴之主方，补五脏之阴以纳于肾也。脏阴亏损，以熟地大滋肾阴，壮水之主以为君。用山萸肉之色赤入心，味酸入肝者，从左以纳于肾。山药之色白入肺，味甘入脾者，从右以纳于肾。又用三味通腑者，恐腑气不宣，则气郁生热，以致消烁脏阴，故以泽泻清膀胱，而后肾精不为相火所摇；又以丹皮清血分中热，则主血之心，藏血之肝，俱不为火所烁矣；又以茯苓清气分之热，则饮食之精，由脾输肺以下降者，亦不为火所烁矣。夫然后四脏之真阴无所耗损，得以摄纳精液，归入肾脏，肾受诸脏之精液而藏之矣。从来囫囵看过，未识此方之元妙，至于此极。今将萸肉、山药二味分看，一入心肝，一入肺脾，既极分明而气味又融洽。将熟地、萸肉、山药三味总看，既能五脏兼入，不致偏倚，又能将诸脏之气尽行纳入肾脏，以为统摄脏阴之主而不致两歧。至泽泻、茯苓、丹皮与三补对看，其配合之妙，亦与三补同法，制方妙义，周备若此，非臻于神化者，其孰能之？惟其兼补五脏，故久服无虞偏胜，而为万世不易之祖方也。(《吴医汇讲》)

11. 吴仪洛 熟地，滋阴补肾，生血生精；山萸，温肝逐风，涩精秘气；牡丹，泻君相之伏火，凉血退蒸；山药清虚热于肺脾，补脾固肾；茯苓渗脾中湿热而通肾交心；泽泻，泻膀胱水邪而聪耳明目，壮水之主以制阳光，即

此方也。(《成方切用·卷二上》)

12. 张秉成 此方大补肝脾肾三脏，真阴不足，精血亏损等证。古人用补，必兼泻邪，邪去则补乃得力。故以熟地大补肾脏之精血为君，必以泽泻分导肾与膀胱之邪浊为佐；山萸之补肝固精，即以丹皮能清泄厥阴少阳血分相火者继之；山药养脾阴，茯苓渗脾湿，相和相济，不燥不寒，乃王道之方也。(《成方便读·卷一》)

13. 何梦瑶 熟地滋肾君药，然遇气药则运用于上，遇血药则流行于经，不能制其一线入肾也，故以五者佐之。山药阴金也(质重属阴，色白属金也)，能助肺气之下降。山茱萸阴木也(酸属木，润属阴)，能敛肝气之迅升，水火升降，必由金木为道路，二者为左右降下之主，以制其旁轶。且补其母而水出高原，补其子(萸肉补肝血也)而不盗母气。又用丹皮泻南以补北，降火以滋阴。茯苓之淡泄，以降阴中之阳(肾中之邪，火也。水虚者，火必上炎。茯苓藏伏地中，为日最久，沉阴可知，故能降上炎之阴火，用茯苓正取其淡泄。昧者反以乳制之，可笑)。泽泻之咸泄，以降阴中之阴(膀胱中浑浊之水液也。肾热则水液浑浊，泻其腑，正所以安其脏也。补肾水乃滋其润泽之气，无形之癸水也。若有形之壬水，须流行不蓄，否则泛溢为灾，即不浑浊，亦须导之，或疑泽泻泄肾，昧矣)。五者色色皆降，共挽地黄下趋，所谓治下制以急也，得力尤在苓、泻二味，常常下泄，则群药为其所导。昧者嫌其渗泄而去之，加入补肾群品，久服气积，下泄无路，势必上涌矣。故曰：六味之苓泻，补中之升柴，流湿就燥，分道扬镳，皆必不可去者也。补中升也，清升则浊降，故谓补中以升为降。六味降也，火降则水上升，故谓六味以降为升。水何以升，水足则上润也。(《医碥·卷六》)

14. 王子接 六味者，苦酸甘咸辛淡也。《阴阳应象大论》曰：精不足者，补之以味。五脏之精皆赖肾气闭藏，故以地黄名其丸。地黄味苦入肾，固封蛰之本；泽泻味咸入膀胱，开气化之源，二者补少阴太阳之精也。萸肉味酸入肝，补罢极之劳；丹皮味辛入胆，清中正之气，二者补厥阴少阳之精也。山药味甘入脾，健消运之机；茯苓味淡入胃，利入出之器，二者补太阴阳明之精也。足经道远，故制以大；足经在下，故治以偶。钱仲阳以肾气丸裁去桂附，治小儿纯阳之体，始名六味，后世以六味加桂名七味，再加附子名八味，方义昧矣。(《绛雪园古方选注·中卷》)

15. 柯韵伯 肾虚不能藏精，坎宫之火无所附而妄行，下无以奉春生之令，上绝肺金之化源。地黄禀甘寒之性，制熟味更厚，是精不足者补之以味也，用以大滋肾阴，填精补髓，壮水之主。以泽泻为使，世或恶其泻肾而去之。不知一阴一阳者，天地之道；一开一阖者，动静之机。精者，属癸，阴水也，静而不走，为肾之体；溺者，属壬，阳水也，动而不居，为肾之用。是以肾主五液，若阴水不守，则真水不足，阳水不流，则邪水逆行。故君地黄以护封蛰之本，即佐泽泻以疏水道之滞也。然肾虚不补其母，不导其上源，亦无以固封蛰之用。山药凉补，以培癸水之上源；茯苓淡渗，以导壬水之上源；加以茱萸之酸温，藉以收少阳之火，以滋厥阴之液；丹皮辛寒，以清少阴之火，还以奉少阳之气也。滋化源，奉生气，天癸居其所矣，壮水制火，制其一端耳！（《古今名医方论·卷四》）

16. 费伯雄　此方非但治肝肾不足，实三阴并治之剂。有熟地之腻补肾水，即有泽泻之宣，泄肾浊以济之。有萸肉之温涩肝经，即有丹皮之清，泻肝火以佐之。有山药收摄脾经，即有茯苓之淡，渗脾湿以和之。药止六味而大开大合，三阴并治，洵补方之正鹄也。（《医方论·卷一》）

17. 太医院　此药不燥不寒，滋补肾水，并理脾胃，无论老少凡阴虚火动者，皆宜服之，久服必有奇效。（《太医院秘藏膏丹丸散方剂·卷二》）

18. 沈金鳌　六味地黄丸（肾水不足阴虚）此方如血虚阴衰，熟地黄为君；滑精，山萸为君；小便或多或少，或赤或白，茯苓为君；小便淋涩，泽泻为君；心气不足，丹皮为君；皮肤干涩，怀山药为君。按此《纲目》所载法也，可知此方之妙，四通八达，随用皆宜，固不必拘于地八、山山四，丹、苓、泽泻三之说，以为止宜于血虚阴衰之人矣。（《杂病源流犀烛·卷八》）

19. 尤怡　阴虚者，气每上而不下，故六味地黄丸多用熟地、萸肉、山药，味厚体重者，补阴益精，而以茯苓、泽泻之甘淡助之下降。（《医学读书记·卷下》）

20. 臧达德　六味地黄丸诸品皆少阴经药，群队相引，直入下焦，名曰水泛为痰之圣药，空腹服之，压以美膳，不留胃中。（《履霜集·卷一》）

第二节　制方机理

制方机理研究是指对方剂结构、用药原理、药物配伍机理等问题进行研究。

1. 方剂结构　指用药物组建方剂时所采用的结构形式。方剂的基本结构形式在《黄帝内经》时代已经形成，其中最为重要的结构形式是君臣佐使形式。君臣佐使是我国古代的基本政体结构，几千年来一直指导着中国社会政治权利的构成，古代医学家将这种政体结构引入到中医方剂的构建之中，形成了著名的方剂君臣佐使理论。目前，就方剂君臣佐使理论的意义而言，它既是中医制方的基本结构，也是研究阐明方剂作用机制的基本说理工具。历代医家均认为六味地黄丸也是按照君臣佐使形式构建的，但对君臣佐使的具体认识又有所出入。

君药　六味地黄丸以"地黄"作为方名，同时熟地黄在方中用量最重，因此，历代医家均认为熟地黄为方中君药。

臣、佐、使药　历代大约有三种看法。

（1）山茱萸、山药为臣药；茯苓、丹皮为佐药；泽泻为使药。例如明代《摄生总要·摄生秘剖卷一》即持此种观点。

（2）山药、山萸肉为佐药；茯苓、丹皮、泽泻为使药。例如明代《红炉点雪·卷三》："观方中君地黄；佐山茱、山药；使以茯苓、牡丹皮、泽泻。"

（3）熟地黄为君药，其余五药均为臣佐。例如《医碥·卷之六》："熟地滋肾君药……故以五者佐之。"

此外，还有医家认为应当依据病情的不同而变化君药，例如《杂病源流犀烛·卷八》："如血虚阴衰，熟地黄为君；滑精，山萸为君；小便或多或少或赤或白，茯苓为君；小便淋涩，泽泻为君；心气不足，丹皮为君；皮肤干涩，怀山药为君。"但此说法不符合方剂学的基本理论，不足为信。

一般认为，确定方剂中君药的依据是：药力大、用量重、针对主病主症。例如，《本草纲目·序列》引张元素观点："力大者为君。"李东垣《脾胃论·卷上》认为："君药分量最多，臣药次之，使药又次之。"张景岳《类经·卷十二》也说："主病者，对证之要药也，谓之君。君者味数少而分量重，赖之以为主也。"依据上述原则，六味地黄丸中熟地黄用量最重，与其他五味药物相比药力最强，与方剂的适应病机关系最为直接，而且用之以为方名，因此熟地黄当为方中君药。

对于臣药，张景岳认为："佐君者，谓之臣，味数稍多而分量稍轻，所以匡君之不迨也[1]。"六味地黄丸中山药、山萸肉的用量较之熟地黄为轻，分别是熟地黄的1/2，但又较其他三味药物（丹皮、茯苓、泽泻）用量重。此外，山药、山萸肉与君药熟地黄均为补益药物，只是补益目标靶点有所不同，可以"匡君之不迨"，当为方中臣药。

丹皮、泽泻、茯苓三药在六味地黄丸中用量最少，均是熟地黄的3/8。从功能上讲，三味药物均不具备明显的补益作用，与方剂适应证（病机）的直接关联较小，当为方中佐使药物。

六味地黄丸的组方结构是典型的一君、二臣、三佐使。君药味数最少而用量最大，臣药味数居中而用量也居中，佐药味数多而用量最少。从结构上讲，六味地黄丸是一首结构非常完美合理的方剂，而这种完美合理的方剂结构又可以营造出良好的药物内环境，从而保证方中各药发挥其最佳治疗效果。

2. 用药机理

本节主要讨论六味地黄丸中各药的使用机理与目的。

（1）熟地黄　熟地黄药性甘温，滋腻厚重，具有"专入肾，兼入肝[2]"的归经特点，"专主补肾填精[3]"，可以"大补肾脏之精血[4]"。六味地黄丸使用熟地黄的目的是直接补肾，补益肾精。由于方中熟地黄用量大，是其他药物用量的2倍或2倍以上，因此作用极为凸显，呈现重补、大补肾精之势。

（2）山药、山茱萸　中医学认为肾藏精，《素问·六节藏象论》说："肾者主蛰，封藏之本，精之处也。"肾精是构成和维持人体生命活动最重要和最基本的物质。人体肾精来源于先天，出生之后，因各种生命活动而不断被消耗，需要在后天得到不断的补充方能保持充盛不衰。肾精的后天补充途径主要有二：一是依靠脾脏。脾为后天之本，气血化生之源，脾所化生的气血可以不断下藏于肾，化为肾精。一是依靠肝脏。肝藏血，精与血互生互化，肝血可以不断下藏于肾，化生肾精。六味地黄丸就是依据上述中医学理论而使用山药与山茱萸。首先使用山药，补脾以补肾。山药性味甘温，入肺脾肾三经，具有补脾、补肺、补肾之功能，但古人认为其特点是"专入脾，兼入肺肾[5]"。方中使用山药从补脾入手，使脾气健，后天之精充盛，进而滋养先天之精。《红炉点雪·卷三》云："山药者则补脾之药品，以脾气实则能运化水谷精微，输归肾脏而充精气，故有补土益水之功也。"再者使用山茱萸，补肝以补脾。山茱萸酸涩微温，归入肝肾二经，具有"专入肝，兼入肾"的特点。《药品化义》："滋阴益血……为助肝胆良品。"《本草新编》："温肝经之血，补肾脏之精[6]。"方中使用山茱萸从肝入手，补益肝血，使血充盛，进而下充于肾，化生肾精。

需要指出的是，山药、山茱萸虽均有直接补益肾精的作用，但二者直接补肾作用与药力均不及熟地黄。通过以上分析可以看出，六味地黄丸使用山药、山茱萸的目的有二：一是主要通过补肝、补脾以补益肾精；二是直接补益肾精，但药力不及熟地黄。

熟地黄直接补肾，用量重，药力强，在方中起绝对主导作用，决定着方剂的主要作用方向是补肾。山药、山茱萸一方面直接补肾，一方面通过补脾、补肝以补肾，但用量仅为熟地黄的二分之一，药力不及熟地黄，后世多将此三药称为"三补"。

（3）泽泻　泽泻甘寒，归入肾与膀胱经，具有"淡能渗泄，气味俱薄，所以利水而泄下[7]""能宣通内脏之湿[8]"之特点。由于泽泻功专"渗泄滑泻"，所以无"补养之理[9]"。研究六味地黄丸使用泽泻的机理，必须追溯其母方《金匮要略》肾气丸。对于肾气丸中使用泽泻，《医经溯洄集》有着比较精辟的认识："八味丸之用泽泻者，非他，盖取其泻肾邪……非泻肾之本也[10]。"肾脏的主要生理功能有两方面：一是藏精；一是司开阖，主管人体水液代谢，特别是"浊水"（代谢产物）的排泄。在肾虚之时，肾司开阖、主管人体水液代谢的功能也随之减退，"浊水"排泄多不利。张仲景在肾气丸中使用泽泻的目的就是"泻肾邪[11]""分导肾与膀胱之邪浊[12]"，促进"浊水"排泄。

六味地黄丸所治病证虽然不同于肾气丸，偏于肾精亏虚，但阴精亏虚也同样影响肾脏功能，影响"浊水"排泄。因此，六味地黄丸使用泽泻的目的与肾气丸相同，即加强对机体"浊水"的排泄，保护机体免受"浊水"伤害，从而达到"泻肾邪，养五脏[13]"的目的，正如《成方切用·卷二上》所云："泽泻，泻膀胱水邪，而聪耳明目。"泽泻是六味地黄丸用药中最为精彩之处，但后世有些医家对此没有能够理解到位，认为六味地黄丸应该去掉泽泻。对此，明代《摄生总要·摄生秘剖卷一》明确指出"恶泽泻之渗而减之"是错误的。此外，六味地黄丸中应用泽泻还有一个目的，即利用泽泻的渗利之性以监制、减缓熟地黄的滋腻之性。

泽泻在中医药学范畴内确实不属补养药物，它对机体的保护作用是间接产生的，而六味地黄丸证的核心是肾虚，肾精不足，治疗必须以补养为首位，因此方中泽泻用量不大，仅是熟地黄的 3/8，山药、山萸肉的 3/4。

（4）茯苓　茯苓味甘淡性平，归入心脾肾经，《本草征要》归纳其作用是"益脾胃而利小便[14]"。《本草经集注·草木上品》认为是"伐肾邪，长阴，益气力，保神守中[15]"。六味地黄丸使用茯苓的目的有三：一是入肾经，"伐肾邪""泻膀胱"之水湿，与泽泻起协同作用，排泄"浊水"，这是六味地黄丸使用茯苓的主要目的，正如《红炉点雪·卷三》所云："盖茯苓、泽泻，皆取其泻膀胱之邪。"二是健脾益胃，助山药以补后天脾胃，补脾以充养肾精。需要指出，茯苓虽然具有补养作用，但本身药力并不强大，况且在方中用量较小，仅为熟地黄的 3/8，补益作用不是很强。三是利用茯苓的渗利之性以监制、减缓山药的涩滞之性，正如《摄生总要·摄生秘剖卷一》所云："茯苓亦入脾……所以佐山药之滞也。"

（5）丹皮　丹皮药性寒凉苦甘，归入心肝肾经，具有清热凉血、活血祛瘀作用，"丹皮虽非热药，而气香味辛，为血中气药，专于行血破瘀[16]"，"通血脉中壅滞与桂枝颇同，特桂枝气温故所通者血脉中寒滞，牡丹皮气寒故所通者血脉中热结[17]"。六味地黄丸使用丹皮的目的有三：一是活血通脉，畅行营血。在这个问题上，首先要搞清楚六味地黄丸的母方肾气丸使用丹皮的目的。肾气丸所治病证属肾气虚寒，从理论上讲，无需使用寒凉药物，但方中确实使用了寒凉药物丹皮。肾为五脏之一，需要营血的濡养才能维持正常功能，而血脉运行通畅是保证营血濡养的重要条件，肾气丸使用丹皮的目的是活血通脉，促进营血运行以濡养肾脏。六味地黄丸使用丹皮的目的与肾气丸相同，仍然是活血通脉，促进血行，濡养肾脏。二是清虚热。后世医家多认为六味地黄丸证肾精亏损易兼有虚火，而虚火一旦产生又进一步耗伤肾精。丹皮药性寒凉，可以入血分，清肾中虚火，例如《古今名医方论·卷四》云："丹皮辛寒，以清少阴之火。"三是利用丹皮的寒凉之性以减缓山茱萸的温涩之性，正如《摄生总要·摄生秘剖卷一》云："丹皮亦入肝，其用主宣通，所以佐茱萸之涩也。"

泽泻、丹皮、茯苓三药在六味地黄丸中用量相等，用量最轻，与熟地黄、山药、山茱萸这些补益作用明显的药物相对而言，被称之为"三泻"。其中茯苓、泽泻的渗利湿浊功能，保证了机体在肾精不足状态下代谢"浊液"的正常排泄。丹皮的活血散瘀、清虚火功能，促进改善了肾脏的血脉循行，也有利于肾精的补养与肾脏功能的维持。因此，"三泻"药物也是六味地黄丸用药中的精彩之处。然而，历代方剂文献都比较重视这三味药物对"三补"药物（熟地黄、山药、山茱萸）的佐制作用，而对其治疗作用论述较少。诚然，这三味药物对"三补"药物的佐制作用充分体现了六味地黄丸"增效减毒"的构方特色，但这三味药物所具备的泻湿浊、活血通脉等治疗作用必须给予充分肯定。

3. 配伍机理

配伍，是指在中医理论指导下依据病情的需要，将两种或两种以上的药物配合使用。配伍机理，是指研究探讨两种或两种以上药物配合使用的原理与效用。方剂是由药物配伍组成的，一首方剂之中往往包含有多种药物配伍关系。本节主要对六味地黄丸中多种药物配伍使用机理进行研究探讨。

（1）熟地黄与山茱萸　熟地黄药性偏温，滋腻之性较强，属阴中之阴，善于入肾经，具有很强的补益肾精功能，《本草蒙筌·卷之一》曰："大补血衰，倍滋肾水。"山茱萸药性偏温涩，善于入肝肾二经，具有补益肝肾功能，在肾，既能补肾精，又能固涩肾精，还能"助阳事[18]"，偏于平补肾之阴阳；在肝，偏于补养肝血。六味地黄丸将熟地黄与山茱萸配合使用，产生如下效应：①补益肝肾功能较强，有"大补"之意。②熟地黄偏补肾精，山茱萸偏于补肝血，产生精血互化效应。③山茱萸兼有涩性，与熟地黄配伍，以补为主，补中兼涩。古方中熟地黄与山茱萸配伍使用频率非常高，多适用于肝肾亏虚病证，例如张景岳左归丸。六味地黄丸中，熟地黄用量是山茱萸的一倍，这个用量比例决定熟地黄在配伍中的主导作用，补肾为重。此外，需要注意的是熟地黄与山茱萸并用的结果是补而偏温，对此六味地黄丸中的丹皮、泽泻可以起到监制、缓解作用。

（2）熟地黄与山药　熟地黄与山药在古方中也经常配伍使用。山药性味甘平，归入肺脾肾经，具有补益肺脾肾功能，但偏于补气，尤其善于补脾气。熟地黄与山药配合使用，前者重在补益肾精，后者重在补益脾胃，一补先天，一补后天，补先天以养后天，补后天以养先天，体现了先天与后天并补的用药意图。然而，古人方剂中的补肾方剂多用此配伍，补脾方剂则较少应用。六味地黄丸中熟地黄用量是山药的一倍，因此二药配伍的重心仍偏于肾，补肾为主，补脾为辅。

（3）熟地黄与泽泻　熟地黄甘温厚腻、重补肾精，泽泻以渗利水湿为主。六味地黄丸中熟地黄与泽泻配伍，前者补益肾之阴精，后者"降阴中之阴，膀胱中浑浊之水液也[19]"，补泻结合，使虚者得补，浊者得泻，后世众多补肾方剂都将熟地黄与泽泻配伍使用。由于六味地黄丸中熟地黄与泽泻的药量比例是8∶3，所以二药相配仍以补为主，以泻为次。此外，泽泻与熟地黄配伍，一方面可以减轻熟地黄的滋腻之性，一方面其寒凉之性还可以抑制熟地黄的温性。

（4）熟地黄与丹皮　熟地黄与丹皮也是六味地黄丸的重要配伍，虽然这一配伍形式在古方中应用不多，但在六味地黄丸中具有非常重要的意义。熟地黄以补肾为主，丹皮以活血通脉为主，前者补肾脏之虚，后者改善肾脏血运，二者配合更加有利于肾虚的补养、肾脏功能的维持。此外，丹皮的寒凉之性也可以缓解熟地黄的温性。

（5）茯苓与泽泻　茯苓与泽泻也是临床常用的配伍形式，二药均能渗利水湿，配伍使用是治疗水湿邪气的主要方法。六味地黄丸中配伍二药意义深刻，重在促进肾虚状态下代谢"浊水"的排泄，正如《医碥·卷六》所云："得力尤在苓、泻二味，常常下泄则群药为其所导，味者嫌其渗泄而去之，加入补肾群品，久服气积，下泄无路，势必上涌矣。"此外，茯苓兼有健脾之功，二药配伍则利水之中略兼培补脾土功能。

（6）山茱萸与丹皮　山茱萸药性温涩，入肝肾经，重在补养肝血。丹皮药性苦甘微寒，入心肝肾经，具有清热凉血，活血祛瘀作用。山茱萸与丹皮配伍具有如下意义：①肝主藏血，血宜行而不宜滞。山茱萸与丹皮配伍是补肝血与行肝血并用。②肝为将军之官，易生肝火。山茱萸药性温涩、易助肝火，丹皮药性寒凉，与山茱萸并用则补肝血而不助肝火。③山茱萸性涩，丹皮入肝经而味辛，"丹皮亦入肝，其用主宣通[20]"，可以制约山茱萸涩滞之性。④丹皮寒凉之性可以制约山茱萸的温性。

（7）山药与山茱萸 山药与山茱萸并用也是古人补肾方剂的常用配伍形式。山药与山茱萸均是补益药物，山茱萸偏于补肝血，山药偏于补脾气，二者相配，肝脾并补。六味地黄丸中二药并用，通过补益肝脾，促进肝血化生肾精，促进脾气化生气血，填补肾精。此外，山药与山茱萸还具有补肾功能，二药配伍并用也可以直接补益肾精。

参考文献

［1］明·张景岳．类经．北京：中国医药科技出版社，2011.
［2］清·黄宫绣．本草求真．太原：山西科学技术出版社，2012.
［3］明·洪基．摄生总要．长沙：湖南电子音像出版社，2002.
［4］清·张秉承．成方便读．北京：中国中医药出版社，2002.
［5］清·陈士铎．本草新编．北京：中国中医药出版社，1996.
［6］明·李时珍．本草纲目．北京：华夏出版社，2002.
［7］明·倪朱谟．本草汇言．上海：上海科学技术出版社，2005
［8］民国·张山雷．本草正义．福州：福建科学技术出版社，2006.
［9］明·王履．医经溯洄集．上海：上海浦江教育出版社，2011.
［10］清·张秉承．成方便读．北京：中国中医药出版社，2002.
［11］明·李中梓．本草征要．长沙：湖南电子音像出版社，2002.
［12］梁·陶弘景．本草经集注．北京：人民卫生出版社，1994.
［13］清·王学权．重庆堂随笔．北京：中医古籍出版社，1987.
［14］清·邹澍．本经疏证．北京：中国中医药出版社，2013.
［15］明·李中梓．本草征要．长沙：湖南电子音像出版社，2002.
［16］清·何梦瑶．医碥．上海：上海科学技术出版社，1982.
［17］明·洪基．摄生总要．长沙：湖南电子音像出版社，2002.

第三节　六味地黄丸功效

通过对六味地黄丸药物及配伍关系的分析，得出六味地黄丸的功能如下：

（1）以补益肾之阴精为主。

（2）补肾之阴精的同时，兼能促进代谢废物的排泄。

（3）补肾之阴精的同时，兼能清泄虚火作用，但作用不强大。

（4）部分医家认为有补肝血作用，用于治疗肝血不足病证。我们认为，六味地黄丸补肝血作用产生机理仍然与补肾有关，是通过补益肾精，使肾精充盛以化生肝血，属于"虚则补其母""母能令子实"的治疗方法。因此，六味地黄丸补肝血功能是其补肾精功能带来的继发效应，而且补肝血功能不如补肾精功能强大。

第六章　古代应用验案选录

《小儿药证直诀》记载有钱乙的数十例治疗验案，其中有二例为六味地黄丸应用验案。钱乙之后的历代医家不断实践六味地黄丸的临床应用，积累了丰富的治疗验案。我们将钱乙本人的应用验案和历代医学文献中的验案进行收集整理，分别摘录于下。

第一节　《小儿药证直诀》验案

案例1　李寺丞子，三岁，病搐，自卯至巳。数医不治，后召钱氏视之。搐目右视，大叫哭。李曰：何以搐右？钱曰：逆也。李曰：何以逆？曰：男为阳而本发左，女为阴而本发右。若男目左视，发搐时无声，右视有声；女发时，右视无声，左视有声。所以然者，左肝右肺，肝木肺金，男目右视，肺胜肝也，金来刑木，二脏相战，故有声也。治之，泻其强而补其弱。心实者，亦当泻之，肺虚不可泻。肺虚之候，闷乱哽气，长出气，此病男反女，故男易治于女也。假令女发搐目左视，肺之胜肝，又病在秋，即肺兼旺位，肝不能任，故哭叫。当大泻其肺，然后治心续肝。所以俱言目反直视，乃肝主目也。凡搐者，风热相搏于内，风属肝，故引见之于目也。钱用泻肺汤泻之，二日不闷乱，当知肺病退。后下地黄丸补肾。三服后，用泻青丸、凉惊丸各二服。（《小儿药证直诀·卷中》）

案例2　东都王氏子，吐泻，诸医药下之，至虚，变慢惊。其候，睡露睛，手足瘛疭而身冷。钱曰：此慢惊也，与瓜蒌汤，其子胃气实，即开目而身温。王疑其子不大小便，令诸医以药利之，医留八正散等，数服不利而身复冷，令钱氏利小便。钱曰：不当利小便，利之必身冷。王曰：已身冷矣，因抱出。钱曰：不能食而胃中虚，若利大小便即死。久即脾胃俱虚，当身冷而闭目，幸胎气实而难衰也。钱用益黄散、使君子丸，四服，令微饮食，至日午果能饮食。所以然者，谓利大小便，脾胃虚寒，当补脾，不可别攻也。后又不语，诸医作失音治之。钱曰：既失音，开目而能饮食，又牙不紧而口不紧也。诸医不能晓。钱以地黄丸补肾。所以然者，用清药利小便，致脾肾

俱虚，今脾已实，肾虚，故补肾必安，治之半月而能言，一月而痊也。（《小儿药证直诀·卷中》）

第二节　历代验案

本节主要收集整理钱乙之后的历代医家应用六味地黄丸验案，并将验案分为儿科、内科、妇科、外科和其他五部分。每则验案之前所冠的病证名称大部分是依据原著所得，个别验案因为没有标明病证，我们酌情给予补充，并用括号标出以示区别。

1. 儿科验案

案例1　解颅。一小儿颅解，足软，两膝渐大，不能行履，用六味地黄丸加鹿茸治之，三月而起。（《保婴撮要·卷四》）

案例2　喑。一小儿解囟，不言，其形属肾虚而兼疳症，先用六味地黄丸以补肾水，又用补中益气汤以补肺金，半载渐愈，年余疳病痊而能言。（《保婴撮要·卷五》）

案例3　喑。一小儿十一岁，形羸骨立，面皎口干，白睛多而黑睛少，不能顿言，用六味地黄丸、补中益气汤，其形渐充，年余而能言。（《保婴撮要·卷五》）

案例4　胎弱。胎弱者，面无精光，肌体瘦薄，身无血色，大便白水，时时哽气及哕，因父气不足者，六味地黄丸。（《张氏医通·卷十一》）

案例5　（惊搐）。一小儿目青发搐，直视叫哭，或用牛黄清心丸，加咬牙顿闷，小便自遗，余谓肝经血气虚甚也，用补中益气汤及六味地黄丸而痊。（《保婴撮要·卷四》）

案例6　惊搐。一小儿三岁，因惊抽搐，发热痰盛，久用抱龙丸等药以清风痰，反致面色或赤或青，余谓此心肝二经血虚风热而生痰，不足之象也。先用六味地黄丸以滋养肝肾，佐以六君子汤少加柴胡、升麻以调补脾胃，诸症顿退而痊。（《明医杂著·卷之五》）

案例7　慢惊。一小儿潮热发搐，痰涎上涌，手足指冷，左腮至申酉时青中隐白，手足时搐，此肝经虚弱，肺金所胜而潮搐，脾土虚弱而手足冷也，用补中益气汤以调补脾肺，用六味地黄丸以滋补肝肾而愈。（《寿世保元·卷八》）

案例8　寻衣撮空。一小儿停食，夜惊腹痛，服消食丸，泻数次，寻衣撮空，面青黄或色白，此脾土受伤，肺金休囚，肝火旺而然耳。先用异功散加升麻以补脾土，用六味地黄丸料以滋肝血稍定，各二剂渐愈，却用补中益气

汤、六味地黄丸，间以异功散而痊。（《保婴撮要·卷十》）

案例9 寻衣撮空。王少参孙女年十二岁，脾胃素弱，后成疳症，发热，小腹膨胀坚直，大便溏泻，气喘咳嗽，彻夜烦躁不睡，鼻塞眼暗谵语，其脉大而无根，用人参一两，附子三分，腹胀渐减，脉渐敛。然犹寻衣撮空，鼻孔出血，用六味地黄丸料二服。如脱，乃昼服独参姜附汤及服六味地黄丸料，脉渐有根，诸症渐愈又用六君子、补中益气汤而痊。（《保婴撮要·卷十》）

案例10 潮热。一小儿潮热发躁，左腮青赤，此心肝血虚，用秘旨安神丸及四物防风酸枣仁渐愈，又用六味地黄丸调补肝肾而痊。（《保婴撮要·卷六》）

案例11 潮热。一小儿夜间发热，腹胀，余谓脾虚肝盛，朝用五味异功散，夕用四味肥儿丸热止，乃朝用六味地黄丸，夕用异功散而痊。（《保婴撮要·卷六》）

案例12 盗汗。一小儿十二岁，患盗汗，形气瘦弱，面色或赤或白，右腮白，两颊赤，鼻间微青，此禀足三阴经虚也。朝用补中益气汤，夕用六味地黄丸而愈。（《保婴撮要·卷十》）

案例13 疳。教谕许厚子，年十四，吐血，医作痰火治不效。脉之，两尺右关皆不足。曰：年未二八，脉当沉紧，今反不足，当作胎禀怯弱之病。然观宗师体厚，何以有此？必夫人当有虚病，或乳少得之也（父母脏腑有病，儿多禀之，临证之工，宜留心也）。许曰：其母孕时果病，产后无乳。问治法，曰：十六岁后病此者曰劳，十五岁前病此者曰疳，即劳也。宜用六味地黄丸以补肾，参茯白术丸以补脾，病自安矣，如言服之一月而愈。（《续名医类案·卷三十》）

案例14 疳。一小儿患痞结，久而四肢消瘦，肚腹渐大，寒热嗜卧，作渴引饮，用白术散为主佐以四味肥儿丸，月余诸症渐愈，又以异功散加当归并六味地黄丸，又月余而愈。（《保婴撮要·卷五》）

案例15 便血尿血。一小儿小便见血，或咳血衄血，此脾肺虚热，食后用圣济犀角地黄汤，食前用六味地黄丸顿愈。后因食厚味，用清胃散及六味地黄丸而愈。（《保婴撮要·卷八》）

案例16 便血尿血。一小儿禀父气不足，不时便血，用六味地黄丸、补中益气汤而愈。后因母饮酒炙煿，复致前症，母服加味清胃散，子服六味地黄丸而愈。（《保婴撮要·卷八》）

案例17 便血尿血。一小儿便血，手足发热，齿龈溃臭，朝用六味地黄丸，暮用异功散加芜荑，月余渐愈，乃佐以补中益气汤而愈。（《保婴撮要·卷八》）

案例18 脱肛。一小儿痢久脱肛，目睛多白，面色渐黄，余用补中益气汤、六味地黄丸，调补脾肾而痊。（《保婴撮要·卷八》）

案例19 脱肛。一小儿小便先频数涩滞，次下痢脱肛，久而不愈，余以为禀父肾虚，用六味地黄丸寻愈。后患泄泻、咳嗽、声喑，亦用前丸而瘥。（《保婴撮要·卷八》）

案例20 疝气。一小子禀肝肾虚弱，睾丸常肿，用六味地黄丸料加柴胡，母子并服，两月余而痊。（《保婴撮要·卷九》）

案例21 腮痛。一小儿腮颊常焮肿，服清热败毒之药，更口渴足热，面色微黑，余谓肾肝症，用六味地黄丸与子服，母服加味逍遥散而愈。后因别服伐肝之药，前症复作，寒热面青，小便频数，此肝火血燥耳，用柴胡栀子散以清肝，六味地黄丸以滋肾遂痊。（《保婴撮要·卷十三》）

案例22 腮痛。一小儿腮间发热，手足并热，用清胃、泻黄二散而愈。后颈间肿痛，焮连耳内，余谓此肾经所属之地。不信，杂用降火之药，耳出脓水，或痒或痛，稍加用心，即发热倦怠，两腿乏力，用补中益气汤及六味地黄丸稍愈。（《保婴撮要·卷十三》）

案例23 不寐。一小儿十四岁，勤于功课，彻夜不寐，饮食无味，早间用补中益气汤，午后用异功散，饮食渐有味，夜稍得寐，仍用补中益气汤、八味汤而愈。毕姻后，不寐，兼遗精盗汗，用补中益气汤、六味地黄丸而愈。（《保婴撮要·卷十》）

案例24 （心神不安）。薛已治一小儿，喜笑常作不安，面赤饮冷，手足并热，先用黄连泻心汤二服稍定，又用六味地黄丸料煎服，顿愈。（《奇症汇·卷之四》）

案例25 （痘，渴）。一痘起胀，烦渴不已。寒之不寒是无水也，宜壮水之主以制阳光，六味地黄丸料加麦冬、五味，多服而愈。（《续名医类案·卷二十七》）

案例26 （痘，渴）。一痘九日，空壳无浆，根血干红，壮热口渴，与保元汤而渴愈甚，此肾水枯涸，不能生火，宜壮水之主，六味地黄丸料加人参、当归、知母、麦冬、枸杞子、菟丝子而愈。（《续名医类案·卷二十七》）

案例27 （痘）。一男子出痘，上体甚热，两足俱冷，喉痛作渴，疮亦不起发，此禀肾经虚热也，以六味地黄丸料煎与恣饮渐愈，又与八珍汤而痊。（《保婴撮要·卷十八》）

案例28 （痘）。一小儿痘，咽痛足热，余谓此禀足三阴虚而无根之火上炎也。古人有云：痘归肾经，必不可救，当用壮水之剂，亦有生者。奈彼不悟，翌日果腰痛咽哑，始信余言，乃用大剂地黄丸料加五味子并补中益气

汤而愈。(《保婴撮要·卷十八》)

案例29 （痘）。一好痘，绽朗而色淡红，两腿痛甚。腿亦属肾，此阴虚而毒乘之也，活命饮二剂，痛稍止，十全大补汤、六味地黄丸，间服而愈。(《续名医类案·卷二十七》)

案例30 （痘，腰痛）。一儿年十四，痘后腰脊痛，不能俯仰，午后潮热，此骨髓枯，少水不胜火，肾气热也。灸昆仑穴、申脉穴各三壮，又以六味地黄丸加独活及补中益气汤间服而愈。(《续名医类案·卷二十七》)

案例31 （痘，腰痛）。一女年十四，痘正浆足，忽腰痛不能转侧，此经血去多之故，六味地黄丸加归芍、续断、杜仲，治之而愈。(《续名医类案·卷二十七》)

案例32 （痘，小便不利）。一痘，溺涩，为阴虚火炎烁肺，六味地黄丸加冬、味而愈。(《续名医类案·卷二十七》)

案例33 （痘，小便不利）。一痘后，小便不利，用五苓而愈甚，阴囊渐肿，此阴虚而渗利之，复损其阴也，六味地黄丸加肉桂车前，又补中益气调理愈。(《续名医类案·卷二十七》)

2. 内科验案

案例1 中风。族某，左体麻木，胫骨刺痛，腰膝痿软，能饮多痰，脉左大右濡，此阴虚生热而夹湿痰也，用薛氏六味地黄丸作汤剂，君茯苓，加生术、薏仁、牛膝、黄柏（俱酒炒），十数服诸症悉退，步履如初。(《类证治裁·卷之一》)

案例2 中风。大尹刘孟春，素有痰，两臂作麻，两目流泪，服祛风化痰药，痰愈甚，臂反痛不能伸，手俱挛。余曰：麻属气盛，因前药而复伤肝，火盛而筋挛耳，况风自火出，当补脾肺，滋肾水，则风自息，热自退，痰自清，遂用六味地黄丸、补中益气汤，不三月而痊。(《内科摘要·卷上》)

案例3 中风。曾治凌秀才之母，年五十，已生九男二女，气血衰惫。一日外出，饮食过伤，途遇风雨，食填太阴，倒晕床褥，水浆不入已四日矣。举家议以必无生理，三子促骑而请，予因家有要事，辞以不果。其七子廪生弼祖，在馆攻书，闻之来寓，长跪而请，予念救母心诚，扶起允之登舆，顷刻而至。视之衣棺俱备，静候死耳，其夫亦府庠，引予入室，见其手撒口开，诊之寸关如丝，两尺全无，乃谓其夫曰：经云上部有脉，下部无脉，其人当吐，不吐者死。令其子烧淡盐汤三品碗，入童便一碗搅匀，扶起病人，三饮而三吐之，果吐出宿食痰涎碗许，而人事稍苏，乃与六君子汤加芪、术、白蔻一剂，是夜即服稀粥一碗，明早乃起床矣，又用归脾汤数十剂，兼服六味地黄丸而安。(《齐氏医案·卷四》)

案例4　怔忡。经以喜怒伤气，寒暑伤形，冲脉起于肾下，出于气街，夹脐上行，至胸而散。冲脉动，则诸脉皆动。少腹属厥阴，厥阴肝也。气从少腹蠕动，逆冲于上，心慌意乱，虚里穴跳如跃梭，肾不养肝，气失摄纳，皆根蒂之亏。寡欲固是良谋，更宜恬淡虚无为妙，否则尽恃草木功能，一曝十寒，亦无益也，六味地黄丸加牡蛎、沙苑子。[《王九峰医案（二）·下卷》]

案例5　怔忡。肾虚精不化气，肺虚气不归精，宗气上浮，动于脐左，殆越人仲景所谓动气之类耳，六味地黄丸加归身。[《王九峰医案（二）·下卷》]

案例6　怔忡。真阴不足，心肾不交，宗气上浮，虚里穴动，心烦意乱，莫能自主，脉数无神，当培其下，六味地黄丸加五味。[《王九峰医案（二）·下卷》]

案例7　不寐。自汗不寐，心肾两亏，汗为心液，肾水不升，心不下交，多疑多虑，心胆自怯，法宜补坎填离，以冀其水火既济……六味地黄丸加熟枣仁、阿胶、鸡子黄。[《王九峰医案（一）·副卷二》]

案例8　（不寐）。真阴下亏，虚阳上越，水火不济，心肾乖违，五志过极，俱从火化，火愈炽水愈亏，曲直作酸，阴不敛阳，竟夜不寐，甚至心烦意乱，莫能自主。盖阳统乎阴，精本于气，上不安者，必由乎下，心气虚者，必因于精。脉软而弦，爰以六味三才加介类潜阳，专培五脏之精，冀其精化气，气归精，阴平阳秘，精神乃治。六味地黄丸合三才汤加炙鳖甲、玄武板、煅牡蛎、野黄精，蜜丸。[《王九峰医案（一）·副卷一》]

案例9　（咳嗽）。吴良鼎，形瘦而苍，年逾二十，忽病咳嗽，咯血兼吐黑痰，医用参、术之剂，病愈甚。居士诊之，两手寸关浮软，两尺独洪而滑，此肾虚火旺而然也……六味地黄丸加黄柏，以滋其肾，半年痊愈。（《石山医案·附录》）

案例10　咳嗽。嘉兴周上舍，每至夏患咳嗽，服降火化痰之剂，咳嗽益甚，脾肺肾脉皆浮而洪，按之微细，此脾土虚不能生肺金，肺金不能生肾水，而虚火上炎也。朝用补中益气汤，夕用六味地黄丸而痊，后至夏遂不再发。（《续名医类案·卷十五》）

案例11　咳嗽。是病本起于房劳太过，亏损真阴，阴虚而火上，火上而刑金，故咳嗽而金受伤矣。予意先必壮水之主，用六味地黄丸以补其真阴，使水升而火降，随即以参、苓、芪、术健脾救肺之品，补肾之母，使肺金与水相生而病易愈。（《齐氏医案·卷三》）

案例12　（咳嗽）。金水两亏，火载血上，咳嗽黄痰，春分举发，红止咳嗽不已，素有淋症，过劳必发，心嘈气痛，阴亏于下，火升于上，壮水之

主以制阳光，六味地黄丸加牛膝、牛子。[《王九峰医案（一）·副卷一》]

案例 13 咳喘。肾司纳气而开窍于二阴，此病每因劳碌之余，必先频转矢气，而后气升上逆，短促如喘，饮食二便如常。其病在少阴之枢，宜补而纳之，六味地黄丸合生脉散。（《柳选四家医案·评选环溪草堂医案三卷》）

案例 14 （喘）。俞子浩兄令眷，年近四十，艰嗣多郁，颈傍结一核数年矣。后因丧子，其核渐大，内逼咽喉，妨碍饮食，有似外科失荣证，疡科作瘿瘤治，愈大愈坚，渐加发热咳嗽，竟似失荣证矣，用逍遥散治之不效，又仿《外科正宗》，用益气养荣汤，内有参、芪，甫二剂，便喘不能卧，由是医药杂投，有用葶苈泻肺者，有用苏子降气者，渐致汗出泄泻，阳气下脱，六七日喘犹不止，已备终事，复商于余。诊脉细数，余沉思良久，其先结核，乃肝木部位，郁久化火，此火结之核，尚非失荣，误用黄芪，助其肝火，火灼肺金，因而大喘。先无他病，虽然喘久，断非气脱，盖乙癸同源，肾肝同治，补肾滋肝，引气下归，用六味地黄汤加归、芍、麦冬、五味子、牛膝，服四剂喘定，二十剂能平卧。后用六味地黄丸加沙参、玄参、贝母、归、芍丸药三斤，并结核亦全消矣。（《素圃医案·卷四》）

案例 15 喘。张飞畴治韩顺溪内子，患喘症月余，服破气宽胸，豁痰清火等药不效，发表利水亦不应，其痰转急，稍动则喘，难以休息。诊之，六脉细数，而面赤戴阳，用大剂六味地黄丸作汤，加青铅两许，一服而缓，三服而安。（《续名医类案·卷十四》）

案例 16 哮。万密斋治胡三溪女，素有哮症，遇天欲雨则发，发则多痰……曰：是盖痰聚则作喘，痰去则止。痰者水液之浑浊者也，《难经》云：肾主液，液者水所化也。肾为水脏，入心为汗，入肺为涕，入脾为涎，此肾水泛为痰而喘也，乃以六味地黄丸服之，不复发矣。（《续名医类案·卷三十》）

案例 17 瘄疹。一新婚出疹，痰嗽不已，咸谓余毒，用清解而痰愈多，午后咳甚，此阴虚火炽而潮热也，用六味地黄丸加知母、麦冬治之愈。（《续名医类案·卷二十八》）

案例 18 瘄疹。一新婚妇出疹，其症如前（咳嗽），用六味地黄丸料加当归治之而愈。（《续名医类案·卷二十八》）

案例 19 瘄疹。一妇疹后，轻咳，朝凉暮热，面色少神，肌瘦唇赤，咸以气血不足，用八珍汤治之。细讯其夫，知其不慎房室，用六味地黄丸合生脉散与服，又嘱绝欲百日而瘳。（《续名医类案·卷二十八》）

案例 20 吐血。经以大怒则形气绝而血菀于上。郁结化火，火载血上，狂吐之后，咳嗽不已，旬日必遗泄，脉来弦数，水不养肝，木击金鸣，肝虚

制胃，久延非宜，六味地黄丸合二至丸加白茅根。[《王九峰医案（一）·副卷一》]

案例 21 （咳血）。一男子咳嗽吐血，热渴痰盛，盗汗遗精，用六味地黄丸料加麦冬、五味，治之而愈。后因劳怒，忽吐紫血块，先用花蕊石散化其紫血，又用独参汤渐愈。后每劳则吐血一二口，脾脉与肺肾脉皆洪数，用归脾汤、六味地黄丸而愈。（《齐氏医案·卷五》）

案例 22 （咳血）。薛立斋医一男子年十六，发热咳嗽，痰中见血，余曰火旺之际，必患瘵证，遂用六味地黄丸、十全大补汤兼服，不二旬而愈。后不谨慎，瘵证复剧，仍用前药而愈。是年冬娶妻，至春其证复作，父母忧之，俾其外寝，虽其年少，尤喜谨疾，煎服补中益气汤三百余剂、六味地黄丸数十斤而愈。（《齐氏医案·卷五》）

案例 23 衄血。先天不足，火犯阳络，血溢清窍为衄，六味地黄丸加怀牛膝、淡黄芩、黑山栀、白茅花。[《王九峰医案（一）·副卷二》]

案例 24 尿血。薛立斋治一妇人，因怒尿血，内热作渴，寒热来往，胸乳间作胀，饮食少思，肝脉弦弱，此肝经血虚而热也，用加味逍遥散、六味地黄丸兼服渐愈。（《续名医类案·卷十二》）

案例 25 小便出血。一妇人小便出血，服四物、蒲黄之类，更加发热吐痰，加芩、连之类。又饮食少思，虚证蜂起，肝脉弦而数，脾脉弦而缓，此因肝经风热，为沉阴之剂，脾伤不能统摄其血，发生诸脏而然也，余用补中益气汤、六味地黄丸而痊。（《女科证治准绳·卷之三》）

案例 26 便血。脉数且滑，湿热伤阴，肠风便血，六味地黄丸加炒槐米、荆芥炭、黄芩，次加侧柏叶、炒枳壳、炮姜炭。[《王九峰医案（一）·副卷二》]

案例 27 头痛。余治一人遇怒则少阳两侧头痛，先用小柴胡汤加茯苓、山栀二服而效，继用六味地黄丸，壮水之主，以镇阳光，而再不发。（《齐氏医案·卷四》）

案例 28 （头痛）。张树滋妹，患头痛累月，诊之阳脉大，阴脉涩。曰：此阴衰于下，阳亢于上，上盛下虚之候也。法宜六味地黄丸加青铅五钱，俾清浊定位，斯不治痛而痛自止矣。（《续名医类案·卷十六》）

案例 29 头痛。宿疾阴亏，巅顶时痛，面色戴阳，脉来软数，浮阳上扰清空，暂以壮水之主，六味地黄丸去山萸，加白归身。[《王九峰医案（一）·副卷二》]

案例 30 头风。头风多年，发于四季，发则胀疼，十余日方止，秋冬之际，四肢作冷，头胀作疼，近日午后较甚，阳虚阴亏，脾肾双补，六君子汤

合六味地黄丸加天麻、半夏、川芎。[《王九峰医案（一）·副卷一》]

案例31 眩晕。水亏于下，火升于上，壮火食气，上虚则眩，头晕足软，如立舟车，咽喉干燥，梦泄频作……六味地黄丸加制半夏、沙苑子。[《王九峰医案（一）·副卷一》]

案例32 眩晕。侍御泾县萧君吉夫，年逾五十，患眩晕，溲涩体倦，梦遗心跳，通夜不寐，易感风寒，诸药俱不中病。居士诊之，脉或浮大，或小弱无常……晨吞六味地黄丸，夜服安神丸，逾年病安。（《石山医案·附录》）

案例33 晕厥。丁文学长令姊，常患晕厥，吐痰碗许乃苏，一月三五发。后又口渴，五更倒饱，肠鸣腹疼，泄泻，小水短涩，咳嗽。余脉之，两寸濡弱，两关滑大，此中焦痰积所致也，先与二陈汤加苍术、山楂、麦芽以健脾祛湿为臣，以白芍药止痛为君，以滑石、泽泻引湿热从小便出为佐，黄芩为裨佐，十帖二阴之痛俱止，改以六味地黄丸加黄柏、知母、牛膝，服之而安。（《孙文垣医案·卷一》）

案例34 肝风。殷左，脉至浮数而空，两足无力，得解后起立则眩。经云：下虚则上盛，当炽风涵木，壮水制阳，六味地黄丸加天麻、当归、白芍、川石斛。（《王乐亭指要·卷二》）

案例35 梦遗精滑。又治陈思舜，不慎饮食，痰火湿热，白浊大下，告急延治，乃与补中益气汤兼服六味地黄丸而瘥。（《齐氏医案·卷五》）

案例36 梦遗精滑。曾治魏孝廉，发热遗精，或小便不禁，诊其脉右寸浮大，右关微弦，左寸关俱沉微，两尺俱迟而芤。余曰：此劳伤脾肾，俱属亏损，遂与补中益气汤合六味地黄丸料，煎服十剂顿愈。劝令多服补中益气汤以滋化源，兼服六味地黄丸壮水之主，至今不发。（《齐氏医案·卷五》）

案例37 梦遗精滑。曾治李文隆，便血精滑，或尿血发热，或小便不禁。余曰：足下肾经亏损已极，遂以补中益气汤合六味地黄丸料，滋其化源而愈。（《齐氏医案·卷五》）

案例38 梦遗精滑。又治汤孝廉，遇劳遗精，申酉二时大热，其齿痛不可忍。余曰：此脾肾虚热，先煎补中益气汤送六味地黄丸，更服人参养营而瘥。（《齐氏医案·卷五》）

案例39 遗精。孙文垣治一人，色欲过度，梦遗精滑，先服清相火之剂不效，继用固涩之剂亦无功。求孙治，与以玉华白丹，浓煎人参汤送二钱，两服后稍固，兼进六味地黄丸加莲须、芡实、远志、五味子，凡一月而愈。（《续名医类案·卷二十》）

案例40 遗精。心旌上摇，相火下应，意淫于外，精滑于内，精伤无以化气，气虚无以生神，形神惝倦，肢体无力，阴不敛阳，浮火时升，寐中口

燥，间有妄梦而遗，证属阴亏，二至丸、六味地黄丸加石莲肉。[《王九峰医案（一）·副卷二》]

案例 41 遗精。薛立斋治朱工部，劳则遗精，齿牙即痛，用补中益气加半夏、茯苓、白芍，并六味地黄丸，更以十全大补加麦冬、五味子而痊。（《续名医类案·卷二十》）

案例 42 （淋证）。司马李悟山，茎中作痛，小便如淋，口干唾痰，此思色精降而内败，用补中益气、六味地黄丸而愈。（《薛案辨疏·卷下》）

案例 43 淋浊。司厅陈石镜，久患白浊，发热体倦，用补中益气加炮姜四剂，白浊稍止。再用六味地黄丸兼服，诸症悉愈。（《续名医类案·卷二十》）

案例 44 小便不通。曾治老农田子有，患小便不通，小腹胀满。经云：此证宜急治，缓则杀人。余用连根葱白一斤，捣烂炒热，入寸香三分，以布裹分作两处，更换熨脐下即通，遂煎服六味地黄丸料二剂而安。（《齐氏医案·卷五》）

案例 45 前阴病。一男子茎中痛，出白津，小便秘，时作痒，用小柴胡加山栀、泽泻、炒连、木通、胆草、茯苓，二剂顿愈，又兼六味地黄丸而瘥。（《古今医案按·卷八》）

案例 46 汗证。薛立斋治一妇人，盗汗自汗，遍身酸疼，五心发热，夜间益甚，或咳嗽咽干，月经二三月一至，用加味逍遥散、六味地黄丸兼服，临卧又服陈术丸，三月余，诸症悉愈。（《续名医类案·卷十五》）

案例 47 汗证。肾气虚弱，盗汗又兼发热，用六味地黄丸。（《齐氏医案·卷五》）

案例 48 （滞下）。江应宿治贡士汪宾篁，患滞下赤白月余。江诊视，投药数剂而愈，六脉洪数不减，即告之曰：公年高，足三阴虚损不能相生，当滋化源，否则恐生他病，与六味地黄丸加生脉散。（《古今医案按·卷十》）

案例 49 泄泻。寒湿水气，交并中州，泄泻延今月余，绕脐作痛，腹中气堕，湿郁化热之象，精通之岁，阴未和谐，泻久伤阴，殊为可虑，每朝进六味地黄丸三钱，午后服十味资生丸三钱，再以补中益气加香连。[《王九峰医案（二）·中卷》]

案例 50 （口咸）。一老妇，食后因怒患痢，里急后重，属脾气下陷，与大剂六君加附子、肉蔻、煨木香各一钱，吴茱五分，骨脂、五味各一钱五分，二剂诸症悉退。惟小腹胀闷，此肝气滞于脾也，与调中益气加附子、木香五分，四剂而愈。后口内觉咸，此肾虚水泛，与六味地黄丸，二剂顿愈。（《内科摘要·卷上》）

案例51　胃脘痛。肝阴不敛，肾阴不滋，健运失常，中伤饮聚，痛呕并见，屡发不瘥，肾损伤于肺，肝病传于脾。肾气通于胃，脾络布于胸，络脉通调则不痛，胃健气强则无痰。治病必求其本，滋苗必灌其根，若不培养真元，徒以痛无补法，执定呆理，安望成功。数载以来，病势退而复进，脉体和而又否者，病势苦深而少静定之力也，盖阴无骤补之法，草木功能难与性情争胜，金为水母，水出高原，谨拟补肾生阴为主，清金益肺辅之，俾金水相生，从虚则补母之法，乃经旨化裁之妙，非杜撰也，六味地黄丸加天麦冬、白沙参、肉苁蓉、霞天曲、阿胶，逢节用人参五分煎汤下。[《王九峰医案（一）·副卷二》]

案例52　虚损。一儒者口干发热，小便频浊，大便秘结，盗汗梦遗，遂致废寝，用当归六黄汤二剂，盗汗顿止，用六味地黄丸，二便调和。（《续名医类案·卷十一》）

案例53　（房劳兼怒）。曾治一男子，房劳兼怒，风府胀闷，两胁胀痛。余曰：此色欲损肾，怒气伤肝，用六味地黄丸料加柴、芍、当归，一剂而安。（《齐氏医案·卷四》）

案例54　（善怒）。阳山之内，素善怒，胸膈不利，吐痰甚多，吞酸嗳腐，饮食少思，手足发热，十余年矣，所服非芩、连、枳实，必槟、苏、厚朴。左关弦洪，右关弦数，此属肝火血燥，木乘土位，朝用六味地黄丸以滋养肝木，夕用六君加当归、芍药以调补脾土，不月而愈。（《内科摘要·卷上》）

案例55　大怒猝倒。人有大怒跳跃，忽然卧地，两臂抽搦，口眼歪斜，左目紧闭……如妇人得此症，服逍遥散加钩藤及六味地黄丸，最效。（《傅青主男科重编考释·厥症门》）

案例56　（消渴）。喻嘉言曰：友人病消渴后，渴少止，反加躁急，足膝痿弱……予曰：肾者，胃之关也，胃热下传于肾，则关门大开，心之阳火，得以直降于肾，心火灼肾，燥不能濡。予用犀角黄连对治其下降之阳光，宁为倒乎？服之果效。再服六味地黄丸加犀角而肌泽病起矣。（《续名医类案·卷九》）

案例57　疝癖。一妇人两拗肿痛，小腹痞胀，白带时下，寒热往来，小水淋沥，此肝气滞而血病，用龙胆泻肝汤渐愈，又用加味逍遥散、六味地黄丸痊愈。（《续名医类案·三十三》）

案例58　疝癖。一妇人患前症（注：疝癖），胸胁胀闷，或小水不利，或时腹痛，此肝火气病。先用龙胆泻肝汤以清肝热，又用加味逍遥散以生肝血，六味地黄丸以滋肾水而愈。（《续名医类案·三十三》）

案例 59 痫厥。右脉弦滑搏结，左但弦小，先曾吐血，血未全止，而复发痫厥，此肝火冲激，乘于肺则血上溢，乘于脾胃，为痰所遏，则痫厥作焉，此右脉之所以弦滑也。左但弦而小，肾水不足，不能涵木，法当壮水，则木不亢而火平，佐以化痰镇逆，治其痫厥也。大生地、郁金、北沙参、茯苓、天冬、青黛（水飞）、旋覆花、代赭石、石决明、蛤壳、麦冬、丹皮，每朝服指迷茯苓丸三钱开水下，晚服六味地黄丸五钱盐花汤下。（《环溪草堂医案·卷二》）

案例 60 恶寒。薛立斋治一妇人，内热作渴，大便秘结，畏恶风寒，手足逆冷，此内真热而外假寒，先用黄连解毒汤，后用六味地黄丸而愈。（《续名医类案·卷六》）

案例 61 痎疟。痎疟半载，热甚寒轻，戌正始来，亥卯方退，病在少阴，热而口渴，阴伤可知，衰年可虑，六味地黄丸加柴胡。[《王九峰医案(一)·正卷》]

案例 62 痎疟。疟经两月有余，屡经汗散，转为潮热，指时而发，阴伤五液受亏，阳明有余，少阴不足，热入于营，非瘅疟可比，溲色清澄是其明验，法当静补三阴，六味地黄丸去山萸，加麦冬、归身、牛膝、青蒿梗、炙鳖甲。[《王九峰医案（一）·正卷》]

案例 63 （痎疟）。始因痎疟，邪留肝肾，腿足常肿，发则痛不可奈，脚气类伤寒，寒热气冲，湿热郁结，随气上冲心则厥，冲胃则吐，当治阳明，调气血以化湿热，六味地黄丸加冬术、苡仁、沉香。[《王九峰医案（一）·副卷二》]

案例 64 脚气。予西席钟沧柱先生，少年得脚弱病，酸楚无力，兼小便艰难，服大补肝肾药不应，乃求治于何嗣宗先生，用六味地黄丸加黄牛腿骨髓一具而愈。（《古今医案按·卷七》）

案例 65 风湿脚气。肾虚真阳不旺，脾虚湿热不化，风湿发于四肢，浸水裂皮，痒多痛少，皆属于虚。年甫四旬，阳不振作，利湿伤阴，祛风耗气，速当固本，六味地黄丸加白鲜皮、枸杞、桂圆肉、大胡麻。[《王九峰医案（一）·副卷二》]

案例 66 腰痛。徐仲光治一庠友，年十八，初热腰痛，点发在额角，红绽光泽，心经顺症，非肾逆候，亦宜滋肾，六味地黄丸料加杞子、杜仲，与升发之药间服，痛止痘出。（《续名医类案·卷二十七》）

案例 67 腰痛。腰乃身中之大关节也，腰痛屡发不瘳，痛则伤胃，肾乃胃之关，关津不利，皆缘肾胃两亏，气血源流不畅。目得血而能视，足得血而能步，血失其营养，以故头倾视深，步履欹斜，服健步虎潜等丸寡效，胃

气不能敷布也，拟六味二妙，肾胃兼治，以渐图功，高年慎防倾跌，六味地黄丸合二妙散。[《王九峰医案（一）·副卷二》]

案例68 身痛。先母七十有五，遍身作痛，筋骨尤甚，不能伸屈，口干目赤，头晕痰壅，胸膈不利，小便短赤，夜间殊甚，遍身作痒如虫行，用六味地黄丸料加山栀、柴胡治之，诸症悉愈。（《内科摘要·卷上》）

案例69 痿痹。脉来虚数，肝肾两亏，酒色内伤，腰痛肋胀，延今两腿麻木，步履无力，口干便结，少腹作坠，谨防下痿，六味地黄丸加巴戟天、苁蓉、党参。[《王九峰医案（一）·副卷二》]

案例70 痿痹。脉来虚数而弦，三阴内亏，湿热郁而不化，肾气不衡，肝不荣筋，精血大亏，腿瘦胫弯，痛无宁息，病势不一，股内热痛，大腿如针刺痛，膝盖胫弯俱酸冷胀痛，魄门坠胀疼痛，左腿形如鹤膝，坐卧不宁，饮食不甘，病延已久，下痿已成，虑难奏捷，多酌六味地黄丸加川黄柏、苁蓉、菟丝子、巴戟天，两进平补三阴，逗留微阳而化湿热，胃口渐开，诸痛稍减，扶持可以步履。心内不时嘈杂，似觉空悬无倚，食物即定，小便频数，拖延多日，亏损已极，服药应手，已见生机，原方加减。原方去黄柏，加麦冬、党参、天冬，服药三帖，饮食渐增，大便通行，小溲色黄不数，左右皆能平卧，步履能行，精神已振，惟左腿外廉久坐仍有微痛，久立亦然，病虽见痊，精神未充，以煎方十剂作丸，回府慎调为妙。[《王九峰医案（一）·副卷二》]

案例71 足跟痛。一妇人两足发热，两跟作痛，日晡热甚，余以为肝肾血虚，用加味逍遥散、六味地黄丸五十余剂，诸症悉愈。（《外科枢要·卷三》）

3. 外科验案

案例1 多骨疽。薛立斋治举人于廷器，腿患流注，年余出腐骨少许，午前畏寒，午后发热，口干唾痰，小便频数，以为足三阴亏损，朝用补中益气汤，夕用六味地黄丸料加归、芪五味，各三十余剂，外灸豆豉饼，诸症渐愈。（《续名医类案·卷三十三》）

案例2 骨疽。一男子十六岁，间足肿黯，溃而露骨，体瘦盗汗，发热口干，用十全大补汤、六味地黄丸，各五十余剂而愈。（《外科枢要·卷二》）

案例3 疠风。一儒者，脚心或痒痛，或麻痒肿胀，二年后，身体作痒，渐变疙瘩，发热耳鸣，日晡益甚，此属肾虚也，乃砭刺臂腿腕及手足指缝，去其瘀血，用六味地黄丸料加五味、柴胡五十余剂以补肾，又用换肌散、祛风丸各斤许以治疮，渐愈。（《续名医类案·卷三十五》）

案例4 （疠风）。一男子面发紫疙瘩，脓水淋漓，睡中搐搦，遍身麻木，渐发赤块，劳则麻，怒则痒，肝脉洪大，砭刺臂腿腕各出血，用清胃汤加大黄角刺四剂，煎下泻青丸，肝脉少退。以升麻汤数剂下前丸，诸症少愈。却用《宝鉴》换骨散斤许，又用小柴胡合四物汤加苍术、天麻、角刺百余剂及六味地黄丸，半载而愈。后因劳，遍身麻痒，脉微而迟，此气血俱虚，不能荣于腠理，用十全大补汤加五味、麦冬，调理年余而安。(《续名医类案·卷三十五》)

案例5 疙瘩。一妇人，遍身疙瘩，瘙痒，敷追毒之药，成疮出水，寒热胁痛，小便不利，月经不调。服祛风之药剂，形体消瘦，饮食少思。此肝火血燥生风也，前药益伤肝血，先用归脾汤二十余剂，又用加味逍遥散二十余剂。诸症渐愈，乃用六味地黄丸调理而瘥。(《续名医类案·卷三十五》)

案例6 瘤赘。一男子，小腹患之(瘤赘)，脓水淋漓，此足三阴之证，用补中益气汤加麦冬、五味以培脾土，用六味地黄丸以生肾水，更用芦荟丸以清肝火而敛。(《景岳全书·卷之四十七》)

案例7 (肿痛)。薛立斋治李阁老序庵，有门生馈坎离丸，喜而服之。曰：前丸乃黄柏、知母，恐非所宜服者。《内经》有云：壮火食气，少火生气。今公之肝肾二脉数而无力，宜滋化源，不宜泻火伤气也。不信，服将两月，脾气渐弱，发热愈甚，小便涩滞，两拗肿痛，公以为疮毒。曰：此肝肾二经亏损，虚火所致耳，当滋补二经为善。遂朝用补中益气汤，夕用六味地黄丸，诸症悉愈。(《续名医类案·卷五》)

案例8 梅疮。一儒者，患前症(注：梅疮)，先外肾作痒出水，后阴囊股内小腹胁臂发小瘰，或干或脓窠，误服祛风等药，肢体倦怠，恶寒发热，饮食渐减，大便不实，脉见浮弦，两尺浮数。此肾水虚热，肝木乘脾土也。用六味地黄丸补中益气汤为主，佐以换肌消毒散而愈。(《续名医类案·卷三十五》)

案例9 翻花疮。一上舍，素膏粱善怒，耳下结一核，从溃而疮口翻张如菌，嫩连头痛，或胸胁作胀，或内热寒热，或用清热消毒之药年余未瘥，余用补中益气汤、六味地黄丸而寻愈。(《外科枢要·卷二》)

案例10 痔疮。一痔疮，脓清不结痂，不合口，久不愈者，用六味地黄丸加黄柏、知母、麦门冬，四五剂而愈。(《寿世保元·卷九》)

案例11 赤瘰。一女子十五岁，患瘰病赤晕，形气倦怠，此肝火血虚所致，用加味逍遥散而赤晕愈，用益气汤、六味地黄丸而瘰病消。(《续名医类案·卷九》)

案例12 疣子。一男子小腹中一块，不时攻痛，或用行气化痰等药不应，尤以为血鳖，服行气逐血之剂。后手背结一疣子，渐长寸许，形如鳖状，肢节间如豆大者甚多，彼泥鳖生子发于外，亦用行血，虚症悉至，左尺洪数，关洪数弦。余以为肾水不能生肝木，以致肝火血燥而筋挛，用六味地黄丸生肾水滋肝血，三月余诸症悉愈。(《外科枢要·卷三》)

案例13 疣子。府庠沈妪文，幼啮指甲，及长不能自禁。余曰：此肝火血燥也。又颈侧常生小疣子，屡散屡发，又臂生一块，如绿豆大，若触碎，如断束缕，扯之则长，缩之则缩，后两鬓发白点，求治。余曰：子素肝病，此病亦属肝胆经也。夫爪为筋之余，胆行人生之侧，正与啮爪生疣等症相应，须滋补肾水以生肝胆，则诸病自愈矣，乃与六味地黄丸服之二年，白点自退，疣亦不生。(《外科枢要·卷三》)

案例14 疣。一男子，左腿外侧近臀肿一块，上有赤缕，三年矣，饮食起居如常，触破涌出血脓，发热恶寒，此胆经受症，故发于腿外侧。诊其脉，左尺洪数，左关弦洪，此肾水不能生肝木，用补中益气汤、六味地黄丸而痊。(《续名医类案·卷三十四》)

案例15 肠痈。黄美倩翁令媳汪氏，产后腹痛四阅月，真州来郡，借居吴天其翁宅就医。诊脉细数而涩，脐下作痛，午后发热，恶寒咳嗽盗汗，俨然虚损矣，而经水或红或淡，犹未止。询真州时道治法，或用大黄、红花、桃仁，或用肉桂、炮姜、附子，遍治不效，渐增发热咳嗽。脉证皆属阴虚，但败浊屡月不止，则非积瘀，又腹痛有形，脉不紧，且已用姜、桂、附子，而痛不减，则非寒。余拟其为肠痈，未遽用药，令其看腹皮粗糙否，脐中有臭水否，腹内可有水声，大小二便可坠胀，所下败浊似脓血否。病人答云：件件皆有。余曰：此肠痈，误治无疑矣。今已溃，未收口，须两月方愈，不能急效，病人唯唯。遂以六味地黄汤去泽泻，加人参、苡仁、当归、赤芍、桃仁、肉桂为煎剂；外用六味地黄丸去泽泻，加人参、黄芪。此外科治肠痈之七贤散也，用蜜为丸，如此煎丸并服，一月咳嗽发热先退，又半月脓血方净而痛亦止，完口之后回真州。(《素圃医案·卷四》)

案例16 腹破肠出。一小儿，胁伤成疮，脓清不敛，寒热作渴，余朝用补中益气汤培益脾气，夕用六味地黄丸滋补肝血渐愈，却用托里散、异功散而肌肉自生。(《保婴撮要·卷十六》)

案例17 脚气。阁老靳介庵，脚趾缝作痒，出水肿燄，脚面敷止痒之药不应，服除湿之药益甚，余以为阴虚湿热下注，用六味地黄丸、补中益气汤而愈。(《景岳全书·卷之四十七》)

案例18 下疳。薛立斋治一小儿二岁，茎痿湿痒，不时搔捻，茎中作痛，时出白津，以为肝火，用龙胆泻肝汤、六味地黄丸而愈。(《续名医类案·卷三十》)

案例19 下疳阴痿。一小儿二岁，茎痿湿痒，时出白津，余以为肝火，不信，或与温补肾经，后阴囊焮肿，茎中作痛，余用龙胆泻肝汤、六味地黄丸而愈。(《保婴撮要·卷十四》)

案例20 疳疮。一小儿十岁，患疮疥久不愈，肌体羸瘦，寒热时作，脑热足冷，滑泻肚痛，龈烂口臭，干渴，爪黑面黧，此肾疳也，服六味地黄丸，更搽解毒散而愈。(《续名医类案·卷三十》)

案例21 疝气。一小儿，茎痿湿痒后，阴囊焮肿，茎中作痛，时出白津，余诊之肝火也，用龙胆泻肝汤、六味地黄丸而愈。(《保婴撮要·卷九》)

案例22 肛痒。一儿十五岁，两目白翳，遍身似疥非疥，肛门作痒，晡热口渴，形体骨立，余以为肝疳之证也，用六味地黄丸而痊。(《证治准绳·幼科卷之九》)

案例23 痔。一男子患痔，凡遇劳发肿作痛，以枳壳汤熏洗，内服防风秦艽汤，数服肿痛俱减，令彼常洗前汤，每月五六次，纳与六味地黄丸加黄柏、知母服之，不发。(《杂病广要·脏腑类》)

案例24 漏疮。一小儿，腿内侧患之，寒热发渴，此肝脾二经气血虚症也。盖胃为五脏之本，先用五味异功散加升麻、柴胡，月余，胃气始复，乃用地黄丸补肾水以生肝血而愈。(《保婴撮要·卷十四》)

案例25 瘰病。一小儿十五岁患此，恪用攻痰，前症益甚，虚症悉至，仍议前法。余曰：小便频数，肝经阴虚也；两目连札，肝经风热也；作呕懒食，胃气虚弱也；泄泻后重，脾气虚陷也。遂用补中益气汤、六味地黄丸渐愈，又用九味芦荟丸而消。(《保婴撮要·卷十一》)

案例26 瘰病。一小儿十四岁患此，脓水清稀，肌体骨立，晡热盗汗，口干咳痰，此肾水不能生肝木也，用六味地黄丸、补中益气汤，三月余元气渐复，佐以四味肥儿丸而愈。毕姻后，唾痰体倦，发热作渴，此脾肺虚不能生肾水，水泛而为痰，用六味地黄丸、补中益气汤而痊。(《保婴撮要·卷十一》)

案例27 红丝瘤。李叔和问东垣曰：中年得一子，一岁后，身生红丝瘤而死，四子皆然，何也？东垣曰：汝乃肾中伏火，精内有红丝故也，俗名胎瘤，取精观之，果如其言。遂以滋肾丸数剂，其妻服六味地黄丸，乃受胎生子，前证不复作矣。(《惠直堂经验方·附》)

案例28 (流注)。一小儿，流注久溃，面白时咳，脓水清稀，小便短少，或如淋不止，余谓脾肺气虚不能生肝肾而然，用补中益气汤、六味地黄丸为主，佐以托里散而渐愈，又间用豆豉饼而敛。(《保婴撮要·卷十五》)

案例29 (痈疡)。一小儿腿痛，脓清作呕，疮口不敛，肝肾二脉洪数，

此因禀肾水不足而肝火为患，用六味地黄丸以补肾，九味芦荟丸以清肝而愈。（《保婴撮要·卷十五》）

4. 妇科验案

案例1 月经不行。一妇人，晡热，肢体瘦倦，食少无味，月经不行，或鼻衄，或血崩，半载矣。医用清热、止血、顺气不应，更加寒热，且时欲作呕。余曰：此郁怒亏损脾胃，虚火错经妄行而然耳。朝用补中益气汤，夕用六味地黄丸，半载而痊。（《齐氏医案·卷六》）

案例2 月经不行。一妇人，久患疟，疟作则经不行，形虚脉大，头痛懒食，大便泄泻，小便淋漓，口干唇裂，内热腹膨，皆元气下陷，相火合病，用补中益气汤治之寻愈。惟不时头痛，乃加蔓荆子而痛止，又兼用六味地黄丸而经行。（《女科撮要·卷上》）

案例3 月经不行。一妇人，因劳耳鸣头痛体倦，此元气不足，用补中益气加麦门、五味而痊。三年后得子，因饮食劳倦，前症益甚，月经不行，晡热内热，自汗盗汗，用六味地黄丸、补中益气汤顿愈。（《女科撮要·卷上》）

案例4 经闭不行。一妇人，久患疟，形体怯弱，内热晡热，自汗盗汗，饮食少思，月事不行，服通经丸，虚症悉具，此因虚而致疟疾，因疟而致经闭，用补中益气及六味地黄丸各百余剂，疟愈经自行。（《女科撮要·卷上》）

案例5 月经不调。九载月事不调，尚未生育，喉内作干，腹中沉坠，肝脾气血失调，病延已久，治之不易，六味地黄丸、胶艾汤加茺蔚、白芍。[《王九峰医案（一）·副卷二》]

案例6 月经不调。阴虚气弱，脾不运旋，封藏不固，每至冬令，辄易感风，大便或结或溏，经事愆期，不时带下，脉濡细，苔薄白。拟气阴并调。党参（三钱），茯苓（三钱），炒山药（三钱），白芍（酒炒，一钱五分），炒扁豆（三钱，研），潼沙苑（盐水炒，三钱），于术（一钱），炒木瓜皮（二钱），菟丝子（盐水炒，三钱），杞子（三钱）。六味地黄丸，晨服一钱五分。（《张聿青医案·卷十七》）

案例7 带下。日来带下，频频不止，大便艰痛，小水色黄不畅，腹内有硬块，腰膝酸痛……六味地黄丸加大古勇、上卷桂、怀牛膝、川杜仲、杭白芍、左牡蛎、鸡头实。[《王九峰医案（一）·副卷二》]

案例8 赤白带下。一妇人，头晕吐痰，胸满气喘，得食稍缓，苦于白带，二十余年矣。诸药不应，此气虚而痰饮也。痰饮愈而带自愈，遂朝用六君子汤，夕用六味地黄丸，不月而验。（《女科证治准绳·卷之一》）

案例9 遗尿。一妊妇，遗尿内热，肝脉洪数，按之微弱，或两太阳作痛，胁肋作胀，余以为肝火血虚，用加味逍遥散、六味地黄丸，寻愈。（《济

阴纲目·卷之九》）

案例 10 胎漏。某（右），经停三月，每月淋沥，色正赤且鲜，气攻漉漉，脉弦而滑，此气分不和，致血紊乱，胎漏之象也。熟地黄（四钱），炒萸肉（二钱），粉丹皮（二钱），炒山药（三钱），细子芩（二钱），香附（二钱），茯苓神（各二钱），砂仁（七分），泽泻（一钱五分）。（《张聿青医案·卷十七》）（编者注：此为六味地黄丸加味）

案例 11 孕产痘。一妇产后，痘顺痰盛，清解之益甚，此阴虚不能制阳也，以六味地黄丸料加当归、麦冬而愈。（《续名医类案·卷二十五》）

案例 12 求子。吴孚先治蔡孝廉，年已五旬，苦乏嗣，遍求种子方备尝，十载无一验。诊得右尺神旺，真火本自不衰，惟左尺虚弱，乃真水干涸也，宜补阴配阳，与六味地黄丸加元武胶，越二年，果得一子。（《续名医类案·卷二十三》）

案例 13 求嗣。一治妇人，阴血不足，久无子者，能使胎孕，六味地黄丸。（《寿世保元·卷七》）

案例 14 不孕。沈孝通观察，中年无子，患中满蛊胀，势孔棘，静养郭外小园中，倚然独坐，独宿食淡者五年，归脾汤、六味地黄丸，朝暮间服不辍，连举二子。（《先醒斋医学广笔记·卷之二》）

案例 15 不孕。李氏妾年二十以来，天癸未通，其夫惧不能孕育，予谓此禀受阴气不足也，但多服六味地黄丸，阴气充，经脉自行，后生数子。（《类证治裁·卷之八》）

案例 16 鹤膝风。一妇人，发热口干，月经不调，半载后肢体倦怠，二膝肿痛，作足三阴血虚火燥治之，用六味地黄丸两月余，形体渐健，饮食渐进，膝肿渐消，半载而痊。（《古今医案按·卷七》）

案例 17 足跟痛。妇人著坐药，强下其经，目眶为痛，足跟难以践地，心中状如悬，六味地黄丸主之。（《脉义简摩·卷七》）

案例 18 尿血。一妊妇，因怒尿血，内热作渴，寒热往来，胸乳间作胀，饮食少用，肝脉弦弱，此肝经血虚而热也。用加味逍遥散、六味地黄丸兼服渐愈。（《济阴纲目·卷之九》）

案例 19 淋闷。一产妇，小水淋沥，或时自出，用分利降火之剂，二年不愈。余以为肺肾之气虚，用补中益气汤、六味地黄丸而痊，以分利降火之剂太过，故用此药补之。（《济阴纲目·卷之十四》）

案例 20 小便不禁。一产妇，小便不禁，二年不愈，面色或青赤或黄白，此肝脾气虚血热，用加味逍遥散为主渐愈，佐以六味地黄丸而痊。（《济阴纲目·卷之十四》）

案例21　产后咳嗽。一产妇，咳嗽痰盛，面赤口干，内热晡热，彻作无时，此阴火上炎，当补脾肾，遂用补中益气汤、六味地黄丸而愈。（《女科撮要·卷下》）

案例22　（半产阴亏）。肾为元阴之根，统五内之精；肺为元阴之本，司百脉之气。半产后，阴伤精损，阴不敛阳，水不配火，精不化气，气不归精，壮火食气，火灼金伤，肾虚必窃气于金，精损必移枯于肺，肺肾俱困，他脏不充，肝病传脾，土不生金，清肃不降，金不平木，木复生火，火性炎上，上扰君心，心烦意乱，不知所从，竟夕无眠，悔怒数起，虚里穴动，食减神疲。壮水济火，补阴潜阳，以丸缓治，六味地黄丸合生脉散加龟板，蜜丸。[《王九峰医案（一）·副卷一》]

案例23　（阴肿下坠）。一妇人，患前症（注：阴肿下坠）热痛，或用寒凉败毒药，饮食不入，时欲作呕，小便重坠。此脾胃复损，元气下陷，先用补中益气加炮姜二剂重坠顿愈，又加茯苓半夏二十余剂而愈，乃以归脾汤少加柴胡升麻，并用六味地黄丸而康。（《续名医类案·卷十九》）

5. 其他验案

案例1　目盲。丹溪治一老人，目忽盲，他无所苦，以大虚治之，急煎人参膏一斤，服二日，目稍有见。一医与青礞石药，朱曰：今夕死矣，果然。震按此案即《内经》所谓"气脱者目不明也"。后薛立斋一案，用六味地黄丸加麦冬五味，即《难经》所谓脱阴者目盲也。（《古今医案按·卷七》）

案例2　目疾。一男子年二十，素嗜酒色，两目赤痛，或作或止，两尺洪大，按之微弱。薛谓少年得此，目当失明，翌早索途而行，不辨天日，众皆惊异，与六味地黄丸加麦冬五味，一剂顿明。（《古今医案按·卷七》）

案例3　目疾。一小儿，自脱胎时，两目赤肿，或作痒，或生翳，此禀赋之肝火也，用九味芦荟丸、六味地黄丸二药而愈。（《济世全书·坤集卷七》）

案例4　（目疾）。曾治门人梁世杰，及门肆业未十日，而两目红肿，羞明怕日，痛不可忍。余因外回，见左目乌珠，暴出一团，状若蓝豆二颗。门人呼号曰：吾年二十，行止未亏，无故患此恶证，有何颜面偷生也。余慰之曰：无伤也，天师有方，治此等证，神验之至。乃与前方四剂，而肿痛顿消，暴出之物化为乌有，又与六味地黄丸料加柴胡、白芍、白菊各三钱，五味子一钱，四剂而安，又服六味地黄丸而久不发。（《齐氏医案·卷四》）

案例5　（目赤作痛）。一小儿十五岁，因大劳，目赤作痛，发热作渴，脉洪大而虚。用八珍汤加炒黑山栀一剂，诸症顿退，又用补中益气汤而痊。后因梦遗，目仍赤痛，用六味地黄丸料加五味子二剂而痛止，又三十余剂而复明。（《保婴撮要·卷四》）

案例6 两目生翳。一小儿目中生翳，诊其肝肾疳症，用九味芦荟丸、六味地黄丸及粉丹散，翳渐退，又用柴胡麦门冬散而痊。(《保婴撮要·卷十八》)

案例7 发脱眉落。立斋治一儒者，因饮食劳役及恼怒，发脱落。薛以为劳伤精血，阴火上炎所致。用补中益气加麦冬五味，及六味地黄丸加五味，眉发顿生如故。(《古今医案按·卷七》)

案例8 发脱眉落。又治一男子年二十，巅毛脱尽，亦先以通圣散宣其风热，次用六味地黄丸，不数日，发生寸许，两月复旧。(《古今医案按·卷七》)

案例9 酒齄鼻。一人酒齄鼻红赤，用金花丸晚服，用六味地黄丸全料加当归二两，苦参四两，空心服，不两月而愈。(《续名医类案·卷十七》)

案例10 鼻渊。余十六岁时，见山川坛苏姓一姬，鼻渊头昏，臂痛溃出脓水，太城内外科屡治皆无寸效，延至年余，人日倦怠，诊得尺部细数，即用六味地黄丸，不一月而愈。(《慎五堂治验录·卷七》)

案例11 鼻渊。陆婶娘亦患鼻渊，色淡，年高，竟不劳思索，书六味地黄丸亦愈。(《慎五堂治验录·卷七》)

案例12 (鼻渊)。肾属水，虚则热。胆移热于脑则辛颏鼻渊，涕冷而腥，痰多思睡，起自去秋，屡下寸白虫，此肝肾两亏，六味地黄丸加黄精、萹蓄、榧子肉。[《王九峰医案(一)·副卷二》]

案例13 舌痛。大尹王汝邻，两足发热，吐痰如涌，左尺数而无力，此足三阴虚，彼反服四物、二陈、知柏之类，喉舌作痛；又服清热败毒之剂，其舌如赤桃，脉洪数而无力。此脾肺弱，肾经亏甚，虚火上炎，水泛而为痰也，当滋化源以生肾水，遂用补中益气汤、六味地黄丸而愈。(《续名医类案·卷十八》)

案例14 舌糜。经以南方色赤，入通于心，开窍于耳，外候于舌。七情不适，伤乎心也；盛怒不解，伤乎肾也。肾虚水不制火，心火上炽，舌为之糜，法当壮水之主，佐以介类潜阳，六味地黄丸去萸肉，加二至丸、炙鳖甲、龟板、五味子、牛膝，蜜丸。[《王九峰医案(一)·副卷二》]

案例15 舌糜。肾水不足，心火有余。舌为心苗，火性炎上，水不济火，舌为之糜。脉来软数无神，缘五志乖违所致。上病下取，滋苗灌根，法当壮水之主，以制阳光，六味地黄丸去山萸肉，加牛膝、麦冬、地骨皮、武板，水丸。[《王九峰医案(一)·副卷二》]

案例16 咽喉肿痛。又治程国用，患咽喉肿痛，余察是上焦风热。乃与荆防败毒散二剂而肿消，继与六味地黄丸加麦冬一料而愈。(《齐氏医案·卷

案例 17 咽喉肿痛。职方卢抑斋，咽喉肿痛，两目矇眛，小便赤色，此膀胱湿热。用四苓散加知柏、黄连、茵陈、防己治之顿愈，又用六味地黄丸而痊。（《续名医类案·卷十八》）

案例 18 咽痛。一儿痘后，真阴不足，二火上行，咽喉肿痛，有以寒凉治者愈而复肿，原其火为寒郁。先以附子理中汤驱其寒，次宜壮水之主，六味地黄丸加知母、麦冬、玄参索治其本，外吹葛槿散而愈。（《续名医类案·卷二十七》）

案例 19 喉痹。一小儿，喉间肿痛，左腮色青赤，此心肝二经之热也，用柴胡清肝散而愈。后因惊，服至宝丹，吐痰发搐，手足指冷，此肝木虚而肺金乘之，用补中益气汤以补脾肺，六味地黄丸以滋肝肾而愈。（《保婴撮要·卷十三》）

案例 20 耳痒。岐天师曰：有耳中作痒，以木刺之，尚不足以安其痒，必以铁刀刺其底，铮铮有声，始则快然，否则痒极欲死。此肾肝之火结成铁底于耳中，非汤药可救，宜救痒丹主之，愈后服六味地黄丸三十斤可也。（《疡医大全·卷十三》）

案例 21 耳鸣。曾治少宰李蒲汀，耳如蝉鸣，服四物汤，耳鸣益甚。余曰：此足三阴虚极也，食前服补中益气汤，更服六味地黄丸而愈。（《齐氏医案·卷四》）

案例 22 （耳出脓）。一小儿耳内出脓，秽不可近，连年不愈，口渴足热，或面色微黑，余谓肾疳症也，用六味地黄丸，令母服加味逍遥散而愈。后因别服伐肝之药，耳症复作，寒热面青，小便频数，此肝火血燥也，用柴胡栀子散以清肝，六味地黄丸以滋肾，遂痊。（《保婴撮要·卷四》）

案例 23 （耳出脓）。一小儿十二岁，素虚赢，耳出脓水，或痛或痒，至十四，稍加用心，即发热倦怠，两腿乏力八年矣，用补中益气汤及六味地黄丸稍愈。毕姻后，朝寒暮热，形气倦怠，两足心热，气喘唾痰，仍用前二药，佐以六君子汤而愈。（《保婴撮要·卷四》）

案例 24 齿衄。又常有人齿缝出血者，名曰齿衄，余以六味地黄丸加骨碎补，大剂一服即愈。（《齐氏医案·卷四》）

第七章 误用案例与使用禁忌

　　六味地黄丸虽然有出色的疗效，但它并不能包治百病。临床应用六味地黄丸不当时，不但无效，而且有时还会带来副作用，对此古人已有体会和记载。我们将古人记载的六味地黄丸误用案例和有关使用禁忌的论述整理如下。

第一节 误用案例

　　案例1　（**疳积**）潘见所老先生有一小盛价，年可十六七，发热于午后，城中周友以为阴虚而为滋阴降火，服三十余剂，热益加，且腹中渐胀，面色清白，仍以六味地黄丸加黄柏、知母、麦冬、五味子之类，又三十剂，而腹大如斗，坚如石，饮食大减，发黄成穗，额颅光亮，口渴不可言，两腿大肉消尽，眼大，面肉皆消，肌肤枯燥如松树皮，奄奄一骷髅耳。予观其目之神，尚五分存，欲为治剂，潘公门下诸人语予曰：形症如是，死在目下，尚可服药乎？予曰：症非死候，为用药者误耳。譬之树木，若根本坏而枝叶枯焦非力可生，今焦枯乃斧斤伤其枝叶而根本仍在也，设灌溉有方，犹可冀生，安可遽弃？予以神授丹，日用一丸，煮猪肉四两饲之。十日腹软其半，热亦消其半，神色渐好。潘见老诘余曰：此何症？公能肉枯骨如此之神。予曰：此疳积症也。彼误认为肾虚而用补阴之药，是以滞益滞，腹焉得不大不坚？公曰：彼纯用寒而热愈炽，君用非寒而热反退，此何说焉？予曰：此热乃湿热，由脾虚所致，补阴之剂皆湿类，盖脾属土，恶湿喜燥，今以大芦荟丸、肥儿丸调理一月，可全瘳矣。公曰：善，微先生，此仆已为泉下物矣。（《孙文桓医案·卷二》）

　　案例2　（**目疾**）黄履素曰：予少时神气不足，患目，每用目少过，辄酸涩无光者累日，博考方书，多云六味地黄丸可治目，予连服二三料，目疾转甚，改用别方补肾气血之药，始得少愈。后读《医学钩元》有目病不宜服六味丸辨，谓泽泻、茯苓渗水，山茱萸不宜于目（山萸味酸，肝开窍于目，经云肝病者毋多食酸，凡肝肾病皆不宜此三味，不惟目也），言之甚详，以予验之，此论良是。然从今思之，目病有属血虚，亦有属气虚者，予血固不足，气则尤虚，薛立斋治两目紧涩，不能瞻视，以为元气下陷，用补中益气汤倍加参、芪而愈。予悔往时不多服前汤，而专事于补肾养血，致久不痊，迨四十后，以指麻多服前汤，原无意于治目而目光渐充，始信往时之误。（《续名医类案·卷十七》）

案例3 （四肢痛痹）七泽氏老母，患四肢不便，动则痛楚，背肩强急，手腕结核，前服六味地黄丸料不愈。（《续名医类案·卷十七》）

第二节　使用禁忌

《医贯砭·卷下》：惟六味地黄丸独补肾水，如有咳嗽等疾及肺气未清者亦禁用。

《医学从众录·卷一》：六味地黄丸，此方大旨补水以制相火。先祖选严公曰：补水以制相火，为相火有余而言也。若命门真火不足不能蒸化脾胃，若服六味丸则湿痰愈多，宜八味丸常服。

《医学实在易·卷二》：咳嗽初由风寒，久久不愈，则声哑羸瘦，痰中带血，气喘偏睡，变成虚痨。时医或谓外邪失表所致，或谓内伤及酒色过度所致，既已成痨，即戒用辛热之品，取甘润之剂，静而养阴，令真阴复而阳不亢，金水相滋，则咳嗽诸病除矣，然此说一行误人无算，南医六味地黄丸、黑归脾汤等料加麦门冬、五味子、淡菜胶、海参、阿胶、人乳粉、秋石霜、紫河车、叭杏仁、川贝母、猪脊髓之类，百服百死，诚堪痛恨。余读《金匮》书中隐寓有大手眼，喻嘉言亦悟其妙，俱引而不发者，难与俗人言也。余临证以来，每见咳嗽，百药不效者，迸去杂书之条绪纷繁，而觅出一条生路，止于《伤寒论》得之治法。《伤寒论》云"上焦得通，津液得下，胃气因和"三句，是金针之度。盖风寒之邪夹津液而上，聚于膈中，以致咳嗽不愈。若风寒不解，其津液何以得下耶，若误行发散，不惟津液不下，而且转增其上逆之势矣。此所以通其上，即和其中，和其中，愈通其上也。至于风寒缠绵不已，积而成痨，及一切痰火、哮喘、咳嗽瘰疬等症，皆缘火势熏蒸日久，顽痰胶结隧，所以火不内息，则津液不能下灌灵根，而菁华尽化为败浊耳。且人全赖水谷之气生此津液，津液结则病，津液枯则死矣。《伤寒论》小柴胡汤谓："咳者，去人参、生姜，加干姜、五味子。"此为《伤寒》言，而不尽为《伤寒》言也，余取"上焦得通"三句，借治劳伤咳嗽，往往获效。

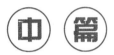

中 篇

现代临床应用研究

本篇重点介绍六味地黄丸的临床观察与应用经验，全部资料均来源于自 1990 年至今 20 余年间的公开文献报道，内容涉及内科、妇科、男科、儿科、耳鼻喉科、口腔科、皮肤科、骨科、眼科、肿瘤等十种临床病科。我们对上述所有文献按照现代医学疾病及中医学病证进行分类，并在末章介绍六味地黄丸防治药物副反应的相关报道，部分疾病附有使用案例。通过对上述文献的整理分析发现，现代临床应用六味地黄丸大多仍然遵循中医"辨证用方"的基本原则，但个别情况下也有例外。对六味地黄丸临床应用文献的全面总结研究，是为了揭示该方的应用经验与规律，并为今后的临床应用提供参考依据。在此需要说明，六味地黄丸的传统剂型是蜜丸，但当今临床研究中多有医家使用汤剂或其他剂型，无论使用何种剂型，在此我们一并统称六味地黄丸。

第一章　内　科

本章参照《实用内科学》的分类方法，将六味地黄丸在临床中的应用按病种分为传染病、新陈代谢疾病、免疫性疾病、结缔组织疾病（干燥综合征）、呼吸系统疾病、循环系统疾病、消化系统疾病、泌尿系统疾病、造血系统疾病、内分泌系统疾病、神经系统疾病及精神疾病等十二类，并详细介绍六味地黄丸在以上疾病中的应用及相关医案。

第一节　传染病

六味地黄丸在传染病中的应用主要涉及病毒性疾病（包括病毒性肝炎、脑膜炎和流行性出血热）、结核病（包括肺结核、肾结核、结核性脑膜炎、结核病盗汗）、麻风病、血吸虫病、淋病及生殖器疱疹等。

1. 病毒性疾病

（1）病毒性肝炎　病毒性肝炎是由多种肝炎病毒引起的常见传染病，具有传染性强、传播途径复杂、流行面广泛、发病率较高等特点。目前，六味地黄丸主要应用于慢性病毒性肝炎的治疗。

李运华[1]以六味地黄汤加减治疗慢性肝炎65例。方法：以六味地黄汤为主方加减，西药口服复合维生素 B、维生素 C，并根据临床症状加减运用。慢性肝炎、肝郁气滞肝区痛明显，加延胡索、郁金、柴胡；纳差，加内金、山楂、神曲；口苦苔黄，加栀子、黄芩；口干舌红，加玄参、石斛；腰酸软，加枸杞子、杜仲；肝脾肿大、质地较硬、有蜘蛛痣，加桃仁、红花、鳖甲；有腹水，去熟地，加大腹皮、白茅根；谷丙转氨酶高，加五味子、垂盆草。服药不间断，治疗时间最长的 14 个月，最短的 3 个月。结果：显效（各种自觉症状消失、肝脾大小正常，肝功能各项检查均在正常范围内）12 人；好转（自觉症状明显好转，肝脾肿大缩小，肝功能有所改善）49 人；无效（各种自觉症状无好转，肝脾肿大无改变，肝功能无改善）4 人。

蒋乐龙等[2]以六味地黄汤治疗慢性肝炎血细胞减少症30例。方法：全部病例在治疗前停用西药，采用六味地黄汤加味治疗。基本方组成：熟地、山黄肉、怀山药各15g，茯苓、泽泻、丹皮各12g，当归、黄芪、枸杞子各20g，每天1剂，水煎服。配合自行配制的泥鳅、蝌蚪、蚯蚓、胎盘粉剂10g，冲服，日3次。连续服药1个月后统计疗效，并随访3个月。结果：总有效率为93.3%，RBC、WBC、BPC、AIB四项指标较治疗前显著增加。

徐应彬[3]以本方加猪苓治疗感染乙型肝炎病毒者47例，2个月以内病毒完全消除者45例，治愈率占95.7%。

【案例举隅】

案例1 黄某，男，36岁，1990年11月24日入院。患者1984年发现患有慢性乙型肝炎，曾多方治疗无效，现感头昏眼花，腰膝酸软，全身无力，食欲不佳，伴有鼻衄、齿衄。入院时查：面色萎黄，精神倦怠，少气懒言，皮肤巩膜轻度黄染，有蜘蛛痣，舌淡、少苔，脉沉弦弱。腹平软，肝右肋下1cm、质韧，脾肋下未扪及。T 36.5℃，P 104次/分，R 20次/分，BP 14/9kPa。化验：Hb 90g/L，RBC 2.9×10^{12}/L，WBC 3.4×10^9/L，BpC 82×10^9/L；肝功能：ALT 2000nmol·s^{-1}/L，TB 22.4μmol/L，HBsAg（+）、HBeAg（－）、抗HBs（－）、抗HBe（－）、抗HBc（+）；血清总蛋白58g/L，白蛋白30g/L，球蛋白28g/L，A/G=1.07；血清蛋白电泳：白蛋白0.42，α_1球蛋白0.05，α_2球蛋白0.14，β球蛋白0.17，γ球蛋白0.22。B超：肝脾轻度肿大，肝内光点增多。西医诊为慢性活动性乙型肝炎合并血细胞减少症。中医辨为虚劳证，属脾虚不运，化源乏竭，肝肾亏损，精血两虚，治宜补益肝肾，处以六味地黄汤加味。组成：熟地、山萸肉、怀山药各15g，茯苓、泽泻、丹皮各12g，当归、黄芪、枸杞子各20g。每天1剂，水煎服。配用自行配制的泥鳅、蝌蚪、蚯蚓、胎盘粉剂各等分，每次10g，冲服，日3次。按前述治疗方法治疗1个月，病人症状消失。复查：Hb 120g/L，RBC 4.4×10^{12}/L，WBC 4.3×10^9/L，BpC 126×10^9/L，肝功能ALT正常，TB 13.3μmol/L，血清总蛋白66g/L，白蛋白40g/L，球蛋白26g/L，A/G=1.54；血清蛋白电泳：白蛋白0.53，α_1球蛋白0.04，α_2球蛋白0.09，β球蛋白0.15，γ球蛋白0.19；HBsAg（+），抗HBc（+），其余乙肝血清标志物（－）。于12月30日出院。出院后每月复查1次，连续3个月无复发，疗效巩固[2]。

案例2 患者张某，男，37岁，干部。初诊：2002年5月13日。自述罹患慢性肝炎多年，近十余年来接受中西药治疗不曾间断，并住院治疗多次，肝功能不稳定，持续异常。刻诊症见乏力，腰酸嗜卧，纳食不馨，时有腹胀恶心或胁肋隐痛，咽干不多饮，眼干涩，夜寐尚可，大便正常，小便色黄味重浊。观其神情憔悴，形瘦毛发稀疏，面黑不润，舌体小、质暗红，少苔，脉弦细而尺弱。实验室检查：TBIL17.8μmol/L，DBIL7.6μmol/L，

IBIL10. 2μmol/L， ALT364. 8U/L， AST27. 3μmol/L， HBsAg（＋）， HBsAb（－）， HBeAg（＋）， HBeAb（－）， HBcAb（＋）。该患者病延多年，肝功能损害明显，览前医所用治法，多用保肝、护肝之成药，中药也多以清热利湿、疏肝健脾为主，或兼以行气解毒、益气养阴及活血祛瘀等法，症状时有减轻，但肝功能始终未曾恢复正常。用方：六味地黄丸（浓缩丸），每次 8 粒，每天 3 次。同时摒弃杂念，专心工作，休作有时。连服 3 个月后，患者自觉不适症状逐渐减无，肝功能检查也逐渐好转，再续服六味地黄丸 3 个月。实验室复查：TBIL13. 3μmol/L， DBIL4. 4μmol/L， IBIL8. 9μmol/L，ALT38. 0U/L， AST27. 3μmol/L， HBsAg（＋）， HBsAb（－）， HBeAg（－），HBeAb（＋）， HBcAb（＋），肝功能恢复正常，以后患者依病情间服六味地黄丸，随访至今均正常[4]。

（2）脑膜炎 病毒性脑炎是指病毒直接侵犯脑实质而引起的原发性脑炎。该病一年四季均有发生，故又称散发性脑炎。目前，六味地黄丸用于治疗病毒性脑炎，急性期可辅助西药调控脏腑机能，提高机体免疫功能；后遗症期则有助于改善症状，促进疾病恢复。

吕建军等[5]以六味地黄丸配合阿昔洛韦治疗病毒性脑炎 100 例。方法：对照组给予静脉滴注阿昔洛韦并配合西药止痉、降颅压、改善脑细胞代谢等常规综合治疗；治疗组则在对照组治疗基础上加用六味地黄丸。结果：治疗组总有效率92%，对照组为72%。吕氏等[6]还在比较不同剂量六味地黄丸对病毒性脑炎的疗效时发现，每10kg 体重每次 2 丸的剂量疗效最好，减少剂量可使疗效明显降低，增加剂量则并未提高疗效。贺定献[7]以六味地黄汤加味治疗乙脑后遗症 32 例，其中显效（症状消失，行走活动自如，随访半年未复发）5 例、好转（症状减轻，功能活动明显改善）22 例、无效（症状及体征无明显改善）5 例，总有效率84.4%。

【案例举隅】

陈某，男，4 岁。1999 年 11 月 16 日初诊。患儿半年前因发热、昏迷、抽搐经某医院诊断为病毒性脑炎，住院治疗40 天后诸症好转，后在门诊坚持治疗 5 个月，但效果不著，遂前来就诊。刻下：患儿神志欠清，口角流涎，颈项强直似反弓状，不能坐立行走，夜间烦躁难入睡，盗汗，尿频，舌质红，苔薄白，脉沉细。西医诊断：病毒性脑炎（后遗症期）；中医辨证属阴虚风动。治拟滋阴补肾，息风开窍。予以六味地黄汤化裁。处方：熟地黄 12g，山萸肉 10g，茯苓 10g，牡丹皮 10g，怀山药 10g，知母 10g，蝉蜕 8g，钩藤 8g，泽泻 6g，龟板 15g。用法：每天 1 剂，文火水煎，取药液 300mL，分 3 次温服。同时加强生活护理与功能锻炼。服药 2 周，患儿颈项强、流涎消失，精神好转，能站立，盗汗减轻，夜间虚烦症状好转。又续服 2 周，神志清醒，能算简单数字，能行走，诸症均除。嘱以六味地黄丸调理，1 年后随访，生长发育及智力均正常[8]。

（3）流行性出血热　流行性出血热又称肾综合征出血热，是由流行性出血热病毒引起的以鼠类为主要传染源的自然疫源性疾病，以发热、出血倾向及肾脏损害为主要临床特征。其流行广，病情危急，病死率高，危害极大。目前，六味地黄丸主要应用于本病多尿期的治疗，可缩短病程，促进肾脏功能的恢复，并可因此而减少多尿期并发症的发生。

李月波等[9]以六味地黄丸治疗流行性出血热多尿期 72 例。方法：将患者分为治疗组和对照组，两组患者均给予一般支持治疗、液体疗法及对症处理等西医综合性措施。治疗组另加用六味地黄丸口服，每天 2 次，每次 2 丸，整个疗程为 14 天。结果：治疗组多尿期持续时间、血尿素氮恢复正常时间较对照组明显缩短，平均 24 小时最高尿量及尿 β_2 微球蛋白均值亦有明显降低，且治疗组多尿期并发呼吸道感染、肠道感染、电解质紊乱（低钠、低钾、低氯）均少于对照组，但对内脏出血、心律失常等影响不大。于东冬等[10]以鱼腥草联合六味地黄丸治疗流行性出血热多尿期 1 例，获得满意疗效。作者认为，本病损伤肝脏及肾脏，六味地黄丸可辅助肝肾功能的恢复。从现代医学角度分析，六味地黄丸可增强单核巨噬细胞系统功能，可增强细胞免疫，促进淋巴细胞转化及 E－玫瑰花环形成，还可影响体液免疫及影响变态反应。

【案例举隅】

患者，男，39 岁，农民。因发冷 3 天，伴乏力、尿少、浮肿 1 天于 2000 年 5 月 12 日入院。该患缘于 2000 年 5 月 9 日始，无明显诱因出现发冷，伴头痛、咽痛、腰痛，自认为"感冒"。于 5 月 11 日自觉头晕，乏力，发热。测体温：39.5℃，服退热药后好转，但出现尿少，面部浮肿，遂就诊于我院。诊见：急性病容，颜面、颈部及前胸部皮肤潮红。双眼睑轻度浮肿，咽充血，扁桃体不大，心肺无异常体征。腹平软，脾肋下未触及，肝区轻叩痛，移动性浊音（－）。双肾区叩痛（＋），双下肢无浮肿。化验血常规示：WBC 22.3 $\times 10^9$/L，PLT 39 $\times 10^9$/L，异淋 0.11。尿常规示：尿蛋白（＋＋），WBC 4~6/HP，RBC 10~15/HP，尿潜血（＋＋＋）。肝功：ALT 174U/L，AST 454U/L。生化检查：BUN 11.8mmol/L，SCR 169.1μmol/L。腹部彩超示：肝脾偏大，双肾外形饱满，皮质回声增强，皮髓质界限欠清。门诊初诊为急性肾炎，入院最后诊断为流行性出血热。在我科予赛庚啶口服，抗过敏治疗；鱼腥草注射液 50mL 静脉注射，每天 1 次抗病毒治疗，并于多尿期予六味地黄丸，6 粒，口服，每日 3 次，滋阴补肾。治疗 10 天后，病人进入多尿期，尿量达到 4000mL 以上。复查：除 BUN、SCR 尚未正常外，其余化验指标均正常，病人出院[10]。

2. 结核病

（1）肺结核病　肺结核病是由结核杆菌引起的一种慢性消耗性传染病，其传染性强。中医学称肺结核为"肺痨""肺瘵"等，病理本质为阴虚，发病过程中常因传变而致五脏亏损。六味地黄丸治疗本病，以肾虚为用方指征，该方可辅助抗痨药消除肺结核中毒症状，减轻药物的毒副作用，促进患者体质改善好转。复治（因初治不规律而治疗失败需接受再治疗）及老年结核病患者大多合并有肾虚，六味地黄丸可提高患者免疫力，改善患者发热、咳嗽咳痰、咯血或血痰、纳差乏力、盗汗等肺结核典型症状。

劳献宁等[11]以六味地黄丸类方辅助治疗结核菌阳性者 38 例。方法：将 81 例肺结核患者随机分为 2 组，治疗组 38 例和对照组 43 例，2 组均按常规使用抗痨药（异烟肼、利福平、吡嗪酰胺、乙胺丁醇）治疗，治疗组加服六味地黄丸类方，疗程 2 个月。结果：六味地黄丸类方辅助治疗可提高结核菌阳性者的细胞免疫功能，升高 IgG 水平，且在改善症状、促进病菌阴转和肺部阴影吸收方面均优于对照组。

对痰涂片抗酸杆菌阳性的复治肺结核病例的治疗难度大，预后较差。此类患者大多病程长，体质虚弱，免疫力低下。徐庭辉等[12]以六味地黄丸辅助治疗复治涂阳肺结核 72 例。作者认为，该方能明显减轻肺结核症状，加快痰菌阴转，促进肺部病灶吸收，缩短疗程，并能消除肺结核中毒症状，减轻抗结核化疗药物的毒副作用。周红[13]也以六味地黄汤加减治疗复治肺结核。周氏针对复治肺结核患者体质虚弱，免疫力低下，大多表现为消瘦、乏力、失眠、纳差、盗汗、骨蒸潮热、自汗的特点，采用该方加减治疗 2～3 个月，患者症状明显改善。

姚令良等[14]以六味地黄丸联合甘草片辅治老年肺结核。姚氏临证中发现，单纯给予六味地黄丸时，常导致一些体质较差的患者出现咽喉部上火及其他全身不适等不良反应；合用甘草片组的临床疗效明显提高，不良反应明显减少，平衡补肾疗效最好。

谢延龄[15]以六味地黄丸辅助治疗肺结核咯血 1 例。在西药止血合用百合固金汤止血不利的基础上，加用六味地黄汤滋肾水以涵肝木，对肝火犯肺之咯血获效满意。

刘永莉等[16]以六味地黄治疗肺结核盗汗 43 例。方法：将 85 例患者按就诊顺序随机分为两组，治疗组 43 例，对照组 42 例。对照组接受常规抗痨治疗，药用异烟肼 0.3g，每天 1 次；利福平 0.45g，每天 1 次；吡嗪酰胺 1.5g，每天1次；乙胺丁醇0.75g，每天1次。治疗组在基础治疗上，肾阴虚者加服六味地黄丸，2个月为1疗程。共治疗1个疗程，观察判断疗效。结果：治疗组盗汗症状改善的总有效率明显优于对照组，且起效时间明显缩短。

王春艳等[17]以谷维素加六味地黄丸治疗结核病盗汗37例。方法：住院后在有效抗结核药治疗基础上同时用谷维素，成人20mg，每天3次；六味地黄丸1丸，每天2次，小儿用量减半。盗汗停止后，再巩固1周。结果：有效率达99.8%。

【案例举隅】

龚某，38岁，原有肺结核病史，于1973年秋，患者突然咯血不止，症见：性情急躁，胸胁刺痛，微咳，自觉烦热，颧红唇赤，咽干口苦，舌质红绛，脉滑数。除抗结核治疗外，即肌注安络血、维生素K_3，同时服用中药百合固金汤加仙鹤草、白及等治疗。虽咯血量有所减少，但翌日仍见中等量的咯血不止，即投以六味地黄汤（熟地15g，怀山药15g，山萸肉10g，茯苓10g，泽泻10g，牡丹皮12g），每日2剂。次日咳血停止，仍见黑色血丝夹于痰中，再投2剂，痰清血止[15]。

（2）肾结核病　肾结核是继发于全身其他部位的结核病灶，由结核杆菌经血行播散引起，以后由肾脏蔓延至整个泌尿系统。目前，六味地黄丸主要应用于本病慢性期的治疗，且以肾阴虚为用方指征。

毛红兵[18]以六味地黄汤加减治疗肾结核1例。方法：药用熟地15g，山药12g，山萸肉10g，茯苓10g，泽泻10g，丹皮10g，枸杞子15g，麦冬10g，太子参10g。每天1剂，水煎，两次分服。服药期间，嘱患者忌食辛辣燥性之物和烟酒。血尿，可易熟地为生地，加地榆炭、藕节炭各10g。血尿消失后，仍用原方加熟地15g，去生地、地榆炭、藕节炭，继服半月。结果：腰痛腿软，耳鸣耳聋等症悉除，血尿消失。

【案例举隅】

赵某，女，42岁，邵阳市人。于1998年5月开始自觉腰痛、尿频、尿痛，在当地医院诊断为泌尿系感染，经注射青霉素和口服氟哌酸胶囊治疗，疗效不佳，随后出现血尿，有时尿如米汤，混浊不清。当年9月经长沙某医院X线照片和血液、尿液化验，确诊为肾结核，并用链霉素、利福平、雷米封等抗痨药物治疗半年，疗效欠佳。患者由于服药期间出现耳鸣、耳聋、腿软、头晕等症，故于1999年5月来我院门诊。主诉：腰痛，发热，腿软，头晕，耳鸣，耳聋，口渴，心烦，心悸，盗汗，尿色红，有时尿如米汤。查：舌质红，舌尖红，少苔，脉细数。T 37.9℃，面色憔悴，呆痴无神，形体消瘦，头往前倾，毛发稀疏，枯萎无光泽，语言清晰，语音低微。X线胸片示右上肺斑状密影，右肺门稍抬高，两肺纹理较粗乱。血常规正常。尿液检查：尿呈酸性，少量蛋白，红细胞（＋＋），脓细胞（＋）。既往有肺结核病史。西医诊断为肾结核。中医辨证为肾阴虚。治以六味地黄汤加减。药用：熟地15g，山药12g，山萸肉10g，茯苓10g，泽泻10g，丹皮10g，枸杞子15g，麦冬10g，太子参10g。每天1剂，水煎，两次分服。服药期间嘱患者忌食辛辣燥性之物和烟酒。7剂后，患者精神大振，诸症减轻，但仍有血尿，故易熟地为生地，加地榆炭、藕节炭各10g。再服7剂后，患者尿血消失，诸症悉除。为巩固疗效，仍用原方加熟地15g，去生地、地榆炭、藕节炭，继服半月，诸症悉除[18]。

（3）结核性脑膜炎　结核性脑膜炎是我国常见病、多发病，是神经系统结核病最常见的类型，是由结核菌侵入蛛网膜下腔而引起软脑膜、蛛网膜，进而累及脑实质和脑血管的病变。目前，六味地黄丸主要辅助西药，应用于本病急性期的治疗。

侯燕玲等[19]以六味地黄丸辅助治疗结核性脑膜炎58例。方法：将结核性脑膜炎的病人分为两组，均采用抗结核、脱水剂（20%甘露醇）、激素（首次地塞米松10～15mg），每5～7天减1～2mg。减至5mg后，改用泼尼松每日30mg，每5～7天减5mg，直至减完；以及鞘内注药异烟肼50mg，地塞米松2mg，每周1次。治疗组在常规治疗基础上加用六味地黄丸6g，每天2次口服。结果：在激素治疗的反跳率、结核中毒症状消失时间、脑膜刺激征及颅内高压消失时间、脑脊液化验恢复时间等方面，治疗组明显优于对照组。作者认为，六味地黄丸可从多方面调节机体的免疫系统，通过提高正常机体的特异性和非特异性功能产生耐缺氧的能力，从而缓解结核性脑膜炎脑水肿导致的脑缺氧，从而达到辅助治疗本病的效果。

此外，侯丽光等[20]认为六味地黄丸不仅可辅助肺结核、肾结核、结核性脑膜炎、骨结核的治疗，还用于降低链霉素的毒副反应。

3. 麻风病

麻风病是由麻风杆菌引起的一种慢性接触性传染病，主要侵犯人体皮肤和神经，如果不治疗可引起皮肤、神经、四肢和眼的进行性和永久性损害。目前，仅见一例以六味地黄丸治疗本病的临床报道。

骆永强等[21]以六味地黄丸治疗麻风性结节性红斑反应1例。方法：给予六味地黄丸口服治疗，早晚各1丸，温开水送服。结果：连续坚持服用1个月后，发作次数减少；服用3个月后，效果明显。头昏、失眠、多梦、自汗盗汗等症状均减轻，感冒次数明显减少。结节性红斑反应很少发生，即使发生，症状也轻微。一直坚持服用6个月后停服，以上症状全部消失，再未发生过麻风性结节性红斑反应，细菌密度指数由 3.25 下降至 1.25。体质明显增强，已很少发生感冒。

【案例举隅】

杨某，男，43 岁。瘤型麻风，农民。患者于 1985 年 7 月入院，入院时颜面弥漫性浸润，两眉全脱，鼻尖肥大，口唇、耳垂肥厚，在前胸及后背部有散在分布对称的浅红色斑损，境界不清。在左肩部有 5cm×3cm 的麻木区，皮肤干燥闭汗；左右上肢远端尺侧有 10cm×3cm 麻木区；左下肢膝部有约 5cm×3cm 的麻木区。各浅神经均中度肿大，质韧并有明显压痛。细菌密度指数（BI）5.5，形态指数（MI）60%。入院后给予规则、足量的三联化疗。由于经常发生麻风性结节性红斑反应（ENL），每次都出现全身发热不适、四肢关节肿痛，给予大剂量激素治疗，症状有所缓解，但不能根治。虽经几年抗麻治疗，但临床症状消失和细菌密度指数下降很慢。另一方面，经常头昏、失眠、梦多，自汗盗汗，手足心发烧，腰膝酸软，易感冒，每遇感冒就发生麻风性结节性红斑反应。根据近代免疫学研究阐明，麻风反应是由于免疫平衡紊乱所引起的一种对麻风杆菌抗原的急性超敏反应。中医辨证瘤型麻风属虚证，早期属阴虚内热，晚期属阴阳两虚，施以扶正固本。此证为阴虚内热型，表现为肝肾阴虚，虚火上炎的证候。给予六味地黄丸治疗。早晚各 1 丸，温开水送服。连续坚持服用 1 个月后发作次数减少，服用 3 个月后效果明显。头昏、失眠、多梦、自汗盗汗等症状均减轻，感冒次数明显减少。结节性红斑反应很少发生，即使发生，症状也轻微。一直坚持服用 6 个月后停服，以上症状全部消失，再未发生过麻风性结节性红斑反应。细菌密度指数由 3.25 下降至 1.25，体质明显增强，已很少发生感冒[21]。

4. 血吸虫病

血吸虫病是由血吸虫感染引起，临床以肝脾肿大、腹水、门脉高压等为主要病理改变。目前，六味地黄丸主要用于治疗本病晚期的腹水且属肝肾阴虚型者。

鲁慧慧[22]以六味地黄汤治疗晚期血吸虫病腹水 39 例。方法：以六味地黄丸为主方随症加减。主方用药包括熟地 15g，山茱萸 10g，山药 15g，泽泻 10g，丹皮 10g，茯苓 15g。临证加减：小便短少、腹水较多者，加猪苓、滑石、车前子；内热口干者，加知母、石斛；齿鼻衄血者，加白茅根、仙鹤草；潮热颧红者，加地骨皮、银柴胡；耳鸣心烦者，加枸杞、龟板、鳖甲；舌红绛者，加生地、玄参。每天 1 剂，分 2 次煎服。腹水完全消退后，服 10 剂，以资巩固。服中药期间停用利尿西药，酌情辅以西药护肝治疗。结果：本组 39 例中，显效 27 例（占 70%），好转 8 例（占 20%），无效 4 例（占 10%）。

【案例举隅】

张某，男，35岁，病案号1868。因右上腹间歇性隐痛一年余，腹胀大半月而入院。经西医各项检查确诊为晚期血吸虫病腹水、巨脾型。症见：腹胀大，双下肢浮肿，口干苦，小便短少，色黄，脉细数，舌苔薄黄。以西药利尿两个月而腹水反复再起。中医辨证腹水为阴虚型，治以育阴利水，方用六味地黄汤加味。处方：生熟地各15g，知母10g，山茱萸8g，怀山药12g，枸杞15g，泽泻15g，丹皮10g，茯苓15g，鸡内金6g，黄芪15g。以上方加减治疗月余后，腹水完全消退，巩固疗效2周后转外科手术切除，术后1月临床治愈出院[22]。

5. 淋病

淋病是以泌尿生殖系统化脓性感染为主要表现的一种常见性病。目前，中医临床以六味地黄丸治疗本病，常用以改善淋病后症候群。

郭永凯等[23]使用中药六味地黄丸治疗淋病后症候群94例。方法：使用中成药六味地黄丸口服，每次9g，每天2次，连服一个月为一疗程。治疗期间停用其他药物，同时嘱患者注意饮食起居调理，多喝茶水，增加尿量，忌饮咖啡、酒及其他辛辣刺激性食物，注意节制性生活，并予以精神安慰，解除思想顾虑。结果：经治疗后，自觉症状全部消失者为痊愈；仅尿道刺痛等部分自觉症状改善者为有效；连续服药一个疗程以上，自觉症状无改善者为无效。本组经治疗痊愈48例，有效34例，总有效率达87.23%；无效12例，占12.77%。多数患者接受治疗两周后，睡眠改善，精神愉快，其他症状亦随之逐渐好转，痊愈病例中最长的疗程为连续服药3个月，治疗期间没有发现不良反应。

6. 生殖器疱疹

生殖器疱疹是由单纯疱疹病毒感染所引起的常见性传播疾病。目前，中医临床以六味地黄汤加减治疗本病，常结合利水泻热解毒之法。

王桂艳[24]采用导赤散合六味地黄汤加减治疗生殖器疱疹38例。方法：治疗组予导赤散合六味地黄汤加减：生地黄15g，木通7.5g，生甘草10g，竹叶10g，熟地黄25g，山茱萸15g，山药15g，丹皮10g，茯苓10g，泽泻10g，黄芪35g，大青叶30g。伴腹股沟淋巴结肿大者，加金银花、连翘、黄柏。每天1剂，水煎分2次温服。对照组口服阿昔洛韦200mg，每天5次；转移因子口服液10mg，每天3次。两组均以2周为一疗程，一个疗程后统计疗效。疗程结束后测查肝、肾功能。结果：两组疗效均佳，但1年复发率，对照组显著高于治疗组。

参考文献

[1] 李运华. 六味地黄汤加减治疗慢性肝炎 65 例. 内蒙古中医药, 1998, (1): 4.

[2] 蒋乐龙, 吴水盛. 六味地黄汤治疗慢性肝炎血细胞减少症 30 例临床观察. 新中医, 1994, (6): 22 – 23.

[3] 徐应彬. 六味地黄汤治疗感染乙型肝炎病毒 47 例报告. 海南医学, 1990, 1 (2): 51 – 52.

[4] 姚小华. 六味地黄丸治疗慢性肝炎一得. 江西中医药, 2006, 37 (12): 55.

[5] 吕建军, 张玉岭. 六味地黄丸配合阿昔洛韦治疗病毒性脑炎 100 例临床观察. 河北中医, 2008, 30 (9): 942.

[6] 吕建军, 吴海深, 张玉岭. 不同剂量六味地黄丸对病毒性脑炎的疗效评价. 河北中医, 2009, 31 (5): 703.

[7] 贺定献. 六味地黄汤加味治疗乙脑后遗症 32 例. 陕西中医, 1997, 18 (9): 413.

[8] 王小平. 六味地黄汤治疗儿科病验案 4 则. 江苏中医药, 2007, 39 (10): 54.

[9] 李月波, 李群, 武风堂, 等. 六味地黄丸治疗流行性出血热多尿期 72 例疗效观察. 潍坊医学院学报, 1994, 16 (2): 121 – 122.

[10] 于东冬, 徐倩, 于水. 鱼腥草联合六味地黄丸治疗流行性出血热 1 例. 吉林中医药, 2000, (5): 26.

[11] 劳献宁, 方琼, 姚丹, 等. 六味地黄丸类方辅助治疗对结核菌阳性者免疫影响的研究. 新中医, 2007, 39 (6): 31 – 33.

[12] 徐庭辉, 王毅, 曾垂万. 六味地黄丸辅助治疗复治涂阳肺结核 72 例临床疗效观察. 中国民族民间医药, 2010, (7): 135 – 136.

[13] 周红. 六味地黄汤加减治疗复治肺结核. 中国民间疗法, 2010, 18 (4): 42.

[14] 姚令良, 肖扬, 王彩云. 六味地黄丸联合甘草片辅治老年肺结核疗效观察. 临床肺科杂志, 2007, 12 (4): 412 – 413.

[15] 谢延龄. 六味地黄汤治验肺结核咯血 1 例. 江西中医药, 1996, (增刊): 92.

[16] 刘永莉, 许序云, 刘才. 六味地黄治疗肺结核盗汗 85 例观察. 当代医学, 2010, 16 (2): 151.

[17] 王春艳, 蒋淑珍, 侯艳玲, 等. 谷维素加六味地黄丸治疗结核病盗汗. 山西医药杂志, 1997, 26 (4): 376.

[18] 毛红兵. 六味地黄汤加减治疗肾结核. 湖南中医杂志, 2004, 20 (2): 53.

[19] 侯燕玲, 蒋淑贞. 六味地黄丸辅助治疗结核性脑膜炎的疗效观察. 中西医结合心脑血管病杂志, 2008, 6 (6): 742 – 743.

[20] 侯丽光, 侯丽媛. 六味地黄丸在结核病治疗上的临床应用. 黑龙江医药, 2005, 18 (5): 371 – 372.

[21] 骆永强, 骆红梅. 六味地黄丸治疗麻风性结节性红斑反应 1 例. 甘肃中医, 1997, 10 (6): 22.

[22] 鲁慧慧. 六味地黄汤加减治疗晚期血吸虫病腹水 39 例. 湖南中医杂志, 1997,

3（13）：45－46.

［23］郭永凯，陈天明．六味地黄丸治疗淋病后症候群94例报告．福建医药杂志，1994，16（6）：60.

［24］王桂艳．导赤散合六味地黄汤治疗生殖器疱疹72例．中国中医急症，2010，19（5）：804.

第二节　新陈代谢疾病

六味地黄丸在新陈代谢疾病中的应用主要涉及糖尿病及高脂血症。

1. 糖尿病

糖尿病是一种常见的代谢疾病，基本病因为胰岛素绝对或相对分泌不足，引起体内的糖、脂肪、蛋白质等物质代谢紊乱，出现血糖过高或尿糖。目前，临床应用六味地黄丸治疗本病，或以本方为基础方加减，或联合其他中成药，或辅助西药，以延缓或预防糖尿病的发生，治疗糖尿病。此外，本方还用于糖尿病并发症及伴随症的治疗。

（1）**原发病**　目前，临床应用六味地黄丸治疗糖尿病，既可用于糖耐量异常患者的治疗，以延迟或预防糖尿病的发生；也可用于治疗糖尿病。前者应用本方多以辨病为原则，后者则以肾阴虚或气阴两虚为理想用方指征。

关健华等[1]以六味地黄丸和阿卡波糖片治疗糖尿病前期患者21例。方法：将61例患者随机分为A、B、C组，三组均给予生活方式指导，A组给予阿卡波糖片，B组给予六味地黄丸，C组不服药。结果：治疗12周后，三组患者血糖、血脂和低度炎症状况均有改善，其血糖恢复正常的逆转率分别为63.16%、47.62%、33.33%。

陈蓉飞[2]以六味地黄丸合黄连素治疗糖耐量异常患者24例。方法：选择糖耐量异常患者46例，并随机分为2组，其中对照组22例仅进行饮食及运动治疗，治疗组24例在对照组治疗基础上，服用六味地黄浓缩丸及黄连素片，一个月后检查空腹血糖、75g葡萄糖负荷餐后2小时血糖及血脂水平。结果：治疗组总有效率79.2%，对照组总有效率仅为36.4%。

吴海峰等[3]以六味地黄丸加黄芪、丹参治疗空腹血糖受损患者32例。方法：将62例患者随机分为治疗组32例、对照组30例。治疗组应用六味地黄浓缩丸，每次8粒，每天3次口服；黄芪30g、丹参15g，加水500mL煎取250mL。每天2次分服，1个月为1个疗程。对照组不接受任何药物治疗。两组均嘱适当控制饮食和适当运动，观察空腹血糖变化。结果：治疗组有效率68.75%，对照组为40%。而后，又将治疗组有效病例终止药物治疗者列入终止组、继续治疗者列入继续组，继续组疗效显著优于终止组。

曾永红等[4]以六味地黄丸及生活方式干预治疗葡萄糖耐量异常及早期糖尿病患者 56 例。方法：将患者随机分为中药综合治疗组 56 例、生活方式干预组 55 例及对照组 55 例。生活方式干预组采用严格的饮食处方、中等强度的有氧运动、反复糖尿病基本知识讲座及定期的血糖监测；中药综合治疗组除了上述治疗外，另外加入六味地黄丸治疗；对照组仅发放宣传手册及定期复查。结果：经过一年半治疗，对照组 9 例恶化为糖尿病（16.4%），生活方式干预组 2 例恶化为糖尿病（3.37%），中药综合治疗组未发现恶化为糖尿病者。与对照组比较，中药综合治疗组、生活方式干预组血糖、血脂、血压和体重指数显著降低，而中药综合治疗组又优于生活方式干预组。由此指出，生活方式干预和中药综合治疗均可预防糖尿病，中药六味地黄丸有预防糖尿病的作用。

另有大量研究表明，单用六味地黄丸或六味地黄丸辅助降糖西药，在治疗糖尿病方面可获得可靠疗效。

首先，治疗无症状性糖尿病可使用六味地黄丸。本证型无一般糖尿病所具备的渴饮、多尿、消谷善饥的症状，往往只在体检时才偶然发现尿糖、血糖增高。胡建萍[5]以六味地黄丸治疗无症状性糖尿病 21 例。方法：口服方药（熟地黄 20g，山萸肉、山药、泽泻各 12g，茯苓 15g，丹皮 10g）以滋补肝肾，益血填精，并随症加味。每天 1 剂，文火水煎，分 2 次服。3 个月为 1 疗程。结果：痊愈 7 例，基本痊愈 10 例，好转 3 例，无效 1 例，总有效率达到 95%。作者认为，肾为先天之本，本类糖尿病虽无消渴病的典型证候，然肾虚是其本。因此，从辨病治疗的思路采用六味地黄丸防治糖尿病，已引起中西医临床工作者的高度重视。

其次，临床应用六味地黄丸治疗糖尿病疗效满意，且优于降糖西药。张庆祝[6]以六味地黄丸治疗阴虚型 2 型糖尿病患者 150 例。方法：在饮食控制的基础上，口服六味地黄丸每次 2 粒，每天 3 次，疗程 60 天。结果：治疗后患者空腹血糖、餐后 2 小时血糖、糖化血红蛋白与治疗前比较均有显著改善，且六味地黄丸在应用过程中未出现低血糖及心、肝、肾功能损害等不良反应。作者推测，六味地黄丸的降糖机制可能是通过提高胰岛素水平而实现的。

代点云[7]以六味地黄丸治疗 2 型糖尿病 44 例。方法：将患者随机分为两组，其中对照组 44 例、治疗组 44 例。对照组服用格列本脲，每天 5～10mg，临床上根据血糖水平调整剂量，分早晚两次饭后服用或两联用药。治疗组 44 例中，中医辨证属阴虚燥热型 18 例、气阴两虚型 16 例、阴阳俱虚型 10 例，以上 3 型病例初诊均以六味地黄汤为基础方加减。每天 1 剂，水煎服，分 3 次服用。一般服汤药 4 周后，燥热、瘀血、痰饮等标证解除，气虚、血虚、阴虚、阳虚证得以纠正，改服六味地黄丸。结果：治疗组总有效率100%，发生并发症2例，占4.5%；对照组总有效率91%，发生并发症21例，占47.7%。

朗宁等[8]以加减六味地黄丸治疗2型糖尿病30例。方法：治疗组给予中药（药物基本组成：山茱萸、山药各15g，泽泻、丹皮、生地、知母各12g，茯苓20g，黄芪40g）每天1剂，水煎，分早中晚3次空腹下，14日为1疗程，连续治疗2~3疗程，治疗期间不使用胰岛素及降糖药治疗。对照组服用西药达美康，每次80mg，每天2次。结果：治疗组和对照组均有降低FBg、PBG的作用，前者还有降低胆固醇、甘油三酯的作用，并较后者优越，同时治疗组在改善临床症状方面较对照组有优势。

再有，六味地黄丸亦用于辅助西药治疗2型糖尿病。林甲宜等[9]以六味地黄丸治疗2型糖尿病66例。方法：将患者按性别相同，年龄、病程、体重指数、病情、中医辨证、并发症等临床资料基本相似进行匹配，随机分成治疗组和对照组。两组均继续坚持饮食，运动治疗，并使用格列齐特每天80~240mg，在此基础上，治疗组46例中属于阴虚热盛或气阴两虚证者，给予六味地黄丸，阴阳两虚证者，给予金匮肾气丸。结果：六味地黄丸有助于改善2型糖尿病患者糖、脂代谢和肾功能、胰岛素抵抗及胰岛β细胞功能，并有提高胰岛素释放率、抑制醛糖还原酶和脂质过氧化作用，且能显著改善患者生存质量。

卞晓云[10]以六味地黄胶囊联合治疗2型糖尿病32例。方法：将患者随机分为2组，其中中西药组32例，西药组30例。中西药组在原有磺脲类、双胍类药物均改为维持量，加服六味地黄胶囊；西药组则在原先服用磺脲类、双胍类药剂量的基础上，加用拜糖平。结果：治疗组总有效率87.5%，对照组总有效率70%，且治疗组口渴多饮、心烦乏力、多汗、腰膝酸软等临床症状的改善情况优于对照组。两组均可改善空腹血糖、餐后2小时血糖、糖化血红蛋白及甘油三酯等指标，但治疗组尤为明显。

职冬悦[11]以六味地黄软胶囊治疗2型糖尿病患者104例。方法：将214例初诊2型糖尿病患者按体质量指数（BMI）和临床症状分为非肥胖型组103例和肥胖型组111例，2组均又分为六味地黄软胶囊合二甲双胍亚组和二甲双胍亚组。各组在常规饮食、运动指导下予相应药物治疗。采用稳态模型评估胰岛素敏感性，观察各组胰岛素抵抗指数（IR）、胰岛素分泌指数（IS）、胰岛素原（FPI）与免疫活性胰岛素（IRI）比例。结果：肥胖型组2个亚组治疗后，FPI/IRI与治疗前比较，差异均有统计学意义；非肥胖型组两个亚组治疗后，IS、FPI/IRI与治疗前比较，差异有统计学意义，而IR水平仅联合用药组与治疗前比较，差异有统计学意义，且非肥胖型组 IR（%）、IS（%）改善均较肥胖型组明显。作者认为，六味地黄软胶囊的加入能明显增加非肥胖型 2 型糖尿病患者的胰岛素分泌指数及胰岛素敏感性，而对肥胖型 2 型糖尿病患者则主要是通过改善胰岛素的敏感性来实现降糖作用的。

王祥香等[12]以六味地黄软胶囊和银杏叶片治疗 2 型糖尿病 20 例。方法：在西药降糖治疗基础上，将 40 例早期 2 型糖尿病患者，随机分为中药组和安慰剂组，每组 20 例，分别给予六味地黄软胶囊及银杏叶片或安慰剂治疗 6 个月，检测治疗前后血清 RANTES、血糖、血脂、糖化血红蛋白及尿微量白蛋白水平。结果：中药组治疗后血清 RANTES 较治疗前明显下降，且明显低于安慰剂组。

张育彬[13]的研究表明，在西药治疗的基础上加服六味地黄丸，可降低 2 型糖尿病患者的 hs-CRP、IL-6 和 TNF-α 水平，故具有改善糖尿病炎症反应的趋势。

曹建恒[14]的研究显示，六味地黄丸可能明显改善糖尿病患者红细胞免疫功能。

胡合营[15]认为，六味地黄丸与维生素 E 联合应用，可提高 SOD 活性以纠正糖尿病自由基代谢失衡。

另外，尚有医家指出，应用六味地黄丸治疗糖尿病，需以辨证为肝肾阴虚或气阴两伤为原则。潘立文[16]以加味六味地黄汤治疗 2 型糖尿病（肝肾阴虚，气阴两伤型）45 例。方法：在不调整原有的饮食、运动疗法以及原用降糖药物使用剂量的前提下，以滋补肝肾，益气养阴为治疗法则，采用加味六味地黄汤（黄芪 15g，熟地黄 15g，生地黄 15g，山茱萸 10g，山药 15g，茯苓 15g，泽泻 20g，丹皮 10g，枸杞 15g，菊花 10g，甘草 6g）为主方，并根据兼证加味进行治疗，疗程为 8 周。结果：加味六味地黄汤有助于改善患者多饮、善饥、多尿、乏力、腰膝酸软、手足心热、大便干燥等临床症状，且以改善多饮多尿症状为明显；还可明显降低空腹血糖及餐后血糖、降低空腹胰岛素水平，同时具有降脂作用，且无明显不良反应及毒副作用。

郭跃来等[17]也认为，糖尿病只有中医辨证属阴虚者才可应用六味地黄丸，而中医辨证属湿热内蕴，或痰湿内盛、肺阴虚燥热、胃热炽盛，或不仅阴虚，而且阳虚、血瘀之症多现，病人气血阴阳俱虚，或虚实夹杂者，单用补阴，疗效难现。故治疗糖尿病六味地黄丸不可滥用。

六味地黄丸除用治以上原发性糖尿病外，还应用于肝源性糖尿病的治疗。游源渊[18]以六味地黄丸治疗肝源性糖尿病 25 例。方法：将患者分为治疗组 25 例，对照组 18 例。方法：2 组均给予保肝（肝太乐、肝得健、维生素 C、肝氨等）及糖尿病饮食疗法，不应用正规胰岛素；治疗组口服六味地黄丸，每次 30 粒，每天 2 次，加维乐生 1 粒；对照组口服消渴丸，每次 5~10 粒，每天 3 次。疗程一般在血糖、ALT 复常后巩固治疗 2~3 周。结果：六味地黄丸对于该病的症状、体征均有改善作用，可加速血糖及 ALT 指标恢复，且无任何不良反应。

【案例举隅】

案例 1　陈某，男，54 岁，干部。于两年前无原因口渴喜冷饮，每昼夜饮水量约 2500 毫升，每天主食 1.5 市斤有余，易饥多尿，一直未予治疗，于 1988 年 7 月 1 日就诊。患者自诉多饮、多食、多尿，伴头昏两年余，近月来加剧。饮水量每天约 2000~2500mL，尿 10 余次，食欲亢进易饥，伴腰膝酸软、两目干涩、五心烦热。诊见患者神识清楚，身体羸弱，面色无华，面容憔悴，舌红少苔，脉细数。体温 37℃，脉搏 80 次/分，呼吸 20 次/分，血压 20/12kPa。心肺正常，肝脾未触及，双肾区有压痛。血糖 11.1mmol/L，尿糖定性（＋＋＋）。诊断为消渴（肾阴不足型），西医诊断为"成年型糖尿病"。治以滋肾阴，佐以清热，予基本方（熟地 60g，山茱萸、山药各 30g，泽泻、丹皮、茯苓各 15g，花粉 40g，石斛 15g，砂仁 10g）加西洋参 6g（另包煎，兑服），枸杞、女贞子各 30g，30 剂，水煎服，每天 1 剂，分 5 次口服。药后饮水量明显减少，每天 1500mL 左右，血糖 9.44mmol/L，尿糖定性（＋＋），体重增加 1.2 公斤，除头昏外，诸症均有好转。上方去泽泻、西洋参，又服药 20 剂，空服血糖 8.33mmol/L，尿糖定性（＋）。上方略有加减，共治疗 3 个月，服汤药 90 余剂，以上诸恙皆消失，尿糖、血糖 3 次复查均为正常。又以上方化裁，酌加健脾和胃之品调整月余，以巩固其疗效。随访观察 3 年，尚未复发[19]。

案例 2　郭某，男，58 岁，干部。患糖尿病 10 年余，口服玉泉丸、消渴丸等药物，血糖下降均不明显，疗效不理想。近几年来，查尿糖始终为（＋＋）至（＋＋＋），空腹血糖为 9.4~12.5mmol/L。1992 年 11 月，该患者到我院求治，除坚持糖尿病饮食外，同时服用六味地黄丸，改变以往的丸药用法，每次口服 18g，每天 3 次，10 天为 1 个疗程。患者坚持服用了 4 个疗程后，查空腹血糖为 6.3mmol/L，尿糖（＋），临床症状基本消失。后又巩固治疗 3 个疗程，1993 年 3 月再次测定血糖、尿糖均正常[20]。

（2）糖尿病并发症和伴随症　六味地黄丸除可用于预防及治疗糖尿病原发病外，还可用于糖尿病并发症及伴随症的治疗，如感染、心脑血管病变、肾脏病变、周围神经病变及视网膜病变等。

①感染　目前，六味地黄丸多用于治疗糖尿病并发泌尿系感染及牙周炎。糖尿病合并泌尿系感染，是由于糖尿病患者抵抗力低下，白细胞吞噬作

用受到抑制，同时尿糖有利于细菌及真菌的繁殖而致。女性尿路短，更易发生上行性感染。韩毅敏[21]以加味六味地黄汤治疗糖尿病合并慢性尿路感染32例。方法：药用熟地15g，山药15g，山茱萸15g，丹皮20g，茯苓18g，泽泻15g，白花蛇舌草20g，土茯苓20g，车前子20g，金钱草20g，败酱草15g，并根据临床症状进行加减。结果：痊愈23例（71.87%），好转9例（28.13%），有效率100%。治愈者中，2个疗程治愈6例，3个疗程治愈17例。

糖尿病牙周炎，是由于患者口腔卫生状况较差，组织修复能力降低，免疫力下降，细菌侵袭和宿主防御机能之间的动态平衡被打破造成的。孙林琳[22]以六味地黄丸治疗糖尿病患者牙周炎140例。方法：将患者随机分为两组，实验组给予牙周基础治疗和六味地黄丸，对照组仅作牙周基础治疗。结果：治疗6个月后，实验组患者牙周探针深度、附着水平丧失、牙齿松动度均有显著改善。作者认为，六味地黄丸用于糖尿病合并牙周炎患者的牙周维护期治疗，可以明显改善机体的整体状况，增强机体抵抗力，维护牙周组织的稳定性，巩固牙周基础治疗后的疗效，并有进一步的治疗作用，从而有效地防止疾病的复发和发展。

刘辉等[23]以六味地黄丸治疗糖尿病牙龈炎引起的牙齿松动60例，也取得满意疗效。

【案例举隅】

杨某，女，64岁，2001年5月初诊。糖尿病史6年，反复尿频急灼热两年余，遇劳即发，曾两次以"尿路感染"住院治疗。现又发作1天，小便灼热、频急，腰酸乏力，大便干，舌红苔白微腻，脉细数。查尿常规：白细胞（+）、潜血（+），FBG 10.1mmol/L；中段尿细菌培养及药敏感试验：肠球菌、菌落数12956/mL，敏感抗生素为左氧氟沙星、呋喃坦丁，细菌培养与前两次住院尿培养相同。西医诊断为2型糖尿病合并慢性尿路感染，中医诊断为热淋。证属肾阴不足，湿热留恋。西药用胰岛素控制血糖，中药用生地15g，山茱萸15g，山药15g，茯苓18g，丹皮20g，泽泻15g，土茯苓20g，白花蛇舌草20g，金钱草20g，败酱草15g，车前子15g，黄芪15g，白茅根20g。2日1剂，日服3次，嘱多饮水，注意休息，忌辛辣食物。治疗3个疗程后多次复查尿常规正常，3次中段尿培养阴性[21]。

②糖尿病心脑血管病变 糖尿病心血管改变是糖尿病的严重并发症之一。吴道群[24]采用参麦六味地黄汤为基础方治疗糖尿病合并心血管病变20例。方法：基础方药用太子参30g，麦冬30g，五味子10g，生地20g，山药20g，枣皮15g，丹皮10g，茯苓15g，黄精15g，根据并发冠心病、高血压的侧重不同

加减用药。治疗期间全部病例停止使用其他方法。结果：糖尿病合并高血压者显效 4 例，有效 3 例，无效 1 例；糖尿病合并冠心病者，显效 7 例，有效 5 例，无效 0 例。

江扬聪等[25]以达美康配合六味地黄丸治疗 2 型糖尿病合并高血压 21 例。方法：在不改变其原用西药（达美康、二甲双胍）治疗糖尿病、高血压的基础上，加用六味地黄丸，8 周为 1 疗程。结果：第一疗程患者中，95.2% 的空腹血糖降至 7.7~6.2mmol/L，餐后两小时血糖降至 10.1~11mmol/L，血压降至 81~90/140mmHg；第 2 疗程结束后，患者血压、血糖指标均进一步改善，且头目眩晕、耳鸣、舌燥、咽干等症状消失，睡眠改善，亦未见不良反应。

陈梅[26]以六味地黄丸辅助治疗 2 型糖尿病合并高血压 30 例。结果：治疗第 1 疗程后显效 6 例，有效 13 例，无效 11 例，总有效率 63.33%，治疗第 2 疗程后显效 12 例，有效 14 例，无效 4 例，总有效率 86.67%。

糖尿病性脑梗死，多由大脑深部动脉粥样硬化，血管狭窄或闭塞，脑组织急性缺血坏死所致。阚鲁[27]运用脑心康合六味地黄软胶囊治疗糖尿病性脑梗死 38 例。方法：将患者随机分为治疗组及对照组。对照组采用脑益嗪 25mg，每天 3 次口服；肠溶阿斯匹林 75mg，每天 1 次口服；脑复康 8g，胞二磷胆碱 0.5g，VitC 3g，VitB$_6$ 0.2g，ATP 40mg，CO-A 100u 静脉滴注，每天 1 次；胰岛素控制血糖；合并有高血压、感染者给予降压、抗感染治疗。治疗组在对照组用药基础上，加用脑心康 2 粒，每天 3 次口服，六味地黄软胶囊 3 粒，每天 2 次口服，疗程均为两周。结果：治疗组显效率为 78.94%，神经功能缺损积分减少，血液流变学改善，均明显优于对照组。

③糖尿病肾脏病变　糖尿病肾病是以肾小球硬化症为主的严重糖尿病并发症，多数医家认为本病的基本病机是本虚标实，可用六味地黄丸滋补肝肾以治其本。

陈炳等[28]以六味地黄丸配合达美康与氯沙坦联合治疗糖尿病肾病 34 例。方法：将 68 例糖尿病肾病患者随机分为联合治疗组和对照组各 34 例。联合治疗组给予六味地黄丸配合达美康与氯沙坦联合治疗，对照组仅给予达美康与氯沙坦治疗。结果：联合治疗组尿白蛋白排泄率、尿 β_2-微球蛋白、空腹血糖、肌酐、尿素氮及血清超氧化物歧化酶含量等相关参数均有明显改善，且优于对照组。

宋晓燕等[29]以六味地黄丸治疗早期糖尿病肾病 41 例。方法：将患者按随机对照原则分为对照组（31 例，常规治疗，即口服糖适平或注射胰岛素）和治疗组（41 例，常规治疗加六味地黄丸），3 个月为 1 个疗程。结果：六味地黄丸不仅可使 DN 患者的症状与体征改善，还可抑制红细胞 AR 活性，降低尿

白蛋白排泄率及血 β_2 - 微球蛋白水平，但对血糖、血脂及平均动脉血压无明显影响。

何剑成等[30]以六味地黄丸治疗早期糖尿病肾病合并高同型半胱氨酸血症患者 17 例。方法：将患者随机分为西药治疗组 18 例及实验组 17 例。西药组用洛汀新治疗，实验组在西药治疗的基础上加服浓缩六味地黄丸，疗程 3 个月。结果：实验组的血糖、血清同型半胱氨酸及 24 小时尿微量蛋白水平均显著降低，优于西药组。

薛婧等[31]以六味地黄汤治疗早期糖尿病肾病 36 例。方法：将 60 例早期糖尿病肾病患者随机分为两组：治疗组 36 例、对照组 24 例。治疗组用六味地黄汤；对照组用科素亚治疗。疗程为 12 周，观察两组治疗前后的尿白蛋白排泄率、糖化血红蛋白、血糖，并进行对比分析。结果：治疗组总有效率 91.83%，对照组总有效率 66.67%，两组比较有显著性差异。

殷士良等[32]认为，六味地黄丸联合血脂康，可协同保护肾脏，且这种协同作用不依赖于血糖血脂的改善。联合组还可降低血 TNF-α 水平，说明对糖尿病早期肾病的改善作用，可能与降低炎症因子 TNF-α 的表达有关。

吕勇等[33]以六味地黄丸治疗糖尿病肾损害患者 45 例。方法：将符合标准的 86 例患者分为治疗组和对照组。治疗组口服降糖西药及六味地黄丸，对照组 41 例单服降糖西药。共观察 16 周，检测 24 小时尿蛋白定量、尿微白蛋白排泄率（UAE）、尿 α_1 - 微球蛋白（α_1 - MG）、血一氧化氮（NO）、尿 N - 乙酰 - β - 氨基葡萄糖苷酶（NAG 酶）、血 β_2 - 微球蛋白（β_2 - MG），血肌酐（Scr）等肾损害实验指标。结果：六味地黄丸治疗组尿 UAE、α_1 - MG 及 NAG 酶、血 β_2 - MG 及 Scr 治疗后均较治疗前有明显下降，肌酐清除率（Ccr）和尿 NO 明显上升。结果提示，六味地黄丸对糖尿病肾病患者各项肾损害实验指标有明显的改善作用。

【案例举隅】

刘某，女，67 岁，2005 年 8 月 6 日初诊。患者于 9 个月前出现双下肢水肿到当地县医院检查：空腹血糖 9.4mmol/L，餐后血糖 14.98mmol/L，胆固醇 12.4mmol/L，尿蛋白（+++），诊断为"Ⅱ型糖尿病糖尿病肾病"，给予胰岛素早晚皮下注射，口服力平脂及对症处理，症状缓解。10 天前因劳累再次出现眼睑及四肢浮肿，遂来本院就诊。症见：眼睑及四肢浮肿，头晕耳鸣，神疲乏力，手足心热，口干，舌红苔薄白，脉细数。实验室检查：红细胞 2.72×10^{12}/L，血红蛋白 75g/L，总蛋白 68g/L，白蛋白 41g/L，血糖 5.29mmol/L，胆固醇 5.29mmol/L，甘油三酯 5.99mmol/L，谷丙转氨酶 61U/L，尿常规：尿蛋白（++），24 小时尿蛋白定量 2.8g/L，诊断为："糖尿病肾病（气阴两虚）"，用六味地黄汤加味：山茱萸 15g，生地 15g，山药 15g，茯苓 15g，泽泻 20g，丹皮 12g，黄芪 30g，车前子 30g，猪苓 30g，白花蛇舌草 30g，白茅根 30g，草薢 30g，每天 1 剂水煎服。胰岛素继用，并给予对症处理。两周后，水肿消退，尿蛋白（＋），24 小时尿蛋白定量 0.5g，上方继服两周，尿蛋白（±），调方为：山茱萸 15g，生地 15g，山药 15g，茯苓 15g，泽泻 15g，丹皮 12g，西洋参 15g，黄芪 20g，黄连 6g，金樱子 15g，芡实 10g，丹参 20g，五味子 15g，地骨皮 12g，怀牛膝 12g。继服 3 个月，患者病情稳定。胰岛素已逐步撤掉，血糖 6.1mmol/L，血压 130/80mmHg，甘油三酯 8.4mmol/L，以上方加血竭 6g，水泛为丸，长期服用。患者所用西药全部停用，病情稳定。观察已 16 个月，未见反复[34]。

④糖尿病周围神经病变　糖尿病周围神经病变是糖尿病最常见的并发症之一，其发病主要与长期糖尿病所致山梨醇旁路代谢增强、醛糖还原酶活性升高以及微血管病变引起的神经缺氧缺血等因素有关。临床研究表明，六味地黄丸治疗本病，多合用活血通络方，以促进周围神经恢复。

江军亮[35]以六味地黄丸和通心络胶囊联合治疗糖尿病周围神经病变 31 例。方法：将患者分为对照组及治疗组各 31 例，两组均用西药或胰岛素降糖治疗，治疗组加服六味地黄丸合通心络胶囊，对照组加服维生素 B1 和弥可保。结果：4 周后，治疗组显效 15 例，有效 13 例，无效 3 例，总有效率 90.3%，明显优于对照组的 70.9%。

杜萍格等[36]以六味地黄合黄芪桂枝五物汤治疗糖尿病周围神经病变 40 例。方法：将患者随机分为治疗组及对照组。对照组控制血糖，肌肉注射维生素 B1、维生素 B12、川芎嗪注射液 80mg 加入生理盐水 250mL 静脉滴注，每天一次。治疗组在此基础上采用中药口服，方以六味地黄合黄芪桂枝五物汤加减。生地 30g，山茱萸 15g，茯苓 20g，丹皮 10g，泽泻 10g，黄芪 50g，桂枝 10g，芍药 20g，当归 30g，丹参 20g，生姜 3 片，大枣 3 枚。肢体麻木重者加水蛭 10g，疼痛剧烈者加延胡索 10g，米壳 20g。结果：治疗组显效 27 例（周围神经病症状消失或明显好转，腱反射恢复正常或明显改善，肌电图明显改善，神经传导速度提高 5m/s 以上）；有效 5 例（症状有所改善，腱反射较前有所好转，神经传导速度提高 2m/s）；无效 2 例（未达到有效标准或恶化），总有效率 80%；对照组显效 2 例，有效 15 例，无效 21 例，总有效率 44.7%。

周晖等[37]以补阳还五汤合六味地黄汤加减治疗糖尿病周围神经病变 32 例。方法：将患者随机分为治疗组和对照组各 32 例。两组均进行饮食控制，使用口服降糖药或胰岛素控制血糖，并治愈其急性并发症，同时给予 B 族维生素及小剂量阿斯匹林治疗。治疗组在此基础上加服补阳还五汤合六味地黄汤加减（北黄芪30g，赤芍12g，地龙6g，川红花10g，桃仁18g，熟地黄15g，山茱萸12g，怀山药15g，玄参20g，泽泻9g，云苓10g）水煎服，日1剂，分2次服，共4周。结果：与对照组比较，治疗组可明显改善神经症状和体征。

滕书文[38]以补阳还五汤合六味地黄汤治疗糖尿病性末梢神经炎30例。方法：将58例患者随机分成治疗组及对照组。治疗组给予补阳还五汤合六味地黄汤。基本方：生黄芪60g，当归15g，赤芍12g，红花10g，川芎、地龙各12g，丹参30g，桃仁10g，山药、山萸肉、熟地各15g，泽泻10g，丹皮6g，茯苓10g。每天1剂，水煎，分2次服，肢体麻木甚者，上肢加桂枝，下肢加牛膝。对照组给予维生素B族及镇痛药等对症治疗。结果：经过两个疗程治疗，治疗组显效16例，有效11例，无效3例，总有效率90%，优于对照组，且神经传导速度较治疗前显著增快。

⑤糖尿病视网膜病变　糖尿病视网膜病变是糖尿病患者并发眼底微血管病变和神经病变的总称，以视网膜血管闭塞性循环障碍为主要病理改变特征，是糖尿病最常见的严重并发症之一。以六味地黄丸治疗本病，多以辨病为原则，并随症加减。

张甦琦[39]以六味地黄汤加减治疗糖尿病视网膜病变患者136例（260眼）。方法：将患者分为治疗组（136人260眼）及对照组（68人129眼）。治疗组采用中医药辨证施治：以六味地黄汤加三七、旱莲草、牡丹皮、枸杞子为主方，并根据眼部症状进行加减用药治疗。对照组根据眼底情况常规应用西药维生素、安络血、氨妥碘等对症治疗，4级以上者适时配合眼底激光光凝治疗。结果：治疗组中视网膜病变发展的19人33眼，稳定好转117人227眼，总稳定好转率87.31%；对照组中视网膜病变发展的43人80眼，稳定好转25人49眼，稳定好转率37.98%。

王印昌等[40]以六味地黄丸加味治疗糖尿病性视网膜病变25例（49眼）。方法：用六味地黄汤为基本方，根据分型加减治疗。基本方：熟地黄20g，山茱萸12g，山药15g，泽泻10g，茯苓12g，牡丹皮12g。辨证加减：阴虚火旺型去泽泻，加知母12g，黄柏12g，生地黄12g，菊花12g，枸杞子10g；气阴两虚型加太子参15g，麦门冬15g，黄精12g，玉竹12g；脾肾两虚型加党参15g，白术20g。每天1剂，水煎分2次服。20日为1个疗程，平均3~6个疗程。并继续控制血糖治疗。结果：经2~4个疗程的治疗，总有效率93.9%，且空腹血糖多数降至或接近正常。

⑥其他　六味地黄丸除用于治疗糖尿病上述并发症外，还用于糖尿病神

经原性膀胱及糖尿病性便秘。

糖尿病神经原性膀胱是糖尿病慢性并发症之一，因其早期发病隐匿，只表现为残余尿量增多，患者可无临床表现，随着病情不断发展，则出现尿潴留或溢出性尿失禁。农文燕[41]以六味地黄冲剂合西药治疗糖尿病神经原性膀胱30例。将50例患者分为对照组（20例）和观察组（30例）。两组患者在控制血糖的前提下，均予α受体阻滞剂酚妥拉明注射液、酚苄明片治疗，配合膀胱按摩、膀胱功能训练。观察组加服六味地黄冲剂，对照组予维生素 B_1、B_6、B_{12}营养神经治疗。两组疗程均为1个月。结果：观察组总有效率97%，高于对照组。

糖尿病性便秘是糖尿病胃肠病中最常见的表现，糖尿病神经病变者中，60%存在便秘。桂建华[42]以六味地黄丸联合六味安消胶囊治疗糖尿病性便秘40例。方法：将78例患者随机分为对照组38例和治疗组40例，对照组以六味地黄丸联合麻仁润肠软胶囊治疗，治疗组以六味地黄丸联合六味安消胶囊治疗，两组均治疗4周。结果：治疗组总有效率为97.5%，优于对照组。

2. 高脂血症

高脂血症是人体脂质代谢失常，血浆内脂质浓度超过正常范围，因脂质多与血浆中蛋白结合，故又称高脂蛋白血症。临床报道，六味地黄丸对高血脂症有一定的治疗效果。

殷昭红[43]用六味地黄汤加味治疗本病168例。方法：治疗期间患者饮食起居照常，对伴有他症者，继续服用相应的治疗药物，但避免使用对血脂有影响的药物，尤其是降脂药。所以患者服用加味六味地黄汤治疗。药物组成：熟地黄15g，山药20g，茯苓20g，牡丹皮10g，泽泻10g，山茱萸15g，川芎8g，山楂20g，枸杞子20g，丹参15g，陈皮6g，甘草6g。每天1剂，加水500mL，煎取汁250mL，分2次温服。结果：3个疗程后，患者血清总胆固醇和（或）甘油三酯均显著下降，总有效率92.8%，且所有患者治疗过程中均未发现明显的毒副反应。

参考文献

[1] 关健华，季兵，陈先明，等. 六味地黄丸、阿卡波糖片对糖尿病前期干预效果探讨. 当代医学，2009，16（16）：3-4.

[2] 陈蓉飞. 六味地黄丸合黄连素治疗糖耐量异常24例临床观察. 江苏中医药，2007，39（12）：31-32.

[3] 吴海峰，徐爱莲. 六味地黄丸加黄芪丹参治疗空腹血糖受损疗效观察. 浙江中西医结合杂志，2008，18（3）：164-165.

[4] 曾永红. 朱洪翔. 陈芃，等. 六味地黄丸治疗 IGT 降低心血管疾病危险因素的研

究．心血管康复医学杂志，2006，15（6）：606 - 608.

[5] 胡建萍．六味地黄丸加味治疗无症状糖尿病 21 例．四川中医，1999，17（11）：35.

[6] 张庆祝．六味地黄丸治疗阴虚型 2 型糖尿病疗效观察．现代中西医结合杂志，2006，15（10）：1282.

[7] 代点云．六味地黄丸加减治疗 2 型糖尿病临床研究．医药论坛杂志，2008，29（18）：85 - 86.

[8] 郎宁，亓鲁光，王海松．加减六味地黄丸治疗 2 型糖尿病临床观察．成都中医药大学学报，2000，23（4）：46 - 47.

[9] 林甲宜，李秀群，刘献华，等．六味地黄丸、金匮肾气丸干预对糖尿病患者外周胰岛素抵抗胰岛素释放率、多元醇代谢、氧化应激和生活质量的影响．第七次全国中西医结合糖尿病学术会议：148 - 151.

[10] 卞小云．六味地黄胶囊联合治疗 2 型糖尿病效果观察．南通医学院学报，2001，4（21）：400 - 401.

[11] 王祥香，孙子林，余江毅，等．六味地黄软胶囊和银杏叶片对 2 型糖尿病患者血清 RANTES 水平的影响．中国中西医结合杂志，2007，27（4）：315 - 317.

[12] 职冬悦．六味地黄软胶囊对初诊 2 型糖尿病患者胰岛素敏感性和胰岛 β 细胞功能的影响．河北中医，2008，30（1）：16 - 18.

[13] 张育彬．六味地黄丸对 2 型糖尿病患者 hs - CRP、IL - 6 和 TNF - α 的影响．甘肃中医学院学报，2007，24（4）：22 - 23.

[14] 曹建恒．六味地黄丸对 2 型糖尿病患者红细胞免疫功能调节作用的影响．新中医，2005，37（3）：45 - 47.

[15] 胡合营，郑军萍．糖尿病患者血中 SOD 含量变化与维生素 E、六味地黄丸关系的临床观察．放射免疫学杂志，2001，14（3）：140 - 142.

[16] 潘立文．加味六味地黄汤治疗 2 型糖尿病的临床研究．湖北中医学院硕士研究生学位论文，2009 年 4 月.

[17] 郭跃来，于耀．滥用六味地黄丸误治糖尿病 102 例分析．内蒙古中医药，2006，25（3）：50.

[18] 游源渊，康淑华．六味地黄丸治疗肝源性糖尿病 25 例．福建中医药，1997，28（6）：46.

[19] 钟磊，伍钟美．六味地黄丸加味治疗胰岛素依赖型糖尿病 65 例．湖北中医杂志，1999，（2）：20 - 21.

[20] 于英洲，江辉．六味地黄丸治疗肾阴亏虚型糖尿病 48 例．河南中医药学刊，1995，10（6）：47.

[21] 韩毅敏．加味六味地黄汤治疗糖尿病合并慢性尿路感染 32 例．实用中医药杂志，2007，23（12）：770.

[22] 孙林琳．六味地黄丸治疗糖尿病患者牙周炎的疗效观察．中国现代医药杂志，2007，9（1）：9 - 10.

[23] 刘辉，杨宇红，张红茹，等．六味地黄丸治疗糖尿病患者牙齿松动效果观察．中国乡村医药杂志，2005，12（5）：66.

[24] 吴道群．六味地黄汤加减治疗糖尿病心血管改变20例体会．云南中医中药杂志，2001，22（1）：46.

[25] 江扬聪，邱乃，吴宾炘．达美康配合六味地黄丸治疗2型糖尿病合并高血压疗效观察．海峡药学，2000，12（1）：83-84.

[26] 陈梅．六味地黄丸辅助治疗2型糖尿病合并高血压30例疗效观察．医药世界，2006，（6）：99-100.

[27] 阚鲁．脑心康合六味地黄软胶囊在糖尿病性脑梗死中的应用．贵阳中医学院学报，2005，27（1）：34-35.

[28] 陈炳，刘晓萍，吴晓峰．六味地黄丸辅助治疗糖尿病肾病的临床研究．中国实用医药，2009，4（20）：6-8.

[29] 宋晓燕，陈蔷，齐晓燕．六味地黄丸对早期糖尿病肾病患者红细胞醛糖还原酶活性的影响．中国中西医结合杂志，2004，24（12）：1087-1090.

[30] 何剑成，董滟，董慧君．六味地黄丸对早期糖尿病肾病合并高同型半胱氨酸血症患者肾功能影响的临床研究．时珍国医国药，2009，20（2）：380-381.

[31] 薛婧，白君伟．六味地黄汤治疗早期糖尿病肾病36例临床观察．实用中医内科杂志，2008，22（2）：31-32.

[32] 殷士良，王小华，赵春艳．六味地黄丸联合血脂康对早期糖尿病肾病的影响．中国误诊学杂志，2010，10（15）：3599-3600.

[33] 吕勇，王亿平．六味地黄丸对糖尿病肾病肾损害实脸指标的影响．世界科学技术，2006，8（2）：109.

[34] 谢谋华，王建军．六味地黄汤在肾脏病治疗上的应用．辽宁中医杂志，2007，34（9）：1318.

[35] 江军亮．六味地黄丸合通心络胶囊治疗糖尿病周围神经病变．中西医结合心脑血管病杂志，2006，4（7）：641-642.

[36] 杜萍格，刘趁芬，袁亚新，等．六味地黄合黄芪桂枝五物汤治疗糖尿病周围神经病变40例．中国中西医结合外科杂志，2006，（12）3：287-288.

[37] 周晖，郭小云．补阳还五汤合六味地黄汤加减治疗糖尿病性周围神经病变32例．中药材，2005，28（9）：859-860.

[38] 滕书文．补阳还五汤合六味地黄汤治疗糖尿病性末梢神经炎．浙江中西医结合杂志，2000，10（11）：672-673.

[39] 张甦琦．六味地黄汤加减控制糖尿病视网膜病变的临床观察．中国民间疗法，2009，17（12）：30-31.

[40] 王印昌，浦彤远，刘翠贞等．六味地黄汤加减治疗糖尿病视网膜病临床观察．河北中医，2003，25（3）：204-205.

[41] 农文燕．六味地黄冲剂合西药治疗糖尿病神经原性膀胱疗效观察．广西中医药，2000，23（5）：10-11.

[42] 桂建华. 六味地黄丸联合六味安消胶囊治疗糖尿病性便秘 40 例. 中医药信息, 2010, 27 (1): 75－76.

[43] 殷昭红. 六味地黄汤加味治疗高脂血症 168 例. 国医论坛, 2000, 15 (1): 26.

第三节 免疫性疾病

六味地黄丸在免疫性疾病中的应用主要涉及自身免疫性肝炎、类风湿性关节炎及系统性红斑狼疮等。

1. 自身免疫性肝炎

自身免疫性肝炎是众多免疫性疾病中的一种，是较常见的肝脏慢性疾患，其平均发病年龄较轻。临床以肝区疼痛、黄疸、关节酸痛、低热、乏力及内分泌功能紊乱等为主要表现，病情严重者可有肝硬化、低蛋白血症，甚至肝衰竭而死亡。六味地黄丸治疗本病，多以辨病与辨证相结合为用方原则。

陈静[1]以六味地黄汤加减合肾上腺皮质激素治疗自身免疫性肝炎 30 例。方法：将 60 例患者随机分为治疗组 30 例和对照组 30 例，治疗组和对照组同时应用甲基强的松龙，治疗组在应用激素的同时，加服六味地黄汤的中药汤剂，每天 1 帖。结果：治疗 8 周后，治疗组的症状，体征、肝功能、免疫功能的改善，明显优于对照组。

2. 类风湿性关节炎

类风湿性关节炎是一种以关节滑膜炎为特征的慢性全身性自身免疫性疾病。目前，以六味地黄丸治疗本病，以辨证为肝肾阴虚为用方原则，其在改善类风湿性关节炎症状、体征、功能等方面具有较明显优势。

陆亚岚等[2]以六味地黄丸配合激素治疗类风湿性关节炎 19 例。方法：将类风湿性关节炎患者随机分为两组，西医组用甲氨蝶呤加小剂量强的松治疗，中医组在此基础上加用中药（以六味地黄汤为主方，加黄芩、黄连、野菊花），比较疗效差别。结果：中医组总有效率 94.74%，明显优于西医组。

胡月英[3]介绍以六味地黄丸治疗类风湿关节炎的体会。对于曾以中西药物进行治疗、病情得到控制、但仍有腰疼、肢节肿胀疼痛的患者，给予口服六味地黄丸，每天 2 次，饭后 1 次服 18g，1 个月为 1 疗程，症状均明显减轻。

3. 系统性红斑性狼疮

系统性红斑狼疮是一种多系统受损伴免疫异常的疾病。目前仅见一则使用六味地黄丸治疗本病的报道。

练颖等[4]以六味地黄丸治疗系统性红斑狼疮 30 例。方法：将 60 例随机分为两组，均给予泼尼松，首始剂量每天每公斤体重 1mg，早晨 8 点顿服，持续 8 周后，每两周减 5mg，至每天 30mg 时，缓慢减量。有狼疮肾炎的患者，用环磷酰胺0.8g静脉输注，每月1次。治疗组同时加服六味地黄丸8粒，每天3次。结果：治疗组总有效率96.67%，对照组有效率80.33%，治疗组疗效优于对照组；口腔溃疡、月经不调、肝功异常及补体C_3、24小时蛋白尿等指标两组均显著改善，但以治疗组为优；其复发率以治疗组为低；治疗组出现的阴虚火旺症候积分值及不良反应的发生率均较对照组为低。从临床出现的不良反应结果看，治疗组无论是中医阴虚火旺证候的积分，还是向心性肥胖等不良反应的发生率，均显著低于对照组，表明六味地黄丸能显著干预强的松的不良反应。结果提示：六味地黄丸能显著提高激素和免疫抑制剂对SLE的疗效、减少其复发，并能对抗激素的不良反应。

参考文献

[1] 陈静. 六味地黄汤治疗自身免疫性肝炎的临床观察. 中成药，2001，23（3）：188-190.

[2] 陆亚岚，余向东，张欣. 六味地黄汤治疗类风湿关节炎35例的临床观察. 中医中药，2007，4（27）：85.

[3] 胡月英. 六味地黄丸治疗类风湿. 辽宁中医杂志，2004，31（3）：237.

[4] 练颖，郑萍，官晓红. 六味地黄丸对激素和免疫抑制剂治疗系统性红斑狼疮干预作用的研究. 四川中医，2006，24（2）：20-21.

第四节　结缔组织疾病

六味地黄丸在结缔组织疾病中的应用主要涉及干燥综合征。

干燥综合征是一种以涎腺、泪腺受累为主的系统性自身免疫性疾病，临床表现为口、眼、鼻、皮肤、阴道干燥，多合并其他全身性疾病。临床应用六味地黄丸治疗本病，多以辨证为原则，并根据辨证加减用药。

申康[1]以六味地黄汤合增液汤加减治疗原发性干燥综合征30例。方法：选择符合FOX标准的原发性干燥综合征患者60例，随机分组，治疗组采用六味地黄汤合增液汤加减治疗，对照组采用西药人工泪液和必漱平治疗。结果：中药治疗组可显著改善口眼干燥症状，降低抗核抗体、抗SS-A、抗SS-B、类风湿因子及血沉等指标的水平，总有效率达90%，明显优于对照组。

钟琴等[2]以六味地黄丸加味治疗干燥综合征45例。方法：以六味地黄丸为基本方，并结合中医辨证加减用药。阴虚夹湿热者，加法半夏15g，陈皮12g，胆南星10g，川贝9g；阴虚夹湿毒者，加金银花10g，贯众10g，夏枯草12g，紫花地丁10g；阴虚夹瘀血阻络者，加鸡血藤30g，益母草30g，何首乌20g，重症加用桃仁10g，红花10g，水蛭10g，穿山甲10g。结果：经治疗3

个疗程，痊愈 34 例，显效 6 例，好转 3 例，无效 2 例。

赵大爽[3]以六味地黄丸治疗干燥综合征 30 例，总有效率达 86.7%。

【案例举隅】

李某，女，25 岁，工人，1986 年 12 月 5 日初诊。患者自 1986 年 4 月起，鼻衄数次。伴有口鼻咽干，微咳少痰，腰酸腿软等症，当时诊为鼻黏膜干燥症，投以止血剂治疗，虽然血止，余症未除。过三五日后，鼻衄反复发作。今晨洗脸时触动鼻部，即鼻衄不止，血量较多，色鲜红，自以棉球堵塞来诊。刻诊：鼻腔右侧立特氏区出血点，局部常规处理。其脉沉而细数，舌红少津，苔薄微黄，服本方（生地 10g，山药 10g，山萸肉 10g，丹皮 10g，泽泻 10g，茯苓 10g，栀子 9g，白茅根 30g，赤石脂 10g，五味子 6g）1 剂，血止，4 剂后鼻衄未发，余症也减。续服 8 剂诸症已除。3 个月后随访，衄未再发[4]。

参考文献

［1］申康.六味地黄汤合增液汤治疗原发性干燥综合征 30 例.山东中医杂志，2002，21（8）：467 – 469.

［2］钟琴，严鲁萍，曹永芬，等.六味地黄丸加味治疗干燥综合征 45 例临床观察.贵阳中医学院学报，2002，24（4）：13 – 14.

［3］赵大爽.六味地黄丸治疗干燥综合征的疗效观察.光明中医，2006，21（4）：50 –51.

［4］李书良，高玉秀.六味地黄丸加味治疗鼻黏膜干燥症 14 例.江西中医药，1991，22（6）：5.

第五节　呼吸系统疾病

六味地黄丸在呼吸系统疾病中的应用主要涉及慢性支气管炎、支气管哮喘、支原体肺炎及矽肺等病。

1. 慢性支气管炎　慢性支气管炎是呼吸系统的常见病、多发病，其特点是反复呼吸道感染。临床报道，六味地黄丸对慢性支气管炎具有一定的治疗效果。

芮国华等[1]以六味地黄丸治疗老年慢性支气管炎急性发作期患者 50 例。方法：将患者随机分为两组，其中治疗组 50 例，对照组 40 例。两种均给予抗炎平喘止咳常规西药治疗，治疗组加用六味地黄丸治疗。结果：治疗组总有效率 92.0%，且 CD_3、CD_4、CD_4/CD_8 上升，CD_8 下降，明显优于对照组。作者认为，六味地黄丸通过改变患者体内 T 细胞网络，改善机体内环境平衡，提高和调节 T 淋巴细胞的功能，以增强老年慢性支气管炎急性发作期患者的细胞免疫功能，大大提高了临床疗效。

2. 支气管哮喘　支气管哮喘是呼吸道的慢性过敏性疾病，与人体整体免疫力下降有关。目前，临床应用六味地黄丸治疗支气管哮喘，大多以辨病为原则。实践证明，六味地黄丸用于该病缓解期可以提高机体免疫力，预防哮喘发作。此外，本方还可辅助西药或针灸用于哮喘发作期，以缓解哮喘症状，抗炎平喘及改善患者肺功能，亦可部分替代或减少激素用量，从而改善患者的生存质量。

王福霞等[2]以六味地黄丸防治支气管哮喘19例。方法：患者每于春秋两季服用六味地黄丸，春天在4月初（清明节前后）开始服用，秋季在10月初开始服用，均连服两个月，早晚各1丸，空腹白开水送服，有发作先兆者即时服用，方法同上，病情控制后巩固1个月。于治疗后的每年6月、12月随访复查，评定疗效。结果：临床治愈5例，显效7例，有效4例，无效3例，总有效率84.2%。作者认为，六味地黄丸对支气管哮喘的防治关键取决于服药季节及用药疗程。

陈新开[3]以玉屏风散合六味地黄汤（黄芪10～30g，防风、焦白术各5～15g，生地10～20g，山萸肉6～15g，丹皮5～10g，怀山药、茯苓各10～20g，象贝母6～20g，炙麻黄3～10g，煨诃子6～15g，地龙5～15g，甘草3～5g）治疗哮喘缓解期38例。结果：痊愈25例，显效8例，有效3例，无效2例，疗效满意。陈氏指出，支气管哮喘缓解期的调治着重在脾肾，故采用先后天并治、气阴共调的方法，目的是稳定机体内环境、增强机体适应性调节能力以治本。

戴琪等[4]以六味地黄丸治疗支气管哮喘患者35例，其中发作期患者15例，缓解期患者20例。方法：治疗组均服用六味地黄丸8周，有支气管哮喘发作时可以加用 β_2 受体激动剂，哮喘症状消失后1周停用，所有病人不使用各种抗过敏药物。结果：经8周治疗后，呼气峰流速均值由治疗前的476±73mL提高到532±85mL，增加了11.76%；呼气峰流速值占预计值由疗前的81.83%提高至疗后的88.03%；另外，痰液嗜酸细胞计数有治疗前16.12±8.33减至9.26±4.52。作者认为，六味地黄丸不仅可以升高呼气峰流速均值，还可降低痰液中的嗜酸性细胞，进一步证实补肾法不但能改善支气管哮喘病人的肺功能，还有很好的抗炎作用。

庄淇源[5]研究六味地黄丸对支气管哮喘患者的Th1/Th2免度调节机制。方法：选取21例支气管哮喘的患者，在继用原乙类促效剂或气管扩张剂治疗的基础上加用六味地黄丸，另19例对照组单用原西药治疗。结果：治疗四周后，治疗组周边血液中，$CD_4{}^+$T细胞产生干扰素γ和IL－4显著增加，而对照组没有改变，此外，治疗组治疗气喘病患会在症状缓解后一段时间内无症状。

李运峰等[6]以针灸配合六味地黄丸治疗支气管哮喘60例。选取该病患者98例，随机分为治疗组60例，对照组38例。方法：治疗组针刺取大椎、肺俞、定喘、风门、足三里，并随症取穴，常规刺法，针后艾灸大椎、定喘、风门、肺俞、膻中、足三里，并配合口服六味地黄丸；对照组单用针灸疗法。结果：治疗60天后，治疗组显效36例，有效20例，无效4例，总有效率93.33%，明显优于对照组。

吴孝田[7]以六味地黄丸合参蛤散为主治疗激素依赖性哮喘42例，并单用强的松治疗39例作为对照。结果：治疗组31例停止口服强的松后仅用气雾剂吸入能控制病情，有效率95.2%，明显优于对照组的56.4%。作者认为，支气管哮喘病机为肺肾两虚，宿痰伏肺，治疗当以补肺肾为主。六味地黄丸、参蛤散平补肺肾，有助于逐渐减少强的松用量。

仕丽等[8]研究六味地黄丸对女性围绝经期哮喘的干预作用。结果表明，围绝经期是女性哮喘发病的高峰，防治影响因素多，依从性差，哮喘不易控制。六味地黄丸不仅能改善围绝经期症状，并能显著改善患者的哮喘症状，减少激素用量及哮喘发作的次数，提高患者的生存质量。

【案例举隅】

徐某，男，45岁，农民。有支气管哮喘病史二十余年，经常发作，每用静滴氨茶碱、地塞米松、抗生素等能缓解。3年前服用含糖皮质激素药丸，哮喘能控制，但停药后复发，故一直连续服用。服用过程中出现腿部肌肉抽筋，面部浮肿，腹大，最近查出患有糖尿病、高血压。近日因咳嗽后胸痛，拍胸片后示右第九肋骨骨折。说明长期服用糖皮质激素药丸，哮喘虽控制，但出现严重并发症，且对激素有依赖性。治疗上继续予强的松口服，并根据病情逐渐减少其用量，同时予正规气雾剂吸入及降血压、降血糖治疗。在此基础上用六味地黄丸合参蛤散，再加紫河车100g，研粉后水泛为丸，每天3次，每次15g左右，1个月内服完。1个月后复诊，患者口服强的松用量已减至10mg，能控制症状。续服前方两个月后复诊，已停用强的松，仅气雾剂吸入亦可控制症状[7]。

3. 支原体肺炎 支原体肺炎是肺炎支原体引起的急性呼吸道感染伴肺炎。目前，仅有一篇文献报道以六味地黄丸治疗本病。

毛国富[9]以阿奇霉素联合六味地黄丸治疗支原体肺炎60例。方法：将患者随机分成治疗组和对照组各60例，两组均口服阿奇霉素，每次0.25g，每天一次；治疗组加服六味地黄丸，每天8丸，每天3次，疗程3天或5天。结果：治疗组和对照组治疗支原体肺炎的总有效率分别为95.0%和76.7%；两组不良反应发生率分别为 8.3% 和 10.0%。结果表明，阿奇霉素加服六味地黄丸在治疗支原体肺炎中较单独服用阿奇霉素更为有效。

4. 矽肺 矽肺是尘肺中最为常见的一种类型，是由于长期吸入大量含有游离二氧化硅粉尘所引起、以肺部广泛的结节性纤维化为主的疾病。目前，仅见一篇文献报道以六味地黄丸治疗本病。

徐士雅[10]以汉防己甲素和中药六味地黄丸联合治疗矽肺 17 例。方法：治疗组服用汉防己甲素 100mg，每天两次，六味地黄丸 8g，每天两次，每周同服 6 天；对照组服用羟基磷酸哌喹 0.5g，每周口服 1 次。两组均连续服药 6 个月。结果：治疗组咳嗽、咳痰、胸痛、呼吸困难等 4 项临床症状明显改善，其中咳嗽、咳痰显著改善；感冒和支气管肺部感染频率下降 52.94%；而肺功能（FVC、$FEV_{1.0}$）则无明显改变。由此可以看出，六味地黄丸联合汉防己甲素治疗矽肺有利于改善病人临床症状。

参考文献

[1] 芮国华，刘振义，刘勇，等．六味地黄丸对老年慢性支气管炎急性发作期患者 T 淋巴细胞亚群的影响．吉林中医药．2008，28（8）：570-571.

[2] 王福霞，赵学诚．六味地黄丸防治支气管哮喘疗效观察．现代中西医结合杂志，2000，9（21）：2115.

[3] 陈新开．玉屏风散合六味地黄汤治疗哮喘缓解期 38 例．辽宁中医学院学报，2000，2（1）：28.

[4] 戴琪，陈钢，田心．六味地黄丸治疗支气管哮喘临床应用研究．中国医药学报，2004，19（7）：445-446.

[5] 庄淇源．中西医结合治疗支气管哮喘的理论和临床研究及六味地黄丸对 Th1/Th2 免度调节机制的探讨．南京中医药大学博士研究生毕业论文，2004 年 5 月.

[6] 李运峰，陈天安．针灸配合六味地黄丸治疗支气管哮喘临床观察．中国社区医师，2005，21（11）：40.

[7] 吴孝田．六味地黄丸合参蛤散为主治疗激素依赖性哮喘 42 例——附单用西药治疗 39 例对照．浙江中医杂志，2005，（10）：427.

[8] 仕丽，匡旭．女性围绝经期哮喘的特点及六味地黄丸的干预作用．中国社区医师，2008，24（21）：46.

[9] 毛国富．阿奇霉素联合六味地黄丸治疗支原体肺炎的疗效探讨．齐齐哈尔医学院学报，2008，29（21）：2595.

[10] 徐士雅．汉防己甲素和六味地黄丸联合治疗矽肺的临床疗效观察．职业与健康，2000，16（5）：3-4.

中篇 第一章 内科

第六节　循环系统疾病

六味地黄丸在循环系统疾病中的应用，主要涉及冠心病、心功能不全及高血压病。

1. 冠心病　冠心病患者有明显血液流变学改变，近年来中医中药与血液流变学的研究均十分活跃，尤其是活血化瘀药物对血液流变学影响的研究较为深入，但目前也有临床报道六味地黄丸对血液流变学异常有较好的改善作用。

赵梦华等[1]观察六味地黄丸对冠心病患者血液流变学的影响。方法：患者服用六味地黄丸每天 2 次，每次 1 丸，连服 28 天。用药期间停服其他抗血脂药物。治疗前后检测测定患者全血黏度（低切）、血浆黏度、红细胞压积及纤维蛋白原。结果：六味地黄丸可显著降低患者全血粘度、血浆黏度、红细胞压积和纤维蛋白原。结果表明：六味地黄丸对血液流变学异常有较好的改善作用，服药后血液流变学指标普遍降低，药理研究证明六味地黄丸能明显延长小鼠耐缺氧时间，并有良好的脂质调节作用，可明显提高 HDL－C 和 HDL－C/TC。

2. 心功能不全　慢性心功能不全，简称心衰，是临床常见的心血管疾病综合征。目前，临床应用六味地黄丸治疗本病，可以改善后期高凝状态、预防和治疗心率失常。

段敏[2]以六味地黄丸治疗心衰后期患者 30 例。方法：选取符合西医心衰诊断标准和中医阴虚血瘀的病例 60 例，其中治疗组 30 例、对照组 30 例。治疗组在抗心衰的基础上加用六味地黄汤加味。基础方用药：生地 10g，山茱萸 10g，山药 10g，云苓 12g，泽泻 10g，丹皮 10g，赤芍 10g，白芍 10g，龙齿 30g，葛根 12g，芦根 12g，天花粉 10g；对照组仅行抗心衰基础治疗（予利尿合剂，同时予消心痛口服，必要时加用地高辛），3 周后观察疗效。结果：治疗组的总有效率 97%，明显高于对照组，且两组均可降低全血黏度、血浆黏度、红细胞压积、纤维蛋白原，但治疗组优于对照组。作者指出，血液的黏、浓、凝、聚是老年人心功能不全发病的原因之一，利尿治疗后加重了上述特征，六味地黄汤可起到养阴通络的作用，从而改善心衰后期的高凝状态。

魏静丽[3]以生脉注射液合六味地黄丸治疗慢性左心功能不全 46 例。方法：治疗组静滴生脉注射液，口服六味地黄丸；对照组静滴多巴酚丁胺，静脉推注西地兰，心律低于 70 次后，改为口服地高辛，同时服用双氢克尿噻及氨苯喋啶。结果：治疗组心功能改善总有效率 95.66%，ST－T 改善率

47.33%，心率失常恢复率31.81%，胆固醇及甘油三酯显著下降，症状得以改善，且均优于对照组。

3. 高血压 高血压是一种以动脉压升高为特征，可伴心、脑、肾等器官功能性或器质性改变的全身疾病。目前，临床以六味地黄丸治疗本病，多以阴虚阳亢为用方原则，多加用钩藤、菊花、夏枯草、石决明等以平肝息风降肝阳。临床实践证明，六味地黄丸不仅可以治疗原发性高血压，还可用于治疗高血压肾损害、保护心血管。

师晓华[4]以六味地黄汤治疗1期高血压103例。方法：所有病例均采用六味地黄汤为基本方，并随症加减治疗。基本方组成：熟地黄20g，山药20g，山萸肉10g，茯苓10g，泽泻10g，丹皮8g。结果：服药15剂后，总有效率93%。

柳传鸿等[5]以六味地黄汤加味治疗高血压病30例。方法：选取中医辨证为阴虚阳亢型患者50例，随机分为治疗组30例及对照组20例。两组均服用卡托普利25mg，每天2次，双氢克尿噻12.5mg，每天1次；治疗组加服六味地黄汤。药用：熟地25g，山药30g，山茱萸、菊花、龙骨各20g，茯苓12g，丹皮、钩藤各15g，泽泻9g，牡蛎6g。每天1剂，水煎服，早晚各服1次。偏肝阳上亢者，加天麻15g，石决明10g；偏肝肾阴虚者，加枸杞子20g，旱莲草12g；偏阴阳两虚者，加阿胶（烊服）10g、肉桂12g。结果：治疗组总有效率为90%，对照组总有效率为75%。

陈康远[6]以六味地黄汤加味治疗377例原发性高血压，总有效率95%。陈氏研究表明，六味地黄丸对Ⅰ、Ⅱ期原发性高血压及中医辨证为肝阳上亢型、肝肾不足型更为有效。

周于禄等[7]以六味地黄丸与拜新同联合治疗原发性高血压50例。方法：将150患者随机分为A、B和C三组，每组50例。A组服用六味地黄丸，B组服用拜新同，C组服用上述两种药物。三组患者均用药18周。结果：A组患者的血压无变化，IgG及C_3较治疗前降低，临床症状改善；B组患者的血压控制较满意，但免疫学上无明显变化，临床症状改善；C组患者血压得以理想控制，且免疫球蛋白水平降低，临床症状明显改善。说明六味地黄丸对原发性高血压患者的体液免疫有明显的调节作用，可以弥补单独使用降压药不能调节机体免疫的不足。

吴颂希等[8]对Ⅰ、Ⅱ期原发性高血压病患者应用西药的同时予以服用六味地黄丸，并进行可比性对照。结果发现，六味地黄丸可以降低Ⅰ、Ⅱ期原发性高血压病患者血浆vWF水平。说明本方具有保护血管内皮和协同降压作用，其对动脉硬化的形成和发展有一定的延缓作用。

高血压性肾损害是高血压病最常见的慢性并发症之一，是高血压患者致死的重要原因。目前有学者从临床疗效、保护肾功能机制等方面探讨六味地黄丸治疗本病的作用。蔡丽慧[9]以六味地黄丸治疗老年性高血压93例。方法：将患者随机分为治疗组93例和对照组64例。两组均服药得高宁20mg，每天2次。治疗组加用六味地黄丸口服治疗，每次9g，每天2次。结果：治疗组可显著降低患者血压、调节血清内皮素及血清一氧化氮水平，有效率为96.8%，以上指标明显优于对照组。作者认为，六味地黄丸具备良好的靶器官保护功能，从不同程度上延缓或逆转了老年性高血压患者的肾损害，对老年性高血压患者具有多重性肾保护作用。

张天斗等[10]以六味地黄丸治疗老年性高血压肾损害患者70例。方法：将患者分为治疗组和对照组，对照组单服西拉普利，治疗组同时口服六味地黄丸。结果：经治8周，治疗组降压总有效率95.7%，优于对照组的86.4%；治疗组在降低SBP、DBP、BUN，Cr、mALB、ET水平和升高NO水平方面，亦明显优于对照组。

张育彬[11]以六味地黄丸治疗原发性高血压34例。方法：将患者随机分为治疗组和对照组各34例，两组均服药拜新同每天30mg，治疗组加用六味地黄丸每天12g。结果：治疗组可显著降低高血压患者血压及血尿 $\beta_2 - MG$ 水平，达到保护患者的肾小球及肾小管功能、减轻高血压病肾损害的作用。

随着高血压病防治研究的不断深化，药物降压潜在的心血管保护和其他心血管危险因素的干预作用越来越受到研究者的重视。高莉莉等[12]以六味地黄丸合生脉胶囊治疗心肾（气阴）两虚型原发性高血压55例。方法：将患者随机分为治疗组和对照组1组、2组。对照1组口服开博通，每次25mg，每天两次。1~2周内血压下降不明显可增至50mg，如仍未能达到降压目标，加服氢氯噻嗪25mg，每天1次；如还需进一步降低血压，开博通可增至100mg；对照2组另加服六味地黄丸，每次8丸，每天3次；治疗组则另加服六味地黄丸和生脉胶囊。结果：经过1年治疗，对照2组及治疗组心率、血压、心肌耗氧指数及左心室Tei指数显著下降，左心室肥厚的逆转均较满意，两组均优于对照1组，但治疗组疗效更为理想。作者指出，口服六味地黄丸和生脉胶囊与开博通有协同降压作用，能降低心肾（气阴）两虚高血压患者心肌耗氧指数，逆转心肌肥厚，改善左心室功能，保护血管内皮，防止动脉硬化，对高血压所致心脏损害有明显保护作用。

【案例举隅】

量某，女，39岁，原有高血压病史。2004年10月26日起连续头痛，失眠3天，经服去痛片及正天丸未见好转。第4天头痛加剧，面红目赤，伴恶心呕吐，检查血压为 22.7/14.7kPa，脉弦细数，舌红，体温 37.1℃，给予安定 10mg 肌肉注射，服心痛定每次 10mg，每天 3 次，服药后第 2、3 天测血压为 21.28～20.62/13.8～13.3kPa，自觉症状稍缓解，继续服药两周，血压不稳定波动在 19.29～20.62/12.64～13.3kPa。经检查心电图大致正常，血脂偏高，脑血流图检查供血不足。继续用心痛定治疗，加服六味地黄丸和复方丹参片，坚持服药 1 个疗程，血压逐步下降至正常，而后逐步减少心痛定的用量直至停用，坚持口服六味地黄丸和复方丹参片两个疗程，经常测量血压稳定在 14.7～16/10.7～22.3kPa，头痛、失眠等症状消失，复查心电图、血脂、脑血流图均恢复正常[13]。

参考文献

[1] 赵梦华，于乃芳，林勉生. 六味地黄丸对冠心病患者血液流变学的影响. 中成药，1993，(4)：46.

[2] 段敏. 六味地黄汤加味治疗心功能不全后期的高凝状态. 内蒙古医学杂志，2008，40（3）：369－370.

[3] 魏静丽. 生脉注射液合六味地黄丸治疗慢性左心功能不全 46 例. 陕西中医，1999，20（8）：340.

[4] 师晓华. 六味地黄汤治疗Ⅰ期高血压 103 例. 甘肃中医，2008，21（3）：26.

[5] 柳传鸿，刘其政. 六味地黄汤加味治疗高血压病 30 例. 陕西中医，2002，23（8）：696－697.

[6] 陈康远. 六味地黄汤加味治疗原发性高血压 377 例疗效观察. 新中医，2003，35（5）：41－42.

[7] 周于禄，周知午，唐铭翔. 六味地黄丸与拜新同联合治疗原发性高血压的临床研究. 湖南中医药导报，2003，9（11）：15－16.

[8] 吴颂希，林夏生. 六味地黄丸影响高血压患者血浆 vWF 水平的临床研究. 福建中医药，2000，31（6）：5.

[9] 蔡丽慧. 六味地黄丸对老年性高血压 ET、NO 水平影响的研究. 中医药学刊，2004，22（7）：1280－1281.

[10] 张天斗，李承禧. 六味地黄丸对老年性高血压患者肾保护作用的临床研究. 世界科学技术，2006，8（2）：102－105.

[11] 张育彬. 六味地黄丸对原发性高血压患者 β_2-微球蛋白的影响. 重庆中草药研究，2006，(2)：28－29.

[12] 高莉莉，王邦才，凌庆枝. 六味地黄丸合生脉胶囊对高血压患者心脏保护作用. 中华中医药杂志，2008，23（7）：643－646.

[13] 宁晚英. 六味地黄丸和复方丹参片治疗轻中度高血压 22 例疗效观察. 湖南中医杂志，13（4）：8.

第七节 消化系统疾病

六味地黄丸在消化系统疾病中的应用主要涉及食管炎、食管癌、食道贲门失弛缓症、慢性萎缩性胃炎、十二指肠溃疡、胃癌、慢性肠炎、肠易激综合征、原发性肝癌、脂肪肝等。

1. 食管炎 食道炎是指食道黏膜浅层或深层组织由于受到不正常的刺激，食道黏膜发生水肿和充血而引发的炎症。目前，仅见 1 篇文献报道以六味地黄丸治疗慢性食道炎。

方委会等[1]以大剂量六味地黄丸治疗慢性食道炎 98 例，其中慢性食道炎 65 例，早期食道上皮细胞增生 33 例。方法：给予浓缩六味地黄丸早、中、晚各服 30 粒，30 天为 1 疗程。结果：治疗 2 个疗程，病人自觉症状消失，做胃镜或上消化道造影炎症消失或不存残钡者 86 例；服 3 个疗程病人仍有进食疼痛，做胃镜或消化道造影食道黏膜红疹斑点存在或有残钡存留者 12 例。有效率 87.8%。

【案例举隅】

王某，男，67 岁，1994 年 10 月 12 日初诊。因进食中情志变化，随即有梗塞感，后每进食不利，自感食道中段有阻塞感，经某医院按急性食道炎治疗后，时轻时重，延续 6 个月不愈。胃镜检查，确诊为慢性食道炎并有组织增生。即投六味地黄丸每次 30 粒，每天 3 次，饭后服。服 1 个疗程自感进食物疼痛、梗塞症状大减，效不更方，继续服 1 个疗程，诸症消失，再做胃镜一切正常而获痊愈[1]。

2. 食管癌 食管癌是我国常见的恶性肿瘤之一。六味地黄丸不仅可用于防治食道癌，还可提高本病的近期疗效，并减轻放疗产生的毒副反应。

食管白斑和食道上皮重度增生为食管癌的癌前疾病。目前，六味地黄丸主要用于食道白斑微波术后及食道上皮增生，中医辨证属阴虚者。

陶可胜[2]以内镜微波合用六味地黄丸治疗食管白斑 30 例。方法：选择 60 例食管白斑患者，在内镜直视下，用微波电极侧面对食管白斑病灶进行"滚压烫熨式"多点位治疗。术后随机分为两组各 30 例，治疗组长期服用六味地黄丸，对照组不服用干预性药物。定期内镜复查。结果：失访 8 例。随访 52 例，近期治愈率为 100%，无明显出血、穿孔等严重并发症发生。1 年治愈率治疗组为 96.5%，显著优于对照组的 70.4%。提示微波治疗后配合六味地黄丸效果优于单纯微波治疗，能够减少复发，对食管癌早期预防具有重要意义。

王佩等[3]以加味六味地黄汤治疗食管上皮增生 52 例。方法：以滋补脾肾、清热解毒、软坚散结为治疗原则，用加味六味地黄汤为主方随症加减。主方药物组成：熟地24g，山萸肉12g，山药12g，泽泻9g，茯苓9g，丹皮9g，半枝莲15g，白花蛇舌草30g，夏枯草15g，生牡蛎30g。结果：治愈29例，好转20例，无效3例，总有效率94.2%，无1例癌变。

李佩文[4]以六味地黄丸治疗食管上皮重度增生癌变211例。方法：将确诊为食管上皮重度增生患者随机分为治疗组和对照组。治疗组服用六味地黄丸，每天2次，3个月后改为每天1次，连续服2年；对照组服用淀粉为主要成分的蜜丸。另根据症状及舌脉将患者分为肾阴虚型、肾阳虚型、肝胃不和型、脾肾两虚型、其他型等5型。2年后治疗组癌变率为1.9%，显著低于对照组的8.3%，说明六味地黄丸具有一定的防止食管上皮重度增生，减少癌变的作用。且癌变者多发生在阴虚组中，对照组中阴虚组癌变率为15.2%，非阴虚组癌变总和只占4.6%，而治疗组中阴虚组癌变率为1.5%。说明阴虚型食管上皮重度增生患者癌变的危险性大，而六味地黄丸对防止肾阴虚型食管上皮重度增生癌变疗效显著。

杨树明等[5]以参芪六味地黄汤配合放疗治疗食管癌49例。方法：随机将98例患者分为治疗组和对照组。对照组只行放射治疗，治疗组同时服用参芪六味地黄汤，从放疗开始连续用至放疗结束。结果：治疗组总有效率91.8%，完全缓解率53%，分别优于对照组的75.5%和42.9%。与此同时，治疗组放射性肺炎、放射性食管炎和骨髓抑制等毒副反应总发生率为12.2%，也远低于对照组的27.2%。作者指出，参芪六味地黄汤加放疗可明显提高食管癌的近期疗效，减轻毒副反应。

贾振和等[6]以六味地黄丸治疗食道癌放疗患者54例。方法：将112例患者随机分为对照组和观察组。两组放疗用^{60}Co-γ线照射，每周5次，每次2Gy。先行前后两野对穿照射，肿瘤剂量（DT）为4Gy时改为两斜野照射，到肿瘤总剂量60Gy为止。观察组在放疗开始第1天到放疗结束后1周，患者每天服用六味地黄丸，每次6粒，每天2次。对照组放疗中每天用鲨肝醇片，每次50mg，每天3次。结果：放疗后观察组白细胞值、血小板值下降幅度均较对照组为低。作者认为，六味地黄丸可能通过保护骨髓造血功能，促进骨髓造血干细胞分化，从而有效防止放疗引起外周血象降低。

【案例举隅】

张某，男，56岁，工人，1984年4月7日就诊。主诉：吞咽困难，进食时胸骨下方疼痛2月。经在某县人民医院作上消化道钡餐提示：可疑食道2/3处占位性病变。来我院作内镜及病理活检提示：食道（管）鳞癌。急查癌胚抗体二次，分别为32、35μg/mL（正常值15μg/mL），血沉57mm/h，空腹血糖为 270、320mg/mL，尿糖（＋＋＋）。经肿瘤科诊断认为不宜行手术治疗，遂转中医科治疗。临床症见进食困难，胸膈痞满，噫气频作，呃逆，疲乏，消瘦，舌质淡红、苔薄白、脉细弦，证属脾胃虚弱，升降失常，肾阴不足，虚火上炎。给予下述治疗：麝香 3g，一次空腹服；六味地黄丸每次服 2 粒，每天服 2 次，开水送服；含服红丽参 3g；腋下注射转移因子每次 1 支，每周 2 次。经治疗该患者存活 962 天。共用麝香 100g，红丽参 240g，转移因子 40 支。在此期间未发生任何变症及感觉疼痛[7]。

3. 食管贲门失迟缓症 食道贲门失弛缓症是临床较为少见的疾病，患者多有吞咽困难，伴胸背疼痛。目前，仅见 1 例以六味地黄丸成功治疗本病的文献报道。

廖荣昌[8]以六味地黄丸治疗食管贲门失迟缓症 1 例。方法：六味地黄丸，每天 3 次，每次 30g，服药 4 瓶为 1 疗程。视病情好转的程度，适当增减疗程，一般 3 个疗程即可缓解，4～5 个疗程即有明显好转。结果：服药 3 个疗程后患者症状明显改善，服 5 个疗程后基本痊愈，随访 1 年未见复发。

【案例举隅】

廖某，男，26 岁，1983 年 2 月患食道贲门失弛缓症，曾先后行中药、针灸、西药对症治疗及手术治疗，症状有所减轻，但疗效均不巩固。遂予六味地黄丸口服，服药 3 个疗程后患者症状明显改善，服 5 个疗程后基本痊愈，随访 1 年未见复发[8]。

4. 慢性萎缩性胃炎 慢性萎缩性胃炎是慢性胃炎的一种类型，呈局限性或广泛性的胃黏膜固有腺体萎缩（数量减少，功能减低），常伴有肠上皮化生及炎性反应。临床应用六味地黄丸治疗本病，多根据症状加减用药。

蒋中南[9]以加味六味地黄汤治疗慢性萎缩性胃炎 31 例。方法：以六味地黄汤为主方随症加减。主方用药：熟地 24g，山药、山萸肉、丹参各 12g，丹皮、泽泻、云苓、黄连、佛手、白芍各 9g，黄芪 15g，仙灵脾 3g。水煎服，每次 1 剂，每日服 2～3 次。湿热重者，加茵陈、金钱草、滑石，去熟地；瘀血明显者，加莪术、延胡索、五灵脂；阴虚明显者，加天冬、麦冬；纳食不化者，加白术、炒三仙；命门火衰、胃土失温、中脘冷痛者，加吴茱萸、九香虫，去黄连；呃逆嗳气者，加旋覆花、枇杷叶。疗程 1～3 个月。结果：显效 10 例，有效 18 例，无效 3 例，总有效率 90%。主要症状胃痛、闷胀平均消失时间 2～4 周，纳差改善平均 17.3 天。说明本方除改善症状外，对胃黏膜的改变确有一定的逆转效果。

张文卿[10]以六味地黄汤加减治疗脾胃阴虚型萎缩性胃炎 50 例。方法：以六味地黄汤为基本方，随症加减。基本方组成：山萸肉 12g，生、熟地黄、女贞子各 15g，山药 20g，粉丹皮、茯苓、鸡内金各 10g，白芍 12g，香橼皮 6g，鲜苇根 60g，生甘草 5g。结果：痊愈 70%，显效 20%，好转 4%，无效或恶化 6%，总有效率占 94%。

【案例举隅】

马某，女，56 岁。1993 年 7 月 21 日初诊。一年来反复胃脘隐痛，纳食乏味，进食后随即肠鸣腹泻，伴有口干口苦口涩、胸骨后烧灼感、头晕肢困足肿，半年前曾查胃镜及活检，结果示慢性萎缩性胃炎（中度）。服西药丽珠得乐等，初有效后效不显。查面容消瘦无光泽，舌红、苔薄白中心裂纹、舌根黄厚腻苔，脉弦细滑。拟加味六味地黄汤（熟地 24g，山药、山萸肉、丹参各 12g，丹皮、泽泻、云苓、黄连、佛手、白芍各 9g，黄芪 15g，仙灵脾 3g）增茵陈 30g，服用 6 剂，腹泻肠鸣好转。又以本方为基础加减调治 1 个月余，诸症消失。胃镜复查结果，慢性浅表性胃炎（轻度）[9]。

5. 上消化道溃疡 上消化道溃疡是消化道常见病，以疼痛为主要症状，周期性发作，以秋季至春季多见，可由气候寒冷或饮食不洁诱发。临床报道，应用六味地黄丸治疗上消化道溃疡具有一定疗效。

邹世昌[11]以六味地黄汤合雷尼替丁治疗十二指肠溃疡 58 例。方法：将患者随机分为治疗组和对照组各 58 例。对照组口服雷尼替丁 150mg，每天 2 次，8 周为 1 个疗程。治疗组另用六味地黄汤加减：山萸肉 8g，怀山药 15g，茯苓 12g，泽泻 12g，丹皮 10g，甘草 8g，百合 15g，枳壳 12g，淫羊藿 10g。每天 1 剂，水煎 2 次混合，早晚各服 1 次。结果：治疗组痊愈 48 例，显效 7 例，有效 3 例；对照组痊愈 8 例，显效 45 例，有效 3 例，无效 2 例。两组溃疡愈合率无显著性差异。治疗组中 86.21% 患者胃窦及溃疡周围黏膜充血水肿消失，且 58 例中仅 21.82% 患者 1 年后溃疡复发，均显著优于对照组。

【案例举隅】

患者陈某，男，68 岁。20 天前因突发腹剧痛、腹胀、冒虚汗、排柏油样黑便，上当地市医院诊治，经 Ba 餐透视检查，被诊断为胃溃疡出血。以后常定期上医院诊治，经了解患者在治疗期间曾用过胃乳合剂、颠茄合剂、苏打片、胃膜素以及一些中成药和药贴，鹿茸也吃过 3~4 回，但仍不时犯病。约 10 天前，该患者又因时常失眠，难于入寐，有个当地民间中医认为是阴虚火旺之故，开了六味地黄丸，嘱其服用大蜜丸每次 1 粒，每天两次。服用 7 天后，症状有明显改善。约 14 天后，睡眠基本恢复正常。但停药后，睡眠便欠佳，故只好长期购服该药。可是却意外发现自连续服用该药约 180 天后一直不曾再闹过胃病，且食欲和食量都有极大的改善，以前从不敢问津的干饭等硬食物，享用起来也不曾产生不适的感觉，觉得甚是惊奇，结果胃内窥镜检查，溃疡面已消失了[12]。

6. 胃癌　胃癌是常见恶性肿瘤之一。目前，六味地黄丸治疗本病主要用于晚期，以改善患者症状、提高生存质量。

林宝福[13]以六味地黄汤加减治疗Ⅳ期胃癌35例。方法：六味地黄汤加减，组方：熟地30g，山萸肉12g，山药12g，泽泻10g，丹皮15g，茯苓10g，川芎20g，莪术20g，鸡血藤20g，天冬15g。每天两次，日服1剂，长期服用。大多数病例坚持服药1~2年，症状改善后亦可改为隔日1剂。结果：治疗后进行近期效果明显，大多症状缓解，食欲增加，一般情况改善，症状消失或缓解率达80%。Karnofsky评分平均71分，60分以上者占71.2%（生活基本自理）。全部病例随访满3年，半年生存率91.4%，1年生存率85.7%，2年生存率48.6%，3年生存率22.8%。认为本法可改善胃癌患者症状、提高生存质量和延长生存期。

【案例举隅】

患者，男性，66岁。上腹部隐痛饱胀伴乏力7月，胃镜为胃体小弯侧肿块型管状腺癌，在外院剖腹探查术见病灶浸润胰体和胃周淋巴结转移不能切除（Ⅳ期胃癌）。求诊时，体质虚弱，腰腿酸软，口干便结，舌红脉细。karnofsky评分50分。六味地黄汤加减连服3个月上腹疼痛缓解，食欲增加，体力增加，生活已能基本自理，karnafsky评分达70分。坚持每天服用，半年后Karnofsky评分80分，自觉较佳。复查胃镜病灶无明显扩大。随访至今已满4年，病程较稳定，无明显进展征象，能照顾自己生活[13]。

7. 慢性肠炎　慢性肠炎泛指肠道的慢性炎症性疾病，其病因可为细菌、霉菌、病毒、原虫等微生物感染，亦可为过敏、变态反应等原因所致。目前，临床有应用六味地黄丸治疗本病的报道。

周卫民[14]以六味地黄丸治疗慢性肠炎31例。方法：予六味地黄丸口服，每次8丸，每日3次，服1~3瓶不等。结果：显效20例，有效8例，无效3例，总有效率90.3%。作者认为，本方对于慢性肠炎疗效较好，但对便秘型肠炎欠佳。

8. 肠易激综合征　肠易激综合征是临床常见的胃肠道功能紊乱性疾病，主要表现为腹痛、腹胀、排便习惯改变和大便性状异常、黏液便等，呈持续存在或反复发作。目前，六味地黄丸多用于本病便秘型的治疗，而以六味地黄丸为主方随症加减，则可改善本病的多种症状。

韦扬等[15]以莫沙必利联合六味地黄丸治疗便秘型肠易激综合征34例。方法：将患者随机分为治疗组和对照组各34例。治疗组给予口服莫沙必利5mg，每天3次，口服六味地黄丸8g，每天3次；对照组仅口服莫沙必利每次5mg，每天3次。疗程均15天。结果：治疗组显效22例，有效10例，无效2例，总有效率 94.12%，显著优于对照组。作者指出，莫沙必利联合六味地黄丸可显著改善腹胀、腹痛及大便性状，使大便变软，便于排泄，大大地缓解了患者的便秘症状，提高了生活质量。

张晋云等[16]以四逆散合六味地黄汤加减治疗肠易激综合征 45 例。方法：予四逆散合六味地黄汤加减治疗。基本方：炒香附 15g，炒枳实 15g，炒柴胡 12g，白芍药 30g，生地黄（或熟地黄）20g，山药 30g，酸枣皮 6g，茯苓 20g，牡丹皮、泽泻各 12g。腹泻为主者，加肉桂、补骨脂各 12g；便秘明显者，加肉苁蓉 15g，生大黄 3g；腹痛甚者，加五灵脂 15g，延胡索 12g；失眠、烦躁者，加合欢皮 12g，夜交藤 15g；纳呆、腹胀者，加砂仁、木香各 12g。每天 1剂，水煎取汁 500mL，与进食间隔 2 小时分 3 次服用。15 日为 1 个疗程，疗程间隔 5 日，3 个疗程后评定疗效。结果：45 例中治愈 29 例，占 64.4%；好转 12 例，占 26.7%；无效 4 例，占 8.9%。总有效率 91.1%。

9. 原发性肝癌 原发性肝癌是常见恶性肿瘤之一。目前，六味地黄丸主要用于中医辨证属肝肾阴虚兼脾气虚型患者的介入治疗术后。临床实践表明，本方可上调患者免疫水平，提高生存质量。

王文海等[17]以六味地黄合四君子汤治疗原发性肝癌介入术后 27 例。方法：将患者随机分为治疗组、对照组。全部病例观察期间均接受肝动脉化疗栓塞（TACE）治疗，肝动脉化疗栓塞用药：顺铂 80mg/奥铂 200mg + 表阿霉素 60mg/吡柔比星 60mg + 5 - 氟脲嘧啶 1.0g/FuDR1.0g 明胶海绵、碘油栓塞。治疗组除 TACE 治疗外，加服六味地黄合四君子汤加减治疗，每天 1 剂，水煎口服。该方由熟地 15g，山茱萸、怀山药、党参、白术各 9g，茯苓 15g，泽泻、丹皮各 9g，炙甘草 6g 组成。对照组 TACE 治疗后予以口服维生素 C 片 0.2g，每日 3 次，维康福 1 片，每日 1 次，益肝灵 105mg，每日 3 次。上述两组治疗 6 周为 1 个疗程，4 个疗程后随访。结果：治疗组临床总证候治疗有效率及对口干、盗汗、乏力、纳呆症状的改善优于对照组，CD_4^+ T 淋巴细胞、NK 细胞比例及 IFN - γ 等指标明显上升，且无明显毒副作用。

10. 脂肪肝 脂肪肝是指由于各种原因引起的肝细胞内脂肪堆积过多的病变，是一种常见的临床现象而非一种独立的疾病。脂肪肝的病人多无自觉症状，或仅有轻度的疲乏、食欲不振、腹胀、嗳气、肝区胀满等感觉。目前，临床应用六味地黄丸治疗本病多以辨病为原则，并在此基础上随症加减。

陈国新[18]以六味地黄丸治疗脂肪肝 64 例。方法：采用基本方化裁：山萸肉、茯苓、山药、枸杞子、熟地、丹皮各 12g，泽泻、首乌、焦山楂各 30g。结果：显效 27 例，有效 31 例，无效 6 例，总有效率 91%。作者指出，六味地黄汤加味能明显拟制肝脏中的脂肪沉积，从而改善和调节神经内分泌功能，从而达到治疗本病的目的。

肖建珍等[19]用六味地黄汤加减治疗脂肪肝 67 例。方法：将患者随机分为治疗组和对照组。治疗组给予六味地黄汤，生地易熟地，并随症加减。对照组口服利加隆胶囊，静脉滴凯西莱，两个月为 1 疗程。结果：治疗组在改善 B 超脂肪浸润情况，降低血脂，尤其是降低甘油三酯等方面，明显优于对照组。

【案例举隅】

殷某，男，60 岁，干部。2001 年 3 月 6 日初诊。反复右上腹隐痛两年，加重伴头晕乏力半月。患者平素有烟酒嗜好，患痛风 1 年。两年前体检做 B 超发现患有脂肪肝。近两年来右胁胀时有隐痛，可以忍受，形体逐渐偏瘦。曾口服西药（药物不详），效果不佳。两周前又因劳累、饮酒而发，且伴头晕耳鸣、口干、手足心热、腰酸乏力。特求诊于中医。体检：BP 20/12kPa、舌质红，脉细数。腹壁脂肪薄，肝肋下刚及，肝区及上腹部压痛（＋）。化验血脂：TC 8.86mmol/L，TG3.80mmol/L，LDL－C4.65mmol/L，HDL－C0.9mmol/L，ALT 80u，UA556 μmol/L。肝胆 B 超示：脂肪肝（中度），胆囊壁毛糙。西医诊断：脂肪肝，痛风。中医诊断：胁痛、积证。辨证：肝肾阴虚。治宜：滋补肾阴，养阴活血。方用六味地黄汤加味：山萸肉、茯苓、山药、枸杞子、川楝子、熟地、丹皮各12g，泽泻、制首乌、焦山楂各30g，丹参10g，虎杖20g。每天 1 剂，水煎服，早晚各服 1 次。嘱患者低脂饮食、忌烟酒、海鲜之物。多食清淡饮食、新鲜蔬菜、水果，劳逸结合。二诊：服药 6 天后，肝区隐痛、头晕耳鸣症状好转，继服中药12 剂。3 诊：服中药后肝区隐痛、头晕耳鸣症状消失，口干、腰酸乏力好转，舌质红，脉弦细。处理：3 月 6 日方易丹参，加女贞子12g，12 剂。4 诊：诸症消失，精神佳，形体较前肥胖，BP 18/11kPa，舌质淡红，脉弦滑，肝肋下未触及，肝区及上腹部无压痛。肝胆 B 超示：脂肪肝（轻度）。化验血脂：TC 6.2mmol/L，TG 1.90mmol/L，LDL－C 3.8mmol/L，HDL－C 1.7mmol/L，ALT＋40U，UA＋430μmol./L。处理：将 3 诊方调整药量，共研细末，炼蜜为丸，每丸9g，早晚服，连续服用 2 个月。1 个月后复诊，症状消失，复查血脂、转氨酶、尿酸、肝胆 B 超，均恢复正常[18]。

参考文献

[1] 方委会，张居运，李中曦，等．大剂量六味地黄丸治疗慢性食道炎98 例．中医杂志，1999，40（4）：243.

[2] 陶可胜．内镜微波合用六味地黄丸治疗食管白斑临床研究．山东中医杂志，2006，25（1）：26－28.

[3] 王佩，王羽．加味六味地黄汤治疗食管上皮增生 52 例临床观察．四川中医，2005，23（7）：55.

[4] 李佩文. 六味地黄丸防止食管上皮重度增生癌变效果的观察（附211例报告）. 中日友好医院学报，1990，4（3）：170 – 172.

[5] 杨树明，张爱萍，蔡焦生. 参芪六味地黄汤加放疗治疗食管癌的临床研究. 光明中医，2008，23（2）：145 – 146.

[6] 贾振和，王霄扬. 六味地黄丸预防食道癌放疗中外周血象降低54例. 中医杂志 2001，42（7）：402.

[7] 张启明，庞存生. 麝香合六味地黄丸治疗食道癌一例. 甘肃中医学院学报，1992，（1）：28.

[8] 廖荣昌. 六味地黄丸治疗食道贲门失弛缓症. 中国民间疗法，1999，（7）：35 – 36.

[9] 蒋中南. 加味六味地黄汤治疗慢性萎缩性胃炎31例. 陕西中医，1998，（1）：封4.

[10] 张文卿. 六味地黄汤加减治疗萎缩性胃炎50例. 新疆中医药1994，（4）：13 – 14.

[11] 邹世昌. 六味地黄汤合雷尼替丁治疗十二指肠溃疡58例. 现代中西医结合杂志，1999，8（8）：1307 – 1308.

[12] 陈德海，蓝志英. 六味地黄丸对胃溃疡的作用及其治疗方案的探讨. 时珍中医国药，1997，8（4）：303.

[13] 林宝福. 六味地黄汤加减治疗Ⅳ期胃癌35例. 浙江中医学院学报，1993，17（6）：33.

[14] 周卫民. 六味地黄丸治疗慢性肠炎31例. 浙江中西医结合杂志，2001，11（8）：520 – 521.

[15] 韦扬，邹世昌. 莫沙必利联合六味地黄丸治疗便秘型肠易激综合征. 中国民间疗法，2010，18（2）：42.

[16] 张晋云，郭红，秦雪屏. 四逆散合六味地黄汤加减治疗肠易激综合征45例. 河北中医，2004，26（1）：10.

[17] 王文海，周荣耀，吴丽英，等. 六味地黄合四君子汤对原发性肝癌介入术后患者细胞免疫功能的调节作用. 辽宁中医杂志，2006，33（10）：1225 – 1227.

[18] 陈国新. 六味地黄丸加味治疗脂肪肝64例. 陕西中医，2004，25（9）：778 – 779.

[19] 肖建珍，龙湘珍，冯会明，等. 六味地黄汤加减治疗脂肪肝67例. 中国实验方剂学杂志，8（4）：51 – 52.

第八节　泌尿系统疾病

六味地黄丸在泌尿系统疾病中的应用主要涉及慢性肾功能衰竭、肾病综合征、无症状性蛋白尿或血尿、慢性肾小球肾炎、继发肾小球疾病（狼疮性肾炎)、泌尿系感染、泌尿系结石、肾囊肿、肾癌及乳糜尿等。

1. 慢性肾功能衰竭　慢性肾功能衰竭,简称慢性肾衰,是由多种慢性疾病引起肾脏损害和进行性恶化的结果,使机体在排泄代谢废物和调节水、电解质、酸碱平衡等方面出现紊乱的临床综合征群。慢性肾衰的终末期,又称为尿毒症。目前,临床应用六味地黄丸治疗本病,常配合血液透析及常规治疗,以改善临床症状及实验室指标。

卢义明等[1]以加味六味地黄丸配合血液透析治疗尿毒症31例。方法:将患者随机分为治疗组和对照组各31例。对照组单纯给予血透治疗,治疗组另给予自制加味六味地黄丸(枣皮、熟地、山药、泽泻、云苓、丹皮、大黄、黄芪、川牛膝、丹参)每次9g,每天3次。结果:2个月后,治疗组患者精神佳,胃纳可,尿量增加明显,大便次数每天3~4次,质稀。透析间隔时间平均为7.1±2.2天,明显优于对照组的5.2±1.5天,同时其透析充分性、生活质量及肾功能改善与对照组比较,无显著性差异。

张甲岭等[2]以六味地黄汤重用山萸肉治疗慢性肾功能衰竭12例。方法:12例患者均与六味地黄汤加味并重用山萸肉至120g治疗,用药约30~60天。结果:基本痊愈者8例,症状明显改善者3例,好转者1例。肾功能化验:尿素氮值由原来的20mmol/L以上降至7mmol/L以下者8例,降至9mmol/L者2例,降至10mmol/L者1例,降至16mmol/L者1例。李爱军等[3]以六味地黄汤加减治疗慢性肾衰竭尿毒症30例。方法:将患者随机分为治疗组和对照组各30例。对照组予西医常规治疗,即口服复方α-酮酸片及爱西特片,控制感染及血压,纠正水、电解质紊乱及酸中毒等;治疗组在此基础上,应用六味地黄汤加减。基本方:熟地黄10g,泽泻10g,山茱萸12g,牡丹皮10g,山药15g,茯苓15g,并随症加减,两个月为1个疗程。结果:治疗组患者尿毒症的症状、体征显著改善,血BUN及Cr水平明显降低,Ccr水平显著下降,以上指标均优于对照组。

【案例举隅】

梁某,女,23岁,待业,系天津市北辰区北仓村人。患慢性肾炎,于天津市治疗2年未愈,后发展为慢性肾衰。于1992年3月6日来我院治疗时,症见尿少,每天约300mL,浮肿,以下肢为甚,喘促,烦躁,乏力,纳呆恶心,四肢欠温,卧床半年余,腰疼,腹胀,双下肢屈曲难伸,月经量少,睡眠差,大便调,舌淡苔薄黄,面色苍白,皮肤干燥,脉虚数滑。尿素氮25mmol/L,尿蛋白(++),血色素60g/L,血压13.3/9.3kPa。系肾阴阳两虚,水邪泛滥。从肾阴阳双补入手,重用利尿,酌加活血行气和胃之品。

方药如下:熟地20g,山萸肉60g,泽泻30g,肉桂、桂枝各8g,云苓

30g，山药 20g，丹皮 8g，车前子 30g（包），党参 10g，陈皮 20g，丹参 30g，麦芽 20g，肉苁蓉 15g，甘草 8g。每剂煎液约 450mL，兑蜂蜜 10mL，日分 3 次服下。服药 1 剂尿增加，大便略稀，连服 9 剂，尿量达约 1500mL，全身症状略减，烦躁失眠仍重，遂以原方加枣仁 40g，将山萸肉增为 90g，泽泻 40g，以增药力。服药 3 剂，尿量增至 2000mL 以上，双下肢能屈伸，腰疼也减，连服 12 剂，尿量未再增加，反有减少趋势。考虑肾虚日久，气化功能难以速图，故壮肾同时，不断增强利水之力，以促使浊阴之邪尽快排泄。将原方山萸肉增至 120g，泽泻 60g，加猪苓 15g，薏苡仁 30g。服药后尿量渐增至 2500mL 以上，此方连服 9 剂，全身症状著减，并能下地轻微活动，尿素氮降至 14mmol/L，血色素 80g/L，尿蛋白（－）。效不更方，继服 20 剂，全身症状基本消除，尿素氮降至 7mmol/L，血色素 100g/L。为巩固疗效，仍以原方渐减量服用半月而止。停药后随访半年余无复发，精神体质均恢复较好[2]。

2. 肾病综合征 肾病综合征是指由多种病因引起的，以肾小球基膜通透性增加，肾小球滤过率降低等肾小球病变为主的一组综合征。临床常用六味地黄丸辅助激素治疗本病，不仅可缓解症状、改善低蛋白血症，还可提高激素疗效并对抗激素不良反应、预防肾病综合征复发。

贺建军等[4]以六味地黄汤加参芪治疗肾病综合征 89 例。方法：所治病例均为先用西药而后用中药。先用足量的激素治疗，服用 8 周后疗效不佳，改用中药治疗。药物组成：地黄 20g，山药 15g，山茱萸 15g，丹皮 10g，泽泻 10g，茯苓 15g，党参 30g，黄芪 30g，并随症加减。结果：痊愈 59 例，显效 22 例，有效 8 例，痊愈率 66.3%，总有效率 100%。

胡顺金等[5]以六味地黄丸治疗肾病综合征 52 例。方法：将患者随机分为治疗组和对照组。两组均给予泼尼松首始剂量每天每公斤体重 1mg，晨 8 点顿服，持续 8～12 周后，每 2 周减 5mg，至每天每公斤体重 0.5mg 时，改为 2 天剂量合并隔日顿服，再以每 2～3 周减 5mg，至每两天每公斤体重 0.4mg 时维持 6～12 个月，并给予必要的对症处理；治疗组同时加服六味地黄丸每次 8 粒，每天 3 次，至泼尼松减至维持量时。结果：治疗组疗效显著优于对照组，24 小时尿蛋白定量，血浆白蛋白、甘油三酯、总胆固醇等指标均以治疗组为优；其复发率及出现的阴虚火旺证候积分值及心性肥胖等不良反应的发生率均较对照组为低。作者认为，六味地黄丸能显著提高激素对肾病综合征的疗效、减少其复发，并能对抗激素的不良反应。

赵露等[6]以六味地黄丸防治 SLE、肾病综合征激素治疗期并发症 30 例。方法：将患者随机分为实验组和对照组。方法：实验组给予激素足量（每公斤体重 1mg）治疗的同时，口服六味地黄丸，每次 6g，每天 2 次。直至激素减量至每天 15mg，患者无明显肾阴虚症状时，逐渐减少六味地黄丸的剂量，改为每天 1 次，口服 6g；对照组只用激素（每公斤体重 1mg）治疗。结果：实验组患者总胆固醇、甘油三酯及载脂蛋白 B 水平明显降低，高密度脂蛋白及载脂蛋白 A1 浓度显著升高。与此同时，实验组 3 例年龄在 40 岁以上的肾病综合征患者出现血脂下降不理想，其中 1 例并发脑血栓，经治疗好转，说明六味地黄丸对于 40 岁以上的患者降血脂的作用较差。研究中还发现 2 例 40 岁以上的患者仍出现两侧颧骨部位脂肪增加现象。研究结果提示：服用大剂量激素的患者同时服用六味地黄丸，其血脂下降的水平与年龄呈负相关，年龄越小疗效越好。

黄志勇[7]以六味地黄丸治疗肾病综合征 12 例。方法：将患者随机分为治疗组及对照组各 12 例。两组均给予强的松（每天每公斤体重 1.5～2mg），最大剂量（每天 60mg）清晨顿服，尿蛋白转阴后改隔日清晨顿服，后每半个至 1 个月减半，治疗组联合六味地黄汤加减。结果：治疗组血清碱性磷酸酶和甲状旁腺素等指标显著改善，优于对照组。作者指出，六味地黄汤能改善强的松对原发性肾病综合征患者骨代谢的影响。

陈慧芳[8]以六味地黄汤加味治疗肾病综合征病情稳定出院后患者 50 例。方法：将患者随机分为治疗组和对照组。治疗组 50 例患者均为浮肿消退，尿检持续 3 次正常。出院后带回强的松片口服并逐渐减量，投以六味地黄汤。处方：熟地 20g，山茱萸 15g，怀山药、茯苓各 20g，泽泻、牡丹皮各 10g，生甘草 6g，炙黄芪 30g，并随症加减。每天 1 剂，水煎取汁，上下午温服，连续 3～6 个月，后改为六味地黄丸口服，每天 2～3 次，每次 6～10g；对照组 30 例不用中药，其余如治疗组。结果：治疗组中，有 48 例未发，2 例 1 年后复发。其中 13 年未发者 1 例，10 年未发者 3 例，8 年未发者 11 例，5 年未发者 19 例，3 年未发者 14 例，总有效率 96%，复发率 4%；对照组复发 17 例，其中 1 年后复发者 3 例，半年后复发者 5 例，3 个月后复发者 2 例，停用激素后复发 6 例，13 例未复发，复发率 58%。

任江平等[9]以六味地黄丸治疗复发性肾病综合征 12 例。方法：以激素（强的松）治疗为主，剂量及用法均以复发前为准，可加抗凝等对症处理；以中药配合治疗为辅，方用六味地黄汤加味，方剂组成：熟地黄、山茱萸、山药、泽泻、丹皮、茯苓、苏叶、羌活、丹参、益母草。可随症加减。结果：12 例患者治疗后均于激素长疗程内获得完全缓解，近期疗效与复发前相比，无显著差异。1 年内复发率和不良反应发生率比较，治疗后明显优于复发前。1 年内复发率：治疗后复发 3 例（25%）；复发前复发 8 例（67%）。1 年内不良反应发生率：治疗后柯兴氏征 5 例（42%）；复发前柯兴氏征 6 例、痤疮 3

例（75%）。

【案例举隅】

何某，女，42 岁，患者因颜面及下肢浮肿二十余日，于 2004 年 7 月 21 日就诊于保山市人民医院并收住院。经过一系列相关检查后确诊为"原发性肾病综合征"。经系统治疗后症状明显好转，于 2004 年 10 月 2 日带药出院。出院后，因无法忍受激素带来的副作用，自行停药导致病情复发，于 2005 年元月 5 日再次入保山市人民医院住院治疗。又开始新一轮的激素治疗，在治疗过程中，激素减量不顺利，病情反复并伴有诸多不适，患者要求配合中药治疗，2005 年 2 月 16 日来我院门诊就诊。患者反复颜面及下肢浮肿 7 个月余，加重 1 个月，伴腰膝酸软，头晕耳鸣，心烦少寐，夜间盗汗，咽干口燥，小便短涩，大便秘结。查：T36.8℃，P82 次/分，R20 次/分，BP135/90mmHg，颜面浮肿，心率 82 次/分，律齐，双下肺呼吸音粗，未闻干湿啰音，肝脾（-），移动性浊音（-），双下肢浮肿，按之凹陷，舌质红少津，苔根部微腻，脉细数。化验：尿蛋白定性（+++），尿蛋白定量：4.5g/24h，胆固醇7.8mmol/L，甘油三酯：5.6mmol/L，血清白蛋白 25g/L。中医诊断：水肿之阴虚火旺，湿毒内蕴型。西医诊断：原发性肾病综合征。

患者目前仍在保山市人民医院住院治疗，所以西药仍按贵院方案治疗（激素服用情况：强的松 50mg，晨顿服）。中药治疗以滋阴降火，兼化湿浊。汤药第一方为六味地黄汤加味：熟地 15g，山萸肉 12g，山药 15g，泽泻 20g，茯苓 20g，丹皮 10g，知母 10g，黄柏 10g，薏苡仁 30g，炒枣仁 15g，柏子仁15g，黑豆 30g，每天 1 剂。用药 1 周后，患者自觉心烦咽干症状减轻，小便畅通，但纳差。第 2 方：原方去知母，加神曲 15g，焦山楂 15g，服药 1 周后，心烦、咽干、盗汗症状消失，夜间睡眠改善，此期间，强的松减为 45mg，晨顿服，未出现病情反复。按原方继续服用 1 周后，颜面浮肿及下肢浮肿明显减轻，头晕耳鸣及腰膝酸软改善，舌质红、苔薄白少津，脉沉细。为了服药方便，改汤剂为丸药。六味地黄丸（腾冲县制药厂）（每次 1 丸，每天两次），坚持服用 4 个月后随访，激素顺利减量，现服强的松 10mg，晨顿服，颜面及下肢浮肿消退，各项化验正常，无心烦、咽干及盗汗等[10]。

3. 无症状性蛋白尿或血尿 无症状性蛋白尿是指患者无高血压、水肿和肾功能减退，病程在 1 年以上。临床以六味地黄丸治疗本病，以中医辨证为脾虚肾亏为用方原则。

陶小萍[11]以加味六味地黄汤治疗无症状性蛋白尿属脾虚肾亏者 24 例。方法：益气、补肾、固涩，用加味六味地黄汤（组方：熟地 12g，山萸肉 12g，怀山药 15g，丹皮 6g，泽泻 10g，茯苓 10g，党参 15g，黄芪 20g），每天 1 剂，水煎早晚服用。30 天为 1 疗程，观察 3 个月，治疗期间停用其他药物。结果：痊愈 12 例（尿蛋白定量 80mg 以下，尿常规蛋白质呈阴性，并持续 3 个月以上），有效 10 例 [尿蛋白定量比治疗前减少 1/2 以上，尿常规蛋白质（半定量）减少（＋），并持续 3 个月以上]，无效 2 例（治疗后 3 个月尿蛋白定量无显著差异，甚至增加）。

IgA 肾病是指肾组织免疫检查有大量 IgA 为主的循环免疫复合物沉积在肾小球的一种原发性肾小球疾病，临床表现有血尿或蛋白尿。目前，临床应用六味地黄丸治疗本病，基本上以辨病辨证相结合为原则。李帆[12]以六味地黄汤合雷公藤多苷治疗 IgA 肾病 35 例。方法：以六味地黄汤为基本方，随症加减。药物组成：熟地黄 30g，山药、山茱萸各 15g，泽泻 9g，茯苓、牡丹皮各 9g。雷公藤多苷每天 60mg，分 3 次服，潘生丁 50mg，每天服 3 次，已服用激素治疗患者按激素用药原则，逐渐减量，直至停药。结果：经治疗 1 个疗程后，自觉症状均消失或好转，完全缓解 18 例，显著缓解 9 例，好转 6 例，无效 2 例，总有效率 94.3%。同时，该法还可减少肾病综合征 24 小时尿蛋白定量，恢复肾功能损害者血尿素氮、血肌酐水平，降低血清 IgA、IgG 含量，而且 29 例治疗好转患者血尿复发率低。

【案例举隅】

周某，男，25 岁。1998 年 4 月 16 日初诊。患者于 1997 年 3 月体检时发现尿常规蛋白质 2.5g/L（＋＋＋），经检尿蛋白定量 1.8g/d，尿沉渣正常，当时未作特殊治疗。近来患者稍感腰酸乏力，复查尿蛋白定量 1.9g/d，血生化检查血清总蛋白 56g/L、血清白蛋白 36g/L，尿素氮 4.4mmol/L、肌酐 61mmol/L，空腹血糖 6.1mmol/L，上海瑞金医院肾病科肾活检示：轻度系膜增生。舌淡白，脉沉细，中医辨证为脾虚气陷，肾气亏虚，予加味六味地黄汤（熟地 12g，山萸肉 12g，怀山药 15g，丹皮 6g，泽泻 10g，茯苓 10g，党参 15g，黄芪 20g）。连服 15 剂，腰酸乏力明显好转，复查尿常规蛋白 0.5g/L（＋）；服用 60 剂后，复查尿常规蛋白质 0.05g/L（－），检尿蛋白定量 76mg/d；再继续服用 30 剂后，复查尿常规蛋白质 0.05g/L（－），检尿蛋白定量 74mg/d，血生化检查血清总蛋白 72g/L、血清白蛋白 45g/L，腰酸乏力均消失，病已治愈，故停药。半年、1 年后 2 次随访，均未见蛋白尿出现[11]。

4. 慢性肾小球肾炎 慢性肾小球肾炎以蛋白尿、血尿、高血压、水肿为基本临床表现，病变缓慢进展，可有不同程度的肾功能减退，最终可发展为慢性肾衰竭的一组肾小球疾病。目前，临床应用六味地黄丸治疗本病，多以辨病辨证相结合为原则。

徐元美[13]以六味地黄汤治疗慢性肾小球肾炎 22 例。方法：将符合纳入标准的受试患者随机分成治疗组和对照组。对照组单纯给予西药对症处理治疗，治疗组同时口服六味地黄汤。结果：经治两个月，治疗组证候明显改善，水肿减轻，尿蛋白减少，均优于对照组，而在改善肾功能方面与对照组相似。作者指出，六味地黄汤改善肾功能的作用，可能与其增加残存肾肾小球的数目相关。孙雯雯[14]以六味地黄丸加玉米须治疗慢性肾炎普通型77例。方法：选择肾虚阴亏，湿热内蕴型慢性肾炎患者，给予六味地黄汤加玉米须口服。结果：47例不同程度面足浮肿者，治疗后46例消退（97.90%）；55例乏力者，治疗后48例改善（89.08%）。尿常规：治疗前77例中尿蛋白定性（++++）（+++）（++）（+）者分别为7、40、26及4例，治疗后（+++）（++）（+）者分别为1、3、7例，（±）者为35例，转阴者为31例；治疗前尿红细胞大于10/Hp者有34例，治疗后32例消失，占95.6%；治疗前尿中有管型者47例，治疗后41例消失，占87.3%。

肖苏[15]介绍六味地黄汤治疗慢性肾炎的体会，他认为隐匿性慢性肾炎应按腰痛辨治，必因肾先虚而后邪方为害，故在治疗上当以补肾填精为主；水肿型慢性肾炎以水肿为主要症状，治宜六味地黄汤加利水活血之品；慢性肾炎合并感冒或继发感染，慢性肾炎肾虚是本，感冒或感染是标，属标本并重，故应标本同治，治宜银翘六味地黄汤加清热解毒之品。

【案例举隅】

曾某，男，34岁，干部，1995年9月20日突感头晕头痛，精神不振，在省一附院作尿检：Pro（+++），BUN 9.8mmol/L，Cr 236.9mmol，BP 18.7/12.7 kPa。经服降压药，头痛头晕减轻，但精神无好转，遂往中医院住院治疗。时见精神不振，颜面㿠白，自诉两腰酸痛，时有口干，不欲饮，无恶心呕吐，全身浮肿，纳平，睡眠差，大便偏干，小便量约1200 mL/d，色黄，舌淡暗、苔薄白微腻，脉细弦。化验：尿常规：Pro（+++），管型（−），BP 18.7/12.7 kPa。辨证为气阴两虚（脾肾），治疗以补肾健脾、益气养阴之法，处方：黄芪30g，防风10g，白术15g，生地15g，怀山药30g，山茱萸15g，茯苓15g，泽泻15g，丹皮10g，枸杞子20g，桑寄生20g，煅龙骨、煅牡蛎各30g（先煎）。上方加减化裁共30剂，患者症状明显缓解，尿蛋白检查为（+），血压下降，肾功能恢复正常。继以玉屏风散合六味地黄汤化裁20剂，尿蛋白转阴或微量后出院，随访半年未见复发[16]。

5. 狼疮性肾炎 狼疮性肾炎，是指系统性红斑狼疮合并双肾不同类型病理改变的免疫性损害，同时伴有明显肾脏损害临床表现的一种疾病。临床应用六味地黄丸合并激素治疗本病，有一定疗效。

郑为超等[17]以六味地黄丸联合激素和环磷酰胺治疗狼疮性肾炎33例。方法：64 例患者随机分为治疗组和对照组，两组均常规采用激素标准疗程给予泼尼松，同时给予 CTX 8～12mg/kg 静脉滴注，并予对症处理，治疗组同时加服六味地黄丸。结果：治疗组疗效显著优于对照组，24 小时尿蛋白定量、血浆白蛋白、血肌酐、血沉、补体 C_3 等指标两组治疗后均显著改善，除血肌酐外，其他指标治疗组均优于对照组，复发率及不良反应发生率治疗组显著低于对照组。作者指出，六味地黄丸能显著提高激素及 CTX 对 LN 的疗效，减少其复发，并能对抗激素及 CTX 的不良反应。

黄贵阳等[18]以六味地黄丸联合霉酚酸酯及激素治疗狼疮性肾炎 25 例。方法：将 51 例本病患者随机分成观察组 25 例和对照组 26 例，对照组使用霉酚酸酯联合激素治疗，观察组在对照组治疗的基础上加用六味地黄丸。结果：观察组临床缓解 14 例，显效 6 例，有效 3 例，无效 2 例；对照组临床缓解 8 例，显效 5 例，有效 7 例，无效 6 例。以观察组的疗效为优。两组患者治疗后的 24 小时尿蛋白定量、血浆白蛋白、血肌酐、补体 C 等指标均比治疗前显著改善，两组治疗后比较，除血肌酐无明显差别外，其余指标观察组均优于对照组。观察组的不良反应发生率为 16%，明显低于对照组的 61.5%。

6. 泌尿系感染　泌尿系感染是由细菌引起的肾盂肾炎、膀胱炎、尿道炎等病的总称。目前，临床以六味地黄丸为基础随症加减治疗本病，有一定疗效。

唐莹[19]以莫西沙星加服六味地黄丸治疗尿路感染 27 例。方法：将 54 例尿路感染患者随机分成治疗组和对照组各 27 例，两组均口服莫西沙星，治疗组加服六味地黄丸。结果：治疗组和对照组治疗尿路感染的总有效率分别为92.59% 和 81.48%，两组不良反应发生率均为 7.4%，未发现严重的不良反应。作者指出，在治疗尿路感染中莫西沙星加服六味地黄丸较单独服用莫西沙星更为有效。

翟晓丽[20]以六味地黄丸防治绝经期后反复尿路感染属阴虚或阴虚火旺者 36 例。方法：将符合标准的 68 例分为治疗组 36 例（口服六味地黄丸）及对照组 32 例（口服谷维素），观察 2 个月。结果：治疗组尿路感染次数、每次尿感时近期治愈时间及中医证候积分值均较治疗前显著下降。同时，尿分泌型 IgA 及血雌二醇水平显著提高，优于对照组。

周清华等[21]以六味地黄汤加减治疗慢性肾盂肾炎 36 例。方法：以六味地黄汤为基础方，并随症加减。药用：金银花 20g，连翘 9g，石斛 15g，熟地12g，山药 15g，丹皮 12g，茯苓 15g，泽泻 12g，山萸肉 12g，甘草 3g。结果：治愈 20 例，好转 13 例，未愈 3 例，总有效率 91.67%。

高普照[22]用六味地黄丸合猪苓汤加味治疗尿道综合征 46 例。方法：治疗组服六味地黄丸合猪苓汤为基础方，并随症加减。基础方药用：熟地 15g，山萸肉12g，山药12g，泽泻9g，茯苓9g，丹皮9g，滑石9g，猪苓9g，阿胶9g。每天1剂，水煎分2次服，连服10天为1疗程，对照组口服谷维素、小苏打、氟哌酸，并静脉滴注氨苄青霉素，两组均治疗10天观察疗效。结果：治疗组痊愈34例（73.91%），好转10例（21.74%），无效2例（4.35%），总有效率为95.65%。对照组32例中，痊愈2例（6.25%），好转6例（18.75%），无效24例（75%），总有效率为25%。

张建中[23]用六味地黄汤加味治疗女性尿道综合征38例。方法：与六味地黄汤加味为基础方，并随症加减。基础方药用：生地、熟地各15g，生黄芪、山药各30g，赤茯苓、车前子各15g，山茱萸、丹皮、泽泻、牛膝各10g。水煎服，每天1剂，10天为1个疗程，可连服3个疗程。结果：治愈（诸症消失，自感身体无明显不适）25例，占65.8%；有效（主要症状消失，但仍有1～2个伴随症状）8例，占21.1%；无效（服药3个疗程，症状无明显改善）5例，占13.1%。总有效率86.9%。

【案例举隅】

徐某，女，36岁，农民。因尿频、尿急、尿痛1年余，于1996年8月12日就诊。患者1年前因尿频、尿急、尿痛伴发热2天，到某市立医院就诊。尿常规结果：WBC4～5个/Hp，RBC2～3个/Hp，尿蛋白阴性。尿细菌培养>105/mL，诊为尿路感染收住院。予静脉滴注氨苄青霉素、庆大霉素、口服氟哌酸等药物治疗10天，发热消退，尿常规化验正常，尿细菌培养阴性，但仍尿意窘迫，排尿疼痛不畅，要求带药出院。出院后屡服复方新诺明、小苏打及清热利湿通淋中药治疗，病情缠绵难愈，多次复查尿常规及尿细菌培养，均无异常，但尿频、尿急、尿痛等自觉症状无明显缓解，遂来诊。细查其证，除膀胱刺激征外，尚有腰酸痛、咽干、心烦、少寐、舌红少苔、脉数。诊为劳淋，证属肾阴不足，虚热内生，膀胱气化失职，水气不利。治宜育阴、清热、通淋。药用：生熟地各12g，山萸肉9g，山药12g，泽泻9g，茯苓9g，丹皮9g，滑石9g，猪苓9g，阿胶9g（烊化），菟丝子9g。每天1剂，水煎分2次服。服3剂症状明显好转，服至5剂症状基本消失，上方减滑石继服5剂，巩固疗效，随访两年无复发[22]。

7. 泌尿系结石 泌尿系结石是泌尿系的常见病，结石可见于肾、膀胱、输尿管和尿道的任何部位，但以肾与输尿管结石为常见。目前，临床多用六味地黄丸防治结石复发。

黄少波[24]以六味地黄丸防治尿路结石体外冲击波碎石术后34例。方法：对61例尿路结石行体外冲击波碎石术后患者进行临床治疗和追踪，中药防治组34例在排出结石后连续3个月口服六味地黄丸，对照组27例未采用任何预防措施，所有患者均在治疗后 6 个月进行随访，观察两年。结果：中药防治组复发率为 8.82%，显著低于对照组的 29.62%。

【案例举隅】

王某，男，41 岁，教师。患者于 1991 年 8 月 13 日凌晨 3 点睡眠中突然左下腹剧烈疼痛。经用止痛药治疗无效，天亮后疼痛消失。于当日上午 9 点来院就诊。以往曾有类似疼痛和血尿病史，平时常有腰部酸痛的感觉。B 超检查示左肾积水，未见结石。腹部平片亦未见结石阴影。次日经造影检查，发现左输尿管末端有一 0.4cm×0.8cm 的结石。经用上方（熟地 20g，山茱萸 10g，山药 15g，茯苓 10g，泽泻 10g，丹皮 10g，鸡内金 10g，海金砂 20g，木通 10g，木香 10g，陈皮 10g，郁金 15g，琥珀 15g）治疗，同时肌肉注射黄体酮 100mg，每天 1 次。嘱病人多饮水，尽量憋尿，并于服药后 1 小时做蹦跳运动。第 6 天病人排出一豆粒样结石，再行 B 超检查，肾盂积水消失[25]。

8. 肾囊肿 肾囊肿是肾脏内出现大小不等的与外界不相通的囊性肿块的总称。目前，仅见一篇文献报道以六味地黄丸治疗本病。

雷义举[26]以六味地黄丸治疗 1 例肾囊肿。方法：服用六味地黄丸，每次 10 粒，每天 3 次。结果：服药半年以上，囊肿消失。作者认为，肾脏囊肿的消除是六味地黄丸通补开合的药理效应。

【案例举隅】

杜某，女，48 岁，干部，2000 年 3 月在 1 次体检做 B 超时发现右肾有 1 个 2.5cm×3.2cm 大小的囊肿，并经 CT 复查证实。告知其不需治疗，定期复查变化。因其长期在办公室工作，加之检查后心理因素影响，经常感觉腰部困痛不适，伴见眩晕耳鸣、失眠多梦、记忆力下降，时有血压增高。证属肾阴不足、虚火上扰。嘱其坚持服用六味地黄丸（宛西制药厂生产），每次 10 粒，每天 3 次。于 2000 年 11 月，因扭伤致腰椎间盘突出、坐骨神经痛，做 CT 检查时，要求顺便检查一下肾脏，发现肾囊肿不见了，又做 B 超复查，同样证实原来的肾脏囊肿已不存在，提示是服用六味地黄丸后出现的治疗效果[26]。

9. 肾癌 目前，临床有学者将六味地黄丸用于肾癌术后的治疗。

张红等[27]以六味地黄丸联合生物制剂治疗肾癌术后 48 例。方法：将患者随机分为治疗组和对照组各 48 例。两组患者均静脉注射重组人白细胞介素 -2、皮下注射重组人干扰素，治疗组加服六味地黄丸。结果：中西药联合应用不仅能改善患者行为状况，增强机体免疫功能，还可明显改善因患者使用 IL -2、IFNα -2b 而产生的发热、白细胞减少、乏力、食欲减退、血红蛋白下降、腹泻及肝功能损害等不良反应。

10. 乳糜尿 目前，临床有六味地黄丸加味治疗乳糜尿的文献报道。

余拾东[28]以六味地黄汤加味治疗乳糜尿32例。方药组成：熟地、山茱萸、枸杞各15g，山药、茯苓各60g，泽泻、丹皮、金樱子、芡实各10g，党参12g，草薢8g。结果：服药两个疗程，痊愈（尿液清晰，尿检无异常，尿乙醚3次试验均为阴性）18例，好转（尿液时清时浊，尿检仍见少量红白细胞，尿乙醚试验未转阴）8例，无效（症状及尿检均未改变）6例。秦火印[29]以六味地黄汤加减治疗乳糜尿20例，亦取得满意疗效。

【案例举隅】

陈某，女，63岁。1995年9月4日就诊，小便混浊如膏，夹带血丝血块，尿时灼热不畅，反复发作2年，头晕耳鸣，腰膝酸痛，烦热口渴，手足心热，大便干结，舌质红，津少，脉细数。拟诊膏淋，辨为肾阴虚，治则滋阴补肾，佐以清热凉血，以六味地黄汤加减：熟地24g，生地15g，怀山药12g，山茱萸12g，茯苓10g，泽泻10g，丹皮10g，小蓟15g，旱莲草10g，杜仲10g，黄柏10g，怀牛膝15g。连服24剂，症状全部消失，追访1年，未再复发[29]。

参考文献

[1] 卢义明，张建国，艾华，等. 加味六味地黄丸配合血液透析治疗尿毒症的临床研究. 临床荟萃，2002，17（1）：43 – 44.

[2] 张甲岭，魏幼宁. 六味地黄汤重用山萸肉治疗慢性肾功能衰竭12例. 实用中医内科杂志，1993，7（3）：46.

[3] 李爱军，刘延杰，任朋顺. 六味地黄汤加减治疗慢性肾衰竭尿毒症临床观察. 河北中医，2008，30（5）：478 – 479.

[4] 贺建军，席孟杰. 六味地黄汤加参芪治疗肾病综合征. 中国中西医结合杂志，1994，（增刊）：314 – 315.

[5] 胡顺金，方琦，刘家生，等. 六味地黄丸对激素治疗肾病综合征干预作用的临床研究. 中国中西医结合杂志，2005，25（2）：10 – 13.

[6] 赵露，黄威，闫喜惠. 应用六味地黄丸防治SLE、肾病综合征激素治疗期并发症60例临床分析. 北华大学学报（自然科学版），2009，10（4）：346 – 347.

[7] 黄志勇. 六味地黄汤对糖皮质激素治疗肾病综合征患者骨代谢的影响. 中国误诊学杂志，2008，8（27）：6652.

[8] 陈慧芳. 六味地黄汤减少肾病综合征复发50例观察，实用中医药杂志，1998，14（12）：16.

[9] 任江平，李红霞. 六味地黄汤加味在12例复发性肾病综合征治疗中的体会，中医药研究，1994，（2）：38.

[10] 和东英. 六味地黄丸与肾综合征. 光明中医，2006，21（4）：41.

[11] 陶小萍. 加味六味地黄汤治疗无症状性蛋白尿24例. 苏州医学院学报，2000，20（11）：1071.

［12］李帆．六味地黄汤合雷公藤多苷治疗 IgA 肾病 35 例．新中医，2001，33 （12）：46.

［13］徐元美．六味地黄汤治疗肾阴虚型慢性肾小球肾炎的临床研究．湖南中医学院硕士学位论文，2003 年 5 月．

［14］孙雯雯．六味地黄汤加玉米须治疗慢性肾炎普通型 77 例疗效分析．江西中医药，1998，29（6）：26.

［15］肖苏．六味地黄汤治疗慢性肾炎的体会．光明中医，2010，25（1）：119.

［16］皮持衡，宋卫国．玉屏风散合六味地黄汤加味治疗慢性肾炎蛋白尿 108 例报告．江西中医药，1997，28（2）：6.

［17］郑为超，胡顺金，方琦，等．六味地黄丸对激素及环磷酰胺治疗狼疮性肾炎的干预作用．中国中西医结合杂志，2005，25（11）：98 - 100.

［18］黄贵阳，钟小劲．六味地黄丸对霉酚酸酯联合激素治疗狼疮性肾炎的影响．广东医学院学报，2007，25（6）：637 - 638.

［19］唐莹．莫西沙星加服六味地黄丸治疗尿路感染的疗效观察．中国实用医药，2008，3（24）：51 - 52.

［20］翟晓丽．六味地黄丸对绝经期后反复尿路感染防治作用的临床研究．世界科学技术，2006，8（2）：99 - 101.

［21］周清华，刘金荣．六味地黄汤加减治疗慢性肾盂肾炎 36 例体会．济宁医学院学报，2008，（3）：180.

［22］高普照．六味地黄丸合猪苓汤治疗尿道综合征 46 例．四川中医，2001，19 （8）：37.

［23］张建中．六味地黄汤加味治疗女性尿道综合征 38 例．中国实用乡村医生杂志，2004，11（7）：37.

［24］黄少波．六味地黄丸防治尿路结石体外冲击波碎石术后复发临床观察．广西中医药，2009，32（3）：27 - 28.

［25］王全仁，侯美玲．六味地黄汤加减治疗泌尿结石 33 例．中医研究，2001，14 （5）：42.

［26］雷义举．六味地黄丸治愈肾囊肿 1 例．河南中医 2004，2（7）：28.

［27］张红，潘小平，王艳云．六味地黄丸联合生物制剂对肾癌术后的干预作用．中国中医药信息杂志 2009，16（4）：74 - 75.

［28］余拾东．六味地黄汤加味治疗乳糜尿．湖北中医杂志 2000，22（5）：39.

［29］秦火印．六味地黄汤治疗乳糜尿．江西中医学院学报 1996，（4）：19.

第九节　造血系统疾病

六味地黄丸在造血系统疾病中的应用主要涉及再生障碍性贫血、白血病、多发性骨髓瘤、血小板减少性紫癜及过敏性紫癜。

1. 再生障碍性贫血 再生障碍性贫血通常指原发性骨髓造血功能衰竭综合征，主要表现为骨髓造血功能低下、全血细胞减少和贫血、出血、感染。目前，仅见一篇文献报道以六味地黄丸治疗本病，且以中医辨证肾虚为用方原则。

王伟等[1]以复方皂矾丸联合六味地黄丸治疗肾虚型非重型再障30例。方法：治疗组30例病人采用复方皂矾丸联合六味地黄丸治疗，另30例以传统雄激素治疗作为对照组。结果：治疗组基本治愈6例，缓解12例，明显进步4例，无效8例，有效率为73%；对照组基本治愈7例，缓解10例，明显进步6例，无效7例，有效率为76%。

2. 白血病 白血病是造血组织的恶性疾病，又称"血癌"，以发热、出血、贫血为主要症状。目前，临床多以六味地黄丸辅助化疗，应用于本病诱导缓解阶段及巩固维持阶段的治疗。

张宛冬等[2]介绍，张国敏曾采用联合化疗加六味地黄丸治疗白血病，指出六味地黄丸不仅能够扶助正气，调整脏腑机能，提高机体的免疫能力，减轻化疗药物对机体的损害，而且能够提高机体对化疗的敏感性，增强和巩固治疗效果，促进骨髓造血功能，解除骨髓抑制，从而提高抗感染能力，防止出血，提高白血病的缓解率。张宛冬等[3]报道，张国敏曾以此方治疗白血病患者60例，结果完全缓解40例（66.7%），部分缓解12例（20.0%），未缓解8例（13.3%），总有效率86.7%。

【案例举隅】

案例1 刘某，女，30岁，农民，10天来自觉胸骨疼痛，头昏乏力，于2002年6月5日在我院血液科确诊为急性淋巴细胞型白血病。入院时检查：T 39.4℃，P 82次/分钟，BP 14/10 kPa，神清，精神萎靡，消瘦，重度贫血貌，颈下及锁骨上窝可触及肿大淋巴结，胸骨中下段压痛明显，肝肋下2cm，脾肋下2cm，质软，边缘光滑，神经系统无异常。血常规检查：RBC 1.85×10^{12}/L，HB 45g/L，WBC 104×10^9/L，淋巴细胞0.74，其中异型淋巴细胞0.08，同时发现大量幼稚细胞。骨髓细胞学检查确诊为急性淋巴细胞型白血病。住院后行VMP方案化疗：VCR2mg + 生理盐水40mL，静脉滴注，第1天；PDN20mg，每6小时一次，口服，连服5天；6 - MP 50mg，每天3次，口服，连服5天。现症见：面色无华，手足心热，头晕耳鸣，自汗不止，口渴，腰膝酸软，夜眠差，便干，舌质红，苔薄白，脉细数。给予六味地黄丸，每次16粒，每天3次。配合化疗1个疗程后查血常规：RBC 2.80×10^{12}/L，HB 80g/L，WBC 3.6×10^9/L，中性粒细胞（N）0.48，淋巴细胞（L）0.45，嗜酸性细胞（E）0.02，嗜碱性细胞（B）0.05；骨髓涂片检查：急性淋巴细胞白血病完全缓解，伴混合性贫血。出院后连续服用六味地黄丸，每次 12 粒，每天 3 次，连服 10 月，后间断服用，于 2004 年 8 月来院复查，仍在缓解中[2]。

案例 2 患者，男，70 岁。因 1997 年 7 月 3 日全身皮肤出现皮下出血点而就诊，经查周围血及骨髓穿刺检查明确诊断为：急性粒细胞性白血病。于 1997 年 7 月 14 日开始进行系统诱导化疗。经过两个规范疗程的诱导化疗后，病情有所缓解。周围血象的原始粒细胞和早幼粒细胞由 59% 下降至 10%；骨髓象示粒系由增生极度活跃到增生活跃，淋巴细胞、巨核细胞、血小板均有明显增加。在两个疗程的化疗过程中患者多次出现严重出血、贫血、肺部感染、心力衰竭等不良反应，白细胞总数由 9.5×10^9/L 下降至 0.8×10^9/L，虽经多次抗感染、强心、输血等抢救治疗使病情缓解，但患者处于一种极度衰竭状态中。由于患者年老体弱，难以耐受化疗的毒副作用而不能继续进行化疗。为维持缓解治疗，笔者给患者试用了云南白药合六味地黄丸的治疗。具体方法为：每天服云南白药 3 次，每次 4g，待症状好转后减半量。每天服六味地黄丸两次，每次 9g。服药后，患者病情明显好转，精神、饮食日渐改善，服药数日后即能下床活动，自理生活；服药两个月后一般情况好，精力充沛，能像发病以前一样从事日常家务劳动；服药 3 个月后复查，周围血象示：幼稚细胞为 0.04，白细胞总数为 6.7×10^9/L，血小板为 0.9×10^6/L，红细胞为 2.9×10^{12}/L，血红蛋白为 130g/L，因患者不配合未能复查骨髓[4]。

3. 多发性骨髓瘤 多发性骨髓瘤是单克隆浆细胞异常增生的恶性疾病，临床主要表现为骨痛、病理性骨折、贫血、出血、高钙血症、高黏滞血症及肾损害。目前，临床学者使用六味地黄丸联合西药治疗多发性骨髓瘤，疗效尚可。

付慧稳等[5]以三氧化二砷联合中药六味地黄丸及维生素 C 治疗复发和难治性多发性骨髓瘤患者 20 例。方法：ATO10mg 加 5% 葡萄糖 500mL 静脉滴注，1~5 天，8~12 天；VitC 1.5mg 加 5% 葡萄糖 250mL 静脉滴注，ATO 静脉滴注结束后 15 分钟应用 VitC，间歇 2 周重复，4 周为 1 个疗程，六味地黄丸 6g，每天 3 次口服，两个疗程后评估患者疗效和不良反应。结果：部分缓解 6 例，进步 9 例，无效 5 例，总有效率 75%。该法使大部分患者骨痛明显减轻或消失，KPS 评分改善，血红蛋白上升，M 蛋白降低，骨髓浆细胞数减少，高血钙恢复正常，尿本－周蛋白阳性转为阴性，血肌酐恢复正常。不良反应总体较轻，无 1 例因不良反应而终止治疗。

李新成[6]以雄黄联合六味地黄丸治疗多发性骨髓瘤 19 例。方法：将患者分为中药组和化疗组。中药组：餐后口服雄黄 2g，六味地黄丸 6g，每天 3 次。

化疗组：给予爱克兰 8mg，每天 1 次，口服（第 1～4 天）；强的松 40～60mg/m²，口服（第 1～7 天），每 28 天重复 1 次；长春新碱 0.4mg，阿霉素 25mg，持续静脉滴注（第 1～4 天）；地塞米松 40mg，口服（第 1～4 天，第 9～12 天，第 17～20 天），每 25～35 天重复 1 次。结果：中药组完全缓解 8 例，进步 3 例，无效 8 例，总有效率 57.8%，优于化疗组。

4. 血小板减少性紫癜 原发性血小板减少性紫癜是一种与自身免疫有关的疾病，表现为皮肤、黏膜出现瘀点瘀斑，或见齿龈出血、鼻衄及月经过多等，严重者可有内脏出血。目前，中医临床报道显示本病多属肾阴虚火旺，以六味地黄丸加止血药以达标本兼治之功。

厉启松[7] 以六味地黄汤加三七参、茜草炭为主方，并随症加减治疗本病 72 例。方剂用药：生地 30g，山萸肉 15g，山药 15g，茯苓 10g，丹皮 6g，泽泻 6g，三七参粉 6g（冲），茜草炭 15g。水煎两次，取 500mL，分早、晚两次服。结果：治愈 48 例，好转 16 例，无效 8 例，总有效率 88%。

【案例举隅】

刘某，男，52 岁，农民，山东省沂县人，住院号 20042136。

入院时全身皮肤出现密集紫斑伴有呕血 8 天，不能食，口干，饮水少，咽痛，胸闷，新紫斑仍不断出现，眼珠晕黄，血小板计数 65×10^9/L，出血时间 7 分钟，凝血时间 1 分钟，血红蛋白 70g/L，诊断血小板减少性紫斑，给予糖皮质激素及止血药治疗两天，效果不好，请中医会诊。舌质红，苔少，舌面亦有紫血点，脉沉细而数。属于阴虚火旺，迫血妄行，给六味地黄汤加三七参、茜草炭、竹茹、白及、水煎服，两剂呕血止，6 剂紫斑退尽，目睛慧了，九剂治愈出院。出院时血小板 150×10^9/L，出血时间 2 分钟，凝血时间 1 分钟，血红蛋白 80g/L，出院后配合归脾汤、当归补血汤加减以巩固疗效，共服四十余剂后，一切恢复正常，随访半年未复发[7]。

5. 过敏性紫癜 过敏性紫癜是一种较常见的微血管变态反应性出血性疾病。目前，有报道采用六味地黄汤辅以凉血止血等药治疗本病，获效满意。

王淑萍[8] 采用过敏煎合六味地黄汤治疗过敏性紫癜 58 例。方法：中药过敏煎由乌梅、银柴胡、防风、五味子组成，与六味地黄汤合方，均为常用量，每天 1 剂，水煎取汁 500mL，分 3 次服。随症加减：下肢紫癜为主者，加黄柏；镜下血尿者，加茅根炭、仙鹤草；腹痛者，加炒白芍、炙甘草。服药最短者 6 天，最长者 30 天。平均服药 12 天。结果：经治疗痊愈（紫癜、血尿消失）40 例，占 68.9%；有效（紫癜减少或血尿化验好转，服药 1 个月以上未愈而加用或改用其他药物）11 例，占 18.8%。无效（服药 1 个月，紫癜及血尿均无改善）7 例，占 12%。总有效率 87.9%。洪玫等[9] 采用六味地黄丸加味治疗过敏性紫斑肾炎 21 例。方法：全部病例采用中药汤剂治疗，均以六味地黄汤加味，药用生、熟地各 25g，山药 20g，泽泻 10g，茯苓 10g，山萸肉 10g，丹皮 10g。有湿热者，加车前子 20g（包煎），萹蓄 10g，瞿麦 10g，生薏苡仁 20g 等；血尿者，加茜草 10g，白茅根 20g，地榆 10g，大、小蓟各 12g 等；有蛋白尿者，加白扁豆 30g，益母草 10g，赤小豆 20g，黄芪 10g 等。服药 1 个月为 1 个疗程。结果：21 例全部治愈，其中 1 个疗程治愈者 5 例，2～3 个疗程治愈者 14 例，4 个疗程治愈者 2 例，总有效率 100%。

【案例举隅】

患儿，男，10 岁。因反复皮肤多发瘀点、瘀斑两个月，加重 1 天为主诉入院。两个月前因感冒，自服药物治疗后感冒症状消失，但出现皮肤多发瘀点、瘀斑，曾在外院检查确诊为过敏性紫斑，给予西药抗过敏治疗后症状一度消失，但其后症状时有反复。1 天前双下肢出现多发瘀点、瘀斑，色紫红，压之褪色，有轻微瘙痒，略高于皮面。为进一步治疗住院，查体：周身多发瘀点、瘀斑、紫癜、色紫红，压之褪色，轻微瘙痒，略高于皮面，咽腔轻度充血。肾区无压痛、叩击痛，诸关节无肿胀压痛，双下肢轻度指凹性水肿。WBC $12.5 \times 10^9/L$，Hb 135g/L，PLT $165 \times 10^9/L$。尿常规：尿蛋白（＋＋＋），红细胞（＋＋＋）；血 BUN 10.2mmol/L，Cr 78.5μmol/L。B 超检查：肝、胆、脾、胰、肾未见明显异常。入院诊断：过敏性紫斑肾型。入院后给予抗感染、抗过敏、维生素 C、芦丁、低分子肝素、西咪替丁、潘生丁等及泼尼松片每天 30mg，治疗后 2 周，皮肤紫斑基本消失，但血尿、蛋白尿无改善。继用泼尼松片等治疗 3 周，皮肤紫斑未再出现，查尿蛋白（＋＋＋），红细胞（＋＋＋）；患儿父母要求中医治疗，时症见：腰酸，倦怠，纳可，夜寐不佳，口干，手足心发热多汗，舌红，舌体略小，苔少薄白，脉细数。辨证属肾阴亏虚，虚火偏盛，拟滋阴降火，六味地黄汤加减：熟地、生地各 15g，山药 20g，泽泻 10g，茯苓 10g，山萸肉 10g，丹皮 10g，茜草 10g，白茅根 20g，白扁豆 30g，益母草 10g，黄芪 10g，知母 10g，陈皮 6g，水煎服，每日一剂，随症加减，并嘱其定期减服泼尼松。半个月后复查尿常规：尿蛋白（＋＋），红细胞（＋），出院；门诊继服上方 1 个月后尿蛋白、尿红细胞消失，其间泼尼松渐停用，上方酌加健脾药物继服半个月巩固，随访 6 个月患者未见复发[9]。

参考文献

[1] 王伟，崔海朋．复方皂矾丸联合六味地黄丸治疗非重型再障 60 例．中国医疗前沿，2007，2（12）：113.

[2] 张宛冬，陈军民，郭磊．六味地黄丸治疗白血病临床体会．河南中医，2007，27

（11）：76.

[3] 张宛冬，陈军民，郭磊．六味地黄丸辅助化疗治疗白血病体会．中国社区医师，2007，23（11）：41.

[4] 王南英，田丽莎，张玉霞．云南白药加六味地黄丸治疗急粒1例．张家口医学院学报，1999，16（5）：69.

[5] 付慧稳，徐秀芹，权学莲．三氧化二砷联合六味地黄丸及维生素C治疗复发和难治性多发性骨髓瘤疗效观察．河北医药，2009，31（10）：1236.

[6] 李新成．雄黄联合六味地黄丸治疗多发性骨髓瘤临床观察．湖北中医杂志，2007，29（3）：33.

[7] 厉启松．六味地黄汤加味治疗血小板减少性紫斑的临床体会．中国医药指南，2008，6（24）：334－335.

[8] 王淑萍．过敏煎合六味地黄汤治疗过敏性紫癜58例．张家口医学院学报，1995，12（1）：168.

[9] 洪玫，霍勤．六味地黄汤加减治疗过敏性紫癜肾炎21例．中国煤炭工业医学杂志，2007，10（10）：1237.

第十节　内分泌系统疾病

六味地黄丸在内分泌系统疾病中的应用主要涉及垂体性侏儒症、尿崩症、甲状腺机能亢进、甲状腺腺瘤、卵巢病及男子乳房发育症。

1. 垂体性侏儒症　凡身高低于同一种族、同一年龄、同一性别的小儿的标准身高的30%以上，或成年人身高在120cm以下者，称为侏儒症或矮小体型。目前，临床利用六味地黄丸配合促生长激素释放激素治疗本病，可促进骨骼发育。

贾裕瑞等[1]以可乐定联合六味地黄丸治疗本病53例。方法：以年龄分为两大组，15岁以下为甲组，15岁半以上为乙组。按每公斤体重每晚睡前口服可乐定0.004mg，联合口服六味地黄丸每次2~3g，每天3次。连续服药。服药前、后分别连续观察3~12个月，每月生长速度进行对照。结果：甲组有效率达70.45%，乙组有效率仅11%，有效率与年龄呈负性关系。

【案例举隅】

某男，11岁。1994年7月至1995年7月平均每月增高0.34cm。自1995年7月至1996年7月每晚服可乐定0.15mg及六味地黄丸每次3g，每天3次。服药后平均每月增高0.9cm。后自行停药4个月后身高较停药前共增高1.8cm，基本恢复原来生长速度[1]。

2. 尿崩症　尿崩症是因下丘脑产生利尿激素的神经核及神经纤维或垂体后叶损伤，利尿激素分泌减少或缺乏引起的肾小管浓缩功能障碍。患者表现多尿，低比重尿。目前，临床主要以六味地黄丸辅以固精缩尿之品治疗肾虚型尿崩症。

叶枫[2]以六味地黄汤合缩泉丸治疗肾阴亏虚型尿崩症病人3例。方法：①与患者谈心，解除思想矛盾。②口服六味地黄汤合缩泉丸加味，用药：山药12g，山萸肉12g，茯苓15g，泽泻10g，丹皮10g，生地20g，覆盆子10g，金樱子6g，桂枝3g，乌药6g，益智仁6g。每天1剂。结果：全部治愈。

【案例举隅】

万某，女，26岁，2001年2月15日初诊。主诉：现产后已15天，5天前，因大便溏泻2次，服西药氟哌酸胶囊2粒，溏泻即止，但当天晚上起出现口渴、尿频量多等症状。当时未在意，未予治疗，近日病情加重，才来求诊。刻诊：大渴引饮，尿频而多，形体消瘦，皮肤干燥，手足心热，烦躁不安，大便干结，舌质红，少苔，脉沉细而数。尿比重测定为1.005。

诊断：尿崩症（肾阳偏虚）。治法：滋阴固肾。方用六味地黄汤加减：生地、熟地各15g，山药15g，山萸肉15g，丹皮10g，茯苓10g，麦冬12g，五味子10g，玄参15g，花粉15g，五倍子10g，桑螵蛸15g，生甘草30g。3剂，每天1剂，煎服2次。

二诊：2001年2月18日，口渴、尿频尿多大为好转，其余症状亦减，效不更方，守方再进5剂。

三诊：2001年2月23日，口渴、尿频尿多已不明显，形体渐复，余证均趋正常，舌质淡红，苔薄黄，脉稍细。尿比重测定为1.015，已恢复正常。原方加减化裁，滋阴健脾固肾，予以调理。

方药：生地、熟地各15g，山药15g，山萸肉10g，漂白术10g，茯苓10g，花粉10g，北沙参15g，桑螵蛸10g，芡实子10g，甘草6g。5剂，以资巩固疗效。半年后追访，未再复发，疗效巩固[3]。

3. 甲状腺机能亢进　甲状腺功能亢进是由多种原因引起的甲状腺激素分泌过多所致的一组常见内分泌疾病，临床表现为多食、消瘦、畏热、多汗、心悸、激动等高代谢症候群，以及不同程度的甲状腺肿大和眼突、手颤、胫部血管杂音等为特征。目前，临床利用六味地黄丸治疗本病，不仅有助于疾病康复，还可防治抗甲状腺药物产生的副作用。

张俊[4]以六味地黄汤加味治疗甲状腺机能亢进症50例。方法：以六味地黄汤为主方，根据患者病情加减治疗。结果：治愈39例，好转6例，无效3例占6%，总有效率94%。

冯峰等[5]以六味地黄丸治疗甲状腺功能亢进症患者100例。方法：将200例甲亢病人按接诊顺序分为治疗组和对照组各100例，治疗组在应用抗甲状

腺药物和维生素 B_4 治疗的基础上，加用六味地黄丸，对照组仅用抗甲状腺药物和维生素 B_4 治疗。结果：当患者所有症状及体征消失和甲状腺功能恢复正常时，治疗组中无一例出现白细胞减少；而对照组中有 15 例出现白细胞减少，后此 15 例患者加用六味地黄丸，至第 4 周时白细胞均升至正常。作者指出，甲亢的高代谢症候群及白细胞减少、贫血等系列表现应归属于肾阴虚范畴。

杨宏杰等[6]以六味地黄丸治疗甲亢阴虚证 20 例。方法：将患者随机分为六味地黄丸组、他巴唑组和联合用药组各 20 例，分别在用药前后测定血浆皮质醇（F）、白细胞（GR）及 F 对白细胞趋化移动（ChtM）的抑制率（FI），并设 30 例健康对照组。结果：甲亢阴虚患者 F 轻度下降，与对照组相比无统计学意义，而 GR、FI 均显著低于对照组。各治疗组服药 1 个月后，其 GR、FI 均比服药前明显升高，联合用药组升高尤其明显。作者认为，六味地黄丸和他巴唑都能够升高甲亢阴虚患者 GR 水平，两者联合用药，其作用明显提高。

4. 甲状腺腺瘤 甲状腺腺瘤是起源于甲状腺滤泡细胞的良性肿瘤。中医学认为本病多由肝郁气滞、血瘀痰凝、肝肾阴虚所致，常用六味地黄丸加味治疗。

杜希岱[7]以六味地黄汤加味治甲状腺瘤 48 例。方法：用六味地黄汤加玄参、生牡蛎、夏枯草、浙贝、僵蚕。阴虚热甚者，加鳖甲；气虚者，加太子参；气郁者，加柴胡；血虚者，加首乌。结果：连服 1 ~ 2 个月，治愈 26 例，好转 21 例，无效 1 例。

【案例举隅】

温某，男，60 岁，教师，1990 年 6 月 7 日就诊。自述颈部有一肿块 5 年，以往服药，多为疏肝解郁，行气破血之品，肿块未见明显缩小。甲状腺同位素扫描，左甲状腺有热结节，并测 T_3、T_4 后排除甲亢。查体：左甲状腺肿块为实性圆形 3cm×3cm，表而光滑，边界清楚，无压痛，与皮肤无粘连，可随吞咽上下移动，颈部未触及淋巴结，伴头晕腰痛、耳鸣口干、舌红少苔、脉细数。诊为本病，乃肝肾阴虚，痰火郁结成块。治宜滋阴养肝，清热化痰，软坚散结，基本方［熟地、玄参、生牡蛎（先煎）各 30g，怀山药、茯苓、山茱萸、夏枯草各 15g，丹皮、泽泻、浙贝、僵蚕各 12g］加太子参 15g，鳖甲 30g（先煎），每天 1 剂（复煎 1 次），分 2 次服，连服 10 剂后，肿块缩至 2.3cm×2.5cm。仍以基本方随症加减再服 30 剂后，局部检查肿块消失，经超声波检查未探及肿块。随访 3 年未见复发[7]。

5. 卵巢病

（1）**更年期综合征**　更年期综合征是指妇女在自然绝经前后，或因手术切除卵巢、放射治疗等，致使卵巢功能衰退或丧失而出现的一系列植物神经系统功能紊乱。目前，六味地黄丸不仅用于改善更年期症状，还可经辅以中西药物治疗更年期易发病变，如牙周炎、舌痛、"更年心"及高血压等。

王小红等[8]以六味地黄丸治疗绝经前子宫切除术后患者20例。方法：将因良性病变行单纯性子宫切除术后病人随机分为研究组和对照组各20例，研究组每次服六味地黄丸8粒，每天2次，早晚分服，对照组不予药物治疗。结果：两组术前无1例发生围绝经期症状，术后研究组肾阴虚症状改善明显，雌激素水平提高，TC、TG水平维持正常。

王玉革[9]以六味地黄丸治疗更年期综合征30例。方法：将患者随机分为A组和B组，A组给予六味地黄丸口服，B组则口服更年康，均以3周为1疗程。结果：A组有效率89.6%，血压显著下降，优于B组。

黄健[10]以六味地黄丸合甘麦大枣汤治疗围绝经期综合征35例。方法：将患者随机分为治疗组和对照组各35例，治疗组采用六味地黄丸合甘麦大枣汤治疗，处方：熟地黄15g，山茱萸6g，山药15g，泽泻10g，牡丹皮10g，茯苓15g，浮小麦30g，炙甘草10g，大枣6枚，并随症加减，对照组给予尼尔雌醇疗法。结果：治疗组总有效率91.4%，且可显著调节患者内分泌功能，优于对照组。

罗新梅[11]以六味地黄汤合生脉散治疗女性更年期综合征163例。结果：治愈65例，好转76例，无效22例，总有效率为86.5%。

此外，还有学者对更年期易发病变展开研究。陆笑等[12]以六味地黄丸结合牙周基础治疗围绝经期慢性牙周炎20例。方法：选择40例患中重度慢性牙周炎的围绝经期妇女，随机分为两组，各20例。实验组予以中药结合牙周基础治疗，对照组仅予牙周基础治疗，疗程3个月。结果：治疗3个月后两组病例菌斑指数、牙周探诊出血指数、牙周探诊深度及牙周附着水平等各项指标均较治疗前有显著改善，且实验组牙周探诊深度、牙周附着水平及LH水平改善程度优于对照组。

薛桂英[13]以六味地黄丸联合维生素E治疗更年期舌痛症50例。方法：以六味地黄丸每次2粒，每天3次，配合维生素E每次100mg，每天3次，随访1年。结果：显效29例，显效率为58%；缓解8例，缓解率为36%；无效3例，无效率为6%。

冯秋霞等[14]以六味地黄丸合丹参饮加减治疗女性"更年心"32例。方法：按就诊的先后顺序，采用随机数字表法将52例患者随机分成治疗组（六味地黄丸合丹参饮加减）32 例，对照组（尼尔雌醇）20 例。4 周为 1 个疗程，连续服用 3 个疗程后观察结果。结果：治疗组总有效率 90.6%，症状评分由治疗前（34.31±4.58）下降为治疗后（14.52±2.30），均明显高于对照组，显示出中药疗法的有效性。

叶盈等[15]以六味地黄丸联合络活喜治疗更年期高血压 54 例。方法：将 106 例患者随机分为治疗组和对照组，两组均口服络活喜，治疗组加服六味地黄丸。结果：治疗组疗效及血压下降优于对照组，同时治疗组患者与对照组比较，血清 FSH、LH 水平下降，E_2 水平升高。

谭莉晖[16]以天丹散合六味地黄丸治疗女性更年期高血压 23 例。方法：43 例患者随机分为治疗组和对照组。治疗组口服天丹散合六味地黄丸，对照组 20 例则口服酒石酸美托洛尔片及缬沙坦胶囊，观察 3 个月。结果：治疗组总有效率 73.91%，对照组总有效率 55%，均取得显著疗效。

【案例举隅】

李某，女，49 岁，1998 年 3 月 6 日初诊。头晕耳鸣、心悸失眠、潮热汗出、烦躁易怒 3 个月，近日加重，伴月经先后不定期、量少色红，舌质红，苔薄白，脉弦细。西医诊断为更年期综合征。辨证属肾阴虚。治以滋阴补肾，佐平肝潜阳、宁心安神。药用熟地 30g，山药 15g，山茱萸 15g，茯苓 15g，泽泻 15g，丹皮 9g，知母 9g，龟板 15g，天麻 9g，石决明 9g，珍珠母 30g（先煎），枣仁 15g，夜交藤 12g，女贞子 12g，旱莲草 12g。水煎服，每天 1 剂，早中晚分服，连服 10 剂后，头晕耳鸣、心悸失眠、潮热汗出等明显减轻。效不更方，继服 1 个月后诸症悉除[17]。

（2）**多囊卵巢综合征**　多囊卵巢综合征是不孕症专科的多发病，主要表现为月经失调、闭经、功血，部分患者有排卵周期，但表现出黄体功能不足以及肥胖、多毛、不育、男性化等症。目前，有临床报道以辨病为原则，以六味地黄丸为主方，随症加减治疗本病。

马素侠等[18]以六味地黄丸加味治疗多囊卵巢综合征 204 例。方法：将患者随机分为观察组和对照组。观察组用六味地黄丸加味治疗，药物：熟地 20g，山药、首乌、山茱萸各 12g，茯苓、泽泻各 9g，随症加味，对照组采用性激素为主治疗。结果：观察组有效率 99%，停药 1 年内复发率 9%，分别优于对照组的 88% 和 35.3%，且观察组无任何不良反应，对照组有 25 例胃部不适、食欲减少，4 例并发多个卵泡异常胀大，形成卵巢激惹综合征，行手术治疗。

6. 男子乳房发育症　男性乳房异常发育症是指男子单侧或双侧乳房肥大、乳晕下触及盘状结节，或伴有乳房胀痛或触痛。临床有报道以六味地黄丸治疗本病，常配合解郁活血及解痉化痰之品。

娄海波等[19]以六味地黄汤加味治疗男性乳房异常发育症31例。方法：将患者随机分为治疗组和对照组。治疗组以六味地黄汤为基本方随症加减，药用：生地20g，怀山药20g，山茱萸10g，丹皮10g，茯苓15g，泽泻10g，仙茅9g，仙灵脾12g，菟丝子15g，柴胡9g，八月札15g，丹参15g。对照组口服小金丸，每次6g，每天2次。两组均以30天为1个疗程，共观察3个疗程。结果：治疗组31例中，治愈20例，显效6例，好转3例，无效2例，治愈率为58.1%，总有效率为93.5%；对照组15例中，治愈3例，显效2例，好转4例，无效6例，治愈率为20.0%，总有效率为60.0%。

刘伟林等[20]以六味地黄丸配合止痉散治疗男性乳房发育症40例。结果：治愈28例，肿块消失，随访半年未复发；有效12例，肿块明显缩小。治愈28例中，经1个疗程治愈者22例，2个疗程治愈者4例，3个疗程治愈者2例；有效12例中，11例治疗3个疗程，1例治疗1个疗程后中断治疗。

【案例举隅】

刘某，男性，20岁，1995年10月3日初诊。患者两个月前无意中发现右乳房部半圆形肿块，形似围棋子，触之有轻度疼痛。曾行中西药物治疗无效，肿块逐渐增大，诊见右乳房肿块约3cm×3cm，质地稍硬，边缘清楚，推之可动，压之疼痛，同侧腋下未扪及肿大之淋巴结。肝功能、B超、外生殖器检查均未发现异常。细针穿刺病理检查提示男性乳房发育症。即予六味地黄丸（浓缩型），每次8粒，每天3次，口服，止痉散如上法食用（全蝎1g，蜈蚣1条，鸡蛋1枚。前二味药焙干共研细末，鸡蛋去壳，将药粉加入鸡蛋打匀，以香油炒熟后食用。每天1次，20天为1个疗程，可连续治疗2~3个疗程），1个疗程后肿块消失，随访1年未复发[20]。

参考文献

[1] 贾裕瑞，连永红. 可乐定联合六味地黄丸治疗矮身材. 开封医专学报，1999，18（2）：35 - 37.

[2] 叶枫. 六味地黄汤合缩泉丸治疗尿崩症. 中医研究，2002，15（4）：59 - 60.

[3] 孙治平. 六味地黄汤加减治疗尿崩症体会. 江西中医药，2003，34（3）：35.

[4] 张俊. 六味地黄汤加味治疗甲状腺机能亢进50例. 中医药研究，2002，18（6）：21.

[5] 冯峰，邹庆玲，张怀国. 六味地黄丸防治甲状腺功能亢进症治疗中白细胞减少的临床观察. 中国药物与临床，2005，5（6）：480.

[6] 杨宏杰，郑敏，张丹. 甲亢阴虚证糖皮质激素受体改变和六味地黄丸作用的研究. 浙江中医杂志，2003，38（3）：116 - 117.

［7］杜希岱.六味地黄汤加味治甲状腺瘤 48 例.陕西中医,1995,16（11）：485.

［8］王小红,陈丽笙.六味地黄丸对绝经前子宫切除术后卵巢功能及血脂的影响分析.福建中医学院学报,2005,15（4）：15-16.

［9］王玉革.六味地黄丸与更年康治疗更年期综合征.浙江中西医结合杂志,2000,10（8）：461-462.

［10］黄健.六味地黄丸合甘麦大枣汤对 35 例围绝经期综合征患者生殖内分泌功能的调节.福建中医药,2008,39（5）：1-2.

［11］罗新梅.六味地黄汤合生脉散治疗更年期综合征 163 例.新中医,1998,30（11）：43-44.

［12］陆笑,王劲茗,叶志佳.六味地黄汤配合基础治疗对围绝经期牙周炎的疗效评价.现代中西医结合杂志,2007,16（27）：3945-3947.

［13］薛桂英.六味地黄丸、维生素 E 治疗更年期舌痛 50 例.贵阳医学院学报,2000,25（3）：269.

［14］冯秋霞,金季玲.六味地黄丸合丹参饮加减治疗"更年心"疗效观察.辽宁中医杂志,2007,34（8）：1086-1087.

［15］叶盈,黄飞翔,王永,等.六味地黄丸合络活喜治疗女性更年期高血压疗效观察.中国中医急症,2006,15（5）：487-488.

［16］谭莉晖.天丹散合六味地黄丸治疗围绝经期症状性高血压疗效观察.光明中医 2009,24（9）：1707-1708.

［17］程敏.六味地黄汤加味治疗更年期综合征 52 例.实用中医药杂志,2007,23（8）：502.

［18］马素侠,李之良,周玲,等.六味地黄丸加味治疗多囊卵巢综合征疗效分析.新疆中医药,2000,18（3）：22-23.

［19］娄海波,米海霞.六味地黄汤加味治疗男性乳房异常发育症 31 例.江西中医杂志,2004,35（10）：54.

［20］刘伟林,朱会友.六味地黄丸合止痉散治疗男性乳房发育症 40 例.中国民间疗法,2000,8（9）：31.

第十一节　神经系统疾病

六味地黄丸在神经系统疾病中的应用主要涉及周围神经疾病（三叉神经痛及面神经炎）、脑部疾病（癫痫、脑梗死及脑积水）、帕金森综合征、脑血管痴呆、头痛、多发性硬化等。

1. 周围神经疾病

（1）三叉神经痛　三叉神经痛是一种发生在面部三叉神经分布区内的阵发性、反复发作性剧烈神经痛。目前,临床有用六味地黄丸加减治疗本病的报道。

李传迎等[1]以六味地黄汤加减治疗三叉神经痛56例。方法：以生地24g，山药、山茱萸、丹皮各12g，茯苓、黄芩、半夏、细辛各10g，泽泻、甘草各6g，柴胡、川芎各15g为基本方，随症加减。结果：治愈34例，有效16例，无效6例，总有效率89.29%。

（2）面神经炎　面神经炎又称Bell麻痹，以不能蹙额与皱眉，眼不能闭合或闭合不全，畏光，流泪等为主要表现。目前，临床有用六味地黄丸配合针灸治疗本病的报道。

康瑞珍[2]以针灸合六味地黄丸治疗面神经麻痹25例。取穴：承泣、四白、巨髎、下关、太阳、鱼腰、承浆、地仓透颊车等穴，交替取5~6个穴位，局部中弱刺激，远端可中强刺激，并可配合针刺合谷、曲池、足三里等穴。每天1次，留针20~30分钟，15天为1个疗程，并嘱每天按摩面瘫的肌肉数次，每次10~15分钟，病史长者可用温针灸或艾条灸，同时口服六味地黄丸。结果：眼睑闭合，不流泪，口角不歪斜，不流涎，皱额，蹙眉，鼓腮功能恢复正常21例；闭眼，蹙眉，鼓腮功能基本恢复，口角稍歪斜3例；治疗前后无变化1例，总有效率96%。

2. 脑部疾病

（1）癫痫　癫痫是一种发作性神志异常的疾病。临床应用六味地黄丸治疗本病，不仅可改善癫痫患者的脑功能，还可缩短疗程，避免反弹，并减缓抗癫痫药的副作用。

梁震林等[3]以六味地黄丸治疗癫痫频繁发作患者40例。方法：在常规抗癫痫治疗的基础上加用六味地黄丸，每次10粒，每天3次。结果：应用六味地黄丸后癫痫患者的痫性发作率显著降低，脑电图痫样放电明显减少，α波频率变慢增加，δ、θ波频率减少，提示六味地黄丸能改善癫痫患者的脑功能，不仅缩短疗程，避免反弹，而且可减缓抗癫痫药的副作用。

【案例举隅】

张某，女，8岁。1988年10月4日初诊。患儿在1988年8月23日清晨4点突发抽搐，全身阵挛，神志不清，吐沫，面白，两目上吊，尖叫，持续3~5分钟，苏醒后如常人，上午7点再次发作，症状如前，无诱因，发作后头痛嗜睡，此后平均每天发作1次，持续时间平均为2~4分钟，作脑电图，指示左颞左中央痫性放电，诊断为癫痫（强直性阵挛性）。

患儿父母高龄得女（父40岁，母38岁），无家族史，无头部外伤史，无妊娠子痫史，母孕3个月时，曾冒雨行路，有霹雳惊吓史，顺产，患儿婴幼期无高烧感染史。

诊其脉弦细，舌红少苔，发育正常，智力正常。中医辨证为高龄受孕，肾精亏虚，胎元失荣，且孕 3 个月时有所惊恐，惊恐伤肾，气乱精却，胎儿元神之府发育受损。脉证合参，此系先天不足，肝肾阴虚，水不涵木，肝火化风，痰湿内蕴，风痰交阻，上犯神明，发为抽搐、目吊、昏不知人、吐涎、尖叫之癫痫。治疗原则为补肾益精，填补脑髓，豁痰镇痉，处方：熟地黄 10g，山萸肉 6g，山药 6g，丹皮 4.5g，云茯苓 4.5g，泽泻 4.5g，僵蚕 6g，全蝎 3g，胆南星 3g，水煎服，每剂两煎，分 4 次服。

服药后两周内发作 1 次，但睡眠中常有手足搐搦、呭嘴，诊脉细，舌红少苔。方中丹皮改为 6g，全蝎改为 4.5g，此后 1 个月中未发作，仍睡中呭嘴、扬手掷足，诊脉细，舌红少苔，继续服前方。在 12 月 19 日曾发作 1 次，症状较前轻而时间短，1989 年 5 月 7 日和 8 月 2 日各发作 1 次，发作时间皆 10 秒左右，只觉眩晕、疲劳、短暂意识丧失，未吐涎，未抽搐，未扑倒。10 月 29 日发作 1 次，只觉困倦，深吸气，闭目，口角搐动约数秒钟即过，此为最末次发作。于 1990 年 2 月 12 日作脑电图，提示左额左颞，左中央痫性放电。1992 年 2 月 8 日脑电图，提示痫性放电已消失，为轻度异常脑电图。1993 年 1 月 14 日脑电图，提示无痫性放电。

随访：患儿自 1989 年 10 月 29 日最后 1 次发作后，于 1992 年 5 月停止服药，至今（1995 年 11 月）未发作。1994 年以总分较好成绩考入职业中专，目前在学，睡眠安静，饮食、月经、思维均无异常[4]。

（2）脑梗死　脑梗死，是由于脑动脉粥样硬化，血管内膜损局部血栓形成，导致脑组织缺血、缺氧、坏死，引起神经功能障碍的一种脑血管疾病。目前，中医临床应用六味地黄丸治疗本病，既可配合复方丹参液用于急性期，也可用于增强患者记忆力、改善患者抑郁状态。

殷昭红[5]以六味地黄汤加味合复方丹参注射液静脉滴注治疗脑血栓形成急性期 60 例。方法：将患者随机分为治疗组和对照组各 60 例。治疗组给予六味地黄汤加味，药用：生地 20g，丹皮 10g，茯苓、怀山药各 20g，泽泻 10g，山茱萸 15g，丹参 18g，地龙 10g，北黄芪 30g，川芎 10g，赤芍 15g，鸡血藤 30g，配合复方丹参液静脉滴注，对照组单纯静脉滴注复方丹参注射液。结果：治疗组基本痊愈 22 例，显著进步 24 例，进步 11 例，无改变 3 例，总有效率 95%；对照组基本痊愈 12 例，显著进步 19 例，进步 16 例，无效 13 例，总有效率 78.3%。

王玮等[6]以六味地黄汤配合针刺治疗脑梗死后记忆障碍者 65 例。方法：将患者随机分为治疗组和对照组。治疗组采用六味地黄汤（熟地、山萸肉、山药、茯苓、泽泻、丹皮等）配合针刺（内关、水沟、风池、四神聪等穴），对照组 30 例口服脑复康。结果：治疗组总有效率 98.47%，显著优于对照组。

范道长等[7]以逍遥丸合六味地黄丸治疗脑卒中后抑郁症 51 例。方法：将患者随机分为对照组和治疗组。治疗组口服六味地黄丸及逍遥丸，对照组口服乐友。结果：治疗组痊愈 25 例，显著进步 7 例，进步 6 例，无效 13 例，总有效率 74.5%；对照组痊愈 24 例，显著进步 6 例，进步 5 例，无效 14 例，总有效率 71.4%。两组总有效率比较差异无显著性。治疗前两组 HAMD 评分比较差异无显著性，治疗后两组病情程度均较治疗前有显著改善，治疗前后两组间比较差异无显著性。

【案例举隅】

丁某，男，65 岁，1995 年 11 月 10 日初诊。左侧肢体活动障碍 2 天。患者有 15 年高血压病史，昨上午行走时突然头晕，左侧肢体麻木。查体：T37.1℃，P78 次/分，BP22/12kPa，神志清楚，双瞳孔等大，左鼻唇沟变浅，伸舌向右歪斜，颈软，左上肢不能抬举，肌力 2 级，左下肢肌力 3 级，肌张力均正常，左巴氏征阳性。血液流变学检查异常。颅脑 CT 示：右侧内囊膝部见一低密度病灶，边缘欠清。西医诊断：右侧脑梗死。诊见：形体消瘦，面色潮红，神疲嗜睡，舌强语謇，口角流涎，左侧肢体麻木不遂，腰膝酸软。舌黯红、苔薄，脉细弦。中医诊断：中风（中经络）。证属肝肾阴虚，气滞血瘀，经脉失养，治拟补益肝肾、益气活血。药用黄芪 60g，当归尾、炒赤芍、川芎、地龙、桃仁、红花各 10g。每天 1 剂，上、下午分别浓煎成 150mL，各送服浓缩六味地黄丸 10 粒。服药 1 个月后，症状消失，肢体功能基本恢复，生活自理。血液流变学指标正常[8]。

（3）脑积水 脑积水，是指颅内脑脊液容量异常增加，除神经体征外常伴有精神衰退或痴呆。目前，仅有 1 篇六味地黄丸加息风止痉之品治疗本病的文献报道。

管宏茂[9]以六味地黄汤加减治疗 1 例。方法：在常规治疗效果不满意时，以六味地黄丸加全虫、蜈蚣、天麻、白芍，药尽 2 剂，抽搐次数减少，效不更方，继进 2 剂，抽搐无发作，一般症状明显改善，随访 1 年，无复发。

【案例举隅】

刘某，男，年龄 8 个月。1995 年 7 月就诊。反复抽搐 3 个月。患儿于 3 个月前无明显诱因开始手足抽搐，每天发作 3~7 次不等。不发热，无呕吐，发作时双目凝视，手足抽搐，口唇微绀。检查：体温 37.3℃，脉搏 100 次/分，呼吸 30 次/分，发育营养一般，嗜睡，精神较差，皮肤皖白，无黄疸及水肿，浅表淋巴结不肿大，头颅区五官正常，双侧瞳孔等圆大，双目吃力向右方斜视，两肺呼吸音粗，偶闻及疾鸣音，心率 100 次/分，节律不齐，心尖区可闻收缩期杂音，各瓣膜区无病理性杂音，腹胀，肝右肋下可及，生理神经反射存在，颈项强直。足月顺产，无产伤及窒息史，人工喂养。血常规检查：红细胞 35×10^{12}/L，白细胞 8.7×10^9/L，血红蛋白 10g/L，中性 0.7，淋巴 0.3。尿常规及胸部透视均无异常。CT 扫描诊断为幕上脑室系统积水。入院诊断为低钙婴儿脚气病。

入院后即予 10% 葡萄糖酸钙 10mL 肌肉注射，维生素 B_1 100mg，每天 1 次，连续 5 天，经治疗后上症无改善，试给予 20% 甘露醇及高渗葡萄糖交替静注，安定及苯巴比妥交替使用以镇静止痉，抽搐发作依然，患儿精神渐差，建议转上级医院检查治疗。在荆州地区医院做 CT 检查，诊断为幕上脑室系统积水，建议到武汉同济医院进一步确诊，因经济困难未能前往，邀余中药治疗。根据患儿双目直视，手足抽搐，不发热等症状，拟养血平肝息风止痉，投全虫 3g，蜈蚣 3g，僵蚕 10g，牡蛎 25g，钩藤 10g，白芍 15g，服 3 剂尽，病情无好转。后细察舌质淡红少苔，脉细，考虑为肾阴不足，肝木失养所致，投六味地黄汤加减：熟地 15g，丹皮 6g，山茱萸 10g，怀山药 12g，茯苓 10g，泽泻 6g，全虫 3g，蜈蚣 3g，天麻 10g，白芍 10g，药尽 2 剂，抽搐次数减少，效不更方，继进 2 剂，抽搐无发作，一般症状明显改善，随访 1 年，无复发[9]。

3. 帕金森综合征　帕金森综合征又称震颤麻痹，是中老年人最常见的中枢神经系统变性疾病。目前，中医临床以六味地黄丸治疗本病，常配合常规西药，以改善患者认知功能及自主神经功能。

薛红等[10]以六味地黄丸治疗帕金森综合征 45 例。方法：将 85 例应用左旋多巴治疗的原发性 PD 患者，随机分为两组。对照组 40 例单用左旋多巴制剂治疗，治疗组合用六味地黄丸，并设无帕金森综合征的正常组对照。在治疗 6 个月后进行第 2 次评估。结果：研究开始时的第 1 次神经心理学评估显示，正常组在词语流畅性测验、连线测验、STROOP 干扰测验方面，均优于两组帕金森综合征患者，有显著性差异。经 6 个月治疗后的第 2 次评估，治疗组连线测验 A 和 B 表现明显优于对照组，但治疗后评分仍与正常组有显著性差异。其他测试项目在患者两组组间和两次评估前后无显著性差异，但合用六味地黄丸组，词语流畅性试验也有改善趋势。

薛红等[11]的另一临床研究表明，六味地黄丸可在泌尿系统、体温调节和性功能等多方面改善帕金森病自主神经症状。

钟强等[12]以六味地黄丸治疗帕金森病 53 例。方法：将患者随机分为治疗组和对照组，对照组给予常规帕金森药物治疗，治疗组加服六味地黄丸。患者经治疗 1 个疗程（6 个月后）评定疗效。结果：治疗组 53 例，临床治愈 3 例，占 5.6%；显著进步 27 例，占 50%；好转 13 例，占 24.5%；无效 10 例，占 19%，总有效率 81%，明显优于对照组。

董爱浪[13]介绍董爱玉运用六味地黄丸治疗帕金森病的经验，认为本病的病机关键为肝肾亏虚，血不荣筋，虚风内动。在治疗过程中以病为纲，以证为目，纲举目张，以六味地黄丸为基础方结合临床表现随症加减，取得较好疗效。

【案例举隅】

蔡某，男，60 岁，以"双手颤抖，行走迟缓 4 年"为主诉，于 2005 年 4 月 5 日来我院就诊。患者为裁缝，于 2002 年发现右手时有颤抖，后来病情进行性加重，以至于不能够正常工作。就诊时症见：双手颤抖，舌颤，行走困难，头晕乏力，五心烦热，口干舌燥，便秘溲赤，心烦易怒。查体：表情呆滞呈面具脸，面色暗滞，形体消瘦，双手震颤，舌颤，行走时小碎步前倾，慌张步态。神经系统其他检查无阳性体征发现。舌质红有瘀斑，苔白腻，脉细弦。心电图、头颅 CT 检查均正常。诊断：帕金森病（颤证）。辨证：肝肾阴虚，痰瘀阻络。治法：滋补肝肾，化痰通络。方药：山药、山茱萸、生地黄、牡丹皮、茯苓、泽泻、枸杞子、太子参各 20g，全蝎、僵蚕、天麻各 10g。连服 1 个月，动作迟缓明显减轻，无口干及便秘，震颤仍明显，偶有失眠，上方加龟板、生龙骨、生牡蛎各 20g，珍珠母 30g，以潜镇安神。连服 3 个月，患者手颤已明显减少，口角流涎消失，已能够独立吃饭、系扣子、穿衣等。后予六味地黄丸调整数月，以防再发[14]

4. 脑血管性痴呆 脑血管性痴呆是老年人反复脑卒中后导致的智能损害综合征，行为症状表现为情感淡漠、不安、焦虑、易怒、妄想及幻觉。目前，临床有报道以六味地黄丸为主方，随症加减治疗本病，疗效较好。

张敏等[15]以六味地黄汤加味治疗血管性痴呆 36 例。方法：以熟地、山药、山茱萸、茯苓、黄芪、菖蒲、水蛭等为基本方，随症加减。结果：临床痊愈 6 例，有效 23 例，无效 7 例，总有效率 80.6%

冯炯等[16]以六味地黄丸治疗轻、中度血管性认知障碍 34 例。方法：将患者随机分为治疗组和对照组。治疗组服用六味地黄丸每次 8 粒，每天 2 次，对照组服用尼莫地平片，每次 2 片，每天 3 次。治疗期间不使用其他治疗血管性认知障碍的中西药物，合并有基础病的，继续服药治疗基础病。两组均以 3 个月为 1 个疗程，每月均安排 1 次复诊。1 个疗程后评定疗效。结果：治疗组有效率为 55.88%，对照组为 58.04%；治疗组积分改善率为 0.107%，对照组为 0.113%，两组症状积分逐渐降低。以上指标 2 组比较均无统计学意义。说明六味地黄丸治疗血管性认知障碍，在改善患者智能状况方面与尼莫地平同样有效。戴忠卫等[17]以六味地黄汤加芳香开窍法治疗轻度认知障碍 28 例，疗效明显。

【案例举隅】

刘某，男，68岁，退休干部。1998年6月15日初诊入院。患高血压病病史十余年，一直口服降压药，血压基本保持稳定。患者一年前因突然眩晕欲仆，舌强语謇，四肢麻木，活动不利，经及时治疗而痊愈，可提示基底节区腔隙性脑梗死。半年后渐头晕目眩、头痛、失眠健忘、耳鸣如蝉、腰膝酸软、肢体麻木、行动迟缓；继之表情淡漠，反应迟钝，旧事遗忘，行动困难，病情日趋严重而来治疗，智能减退，语不达意，或缄默不语，失认失算，神志呆钝，肢体麻木，活动不利，小便失禁，生活不能自理，形体消瘦，舌红少苔，脉弦细。头颅CT提示：多发性腔隙性脑梗死，长谷川智力量表测定22分。中医辨证属中风痴呆病（肝肾亏虚型），治拟以补益肝肾，填精益髓、祛瘀开窍、活血通络。处方：熟地、山药、山萸肉、茯苓各15g，菖蒲、川芎、郁金、葛根、丹皮、天麻各10g，益智仁30g，全蝎粉2g（分冲），水蛭粉3g（分冲）。服上方15g剂后，水煎服早晚各1次。患者神志渐清，头晕头痛减，耳鸣腰酸好转。前方加枸杞、怀牛膝各15g，远志10g，予15剂，患者神情清醒，反应较前灵敏，记忆力有所恢复。将上方随症出入，继服60剂，同时配合心理疏导，智能训练，患者神志基本恢复，并能与人和睦相处，余症缓解消失[15]。

5. 头痛 目前，临床有学者使用六味地黄丸加味治疗血管神经性头痛及低颅压性头痛，疗效较好。

陈园桃[18]运用六味地黄汤加味治疗血管神经性头痛148例。方法：以六味地黄丸为基础方并随症加减。方药组成：熟地黄10g，山萸肉10g，怀山药10g，粉丹皮10g，白茯苓10g，泽泻45g。结果：临床治愈84例，显效29例，有效26例，无效9例，总有效率93.3%。

孙国华等[19]治疗低颅压头痛10例。方法：对行腰椎穿刺后继发头痛的病人予六味地黄汤加味，用药：熟地30g，山药、山茱萸各20g，茯苓、丹皮、泽泻各10g，黄芪30g，知母、桔梗各10g，升麻6～10g，水煎服，每天1剂，早中晚3次服，7天1个疗程，服药期间停服其他药物。结果：治愈8例，好转2例，有效率100%。疗程最短1天，最长12天，治愈后随访，未发现再发作。

【案例举隅】

杨某，男48岁，1998年10月20日就诊。患左侧偏头痛16年，时作时止，服去痛片暂时缓解，多方治疗效果欠佳，此次发作甚剧，午后及夜间尤甚，痛不可忍，甚则抱头哀号不已，目红颊赤，咽干欠润，唇与舌质均红，脉细数，Cr、心电图检查无异常，脑血流图报告，左侧血管紧张度增强，诊断为血管神经性头痛。病属肝阳上亢之头痛，此病肝为发病之标，肾为致病之本，故用六味地黄汤加味药用，熟地黄10g，山萸肉10g，怀山药10g，粉丹皮 10g, 泽泻 5g, 石决明 20g（先煎）, 灵磁石 20g（先煎）, 内服二剂后疼痛明显减轻, 四剂后, 疼痛全无, 嘱改用六味地黄丸 10g, 每天二次, 连服半月。随访至今未发[18]。

6. 多发性硬化 多发性硬化症乃是中枢神经系统和免疫有关的发炎及去髓鞘疾病。目前, 仅见一例以六味地黄丸治疗本病的文献报道。

范新发等[20]以六味地黄汤治疗多发性硬化 1 例。方法：以滋补肝肾, 祛风通络为法。处方：生地 30g, 山药 10g, 山茱萸 10g, 茯苓 15g, 泽泻 10g, 丹皮 15g, 白芍 15g, 知母 10g, 黄柏 10g, 白附子 6g, 白僵蚕 10g, 全蝎 3g, 蜈蚣 2 条。结果：连服 8 剂患者症状好转, 五心烦热、易汗出消除。服药 2 周后停用激素, 服中药 1 个月后, 左侧肢体活动有力, 基本恢复。左眼视力 1.0。原方去白附子、僵蚕、全蝎、蜈蚣, 再服 30 剂。随访 1 年未见复发。

【案例举隅】

陈某, 男, 15 岁, 1992 年 9 月 15 日初诊。因左侧肢体无力一个月余, 呕吐 3 天住院。4 个月前突然左眼视力丧失, 经眼科检查诊断为左眼球后视神经炎, 经治疗 1 个月后视力逐渐恢复。近月来, 发现左侧肢体无力, 左上肢不能持物, 左下肢行走不便, 走路不稳。3 天前频频呕吐。查右眼视力 1.0, 左眼视力 0.6, 无视野缺损, 眼底检查正常。颈软, 心肺腹正常。左侧肢体轻偏瘫, 右腹中部以下浅感觉减退, 腱反射亢进, 病理反射（－）, 脑脊液：压力 150mmH$_2$O, 外观无色透明, 白细胞 22×10^6/L, 葡萄糖 3.4mmol/L, 氯化物 127.5mmol/L, 蛋白定量 450mg/L, 免疫球蛋白 IgG69mg/L, IgA1mg/L。血清免疫球蛋白：IgG9.5g/L, IgA4800mg/L, IgM120mg/L。抗核抗体阴性。CT 提示：脑室周围可见低密度病灶。经专家会诊诊断为：多发性硬化。经用激素治疗病情好转, 但停药后又复发。家属请求中医治疗。诊见：精神不振, 视物不清, 左侧肢体无力, 上肢不能持物, 下肢行走不稳, 腰脊酸痛, 五心烦热, 易汗出, 舌质红、苔薄黄, 脉细数。此属肝肾阴虚, 治宜滋补肝肾, 祛风通络。处方：生地 30g, 山药 10g, 山茱萸 10g, 茯苓 15g, 泽泻 10g, 丹皮 15g, 白芍 15g, 知母 10g, 黄柏 10g, 白附子 6g, 白僵蚕 10g, 全蝎 3g, 蜈蚣 2 条。水煎服, 每天 1 剂。连服 8 剂患者症状好转, 五心烦热、易汗出消除。服药 2 周后停用激素, 服中药 1 个月后, 左侧肢体活动有力, 基本恢复。左眼视力 1.0。原方去白附子、僵蚕、全蝎、蜈蚣, 再服 30 剂。随访 1 年未见复发[20]。

参考文献

[1] 李传迎, 陈凤芝. 六味地黄汤加减治疗三叉神经痛 56 例. 实用中医药杂志, 1999, 15（7）：14.

［2］康瑞珍.针灸合六味地黄丸治疗面神经麻痹25例.现代康复,2001,5（7）：123.

［3］梁震林,鲁社玲,李国臣.六味地黄丸对癫痫患者脑电活动的影响.中国中医药导报,2007,4（3）：89.

［4］侯美玉.六味地黄丸加味治疗癫痫体会.中医杂志,1996,4（37）：208.

［5］殷昭红.六味地黄汤等治疗脑血栓形成急性期疗效观察.辽宁中医杂志,1999,26（9）：406－407.

［6］王玮,王秀英.六味地黄汤配合针刺治疗脑梗死后记忆障碍65例.陕西中医,2007,28（10）：1307－1308.

［7］范道长,李伟华,孔繁霞.逍遥丸合六味地黄丸治疗脑卒中后抑郁症51例临床观察.河南中医,2008,28（4）：65－66.

［8］孙伯青.补阳还五汤合六味地黄丸治疗脑梗死23例.浙江中医杂志,1997,32（7）：317.

［9］管宏茂.六味地黄汤治疗幕上脑室系统积水.湖南中医杂志,1997,13（4）：7.

［10］薛红,虢周科.六味地黄丸对帕金森患者认知功能的影响.中国医药指南,2010,8（15）：18－20.

［11］薛红,虢周科,刘璇.六味地黄丸对帕金森患者自主神经功能的影响.中医学报,2010,25（2）：283－285.

［12］钟强,邓志,何其胜,等.六味地黄丸治疗帕金森氏病53例.现代医药卫生,2004,20（8）：661.

［13］董海浪.董爱玉运用六味地黄丸治疗帕金森病的经验.国医论坛,2007,22（1）：10－11.

［14］马云枝,高永强,王磊等.六味地黄丸治疗脑病验案举隅.河南中医,2008,28（3）：62－63.

［15］张敏,张卫珍.六味地黄汤加味治疗血管性痴呆36例.陕西中医,2002,22（2）：85.

［16］冯炯,臧敏.六味地黄丸治疗轻中度血管性认知障碍的临床研究.中医临床杂志,2010,22（2）：131－132.

［17］戴忠卫,郑德勇.六味地黄汤加芳香开窍法治疗轻度认知障碍28例.中国民间疗法,2007,15（12）：24.

［18］陈园桃.六味地黄汤加味治疗血管神经性头痛148例.黑龙江中医药,2006,（6）：12－13.

［19］孙国华,刘春旺.六味地黄汤治疗低颅压头痛10例.辽宁中医杂志,2004,31（3）：238.

［20］范新发,贺建修.六味地黄汤治疗多发性硬化1例.中医杂志,1999,40（5）：314.

第十二节　精神疾病

六味地黄丸在精神系统疾病中的应用主要涉及精神分裂及神经衰弱。

1. 精神分裂　精神分裂症是一种精神科疾病，临床上表现为思维、情感、行为等多方面障碍以及精神活动不协调。目前，临床以六味地黄丸治疗本病，对消除精神分裂症的幻觉、妄想等症状有效。

千丈雅德[1]以六味地黄丸治疗长期住院的慢性期精神分裂症的男性患者12 例。以 PANSS 评价疾病程度。结果：改善 5 例，不变 7 例，无恶化例。并且 2 例傍晚时进入昏睡状态者，给予六味地黄丸后基本改善。

2. 神经衰弱　神经衰弱是一种神经容易兴奋和脑力容易疲乏、常有情绪烦恼和心理生理症状的神经障碍。目前，临床有报道用六味地黄丸治疗神经衰弱有效。

朱春梅等[2]以六味地黄丸治疗患神经衰弱症的飞行人员 22 例。方法：浓缩六味地黄丸 8 粒，每天 3 次口服，2 个月为 1 疗程；同时与患者一道分析发病的主客观原因，帮助病人树立战胜疾病的信心。结果：治愈 14 例，好转 6 例，无效 2 例，总有效率 90.91%。

参考文献

[1] 千丈雅德. 六味地黄丸对慢性期精神分裂症患者的效果. 日本东洋医学杂志，1995，45（5）：102 - 103.

[2] 朱春梅，章节，刘翠华. 六味地黄丸治疗飞行人员神经衰弱. 空军医高专学报，1998，20（1）：47.

第二章　妇产科

六味地黄丸在妇产科的应用主要涉及不孕症、妊娠异常（流产、妊娠高血压综合征）、乳腺病、外阴病及阴道炎等。

第一节　不孕症

不孕症为结婚同居2年以上未生育者，发病涉及卵巢因素、输卵管因素、子宫因素、免疫因素等。目前，临床主要以六味地黄丸治疗免疫性不孕及排卵障碍性不孕。

贺清珍[1]以六味地黄汤为基础方加减治疗妇女顽固不孕症252例。方法：以六味地黄汤加枸杞子、女贞子15g，治疗阴虚不孕；以六味地黄汤加鹿角胶、附子片、肉桂、巴戟肉、杜仲炭各10g，治疗肾阳虚不孕；以六味地黄汤合四物汤加肉桂、干姜、小茴香、枸杞子各10g，治疗血虚不孕；以六味地黄汤去泽泻、丹皮，加人参8g，焦白术、山药、莲子肉各15g，陈皮20g，鸡内金，砂仁5g，治疗脾虚不孕；以六味地黄汤加人参10g，焦白术、巴戟天、杜仲炭、菟丝子、肉桂、附子片、胡芦巴各10g，茯神、柏子仁、枸杞子各15g，治疗宫寒不孕；以六味地黄汤去山茱萸，加柴胡20g，白术、熟地、当归各15g，白芍、香附、丹参、郁金各10g，甘草5g，治疗肝郁不孕；以六味地黄汤去山茱萸、丹皮，加人参8g，苍术、焦白术、法半夏、车前子各15g，建曲10g，治疗肥胖不孕；以六味地黄汤加枸杞子、茯神、当归各15g，白芍、杜仲各10g，炙黄芪、党参各30g，砂仁8g，治疗肝肾阴虚不孕；以六味地黄汤去山茱萸，加人参8g，焦白术、炒山药、车前子、苍术、陈皮各15g，肉桂10g，治疗带下不孕；以六味地黄汤合四物汤加菟丝子，肉桂各10g，车前子、炙黄芪各20g，炙甘草5g，治疗阴阳两虚不孕。结果：治疗1~3个月后，生育者138人，占治疗人数的56%；治疗3~6个月后，有孕者68人，占治疗人数的27%；治疗6个月~1年后，有孕者25人，占治疗人数的10%；治疗1年以上而有孕者11人，占治疗人数的4%。以上4种情况总有效率为93%。

王春霞等[2]观察六味地黄汤加减治疗289例免疫性不孕症患者的临床疗

效。方法：将289例患者随机分为两组：治疗组153例，口服六味地黄汤加减（处方：生地黄、熟地黄、山茱萸、山药、炒当归、赤芍、柴胡、白术、牡丹皮、茯苓、五味子、甘草）；对照组136例，口服地塞米松。结果：治疗组有效率为89.5%，对照组有效率为77.2%，治疗组疗效明显优于对照组。说明六味地黄汤加减治疗免疫性不孕症疗效优于常规西药。

苏小军[3]观察中药六味地黄汤加鱼腥草熏洗治疗120例抗精子抗体阳性不孕症的疗效。方法：将120例患者随机分为治疗组90例和对照组30例，分别予六味地黄汤加鱼腥草熏洗法治疗及醋酸泼尼松治疗，治疗前后查AsAb，观察治疗后妊娠、AsAb转阴等情况。结果：治疗组90例中妊娠20例，AsAb转阴57例，有效率达87.8%，明显高于对照组，差异有显著性意义（$P < 0.01$）。说明六味地黄汤加鱼腥草熏洗治疗抗精子抗体阳性不孕症疗效明显，优于西医治疗。

岳雯[4]以六味地黄丸治疗排卵障碍性20例。方法：所有患者均先行宫腔镜下通液术，排除因输卵管阻塞、子宫器质性疾病、免疫性疾病等全身性疾病所致的不孕症，并经妇科专项检查，确诊为排卵障碍性不孕症，子宫内膜过薄（<8mm），中医辨证属于肾阴虚型不孕者。结果：治疗后卵泡发育明显好转，子宫内膜明显增厚。作者认为，中医药治疗排卵障碍性不孕症具有很大的优越性。

王劝芳等[5]观察25例排卵障碍性不孕病例，分别予以氯米酚或六味地黄丸系列口服，发现六味系列治疗此病效果明显优于氯米酚。

参考文献

[1] 贺清珍. 六味地黄汤化裁治疗不孕症252例. 陕西中医, 2003, 24 (11): 967.

[2] 王春霞, 李永伟. 六味地黄汤加减治疗免疫性不孕症153例疗效观察. 新中医, 2008, 40 (2): 24.

[3] 苏小军. 六味地黄汤加鱼腥草熏洗治疗抗精子抗体阳性不孕症. 深圳中西医结合杂志, 2006, 16 (1): 42.

[4] 岳雯. 六味地黄丸对排卵障碍性不孕子宫内膜的影响. 中国中医药信息杂志, 2009, 16 (9): 61.

[5] 王劝芳, 战为平. 六味地黄丸系列及氯米酚治疗排卵障碍不孕25例疗效与B超观察. 吉林中医药, 2000, (4): 34.

第二节　先兆流产

先兆流产是指妊娠早期出现阴道少量出血，时下时止，伴有轻微少腹疼痛和腰酸。目前，临床报道以六味地黄丸治疗先兆流产，疗效较好。

周其永等[1]应用六味地黄丸联合金水宝治疗先兆流产100例。方法：所有病人均口服六味地黄丸浓缩丸剂，每次10粒，每天3次，同时口服金水宝胶囊每次6粒，每天3次。结果：100例先兆流产者，经补肾法治疗痊愈80例，无效20例，总有效率为80%。

参考文献

[1] 周其永，巫庆荣. 六味地黄丸联合金水宝治疗先兆流产100例疗效观察. 河南医药信息，2000，8（12）：51.

第三节　妊娠高血压

妊娠高血压多发生在妊娠20周与产后两周，其中一部分还伴有蛋白尿或水肿，病情严重者会产生头痛、视力模糊、上腹痛等症状。目前，临床报道用六味地黄丸加味治疗妊娠高血压综合征，疗效满意。

吕明亮[1]用六味地黄汤加味治疗妊娠高血压综合征16例。方法：地黄20g，山茱萸15g，泽泻10g，牡丹皮10g，山药15g，茯苓10g，枸杞子15g，菟丝子15g，杜仲15g，川续断15g，桑寄生15g，党参15g。头晕头胀，血压≥21.3kPa/14.6kPa者，加天麻、钩藤、菊花、牛膝；尿频盗汗者，加五味子、覆盆子、莲子；腹疼腹胀者，加砂仁、当归、白芍、川芎。结果：治愈14例，无效2例。

【案例举隅】

张某，29岁，农民。早产2次，死胎3次。早产、死胎均发生在10~25月间。患者曾经于省级医院作染色体、血型及遗传基因检查，均正常。2000年3月6日前来就诊。自诉现已停经10周，近1周内眼睑、面部轻度浮肿，腰痛，下肢午后肿胀、头晕，动则气喘心慌，尿频尿混浊，脉诊滑弱。测血压18kPa/12kPa，尿液检查蛋白（+）。据脉症辨为脾肾两虚型妊娠高血压综合征。处方：熟地黄15g，山茱萸13g，泽泻10g，茯苓15g，牡丹皮10g，炒山药20g，菟丝子20g，川续断15g，桑寄生15g，枸杞子15g，覆盆子15g，炒杜仲15g，炒白术10g，莲子15g。5剂，水煎服。舒喘灵每6小时1次，每次2.4mg，维生素E每天3次，每次100mg，配合治疗。二诊：诸症锐减，药味剂量稍作调整继服5剂，舒喘灵、维生素E仍配合治疗。后断续服中药60余剂，足月顺产1健康女婴[1]。

参考文献

[1] 吕明亮. 六味地黄汤治疗妊娠高血压综合征. 光明中医，2003，18（6）：30.

第四节 乳腺病

六味地黄丸在乳腺病的应用主要涉及乳腺增生病及乳房发育不良。

1. 乳腺增生病 乳腺增生病又称乳腺结构不良，主要表现为乳房单侧或双侧出现疼痛性肿块，并与月经周期及情绪密切相关，是中青年妇女的常见病和多发病。目前，临床常用六味地黄丸随症加减治疗本病，疗效良好。

魏素芳[1]采用加味六味地黄汤治疗乳腺增生病 90 例。方法：以加味六味地黄汤治疗。处方：生地、熟地各 12g，山药 12g，茯苓 12g，山茱萸 18g，泽泻 10g，牡丹皮 10g，柴胡 12g，夏枯草 20g，海藻 10g，穿山甲 5g。加减：窜痛明显者，加制香附 15g、桔梗 10g、橘核 10g；乳房肿块坚硬者，加三棱、莪术各 10g；属痰凝者，加生牡蛎 30g、浙贝母 10g；局部灼热者，加金银花 30g、连翘 15g；乳头溢血者，加仙鹤草 10g、旱莲草 15g；失眠多梦者，加炒酸枣仁 30g、山栀子 10g；烘热汗多者，加制鳖甲 15g、生牡蛎 30g；大便干者，加当归 10g，全瓜蒌 15g。第一疗程每天 1 剂，水煎，分 2 次服，1 个疗程后隔日 1 剂。每个月经周期为 1 个疗程，经期停服，观察 1~3 疗程。治疗期间忌食辛辣，避免情志刺激，停用其他治疗药物。结果：痊愈 46 例，显效 32 例，有效 12 例，总有效率 100%。

2. 乳房发育不良 乳房发育不良是一种先天性疾患，主要为腺体组织缺少，皮肤仍光整而有弹性。目前，中医临床以六味地黄丸治疗此病，常与按摩疗法结合应用。

岳雯等[2]在临证中以六味地黄加减治疗女性乳房发育不良 8 例。方法：用熟地黄、山萸肉、丹皮、茯苓、当归、赤芍、白芍各 10g，每天 1 剂，水煎服，30 天为 1 个疗程，共服 6 个疗程。并且每晚睡前，用意领丹田气经会阴沿脊椎上行至大椎达双手劳宫穴，两手合掌对搓至热，按摩双侧乳房各 20 分钟。结果：胸围增加，未见复发。

【案例举隅】

孙某，女，32 岁，教师。生育一胎后，乳房开始萎缩，且月经经常错后 6~12 天不等，量少，色红，伴头晕耳鸣，疲乏无力，性欲减退，月经前后乳房无明显变化，亦无胀痛感。故精神苦恼，曾赴许多美容院及药店寻求良药，但疗效不佳。刻诊：舌红苔薄白，脉弦细。证系肾阴虚，精血衰少。故用六味地黄汤加味，并按摩双侧乳房综合治疗。3 个月后复查，月经基本正常，食睡俱香，且月经前双侧乳房有轻微的膨胀感。测胸围由原来的 68cm 增至 72.5cm。自诉服药期间无不适。6 个月后再次复查，月经正常，诸症消失，胸围增至75cm，且面色红润光泽，自诉性欲较前增强，精神充沛，无疲乏感，以后改服六味地黄丸2年，随访未见复发[2]。

参考文献

[1] 魏素芳. 加味六味地黄汤治疗乳腺增生病90例. 广西中医药, 2008, 31 (4)：39.

[2] 岳雯, 岳军. 六味地黄汤治疗女性乳房发育不良体会. 中国中医药信息杂志, 1999, 6 (6)：67.

第五节　外阴病

六味地黄丸在外阴病的应用主要涉及外阴白斑及外阴瘙痒症。

1. 外阴白斑　外阴白斑又叫外阴白色病损，是指外阴局部神经与血管营养障碍引起的组织变性与色素改变的疾病。临床上常常把外阴局部的皮肤与黏膜变白变粗或萎缩性疾病，统称为"外阴白斑"。目前，临床以六味地黄丸治疗此病，多结合外用药膏以收标本兼治之功。

姜长利等[1]以六味地黄汤加减治疗外阴白色病变29例。方法：内服六味地黄汤加丹参、女贞子、旱莲草、丹皮各9g，一日两次，水煎服，3个月为1疗程。同时用中药熏洗坐浴，补骨脂、苦参、淫羊藿、覆盆子各30g，水煎后趁热熏洗，每天两次，每次20～30分钟，3个月为1疗程。对有溃疡形成和感染者，主方加黄柏洗，创面敷化腐散。在上述治疗基础上，增生型营养不良角化重者，用尿素软膏，氢化考的松软膏涂患部；硬化苔藓型营养不良者，涂1%～2%丙酸攀丸酮软膏，每天3～4次，持续8～16周。结果：治愈5例，皮肤色泽及弹性恢复正常；显效12例，皮肤色泽加深，弹性基本恢复；有效11例，白斑区缩小；无效1例。总有效率达93.3%。且随着临床症状的好转，逐渐可见白色病变皮肤变为粉红色，大部分治疗一周后痒止。

2. 外阴瘙痒症　外阴瘙痒症是妇科常见病症之一，多见于中老年妇女，通常以外用药膏或中药坐浴局部治疗为主，但容易复发。目前，临床有报道通过内服六味地黄丸滋养肝肾之阴，可使虚火消除，风痒自消。

赵建春等[2]采用针刺配合内服六味地黄丸治疗外阴瘙痒症21例。方法：针刺取穴曲骨、蠡沟（双）、太溪（双）、血海（双）、风市（双）。曲骨、蠡沟、太溪针用补法，血海、风市针用平补平泻。每次留针30分钟，期间可行针2～3遍。每天1次，10次为1疗程，共治疗3疗程，期间可休息数天。同时内服六味地黄丸浓缩丸，每次12粒，每天3次，共服1月。如有下焦湿热症状，先服知柏地黄丸浓缩丸，每次12粒，每天3次，连服10天后改服六味

中篇　第二章　妇产科

地黄丸。治疗 3 个疗程后，随访 3 个月统计。结果：痊愈 10 例，占 47.6%；有效 7 例，占 33.3%；无效 4 例，占 19.1%，总有效率为 80.9%。

【案例举隅】

吴某，女，53 岁。初诊于 1998 年 3 月 21 日。诉外阴部瘙痒 2 个月余，入夜尤甚，难以入寐，查血糖、尿常规、阴道分泌物均无异常。妇检：外阴有抓痕，无皮肤色素减退；阴道黏膜无充血，分泌物不多，无异味；宫颈光滑；宫体正常大小；双侧附件未扪及包块。诊为外阴瘙痒症。予针刺配合六味地黄丸治疗 2 个疗程获愈。巩固治疗 3 天。随访 3 个月未发[2]。

参考文献

[1] 姜长利，刘力拂，梁爱云，等. 六味地黄汤加减治疗外阴白色病变. 中医药学报，1995，(1)：55.

[2] 赵建春，宋亚光. 针刺配合六味地黄丸治疗外阴瘙痒症 21 例. 针灸临床杂志，1999，15 (9)：28.

第六节　阴道炎

阴道炎主要表现为外阴瘙痒、灼痛，外阴皮肤及阴道黏膜出现红肿或继发感染。目前，临床报道可用六味地黄丸治疗本病，多结合局部外洗等疗法。

张银萍[1]以六味地黄丸内服加局部外洗治疗老年性阴道炎 68 例。方法：将患者随机分为治疗组和对照组。治疗组口服六味地黄丸，每次 10 丸，每天 2 次，每晚临睡前用温淡盐水灌洗阴道。对照组每晚睡前阴道内纳入乙烯雌酚 0.5mg，至阴道后穹隆顶部，必要时可加服乙烯雌酚 1 周，每次 0.5mg，每天 1 次。以上治疗 2 周为 1 个疗程，2 组受试者均治疗 2 个疗程。结果：痊愈 56 例，显效 8 例，有效 3 例，无效 1 例，总有效率为 99%。

参考文献

[1] 张银萍. 六味地黄丸内服加局部外洗治疗老年性阴道炎 68 例. 现代中西医结合杂志，2005，14 (7)：845 - 846.

第七节　经间期出血

经间期出血是指在月经中期，即排卵期，由于雌激素水平短暂下降，使子宫内膜失去激素的支持而出现部分子宫内膜脱落，引起有规律性的阴道出血。目前，临床以六味地黄丸治疗本病，多结合凉血止血之法。

叶春娟[1]化裁六味地黄汤治疗经间期出血50例。方法：全部病例均煎服化裁六味地黄汤治疗，自月经周期第9天开始，每天1剂，连服3~5剂，3个月经周期为1个疗程。处方：山茱萸15g，淫羊藿15g，牡丹皮10g，旱莲草15g，枸杞子10g，生地黄15g，女贞子15g，白芍20g，仙鹤草30g。结果：治愈41例，显效9例，无效0例，有效率为100%。

陈林兴等[2]介绍张良英教授应用六味地黄汤合二至丸加减治经间期出血的经验，该方能使阴精充足，虚火自灭，出血停止。观察121例（177例次）患者，治愈106例次，好转52例次，未愈19例次，总有效率为89.26%。

【案例举隅】

邓某，女，25岁，已婚，职工。1991年5月22日就诊。患者1年前因自然流产后，每于月经干净十天左右阴道即有少量出血，色红无块，持续2~3天自止，伴腰酸乏力，舌质淡红、少苔，脉弦细略数。就诊时正值月经干净后第8天。证属肾阴不足，阳气内动。投以六味地黄丸合二至丸，以淡盐开水送服。连服3个月经周期，病遂告愈。随访1年，未再复发[3]。

参考文献

[1] 叶春娟. 化裁六味地黄汤治疗排卵期出血50例. 河南中医，2003，23（6）：38.

[2] 陈林兴，苗晓玲，官洁. 六味地黄汤合二至丸治疗经间期出血121例临床观察. 云南中医学院学报，2000，23（3）：25.

[3] 黄建章. 六味地黄丸治疗经间期出血. 江苏中医，1994，15（8）：36.

第三章 男 科

　　六味地黄丸在男科疾病中的应用主要涉及不育症、前列腺疾病（前列腺炎症、前列腺增生）、阳痿及血精、遗精等。

第一节 不育症

　　男子不育症是指由于男性因素引起的不育。一般把婚后同居 2 年以上，未采取任何避孕措施而女方未怀孕，称为不育症。目前，临床以六味地黄丸加减治疗本病，疗效较好。

　　靳风烁等[1]用克罗米芬和六味地黄丸治疗男性不育 96 例。方法：将患者随机分为克罗米芬组（Ⅰ组）78 例，每天给克罗米芬 50mg 一次口服，3 个月为一疗程；克罗米芬加六味地黄丸组（Ⅱ组）96 例，克罗米芬用法同Ⅰ组，另外每天给六味地黄丸 12g，分 3 次口服，3 个月为一疗程。结果：两组患者治疗一个疗程后，精液量及精子活动率明显增加，血清 T、LH 和 FSH 显著改善。第二疗程结束后，Ⅰ组精液质量改善率为 74.36%（58/78），Ⅱ组为 85.42%（82/96），相差显著。精液质量改善后 3 个月，配偶妊娠率Ⅰ组为 27.59%（16/58），Ⅱ组为 42.68%（35/82）。

　　汤清明[2]用六味地黄汤加减治疗男性不育症 12 例。方法：基本方药用熟地 15g，枣皮 10g，怀山药、茯苓各 15g，丹皮、泽泻各 10g。精子活动率低者，加桂枝、黄芪、仙灵脾，精子形态正常率低者，加仙灵脾、枸杞子、蛇床子，精液黏稠者加车前子、败酱草、蒲公英、地骨皮。结果：生育 7 人，正常 3 人，好转 5 人，12 例全部有效。治疗时间最长 74 天，最短 28 天，平均 46 天。

　　何湘益等[3]运用六味地黄汤合五味消毒饮加减治疗男性不育 45 例。方法：用六味地黄汤合五味消毒饮加减治疗，药物组成：生地 20g，熟地 20g，山药 30g，牡丹皮 10g，茯苓 15g，石菖蒲 10g，蒲公英 18g，紫花地丁 18g，野菊花 10g，车前子 18g，败酱草 20g，牛膝 15g，黄芪 30g，仙灵脾 18g。阳虚者，去蒲公英、紫花地丁、野菊花，加附子；阴虚者，去仙灵脾，加女贞子、旱莲草。每天 1 剂，水煎服，30 日为一疗程。45 例患者治疗时间最少 30 天，最多 120 天，多数在 60 ~ 90 天。结果：治愈 15 例，显效 2 例，有效 9 例，无效 1 例，总有效率 97.2%，取得较好疗效。

【案例举隅】

案例 1 江某，26 岁。结婚两年半，夫妇同居，性生活正常，未育。于 1989 年 3 月 24 日就诊。经泌尿外科及 B 超检查睾丸、前列腺、精索静脉均未发现异常，自觉无明显不适，舌质红苔薄黄，脉小弦。责之肾阴不足，阴阳失衡，拟六味地黄汤加味：怀山药 15g，泽泻、枣皮各 10g，茯苓 15g，丹皮 10g，熟地、黄芪、党参各 15g，桂枝 6g，仙灵脾 15g。7 剂，水煎服，每天 1 剂。服后无不良反应，原方适当加减服至 28 剂，后间断服上方加减，同年 10 月，配偶受孕[2]。

案例 2 刘某，男，30 岁，婚后 5 年其妻不孕。自觉腰膝酸困，头晕耳鸣，夜不能寐，多梦易惊，精神萎靡，口干不欲饮，舌质红，苔薄，脉细滑，尺弱。精液常规检查：精液量 1mL，液化时间 30 分钟；数目 1200 万/mL，活动率 36%，a 级 8%，b 级 12.5%，c 级 51.2%，d 级 29.3%。诊断：不育症（精子数目低下）。辨证：阴精亏虚。治则：补肾填精，滋阴安神。方用六味地黄汤加减：生熟地、山萸肉、麦冬、玄参、夜交藤、泽泻、丹皮各 10g，地骨皮 12g，远志、生黄芪各 15g，每天 1 剂。连用 10 天后，诸症稍瘥，继用上药 10 剂，送服五子衍宗丸，药尽身已无恙。精液常规复查：精液量 2.5mL，液化时间 30 分钟；数目 4200 万/mL，活动率 71%，a 级 23.2%，b 级 28.3%，c 级 31.5%，d 级 27%。嘱以六味地黄丸善后以巩固疗效，不足 3 个月女方已有重身[4]。

参考文献

[1] 靳风烁，方玉华，邓晓洪．克罗米芬和六味地黄丸治疗男性不育的临床观察．中西医结合杂志，1991，11（6）：368.

[2] 汤清明．六味地黄汤治疗精子密度过高不育症——附 12 例临床观察．辽宁中医杂志，1991，（2）：22.

[3] 何湘益，郭惠杰．六味地黄汤合五味消毒饮治疗男性不育 45 例．江苏中医药，2003，24（5）：31.

[4] 南振军．六味地黄汤治疗男性不育症．陕西中医，2007，28（8）：1080.

第二节　慢性前列腺炎

前列腺炎是指因前列腺特异性和非特异感染所致的慢性炎症。目前，临床应用六味地黄丸加味治疗慢性前列腺炎，疗效较好。

曹方洪等[1]以河车六味地黄汤治疗慢性非细菌性前列腺炎患者 130 例。治疗组予河车六味地黄汤：紫河车 6g（研末兑服），熟地黄 20g，丹皮 10g，山药 20g，山茱萸 10g，泽泻 10g，茯苓 10g，黄芪 30g，水蛭 3g（碾末兑服），白花蛇舌草 30g，黄柏 10g，桃仁 10g，红花 10g，橘核 15g，荔枝核 15g。尿频、尿急重者，加用桑寄生 15g，金樱子 20g；盆腔内、耻骨上区及外生殖区域不适或疼痛笃重者，加三棱 10g，莪术 10g。每天 1 剂，水煎分服。对照组服用前列康片（浙江康恩贝制药有限公司生产），每次 3 片，每天 3 次。已婚者仍可保持适度性生活（以每周 1~2 次为度）。两组均以 30 天为 1 个疗程，治疗 2 个疗程后统计疗效。结果：治疗组总有效率明显高于对照组。说明河车六味地黄汤治疗慢性非细菌性前列腺炎疗效较好。

【案例举隅】

张某，男，48 岁，1999 年 5 月就诊。诉 1 年前因尿频、尿急、尿痛、会阴部痛到本院泌尿外科就诊，经检查诊断为前列腺炎。经中西药治疗效不佳，病情迁延不愈，日渐加重，故来求诊。现尿频、尿急、尿道灼痛、尿道滴白，少腹、会阴、腰部胀痛，伴见口干、口苦、心烦、寐差、小便黄、舌质红、苔薄黄、脉弦细数，前列腺压痛明显。诊断为慢性前列腺炎，中医辨证为肝肾阴虚，湿热瘀阻，拟以滋补肝肾为主，辅以清利湿热，活血化瘀。方用六味地黄汤加味：熟地、丹皮、蒲公英、生地各 20g，山茱萸、泽泻、川黄柏、知母、丹皮、延胡索各 10g，山药、茯苓、牛膝各 15g。每天 1 剂，服药期间忌酒及辛辣刺激性食物，禁房事。服药 5 剂后症状稍缓解。服药半个月后少腹、腰部、会阴部胀痛明显减轻，1 个月后症状基本消失[2]。

参考文献

［1］曹方洪，张强，张继红．河车六味地黄汤治疗慢性非细菌性前列腺炎临床观察．中国中医急症，2010，19（1）：37．

［2］曹文辉，李学祥．六味地黄汤加味治疗慢性前列腺炎 32 例．实用中医药杂志，2001，17（2）：14．

第三节　前列腺增生

前列腺增生，又称前列腺肥大，是老年男性常见的一种慢性疾病，亦是泌尿外科的常见病之一。目前，六味地黄丸治疗本病，于排尿困难时加入利水之品，于慢性期则配伍活血之品。

袁冰等[1]选用六味地黄胶囊联合前列康（普乐安片）治疗前列腺增生症患者共 92 例。方法：随机分为两组。观察组 92 例，服前列康 3 片，每天 3

次，同时服六味地黄胶囊2粒，每天2次；对照组75例，只服用前列康，方法同观察组。两组疗程均为3个月，期间不用其他相关药物，取得了满意的临床效果。

李海平[2]应用微波联合六味地黄汤（丸）加味治疗前列腺增生患者23例。

（1）微波治疗方法：采用国产WGZ－1DⅡ型2450MHz微波治疗仪，输出功率0~100W。患者取侧卧位，两膝屈曲。微波探头套上避孕套并外涂液状石蜡油后将其轻柔地从患者肛门插入达直肠内约5cm左右，嘱患者或患者家属用手固定好。将微波治疗仪计时表定时40分钟，功率调到10W后即可开始治疗。治疗每天1次，10次为一个疗程。

（2）六味地黄汤（丸）加味治疗方法：分症急、症缓和巩固3个阶段治疗。①症急汤：患者排尿困难或尿潴留时，可药用熟地、怀山药、山茱萸、冬葵子各20g，丹皮、牛膝各25g，茯苓35g，泽泻30g，荆芥（后下）20g，滑石55g。每天1剂，水煎2次，将头煎、二煎混合，饭前温服，一般连用3天即可。如有个别效果不理想者，第4天可继续服，直至小便通畅为止。②症缓汤：患者排尿基本通畅后，药用熟地、丹皮、怀山药各20g，山茱萸15g，茯苓30g，泽泻25g，每天1剂。③巩固：患者小便完全通畅后，停止服用汤剂，改为口服六味地黄丸，每天3次，每次6~8g。结果：痊愈17例，显效6例。

黄良民[3]采用六味地黄丸加减治疗前列腺增生症61例，并随机设立前列康组53例作为对照。治疗组以六味地黄丸加减，药用熟地12g，怀山药15g，山萸肉10g，丹皮10g，茯苓15g，泽泻10g，肉桂（后下）3g，蝼蛄（研吞）5g，蟋蟀（研吞）5只，制大黄10g，桃仁10g。每天1剂，水煎2次取汁，分早晚温服，30天为1疗程。对照组服前列康片每次4片，每天2次，咀服，30天为1疗程。结果：治疗组有效率90.2%，优于对照组。

【案例举隅】

案例1 蔡某，男，57岁，农民，1998年入院。排尿困难2周，小便点滴不通21小时。素有头晕、腰酸无力，小便不利病史4年多。本次发作曾在当地卫生院接受西药抗菌消炎、利尿药治疗无效，急诊转院。刻诊：口渴，咽干，舌红少苔，脉沉细数。B超示前列腺肿大；直肠指诊前列腺增生。诊断为前列腺增生。证属肝肾亏虚，膀胱气化无力，为本虚标实之证。治宜填补肾阴，壮水为主，速利小便。六味地黄汤加味：熟地黄20g，山药20g，山茱萸20g，牡丹皮25g，茯苓35g，泽泻30g，荆芥（后下）20g，牛膝25g，冬葵子20g，滑石55g。每天服2剂，饭前温服，每4小时服1次。服1剂小便滴沥能解，2 剂后小便通畅。连服 2 天后，遂改用：熟地黄 20g，山药 20g，山茱萸 20g，牡丹皮 25g，茯苓 35g，泽泻 30g。水煎 2 次，早晚各服 1 次，每天 1 剂。1 周后小便正常，B 超检查示前列腺缩小。出院后改为六味地黄丸，每天 3 次，淡盐水送服，连服 2 个月，随访 3 年未复发[4]。

参考文献

［1］袁冰，臧桐，孙凤岭．六味地黄配合前列康治疗前列腺增生症临床观察．中国医师杂志，2004，（增刊）：259.

［2］李海平．微波联合六味地黄汤（丸）加味治疗前列腺增生症 23 例疗效观察．中国误诊学杂志，2005，5（16）：3035.

［3］黄良民．六味地黄丸加减治疗前列腺增生症疗效观察．浙江中西医结合杂志，1999，9（5）：323.

［4］黎开华，杨信，李芳．六味地黄汤（丸）加味治疗前列腺增生 60 例疗效观察．河北中医，2001，23（8）：609.

第四节　阳　痿

阳痿是指在有性欲要求时阴茎不能勃起或勃起不坚，或者虽然有勃起且有一定程度的硬度，但不能保持性交的足够时间，因而妨碍性交或不能完成性交。目前，临床以六味地黄丸治疗本病，多以患者伴有头晕耳鸣、腰膝酸软等肾虚见症为用方指征。

邢巨星[1]以加味六味地黄汤治疗伴头昏或耳鸣，腰膝酸软的阳痿患者 35 例。药用：熟地黄 15g，山茱萸 15g，山药 25g，泽泻 10g，丹皮 10g，肉苁蓉 15g，仙灵脾 15g，巴戟天 15g，杜仲 15g，蜈蚣 2 条，海马 3g（研粉吞服）。结果：痊愈 28 例，好转 5 例，无效 2 例，总有效率为 94.3%。

陈祥等[2]以六味地黄汤与化学假体治疗阳痿患者 22 例，观察两组疗效及血清性激素变化。方法：化学假体组 37 例，以橡皮止血带结扎阴茎根部，松紧适中，取罂粟碱 30mg 加前列腺素 E125μg，以 5 号针头刺入一侧阴茎海绵体内，注一半药量，再刺入对侧阴茎海绵体继续注射剩余药量，注射完毕，过 5 分钟解除橡皮带，嘱患者站立并按摩阴茎以助药力散布。本组病例，均为注射 2~3 次者，间隔 1~2 周。其余 22 例注射方法、剂量同上，自注射之日起开始服用六味地黄汤，每天 1 剂，早晚分服，连服 3 个月。结果：加服六味地黄汤组效果明显优于单用化学假体组，说明化学假体治疗结合服用六味地黄汤效果更佳。

王玺坤[3]采用六味地黄汤（熟地、山萸肉、怀山药、泽泻、丹皮、茯苓等）治疗勃起障碍 101 例。方法：治疗组予六味地黄汤，药用熟地 24g，山萸肉、怀山药各 12g，泽泻、丹皮、茯苓各 10g。盗汗者，酌加生龙骨、煅牡蛎；性功能减退明显者，加巴戟天、菟丝子；心悸健忘、五心烦热严重者，酌加牡蛎、龟板、茯神、远志；早泄明显者，加金樱子、芡实等。每天 1 剂，水煎 2 次服。治疗前及治疗后 2 个月时测定患者性激素、血 PSA、血尿常规、肝肾功能，国际勃起功能指数评分（IIEF）。结果：治疗组 IIEF 评分的变化显著优于对照组（$P < 0.05$）。

【案例举隅】

楼某，男，39 岁，农民。患阳痿二年余。曾在市、地区等多家医院长期医治无效，于 1991 年 6 月 2 日来我院求治。自诉患阳痿数年来，腰膝酸软，头晕，目眩，心悸口干，便秘，记忆力减退，尤以疲劳后更为明显，阳事不举。有时稍举而不坚，坚而不长，终日觉倦怠，前医多给附子、鹿茸等壮阳药，服后头胀痛愈剧，原症有增无减。检查：面色潮红，形体消瘦，大便秘结，舌红少苔，脉象细数。乃阴虚阳亢型，以育阴潜阳为主：山茱萸、制首乌各 20g，怀山药、熟地各 15g，茯苓、丹皮、川黄柏、杜仲、龟板各 10g，龙骨、牡蛎、金樱子、黄芪各 30g。服上药 3 剂后，未见遗精，睡眠显好，头胀痛减轻，诸症好转，精神转佳。拟原法出入再服 10 剂，其病基本痊愈，嘱其改用六味地黄丸合少许全鹿丸，用淡盐水吞服，每天 2 次，每次 6g，以资巩固。二年余来，患者多次相告，原病未再出现[4]。

参考文献

［1］邢巨星．加味六味地黄汤治疗阳痿 35 例．交通医学，1999，13（2）：170.

［2］陈祥，王宏霞，南勋义．化学假体与六味地黄汤治疗阳痿的比较．新乡医学院学报，2000，17（3）：207.

［3］王玺坤．六味地黄汤加味治疗中老年勃起性功能障碍 101 例．陕西中医，2009，30（12）：1592.

［4］何全潮．六味地黄汤加味治疗阳痿 18 例．四川中医，1995，（5）：30.

第五节 血 精

血精是指精液当中夹有血液，多有精囊炎引起，临床上较少见。目前，临床常用六味地黄丸治疗本病属阴虚内热型者，且多辅以凉血止血、利水渗湿、分清化浊药物。

刘军胜[1]以六味地黄汤为主治疗血精症 16 例。方法：症见血精，头晕眼花，心烦失眠，腰膝酸软，形体消瘦，咽干舌燥，潮热盗汗，舌红少津，脉细数，均乃阴虚火旺之症。治以滋阴养肾，清热凉血。主方六味地黄汤合二至丸加减。血精甚者，加三七粉；并见阴茎易举，尿末精浊溢出或欲望萌发时尿道溢浊者，加萆薢以分清化浊；精浊溢出甚者，加龙骨、牡蛎、酸枣仁以潜阳安神固精；并见尿频、尿急、尿痛者，加木通、车前子、萹蓄、大黄以清热利湿等。结果：治愈12例（血精及不适症状消失）；症状明显好转4例（血精消失，其中多为合并前列腺炎日久病重者及精结核患者）；治疗无效0例（症状体征无变化），总有效率100%。

徐凤亮[2]以六味地黄汤加减治疗血精症2例，方取六味地黄汤加旱莲草、仙鹤草、知母、黄柏清热泻火。结果：服12剂后症状消失，随访2年未复发。

【案例举隅】

案例1 徐少元，男，28岁。初诊：2001年2月6日。病史：患者半年来，性交时射出的精液中带有血丝，色红质稠，伴有少腹及阴部疼痛不适、口干舌燥、失眠多梦、小便黄，时有腰膝酸软酸，曾去县人民医院诊疗，经超声检查等确诊为"慢性精囊炎"，服用抗生素治疗一月余，仍未见明显好转，遂来诊。体格检查：发育正常，精神不振，面色潮红，舌红苔薄黄，脉弦细，外阴无异常，两侧睾丸等大。辨证：肝肾不足，阴虚火旺、血热妄行。治则：养阴清热、凉血止血。处方：山茱萸12g，生地20g，茯苓12g，泽泻10g，丹皮10g，山药15g，旱莲草15g，仙鹤草20g，知母12g。每天1剂，水煎服。6剂后，血精消失，下腹部疼痛减轻，睡眠改善，腰膝酸软减轻。上方加川楝子10克，继续服用12剂后，一切症状消失，上方停服，随访两年未发。

案例2 王华金，男，33岁，初诊：2005年3月2日。病史：患者小腹疼痛不适两年余，曾多方求医，以"慢性肠炎""慢性前列腺炎"服药治疗，仍时重时轻，近日来性交时射血性精液，色红质较稠，伴有少腹及阴部疼痛，五心烦热、口干舌燥、多梦、小便多，腰痛乏力。体格检查：形体较瘦、面色略红、舌红少苔，脉细数，两侧睾丸对称，右侧精索静脉曲张。超声检查为：慢性前列腺炎，精囊炎，右精索、静脉曲张。辨证：肾阴不足，阴虚火旺、血热妄行。治法：养阴清热、凉血止血。处方：生地20g，山茱萸12g，茯苓12g，泽泻12g，丹皮12g，旱莲草15g，知母15g，黄柏10g，仙鹤草30g，山药12g。每天1剂，水煎服。6剂后血精减少，少腹疼痛减轻，仍口干舌燥多梦，上方加川楝子10g，茵陈20g，枣仁20g。再服12剂后，血精消失，不再口干舌燥，睡眠改善，少腹不再疼痛。根据当前症状，调整处方如下：生地20g，山茱萸12g，茯苓12g，泽泻12g，丹皮10g，旱莲草15g，知母15g，山药12g，丹参30g，赤芍15g。继续服用12剂以巩固疗效。随访至今未复发[2]。

参考文献

[1] 刘军胜. 六味地黄汤为主治疗血精症. 中国社区医师, 2005, (23): 5.

[2] 徐凤亮. 六味地黄汤加减治疗血精症两例. 中国医疗前沿, 2008, 3 (20): 68.

第六节 遗 精

遗精是指男性在不性交时精液频繁自行遗泄。目前, 临床报道以六味地黄丸配合针灸疗法治疗本病, 疗效较好。

陈天安[1]采用针灸配合六味地黄丸治疗遗精31例。方法: 治疗组取穴肾俞、次髎、阴廉、关元、百会、三阴交、太溪。刺法: 先针刺肾俞穴, 使其产生酸胀感; 次髎穴直刺入骶骨孔, 进针1~1.5寸, 用捻转手法使酸胀针感向阴茎根部放射; 阴廉穴针刺2.5~3寸, 避开股动脉, 使酸胀感传至阴器; 关元穴针尖呈30°向下斜刺0.8寸; 百会穴针尖向前斜刺。每次留针30分钟, 每隔5分钟行针1次, 每天治疗1次, 同时配合艾灸肾俞、关元、三阴交。每天艾灸30~40分钟, 10天为1疗程, 每疗程之间休息3~4天, 同时配合六味地黄丸。对照组单纯采用针灸疗法, 治疗方法同对照组。10天为1疗程, 2个疗程后统计疗效。结果: 治疗组痊愈22例, 显效7例, 有效2例, 无效0例, 总有效率93.6%。对照组痊愈16例, 显效5例, 有效8例, 无效1例, 总有效率70.0%, 两组疗效经统计学处理具有显著性差异, 说明六味地黄丸在本病的治疗中有重要作用。

【案例举隅】

马某, 男, 39岁, 干部。遗精三年自觉受凉后, 开始遗精, 伴有耳鸣, 腰酸乏力, 有时腹胀, 睡眠欠佳, 饮食、二便均正常, 尿后偶见混浊物。既往史: 健康。检查: 神志清, 形体发育正常, 舌质淡、体肿大, 苔厚稍黄, 脉沉弦缓。辨证: 脾虚肾弱, 肾关不利。诊断: 遗精。治则: 健脾益肾。方药: 熟地20g, 山萸肉20g, 山药25g, 丹皮20g, 茯苓20g, 知母15g, 龙骨、牡蛎各50g, 锁阳20g, 龙胆草20g, 牛膝20g, 黄芪10g。上药加减, 共服19剂, 耳鸣、腰酸等证消失, 精关已固, 病愈[2]。

参考文献

[1] 陈天安. 针灸配合六味地黄丸治疗遗精31例临床观察. 中国社区医师, 2005, 21 (12): 35.

[2] 杨军, 封波, 王俊华. 六味地黄丸加减治疗消渴遗精的临床经验. 锦州医学院学报, 1991, 12 (5): 330.

第四章　儿　科

本章参照《实用儿科学》的分类方法，将六味地黄丸在儿科临床中的应用分为呼吸系统、泌尿生殖系统、内分泌与遗传异常及神经系统四类，并详细介绍六味地黄丸在每类疾病中的应用情况及相关医案。

第一节　呼吸系统疾病

六味地黄丸在儿科呼吸系统疾病的应用涉及上呼吸道感染，支气管哮喘。

1. 上呼吸道感染

上呼吸道感染是指自鼻腔至喉部之间的急性炎症的总称，是最常见的感染性疾病。目前，临床报道以六味地黄丸治疗本病，或合聚肌胞滴鼻，或配合养阴清肺丸，可降低复发率。

阚世界[1]探讨六味地黄丸合聚肌胞滴鼻佐治小儿反复呼吸道感染的临床效果。方法：以六味地黄丸合聚肌胞滴鼻佐治小儿反复呼吸道感染，设治疗组及对照组，比效两组患儿的疗效。结果：1个疗程结束后，治疗组显效43例（54.43%），有效24例（30.38%）；对照组显效26例（32.91%），有效11例（13.92%）。治疗组显效率和有效率明显高于对照组。故认为六味地黄丸合聚肌胞滴鼻佐治小儿反复呼吸道感染可提高治疗效果。

陶勇等[2]采用六味地黄丸和养阴清肺丸治疗儿童反复上呼吸道感染恢复期36例。方法：采用六味地黄丸和养阴清肺丸，2周为1个疗程，连用3～4个疗程。结果：治愈31例，显效4例，未愈1例，总有效率为97.2%。认为六味地黄丸与养阴清肺丸合用，肾、肺、肝、脾胃四阴并补，从根本上治疗反复发作的上呼吸道感染。

2. 支气管哮喘

哮喘是由多种细胞，特别是肥大细胞、嗜酸性粒细胞、T淋巴细胞和细胞组分参与的气道慢性炎症性疾病。临床报道，六味地黄丸与养阴清肺丸合用，肾肺肝脾胃四阴并补，能控制部分儿童哮喘症状，减少儿童哮喘发作次数，改善哮喘儿童的肺功能。此外，六味地黄丸合并免疫调节剂治疗小儿咳嗽变异性哮喘，可明显减少患疾频次，增强体质，防止复发。

刘浩[3]以六味地黄合苓桂术甘汤防治儿童非急性发作期哮喘65例。方法：将126例哮喘儿童随机分为治疗组和对照组，治疗组以六味地黄合苓桂术甘汤治疗，对照组以三拗汤为基础方治疗。结果：治疗组儿童哮喘症状、儿童哮喘发作次数、肺功能等均得到改善和控制。

吕昌群[4]以六味地黄丸合免疫调节剂治疗小儿咳嗽变异性哮喘30例。方法：将符合诊断标准的60例病例随机分为治疗组和对照组，治疗组用六味地黄丸合免疫调节剂治疗，对照组用红霉素、氨茶碱治疗，对两组的治疗效果进行统计比较。结果：治疗组总有效率90%，对照组为76.7%。显示六味地黄丸合免疫调节剂治疗小儿咳嗽变异性哮喘疗效显著。

孙京惠等[5]用痰液诱导的方法对治疗前后痰液的嗜酸性细胞进行计数，并记录呼气峰流速（PEFR），研究六味地黄丸在治疗儿童支气管哮喘中的临床意义。结果：六味地黄丸不但可以降低支气管哮喘患儿痰液中的嗜酸性粒细胞，还可改善患儿的肺功能。故而六味地黄丸治疗儿童支气管哮喘有很好的疗效。

【案例举隅】

王某，女，10岁，患儿形瘦，面色少华，自汗，畏风，易患感冒，愈后不几日又复患，发热，微恶风寒，咽红疼痛，咳嗽，痰黄稠，舌苔薄黄，脉浮数，常服消炎、退热药无效，此肺气虚弱，腠理不密，外邪乘虚而入。初诊用银翘散加减，诸症渐减，继以六味地黄丸治本，每晚睡前服6g，疗程3个月，患儿日益健壮。随访5年，极少感冒[6]。

参考文献

［1］阚世界．六味地黄丸合聚肌胞佐治小儿反复呼吸道感染疗效观察．中国校医，2006，20（5）：535.

［2］陶勇，杨晓丽．六味地黄丸和养阴清肺丸治疗儿童反复上呼吸道感染恢复期36例．中医儿科杂志，2008，4（6）：29.

［3］刘浩．六味地黄合苓桂术甘汤防治儿童哮喘65例疗效观察．实用中西医结合临床，2005，5（3）：32.

［4］吕昌群．六味地黄丸合免疫调节剂治疗小儿咳嗽变异性哮喘30例．甘肃中医，2010，23（6）：51.

［5］孙京惠，许鹏飞，王效非．六味地黄丸治疗儿童支气管哮喘临床意义探讨．中国民康医学，2007，19（6）：433.

［6］徐桂芳，徐保田．六味地黄丸防治儿童外感．中医临床与保健，1991，3（2）：64.

第二节　泌尿生殖系统疾病

六味地黄丸治疗泌尿系统疾病涉及急性肾小球肾炎、肾病综合征、海绵肾及鞘膜积液等。

1. 急性肾小球肾炎　急性肾小球肾炎临床表现为急性起病，是以血尿、蛋白尿、水肿、高血压和肾小球滤过率下降为特点的肾小球疾病。使用六味地黄汤加减治疗反复发作小儿急性肾炎，可缩短浮肿、尿蛋白转阴时间，尿潜血阳性消失，从而达到治愈目的。

韩选明等[1]以六味地黄汤加减配合西药治疗反复发作小儿急性肾炎78例。西医：①卧床休息；②限制钠盐摄入量；③测24小时血压出入量；④青霉素80万U肌注，每天2次，共7~14天；⑤血压高伴头昏者，利血平每次0.5~1mg。中药选用生地黄、山药、山茱萸、茯苓、泽泻、丹皮、大蓟、白茅根。根据年龄、体质酌情定用量，水煎服，每天1剂，分2次内服。至尿潜血阳性消失10天后停用。结果：78例于10~20天浮肿、尿蛋白消失，血压、尿量正常，体重下降至正常。

周为民[2]应用六味地黄汤增损治疗本病，并用药粥、药茶巩固疗效，收到满意效果。

【案例举隅】

王某，女，6岁。1996年11月5日初诊。眩晕半年，伴腰痛，体瘦，舌质红有瘀点，脉沉细。1年前曾患急性肾炎。尿八项：Pro（＋＋），BLD（＋）。此属肾阴亏损，血脉不充。治宜滋阴补肾，活血化瘀。方用六味地黄丸。处方：生地、山萸肉、山药各12g，杞果、菊花、益母草各10g，丹皮、泽泻、茯苓等各9g，红花6g。连服15剂，诸症均减。后用此方加减续服42剂而告愈[3]。

2. 肾病综合征　肾病综合征是由多种病因引起的，以肾小球基膜通透性增加伴肾小球滤过率降低等肾小球病变为主的一组综合征，其典型表现为大量蛋白尿、低白蛋白血症、高度水肿、高脂血症。目前，临床将六味地黄丸应用于本病的治疗，可以提高糖皮质激素对肾病综合征的疗效。

马以泉[4]以六味地黄丸治疗肾病综合征31例。方法：将患者随机分为中西结合组和西药对照组。西药对照组以强的松进行常规治疗，中西结合组加服六味地黄丸，每次4g，每天2次。结果：与单纯激素治疗相比，六味地黄丸合用糖皮质激素治疗肾病综合征，用药24小时后血清糖皮质激素受体水平及近期疗效明显高于西药对照组。表示六味地黄丸有助于提高肾病综合征患儿的血清糖皮质激素受体水平，以提高糖皮质激素对肾病综合征的疗效。

【案例举隅】

林某，男，8岁。2000年9月初诊。因浮肿、少尿、头昏被综合性医院诊断为"肾病综合征"，经住院治疗2个月后，浮肿减轻，仍然头昏、尿蛋白阳性。因家长不愿意接受免疫抑制剂治疗，同时也考虑孩子上学的原因，故前来要求中药治疗。就诊时，服强的松每天30mg，满月脸，浮肿，面色潮红，多汗，精神萎靡，头昏，口干欲饮，大便干燥，小便黄少，舌红少苔，脉沉细。查尿蛋白（＋＋＋），血浆总蛋白32g/L，胆固醇6.7mmol/L，尿素氮7.8mmol/L。中医诊断为水肿，辨证为肝肾阴虚，治疗宜补益肝肾、滋阴降火、活血化瘀。药用：生地15g，山茱萸8g，山药12g，丹皮6g，茯苓12g，泽泻、知母各9g，黄柏5g，车前仁10g，益母草15g。水煎服、每天1剂。二诊：进药7剂，查尿蛋白（＋＋），水肿、头昏减轻，尿增，汗出正常，强的松减为每天20mg，上方加黄芪12g，再进7剂。三诊：尿蛋白（＋），诸症基本消失，舌红，苔薄白，脉细，上方去知母、车前仁，加菟丝子、金樱子各9g，强的松减为每天15mg。四诊：服上方7剂，临床症状完全消失，尿蛋白（±），强的松减为每天10mg，上方去黄柏，生地减为9g，加熟地、白术各9g，陈皮3g，继服7剂。查尿蛋白（±），血浆总蛋白58g/L，胆固醇6.0mmol/L，尿素氮6.7mmol/L，强的松减为每天5mg，守方服药1个月，连续3次查尿蛋白阴性后，停服强的松，守方又服14剂巩固疗效。为防止复发，嘱服成药杞菊地黄丸（浓缩丸）每次5丸，每天2次，连服1个月，追访2年未复发[5]。

3. 海绵肾 海绵肾为先天性发育异常疾病，许多患者在40~50岁时因出现肾结石、尿路感染等获诊断。目前，临床以六味地黄汤加减治疗小儿海绵肾，常结合活血利尿之法。

郑健等[6]以六味地黄汤加减治疗小儿海绵肾1例。方选六味地黄汤加减治疗。处方：生地黄15g，山茱萸6g，怀山药15g，牡丹皮15g，茯苓9g，石韦12g，赤芍9g，当归6g，甘草3g，车前草9g。结果：治疗10天后尿WBC 4个/μL，恢复到正常范围内。治疗6个月后，多饮、多尿症状完全缓解，尿中泡沫消失，尿蛋白、白细胞、红细胞持续为阴性。3年后复查彩超示：双肾弥漫性病变（海绵肾声像），血流分布及流速较前明显改善。血常规、电解质未见异常。身高和体重达到同龄儿童的正常值。

【案例举隅】

患儿，女，6岁，因"反复蛋白尿、血尿一年半余伴多饮、多尿"于2004年7月3日就诊。查体见其身高和体重低于同龄儿童的2个标准差，其余未见异常。实验室检查：尿常规：Pro 微量，RBC 7 个/μL，WBC 13 个/μL，SG 1.015，pH 6.7。中段尿细菌培养：见大肠埃希菌。肾早损示：尿微量白蛋白 73.6mg/L，尿转铁蛋白 0.60mg/dL，NAG 66.7U/gcr。生化示：BUN 3.6mmol/L、Scr 41μmol/L、K^+ 3.11mmol/L。免疫全套示：补体 C_3 0.73g/L，C_4 0.11g/L、Igg、IgA、IgM 正常。血常规、血沉均正常。彩超示：双肾皮质回声增强，探及众多强光团，于肾窦周围呈放射状排列，后方声影不明显。CDFI：双肾血流分布尚正常。PW：左肾段动脉 Vmax = 33.8cm/s，RI = 0.86；右肾段动脉 Vmax = 48.7cm/s，RI = 0.86。超声提示：肾弥漫性病变（海绵肾声像）。腹部平片示：双肾区可见高密度影散在、侧位靠后，考虑双侧海绵肾。临床诊断：（1）儿童海绵肾；（2）泌尿系感染。中医以补肾活血、滋阴利尿为法，方选六味地黄汤加减治疗。处方：生地黄 15g，山茱萸 6g，怀山药 15g，牡丹皮 15g，茯苓 9g，石韦 12g，赤芍 9g，当归 6g，甘草 3g，车前草 9g。治疗 10 天后，尿 WBC 4 个/μL，恢复到正常范围内，之后反复泌尿系感染。同时口服氯化钾（每次 20mL，每天 3 次）2 个月后，血钾恢复正常，现仍口服氯化钾溶液以维持血钾的正常水平（每次 7.5mL，每天 2 次）。治疗 6 个月后多饮、多尿症状完全缓解，尿中泡沫消失，尿蛋白、白细胞、红细胞持续为阴性。3 年后复查彩超示：双肾弥漫性病变（海绵肾声像），血流分布及流速较前明显改善。血常规、电解质未见异常。身高和体重达到同龄儿童的正常值[6]。

4. 鞘膜积液 鞘膜具有分泌功能，当分泌增加或吸收减少时，鞘膜囊内积聚的液体超过正常量而形成囊肿，称之为鞘膜积液。临床报道以六味地黄汤加味治疗该病，常配合利水消肿之品以收本兼治之功。

陆尚彬[7]用六味地黄汤加味治疗该病 52 例。方法：以益肾健脾顾其本、利湿消肿治其标为法，方用六味地黄汤加味：熟地黄 10g，山药 12g，山萸肉 10g，茯苓 10g，泽泻 10g，黄芪 10g，白术 10g，小茴香 10g，陈皮 5g，橘核 10g，炙升麻 3~5g，每天 1 剂，水煎温服，每天服 5~6 次。1 个月为 1 疗程。如阴囊肿胀硬痛者，加桃仁、红花；阴囊坠胀者，可加广木香，炙升麻加倍；脾虚、纳呆、便溏者，可加炙鸡内金、太子参等。结果：治愈（治疗 1~3 个疗程，阴囊肿胀消失）31 例，显效（治疗 3 个疗程阴囊肿胀消退 2/3 以上）7 例，有效（治疗 3 个疗程，阴囊肿胀消退不到 1/2）4 例，无效（经 3 个疗程治疗，阴囊无明显变化）10 例，总有效率 84%。多数患儿服药 5 剂即开始见效果。

【案例举隅】

蔡某，男，3 岁，1981 年 10 月 15 日初诊。家长代诉：左侧阴囊肿大，时有胀痛已十余日。曾到市医院西医外科就诊，诊断为左侧精索鞘膜积液。嘱待年龄大后手术治疗，乃求治于中医。体检：患儿发育正常，营养中等，精神佳，左侧阴囊肿大，触之有囊状感，未触及结节，稍有压痛，阴囊皮色光亮，不红不热，透光试验阳性。舌质红，苔薄腻，脉细。证属肾气不充，脾运失职，治拟益肾健脾，佐以利湿。药用：生地黄10g，山药15g，山茱萸6g，茯苓10g，牡丹皮10g，泽泻10g，黄芪6g，白术5g，小茴香3g，炙升麻3g，木通3g。服药3剂后，一阴囊已缩小，中病不再更方，再依原方。服3剂后，肿胀消失，透光试验阴性，双侧阴囊等大。为巩固疗效，续服原方5剂。随访4年未见复发[7]。

参考文献

[1] 韩选明，刘存霞．六味地黄汤在小儿急性肾炎中的应用体会．陕西中医函授，1997，（3）：40．

[2] 周为民．六味地黄丸治疗小儿肾炎的体会．安徽中医临床杂志，2002，14（3）：214．

[3] 刘爱敏．六味地黄丸在儿科的临床应用．陕西中医，2000，21（8）：372．

[4] 马以泉．六味地黄丸对肾病综合征患儿外周血糖皮质激素受体水平的影响．浙江中医学院学报，2000，24（3）：49．

[5] 黄德友．六味地黄丸儿科临床验案举隅．黑龙江中医药，2003，（2）：27．

[6] 郑健，艾斯．六味地黄汤加减治疗小儿海绵肾1例．中国中西医结合肾病杂志，2008，9（10）：870．

[7] 陆尚彬．六味地黄汤加味治疗小儿水疝52例．广西中医药，1993，（2）：18．

第三节　内分泌与遗传代谢异常

六味地黄丸治疗内分泌与遗传代谢异常，涉及小儿乳房异常发育症、性早熟。

1. 小儿乳房异常发育症　小儿乳房异常发育症属于不完全性假性早熟性乳房肥大症，无乳头、乳晕发育，也不伴有其他性征的发育。临床以六味地黄汤治疗小儿乳房异常，常配合疏肝行气、软坚散结之品，以补肝肾、消肿结。

娄海波等[1]用六味地黄汤合二仙汤加减治疗小儿乳房异常症共32例。方法：治疗以补肝肾、调冲任为主，方选六味地黄汤合二仙汤加减。以熟地15g，山药、茯苓各12g，山萸肉、仙茅各6g，丹皮、泽泻、淫羊藿、鹿角片各9g。肿块质硬者，加海藻、昆布各12g；结块痛甚者，加制香附、延胡索各

9g。水煎服，每天 2 次，每天 1 剂，30 天为 1 疗程，共治疗 3 个疗程。结果：治愈 20 例，显效 6 例，好转 3 例，无效 3 例，治愈率 62.5%，总有效率 90.6%。

洪宋贞等[2]以六味地黄丸加味治疗儿童乳房异常发育症 60 例。方法：采用六味地黄丸加味治疗。处方以熟地黄、茯苓、白术各 15g，浙贝母、青皮、川楝子各 9g，山药、牡丹皮、山茱萸、泽泻各 12g，淫羊藿、肉苁蓉各 10g。每天 1 剂，水煎服，30 天为 1 个疗程，视病情服 1～2 个疗程。结果：治愈 22 例，好转 33 例，未愈 5 例，总有效率 91.67%。

2. 性早熟 性早熟是指在性发育年龄以前出现了第二性征，即乳房发育，阴毛、腋毛出现，身高、体重迅速增长，外生殖器发育。在男女儿童中，性早熟的发生率大约为 0.6%，其中女性多于男性。目前，临床报道以六味地黄丸治疗本病，疗效优于西药。

李新梅[3]以六味地黄丸治疗性早熟 38 例。方法：将患者随机分为两组，治疗组 38 例口服六味地黄丸，体重 15～20kg 者每次 3g，21～25kg 者每次 4g，26kg 以上者每次 6g，每天 2 次。对照组 25 例口服安宫黄体酮片，体重 15～20kg 者每次 5mg，21～25kg 者每次 7.5mg，26kg 以上者每次 10mg，每天 2 次。治疗效果显效后逐渐减量。结果：治疗组 38 例，显效 18 例，有效 15 例，无效 5 例，总有效率为 86.9%，均无毒副反应发生。对照组 25 例，显效 13 例，有效 9 例，无效 3 例，总有效率为 88%。

赵付永等[4]采用六味地黄丸治疗幼童性早熟 10 例。方法：10 例全部口服六味地黄丸治疗，每服 6～8 粒，每日 3 次，口服，淡盐水送下。结果：2 天血止者，6 例；3 天血止者，3 例；4 天血止者，1 例，总有效率为 100%。

【案例举隅】

案例 1 吕某，女，4 岁，住新湖农场棉纺厂，1999 年 8 月 8 日初诊。其母代诉今日早晨起床，发现女儿内裤及床单血迹，遂查看外阴血迹，故前来就诊。查：乳房稍有发育，外阴稍发育，盆腔触不清，外阴血迹伴阴道渗血。B 超示：子宫切面形态大小正常，宫腔内见 0.6cm×1.3cm 之液性无回声区，双附件区未见异常回声。提示：子宫腔内少量积液。性激素六项测定：E_2 23.6，LH 2.1，PRL 48.3，T 2.0，FSH 13.2，P 0.8。脉细数、舌淡、苔薄白，神情活泼，蹦跳自如，食欲可，二便调。患者于 6 月 11 日口服低效避孕药 11 片，3 小时后发现即送我院洗胃。平时随母亲服用蜂乳、人参蜂皇浆。诊断：①幼童性早熟。②药物影响？辨证：肾阴亏虚，阴阳失调。治则：益肾填精、育阴潜阳。投太圣牌六味地黄丸治之。用法：每服 6 粒，每日 3 次，淡盐水送下。3 日后其母告知曰：服药 2 日血止，3 日干净。嘱其连服 30 天以固疗效。随访 1 年无作，身体健康。嘱其母日后不可予滥服补品[4]。

案例 2　刘某，女，9 岁，住新湖农场建安公司。1998 年 5 月 25 日午前下课时，发现内裤、外阴血迹哭喊回家，由其外祖母带来就诊。查：乳房发育，外阴血迹伴阴道渗血，外阴发育，身高 135cm，体重 37kg，脉象沉细而数，舌淡、苔薄白。B 超示：子宫形态正常，宫腔内见 1.3cm×1.8cm 液性无回声区，双附件区未见异常回声。提示：子宫腔内少量积液。问其平时是否服过补品？其外祖母告知，因平时吃饭少、常感冒，其母让其常服人参蜂皇浆、葡萄糖酸锌、脑白金之类补品，服后饭量大增，身体也见长。诊为幼童性早熟，证属肾阴亏虚，阴阳失调。投六味地黄丸，每次 8 粒，每日 3 次，口服，淡盐水送下。4 日后其外祖母告曰：药后流血明显减少，今日晨起查看已干净。嘱其连续服用以固疗效，日后切勿滥用营养品。共服药 3 瓶（600粒），随访 2 年无复发，身体健康[4]。

参考文献

[1] 娄海波，楼丽华，赵虹．六味地黄汤合二仙汤治疗小儿乳房异常发育症 32 例．实用中医药杂志，2005，21（2）：79．

[2] 洪宋贞，赵虹．六味地黄丸加味治疗儿童乳房异常发育症 60 例．新中医，2005，37（8）：86．

[3] 李新梅．六味地黄丸治疗性早熟的临床观察．湖北中医杂志，2004，26（2）：32．

[4] 赵付永，赵瑞典．六味地黄丸治疗幼童性早熟体会．新疆中医药，2001，19（4）：74．

第四节　神经系统疾病

六味地黄丸治疗神经系统疾病涉及抽动秽语综合征、轻微脑功能障碍综合征。

1. 抽动秽语综合征　抽动秽语综合征是指以不自主的、突然的、多发性的抽动，以及在抽动的同时伴有暴发性发声和秽语为主要表现的疾病。目前，临床报道采用六味地黄丸治疗抽动秽语综合征，多配合息风止痉及镇惊安神之品，可以减少抽动程度和次数。

刘西跃等[1]采用自拟加味六味地黄丸治疗抽动秽语综合征 20 例。方法：20 例患儿均服用加味六味地黄丸，药用生地黄 30g，山药 30g，山茱萸 10g，泽泻 10g，茯苓 20g，牡丹皮 10g，全蝎 10g，僵蚕 10g，胆南星 12g。将上药磨碎，炼蜜加工成丸，每丸 1g。每次口服 6 丸，每日 3 次，1 个月为 1 个疗程，1 个疗程结束时评定疗效。结果：控制 8 例，占 40%；显效 6 例，占

30%；好转 5 例，占 25%；无效 1 例，占 5%。总有效率为 95%。

刘慎如等[2]运用六味地黄汤加减治疗本病 35 例。方法：35 例患儿均以补肝肾之阴，清心肝之火为法，以六味地黄汤加减，药用石决明（先煎）、生地、杭白芍各 10g，山萸肉、远志各 5g，怀山药、茯神、僵蚕、石菖蒲各 6g，灯芯 3g。加减法：颜面抽动、眨眼、努嘴、缩鼻、扭脖、耸肩者，加全蝎、蝉蜕、钩藤、防风；痰多者，加天竺黄、胆南星；夜寐不安者，加龙骨、牡蛎、竹叶；厌食者，加鸡内金；久病者，加龟板、鳖甲；精神疲倦、面色萎黄者，加南沙参、北沙参、黄芪。每天 1 剂，水煎，分 2 次服。药量随儿童年龄大小适当增减，4 周为 1 个疗程，连用 3 个疗程。待症状消失后再服用六味地黄丸（浓缩），早晚各 1 次，每次 4~6 粒，用淡盐水吞服，继服 2 月以巩固治疗。结果：抽动症状全部消失、经随访 1 个月未复发者 26 例（74.3%）；抽动症状明显减轻或次数减少者 7 例（20%）；抽动症状无明显减轻或加重者 2 例（5.7%），总有效率达 94.3%。

【案例举隅】

张某，男，8 岁，2005 年 7 月 6 日初诊。患儿自 2005 年 6 月突然出现挤眉弄眼，手足抽动，性急心烦，喉中发声怪异。在保定市儿童医院检查：脑电图正常，诊为抽动秽语综合征。曾服氟哌啶醇等药物，服药短期内抽动症状明显好转，停药后症状较服药前加重，前来我院求治。刻下：挤眉弄眼，手指抽动，受批评时症状加重，夜卧不安，喉中吭吭作响，手足心热，大便偏干，舌质红，无苔，脉弦滑。证属肾阴不足，肝阳上亢。治则：滋养肝肾，平肝息风。方以六味地黄丸加味：生地黄 15g，山萸肉 10g，山药 15g，云茯苓 15g，泽泻 10g，牡丹皮 20g，龙齿 30g，珍珠母 30g，川楝子 6g，柴胡 8g。服 6 剂，诸症大减，再服 6 剂，症状基本消失，又服 9 剂以巩固疗效。随访 1 年，未再复发[3]。

2. 轻微脑功能障碍综合征（儿童多动症） 儿童轻微脑功能障碍综合征是指智力正常或接近正常的儿童，有活动过多、注意力不集中，并伴有不同程度学习困难的一种综合征。目前，临床以六味地黄丸治疗本病，多加入开窍益智、平肝潜阳、重镇安神之品，可以改善患儿症状。

王锡安[4]以六味地黄丸加减治疗脑机能障碍患儿 30 例。方法：30 例脉象细数患儿均服用中药煎剂治疗，不用其他任何药物。药用：熟地 15g，山萸肉 10g，山药 30g，茯苓 12g，枸杞子 15g，首乌 20g，桂圆肉 12g，龙骨 15g，鳖甲 9g，珍珠母 30g，菖蒲 9g，远志 9g，舌红少苔者，加玄参 20g。连用 1 个月为 1 疗程。结果：显效 18 例（60%），进步 10 例（33%），无效 2 例（6%），总有效率 93%。发微量元素复查：25 例患儿锌、钙在正常范围（83%），5

例患儿锌、钙仍低于正常值（17%）。脑电图复查：原有轻度异常的 15 例患儿中，10 例恢复正常，5 例无明显变化。

付万苍[6]以六味地黄汤为主方随症加味治疗儿童多动症 52 例。方法：以六味地黄汤加龙骨、牡蛎为基本方，烦躁易怒者加柴胡、栀子；失眠多梦加柏、枣仁、夜交藤；健忘者加远志、菖蒲，剂量视患儿年龄大小而增减。应用 conners 儿童行为父母问卷进行多动指数项评定治疗效果。结果：52 例患儿治疗 2 个月后，多动指数明显下降，疗效满意，且无任何毒副反应。

杨茯苓等[6]以六味地黄汤配合推拿治疗儿童多动症 48 例。方法：以六味地黄汤加味，药用：熟地 24g，山茱萸、山药各 12g，丹皮、茯苓、泽泻各 10g。若患儿为女性，烦躁易怒，攻击行为严重者，加龙齿（多汗时改为龙骨）、牡蛎各 10g，钩藤 15g，生地 24g；若患儿为男性，症见狂躁、打人毁物、不避危险、不卧少眠者，在女用方中再加入天麻 12g，磁石 20g，朱砂 1g（冲服）。7 剂为 1 疗程，每天 1 剂，水煎服，早晚各服 1/2。推拿：调脾经、平肝经、补肾经，点按内关、神门；7 岁以下者加捣小天心、退六腑、海底捞明月，按揉百会，摩腹，按揉足三里、三阴交；揉心俞、肾俞、捏脊，擦督脉、膀胱经第一侧线，泻太冲，擦涌泉。每次 30 分钟，每天 1 次，7 天为 1 疗程。结果：痊愈 39 例，好转 7 例，无效 2 例，总有效率为 89%。

【案例举隅】

刘某，女，9 岁。2003 年 7 月 3 日以多动多年、学习困难 5 年为主诉就诊。患儿从 1 岁左右学走路时，即开始好动不停，不避亲疏，随便翻检、毁物，抢答问话，有时答非所问，心不在焉，做起事来半途而废，难以进入学习状态，学习成绩不好。在外院检查，排除自闭症、脑瘫等症，智商测验，脑电图、CT 检查均正常。面色红润，唇舌鲜红，无苔少津、脉数。服以上汤药（熟地 24g，山茱萸、山药各 12g，丹皮、茯苓、泽泻各 10g，随症加减），每天 1 剂，配合推拿每天 1 次，第 3 天起效，第 7 天显效，又服一疗程汤剂后痊愈[6]。

参考文献

[1] 刘西跃，邓观卿．加味六味地黄丸治疗抽动秽语综合征．山东中医杂志，1999，18（4）：164.

[2] 刘慎如，郑希如，孔祥和，等．六味地黄汤加减治疗抽动秽语综合征．中国临床康复，2002，6（21）：3725.

[3] 孙颜敏，宋宝丽，六味地黄丸加味治疗儿科疑难病举隅，上海中医药杂志，2007，41（10）：52.

[4] 王锡安．六味地黄丸加减治疗儿童轻微脑功能障碍综合征疗效观察．中医研究，

1997, 10 (3): 31.

[5] 付万苍. 六味地黄汤加味治疗儿童多动症 52 例. 中国临床康复, 2004, 8 (27): 5787.

[6] 杨茯苓, 杨治均. 六味地黄汤配合推拿治疗儿童多动症 48 例. 陕西中医, 2005, 26 (5): 444.

第五章　耳鼻喉科

六味地黄丸在耳鼻喉疾病中的治疗涉及变态反应性鼻炎、萎缩性鼻炎、慢性咽炎、耳鸣等。

第一节　变态反应性鼻炎

变态反应性鼻炎为机体对某些变应原（亦称过敏原）敏感性增高而发生的鼻腔黏膜变态反应，也是呼吸道变态反应常见的表现形式，有时和支气管哮喘同时存在。目前，临床以六味地黄丸治疗本病，多为辨病用方，且多与抗变态反应西药联合用药以提高疗效。

冯纬纭等[1]采用六味地黄丸治疗变态反应性鼻炎患者62例。方法：将合格病例分为治疗组62例和对照组60例，治疗组口服六味地黄丸，每次8粒，每天3次，对照组口服第三代抗组胺药氯雷他啶颗粒，每次10mg，每天1次。两组均以1个月为1疗程，一般观察1个疗程后统计疗效，并随访3个月。结果：治疗组总有效率为80%，明显优于对照组的60%，说明中西医结合治疗本病疗效的确明显，故值得临床上推广使用。

龙如章等[2]采用六味地黄丸及八仙丸（六味地黄丸加麦冬、五味子）治疗43例常年性变应性鼻炎患者，并同口服色甘酸纳者12例对照，对比观察疗效及免疫功能变化。方法：将本组随机分为3组：①甲组（中药+色甘酸钠）21例（9例伴哮喘），其中服六味地黄丸者10例，服八仙丸者11例，剂量均为每次8粒（1.5g），每天3次；同时鼻吸色甘酸钠粉，每天20mg，疗程共2个月。②乙组（单服中药）22例（6例合并哮喘），服六味地黄丸者10例，服八仙丸者12例，剂量及疗程同上。③丙组（单纯鼻吸色甘酸钠）12例（1例伴哮喘），剂量及疗程同上。结果：甲、乙、丙组总有效率分别为85.7%，81.8%，83.3%。

参考文献

[1] 冯纬纭，王力宁，徐娟丽等. 六味地黄丸治疗变态反应性鼻炎62例. 湖南中医杂志，2008，24（5）：74.

[2] 龙如章，胡怀忠，唐孝达等．六味地黄丸治疗变态反应性鼻炎疗效观察．中西医结合杂志，1990，（11）：691.

第二节　萎缩性鼻炎

萎缩性鼻炎是一种发展缓慢的鼻腔萎缩性炎症，其特征为鼻腔黏膜、骨膜和骨质发生萎缩，主要表现为鼻及鼻咽部干燥感、鼻塞、鼻出血、鼻内脓痂多、嗅觉障碍、呼气恶臭、头痛、头昏等。目前，临床报道以六味地黄汤加味治疗萎缩性鼻炎，多采用煎汤内服与雾化双重给药途径，疗效优于维生素。

冯纬纭等[1]以六味地黄丸为主治疗萎缩性鼻炎 33 例。方法：将患者分为治疗组和对照组各 33 例，治疗组以六味地黄汤加味，药用：熟地 20g，山茱萸 10g，山药 15g，泽泻 10g，茯苓 10g，丹皮 10g，枸杞 10g，加水 250mL，浸泡 20 分钟，后慢火煎 30 分钟，取汁 150mL，复加水 200mL，再煎 30 分钟，取汁 100mL，2 次药液混合，取 20mL 超声雾化入鼻，余分 2 次口服。每天 1 剂，4 周为 1 疗程。对照组用维生素 C 注射液 2mL、维生素 B$_2$ 注射液 2mL，生理盐水 10mL，超声雾化入鼻，每天 1 次。同时口服维生素 C 0.2g，维生素 B$_2$ 10mg，维生素 E 120mg，每天 3 次，4 周为 1 疗程。结果：治疗组有效率 93.94%，对照组有效率 66.67%。

【案例举隅】

杨某，男，48 岁，1994 年 6 月 8 日就诊。患者八年来鼻内感觉干燥、灼热、鼻塞失去嗅觉。西医多次检查结果：鼻黏膜苍白干燥，少许痂皮附着，双侧鼻腔大，鼻中隔无畸形，中鼻道无分泌物，下鼻甲轻度萎缩。诊断为慢性萎缩性鼻炎。服中西药无效。症见鼻腔干燥，咽喉燥痛，手足心热，舌质红、舌苔少，脉细数。辨证：肺肾阴虚。治以滋阴补肾。处予六味地黄汤：熟地 24g，山茱萸、山药各 12g，茯苓、丹皮、泽泻各 10g。五剂药后手足心热消失，嗅觉好转，鼻咽干燥疼痛大减。继进五剂，自觉证消失。半月后复查鼻腔，鼻腔黏膜红润，痂皮消失[2]。

参考文献

[1] 冯纬纭，张勉．六味地黄汤内外同治萎缩性鼻炎疗效观察．广西中医学院学报，2002，5（4）：57.

[2] 兰卓才．六味地黄汤治慢性萎缩性鼻炎一例．四川中医，1995，（12）：48.

第三节　慢性咽炎

慢性咽炎是指慢性感染所引起的弥漫性咽部病变。目前，临床报道采用六味地黄汤加减治疗本病，多以辨证为肾阴亏虚、虚火上炎为用方原则，且多加入养肺阴、清虚火、凉血泻火之品。

李时培[1]用六味地黄汤加味治疗慢性咽喉炎40例。方法：全部患者均用六味地黄汤加味治疗。基本方为熟地黄12g，山茱萸肉12g，干山药2g，丹皮12g，白茯苓12g，泽泻8g。心肺有火者，加川黄连6g，连翘12g，以清心泻火。肺津不足，口干咽燥甚者，加沙参15g，玄参15g，麦冬15g，以生津润燥；大便秘结者，以生地易熟地，加火麻仁15g，以增水行舟。结果：经治疗2～4个疗程后，34例显效，6例有效。经半年以上随访，5例复发，再以同法治疗仍有效。

王蕊[2]以六味地黄丸治疗慢性咽喉炎患者45例。方法：将77例病例随机分为治疗组和对照组，治疗组予六味地黄汤（丸）加减，口服，每天1剂，1周为1疗程，连用两个疗程；对照组予头孢氨苄，每次500mg，每天3次，配合冬凌草片，每次4片，每天3次，连用两个疗程。结果：治疗后两组病例较治疗前均有效，但治疗组效果（95.56%）明显优于对照组（81.25%）。

胡君立[3]采用六味地黄丸加减治疗慢性咽炎42例。方法：采用六味地黄丸加减：熟地15g，山茱萸10g，怀山药10g，泽泻10g，茯苓10g，丹皮10g，厚朴6g，制半夏10g，制香附10g，佛手10g，广郁金10g，砂仁6g。每天1剂，水煎服。7日为1疗程。服药期间忌烟酒和辛辣等刺激物品，并予劝解其忿怒忧悲等情绪。加减：痰热者，加陈胆星、黄芪；咽喉干燥、肿痛者，去半夏，加玄参、花粉、西青果；寒痰者，加干姜；痰湿气滞重者，加陈皮、象贝母；胁肋疼痛者，加延胡索、枳壳、川楝子；失眠多梦者，加合欢皮、珍珠母、夜交藤；情志异常者，加川百合、淮小麦、大枣；血虚心悸者，加白芍、枣仁、阿胶；脾虚纳呆者，加焦三仙、白术。结果：情绪安定，临床症状消失，咽部病变正常，随访1年无复发者28例；情绪及临床症状及咽部体征有明显改善者12例；病情无好转者2例。

孟新[4]应用六味地黄汤治疗慢性咽喉炎1例。方以六味地黄汤加味：熟地20g，山萸肉、怀山药、白茯苓各15g，丹皮10g，泽泻12g，加知母、黄柏各12g。结果：首诊服药3剂，咽喉痛减轻，二诊服药3剂，疼痛消失，检查咽喉部为正常，后服知柏地黄丸5瓶，至今未发。

胡玉瑶[5]以六味地黄汤治疗老年人慢性咽炎52例。方法：以六味地黄丸为基本方，伴干咳者，加用北沙参 15g，麦冬 10g；伴午后潮热者，加知母 10g，黄柏 10g。每天 1 剂，分 2 次口服，连服 3 周为 1 个疗程。可重复治疗。结果：显效 32 例，占 61.5%；有效 17 例，占 32.7%；无效 3 例，占 5.7%，总有效率 94.2%。

【案例举隅】

王某，女，45 岁，教师。1998 年 3 月初诊。患者诉 2 年来因用嗓过度，经常出现咽喉干痛，咳嗽无痰，声嘶，进食困难，午后烦躁等症状。检查见咽部充血，咽后壁淋巴滤泡增生，声带充血，周围微肿，舌淡红，苔薄少津，脉细数。六味地黄汤加沙参 15g，玄参 15g，麦冬 15g。治疗两个疗程后，咽痛声嘶已除，余症均见好转，继服方 1 个疗程，诸症消失而愈。随访 1 年未复发[1]。

参考文献

[1] 李时培．六味地黄汤加味治疗慢性咽喉炎 40 例．中国民间疗法，2000，8（1）：42.

[2] 王蕊．六味地黄丸加减治疗慢性咽炎 45 例．实用中医内科杂志，2003，（4）：284.

[3] 胡君立．六味地黄丸治疗慢性咽炎 42 例分析．苏州医学院学报，1997，17（3）：515.

[4] 孟新．六味地黄汤耳鼻喉应用举隅．安徽中医临床杂志，1999，11（5）：342.

[5] 胡玉瑶．六味地黄汤治疗老年人慢性咽炎 52 例．现代康复，1998，2（6）：564.

第四节 耳 鸣

耳鸣是耳部异常声音感觉，常常是耳聋的先兆，因听觉机能紊乱而引起。目前，临床主要应用六味地黄丸随症加减治疗中老年顽固性耳鸣。

葛梅凌[1]应用六味地黄汤为基础方，并随症加味治疗中老年顽固性耳鸣患者 32 例。方法：肾阴虚型应用六味地黄丸原方，每天 1 剂，水煎，早晚分服。肝阳上亢型者，加知母 10g，黄柏 10g，栀子 15g，女贞子 15g，每天 1 剂，水煎，早晚分服；痰火上扰型者，加陈皮 12g，半夏 12g，山楂 10g，白术 15g，每天 1 剂，水煎，早晚分服。以上各证型服药 2 个月为 1 个疗程。结果：临床收效颇著，痊愈 25 例，有效 6 例，无效 1 例，有效率为 96.9%。

黎经兰[2]以六味地黄汤治疗老年人耳鸣、耳聋患者 35 例。方法：均以六味地黄汤加减治疗。药物组成：熟地 15g，山萸肉 15g，怀山药 15g，茯苓 15g，丹皮 10g，泽泻 10g。耳鸣甚者，加磁石 30g，石菖蒲 10g；伴有头晕者，可加枸杞子12g，天麻10g；伴有心悸、失眠者，加熟枣仁18g，柏子仁15g，夜交藤15g。每天1剂，水煎温服，7天为1疗程。结果：治愈23例，好转10例，无效2例。

付萍[3]以六味地黄丸治疗耳鸣两例，获效满意。

【案例举隅】

案例1 陈某，男，61岁，会计，1996年5月7日就诊。耳鸣如蝉鸣1年余，近年来头晕目眩，口干喜饮，听力减退，腰酸腿软，午后颧面潮红，手足心发热，有时盗汗，小便淋沥不净，舌质红，苔微黄，脉细数。耳鼻喉科检查没有异常发现，经西药治疗，疗效不显。辨证：肾亏阴虚。治则：滋补肾阴。方药：六味地黄汤加味，熟地50g，山萸肉15g，怀山药15g，泽泻12g，丹皮10g，白茯苓12g，麦冬15g，磁石40g。首诊服5剂，耳鸣减半，二诊再服5剂，耳鸣消失，其他诸症大减，改用六味地黄丸4瓶，巩固疗效，随访至今没复发。

按：耳鸣一证如蝉鸣，或如水激、钟鼓、机器之声。耳为肾之窍，故耳病与肾最为密切。本例耳鸣系属肾阴虚损。笔者应用六味地黄汤，滋补肾阳，加磁石镇静聪耳[4]。

案例2 张某，男，62岁，干部，患耳鸣耳聋5年余，耳渐鸣渐聋，鸣声如蝉，昼夜不止，尤以夜甚。听力渐减，以至失聪。常伴有头晕目眩，腰膝酸软，心烦失眠，舌质红，少苔，脉细数。症脉合参，属肾精亏虚，虚火内生，上扰于耳所致。治以补肾益精，滋阴降火。方用六味加磁石、五味子以潜降息鸣，益肾开聋。处方：熟地30g，山萸肉12g，山药、泽泻、丹皮、茯苓各10g，磁石20g，五味子9g。服药6剂，耳鸣大减，余症均有所好转，续进10剂，诸症皆愈[5]。

参考文献

[1] 葛梅凌. 六味地黄汤治疗中老年顽固性耳鸣32例. 河南中医，2006，26(11)：65.

[2] 黎经兰. 六味地黄汤加减治疗老年人耳鸣耳聋35例. 中医研究，2006，16(2)：30-31.

[3] 付萍. 六味地黄丸方治疗耳鸣验案2则. 中医药临床杂志，2005，17(3)：225.

[4] 孟新. 六味地黄汤耳鼻喉应用举隅. 安徽中医临床杂志 1999，11(5)：342.

[5] 赵素琴. 六味地黄汤治疗耳病举隅. 河南中医药学刊，1999，14(4)：48.

第六章　口腔科

六味地黄丸治疗口腔疾病，包括扁平苔癣、复发性口疮、牙周炎等。

第一节　口腔扁平苔癣

口腔扁平苔癣好发于青年及成人。本病中医辨证以肝肾阴虚者多见，故临床常用六味地黄丸加味治疗，疗效较好。

宜建平[1]以六味地黄汤加味治疗阴虚为主、兼有内热型口腔扁平苔癣患者 68 例。方法：将患者随机分为治疗组 43 例及对照组 25 例。治疗组采用六味地黄汤加味，药用生地黄、熟地黄各 30g，山茱萸 10g，牡丹皮 10g，山药 20g，茯苓 15g，泽泻 10g，知母 10g，麦冬 10g，枸杞子 10g。以水煎服，每天 1 剂，分 2 次服用，另外口腔局部涂用 0.01% ~ 0.02% 维生素甲酸软膏，每天 2 次。对照组仅口腔局部涂用 0.01% ~ 0.02% 维生素甲酸软膏，每天 2 次。所有病例以治疗 30 天为 1 疗程。结果：经治疗 2 个疗程以后，治疗组显效 13 例，有效 15 例，无效 15 例，总有效率为 65.1%；对照组显效 2 例，有效 5 例，无效 18 例，总有效率为 28.0%。通过对病程与疗效关系的分析发现，治疗组无效 15 例中，有 8 例病程超过 3 年，提示该方剂对病程较长的口腔扁平苔癣患者疗效欠佳。

吕咏等[2]采用六味地黄丸治疗口腔扁平苔癣 15 例。方法：药用六味地黄丸口服，每天 3 次，每次 1 丸，2 个月为 1 疗程。结果：痊愈 6 例，占 40%；显效 5 例，占 33.3%；好转 2 例，占 13.3%；无效 2 例，占 13.3%。总有效率为 86.7%。

【案例举隅】

患者，女，39 岁，1994 年 3 月初诊。1 年前感觉左颊部有增厚麻木感，进食时有刺痛，偶有出血，曾到数家医院及诊所诊治并服用多种维生素等药物，未见明显效果。同时伴有头昏目眩，口咽干燥，失眠，腰膝酸软等症。检查见左颊部黏膜有一约 1.5cm×1.0cm 糜烂面，充血明显，周围有多条网状条纹，呈珠光样；右颊黏膜稍水肿，有齿印，无充血，唇干燥。舌质红，脉细数。诊断为肝肾阴虚为主、兼有内热型口腔扁平苔癣。拟用滋补肝肾、清热养阴法，授以上方（生地黄、熟地黄各30g，山茱萸10g，牡丹皮10g，山药20g，茯苓15g，泽泻10g，知母10g，麦冬10g，枸杞子10g）煎服，并局部涂抹维生素甲酸软膏。经2个月治疗，患者左颊部黏膜糜烂面愈合，条纹数显著减少，患者感觉黏膜平滑无麻木，进食时亦无疼痛不适，其他全身肝肾阴虚症状亦明显改善。随访2年，患者糜烂未见复发，无自觉症状[1]。

参考文献

[1] 宜建平. 六味地黄汤加味治疗口腔扁平苔癣43例. 浙江中医学院学报，1997，21（4）：34.

[2] 吕咏，王雨梅，杨继权. 六味地黄丸治疗口腔扁平苔癣. 吉林中医药，1991，（6）：17.

第二节　复发性口疮

复发性口疮是口腔黏膜反复发作的表浅性溃疡。该病以肝肾两亏、虚火上炎为常见，故临床多以六味地黄丸为主方进行治疗，滋补肝肾之阴以减低复发率。

首先，有部分学者探讨以六味地黄丸为主方随症加减治疗本病，且疗效优于单纯口服维生素者。如周文标[1]以六味地黄汤加减治疗虚火型复发性口疮52例。方法：药用熟地20g，山茱萸10g，山药10g，泽泻10g，炙甘草15g，黄柏10g。每天1剂，水煎2次，早晚分服，1疗程为10天，每服1~2疗程，观察疗效。结果：痊愈10例，占19.2%；有效40例，占76.9%；无效2例，占3.9%。

温映萍等[2]以六味地黄汤加减治疗复发性口腔溃疡40例。方法：将120例患者随机分为3组，中药治疗组内服六味地黄汤加减，基本方药用熟地18g，山茱萸、怀山药、茯苓、泽泻、丹皮各15g，西药治疗组口服左旋咪唑片，观察对照组口服复合维生素 B_2 片。观察用药3天、6天时溃疡面积的变化，疼痛缓解程度，对比观察其临床疗效。结果：中药治疗组与西药治疗组间无显著性差异，但中药比西药更安全，中药治疗组与维生素 B_2 组、西药治疗组与维生素 B_2 组间有显著性差异。

姚兰英[3]以六味地黄汤加味治疗口腔溃疡23例。方法：23例病人均以六味地黄汤为基本方，药用熟地黄18g，怀山药、白茯苓各15g，山萸肉、粉丹皮、泽泻各10g。心火上炎者，加黄连5g，升麻、竹叶各10g；胃火炽盛者，加生石膏15g，知母、竹叶各10g，黄连5g，川牛膝12g；中气不足者，加黄芪、黄精各 15g，当归 10g；脾虚湿困者，加苍术、白术、佩兰、苏梗各 10g，砂仁（后下）5g；肝肾阴虚者，加龟板（先煎）18g，知母、黄柏、枸杞子各 10g。每天 1 剂，水煎分 2 次服，30 日为 1 个疗程。病情控制后，续服 2～3 个疗程的六味地黄汤，以资巩固。结果：本组病例经上方治疗 1 个疗程后，口腔溃疡全部消失。为巩固疗效，续予六味地黄汤 2 个月以上。

杜志斌等[4]以六味地黄丸为主治疗复发性口疮 62 例。方法：治疗组 62 例患者用六味地黄汤治疗，药用熟地黄 15g，山茱萸 15g，山药 15g，茯苓 9g，泽泻 9g，丹皮 9g，肾阴虚型，酌加知母 12g，黄柏 9g；脾胃虚寒型加黄芪 25g，干姜 3g，甘草 6g；心脾积热型，酌加大黄 3g，栀子 12g，淡竹叶 15g，黄芩 9g。每天 1 剂，水煎服、分 2 次服用。对照组给予左旋咪唑每次 50mg，每天 3 次，服 3 天，停 4 天，服药期间定期查肝功、血常规。两组均以 3 个月为 1 个疗程，溃疡期两组均外用溃疡膏涂剂，含漱 0.2% 复方洗必泰。结果：治疗组总效率 92%，明显优于对照组。其中，治疗组中辨证为肾阴虚型共 30 例，总有效率为 96.7%；心脾积热型共 17 例，脾胃虚寒型共 15 例，总有效率分别为 88.2% 和 86.7%。

童丽平等[5]以六味地黄口服液治疗复发性口疮 30 例。方法：将 59 例复发性口疮患者随机分为治疗组 30 例和对照组 29 例。治疗组给予六味地黄口服液，对照组给予头孢氨苄缓释片、复合维生素 B 治疗。结果：治疗组的临床疗效优于对照组。

欧阳东等[6]观察六味地黄丸治疗复发性坏死性黏膜腺周围炎的效果。方法：将 100 例患者随机分为治疗组及对照组各 50 例。治疗组口服六味地黄丸，对照组服用维生素 C 片、维生素 B_2 片。结果：治疗组总有效率 90%，对照组总有效率 54%。

其次，有大量文献报道以六味地黄口服液或丸剂配合内服维生素 B 等西药治疗复发性口疮。如谭锦生等[7]以六味地黄丸联合西药治疗复发性口腔溃疡 34 例。方法：将本病门诊患者 70 例随机分成两组，对照组 36 例给予口服维生素 B_2、维生素 C 片、甘露聚糖肽等西药治疗；观察组在对照组的基础上加用六味地黄丸治疗。结果：观察组总有效率为 97.06%，对照组总有效率为 77.78%，两组比较差异有显著性。

王杨[8]应用六味地黄汤加味联合多抗甲素治疗脑血管疾病并发复发性口腔溃疡 40 例。方法：将 80 例患者随机分成两组，对照组口服琥己红霉素、甲硝唑、漱口水，实验组除上述用药外，口服六味地黄汤加味和多抗甲素片，跟踪回访 1 年。结果：实验组总有效率 87.5%，对照组为 60%，两组比较有统计学意义。可见，六味地黄汤加味联合多抗甲素治疗脑血管疾病并发复发性口腔溃疡，远期疗效较好。

王霞[9]以六味地黄丸治疗复发性口疮患者30例。方法：将患者随机分为治疗组30例，对照组10例。治疗组口服六味地黄丸6~8g，每天2~3次；对照组口服维生素B₂10mg，每天3次，另加西瓜霜喷剂外用，每天3次。结果：治疗5天后，治疗组痊愈28例，好转2例；对照组痊愈3例，好转5例，无效2例。

此外，尚有文献报道以六味地黄丸内服联合外用药治疗复发性口疮。如刘镜斌[10]采用内服六味地黄丸加外涂利福平方法治疗复发性口腔溃疡患者58例。方法：以六味地黄丸（浓缩）每次24粒，服后再用无菌棉棒蘸利福平粉末均匀涂搽在口腔溃疡面上，涂后30分钟内不饮水，每天3次。治疗期间，禁食辛辣刺激性食物，保持情绪稳定。结果：治疗1日后，疼痛红肿减轻、溃疡面缩小者46例（79.3%）；2日后12例（20.7%）；3~5日全部治愈，治愈率100%。为巩固效果，防止复发，治愈后再服5~7日六味地黄丸。

殷战良等[11]用六味地黄丸及西瓜霜喷剂治疗复发性口疮患者50例。方法：所选50例病例均与六味地黄丸每次6g口服，每天3次。西瓜霜喷剂喷于患处，适量，每天数次。结果：50例中，显效45例，有效4例，无效1例，总有效率98%。

周晨光[12]采用口服中成药六味地黄丸，局部涂抹用地塞米松与西瓜霜调制成的糊剂，治疗复发性口腔溃疡36例。方法：服六味地黄丸（浓缩丸）每次8丸，每天3次，连服2个月。以后如有复发现象，再服2个月，剂量同上。在溃疡期局部涂抹用地塞米松注射液与西瓜霜调制成的糊剂，每天3次，溃疡愈合后停用。结果：经过2个月以上的服药治疗，显效者21例，其中5年以上未复发者11例，半年以上未复发者10例；有效者13例，其中服药期间不复发者8例，半年内复发者5例；无效者2例。

曾昭宁等[13]以六味地黄配合含服漱龙掌口含液治疗复发性口腔溃疡患者58例。方法：治疗组病人口服六味地黄丸6g，每天2次，同时局部含漱龙掌口含液，每天1次，并补充核黄素和维生素C。对照组病人口服多抗甲素5mg，每天3次，同时给予与治疗组用法相同的一般支持药物。两组均在5天时停用含漱剂和维生素，30天同时停口服药。两组均在5天、30天、90天复诊，观察疗效。结果：治疗组显效11例（33.3%），有效19例（57.6%），无效3例，总有效率90.9%；对照组有效8例（32%），显效12例（48%），无效5例，总有效率80%。

孙国良等[14]以六味地黄丸联合抗生素、多贝氏液含漱治疗本病52例。方法：将病人分成治疗组与对照组各52例。对照组常规应用抗生素，疮面以

20%硝酸银烧灼，并用多贝氏液含漱，服用维生素C与维生素B_2；疮面愈合后，继续服用维生素。治疗组在对照组基础上加用中成药六味地黄丸常规剂量，疮面愈合后，继续服用六味地黄丸1个月。结果：治疗组总有效率88.5%，对照组总有效率36.5%。

段沛涛[15]用云南白药外涂、六味地黄丸口服治疗复发性口腔溃疡28例。方法：用云南白药4份与研成粉的1份654-2混合均匀，用棉签调些药粉涂于溃疡面上，每天3~5次，溃疡面愈合后停药。六味地黄丸口服每次6g，每天2次，连服1个月。结果：治疗复发性口腔溃疡28例，均获显效。随访6个月，只有3例复发，较单用云南白药复发率明显下降。

还有研究表明，六味地黄丸有助于调节复发性口疮患者细胞免疫水平。如孙林琳[16]探讨六味地黄丸对复发性口疮患者T淋巴细胞亚群的影响。方法：30名患者口服六味地黄丸，对照组30名为体检健康者。结果：六味地黄丸对复发性口疮患者外周血T淋巴细胞亚群有显著的调节作用，可使CD_3显著提高、CD_4极显著提高，而对CD_8无明显影响，从而有效地纠正了CD_4/CD_8比例失调。

卫辉[17]在观察六味地黄丸治疗复发性口疮的临床疗效及细胞免疫学改变时，亦得出同样结论。

【案例举隅】

王某，男，36岁，2002年12月7日初诊。口腔溃疡反复发作7年。患者诉口腔中经常有1~2个溃疡，此起彼伏，疼痛难忍。无外阴溃疡与结膜炎病史。常于进食辛辣食物或劳累后加重，严重时有5~6个口腔溃疡同时出现，进食困难，经多方治疗无效。2个月前因劳累、睡眠不足引发口腔溃疡加重，有3个新发口腔溃疡，经口服维生素、外用溃疡贴膜，均无效，请余诊治。查其舌上有3处溃疡，上下唇内侧各1处溃疡，舌红、苔白，右尺脉浮。嘱服六味地黄丸，患者按每次1丸，每天3次，服用1周无效。后嘱其每次10丸，每天2次，服药当日口腔溃疡疼痛即减轻，3天后部分溃疡已愈合，因药量大，难以下咽，减为每次5丸，每天2次。7天后仅剩一个口唇溃疡未愈，但无明显疼痛。坚持服药至10天，口腔溃疡痊愈。随访5年，偶有溃疡发作，多在1周后自愈[18]。

参考文献

[1]周文标.加减六味地黄汤治疗虚火型复发性口疮52例.实用中医药杂志，1995，(3)：41.

[2]温映萍，莫传伟，郑美华，等.加味六味地黄汤治疗复发性口腔溃疡疗效分析.中医药学刊，2005，23（5）：949.

　　[3] 姚兰英．加味六味地黄汤治疗口腔溃疡 23 例．浙江中医杂志，2001，36（9）：382.

　　[4] 杜志斌，庞光明，闻艳丽．六味地黄汤加味治疗复发性口腔溃疡的疗效观察．现代口腔医学杂志，2003，17（6）：509.

　　[5] 童丽平，冯健．六味地黄口服液治疗复发性口疮．临床医学，2008，28（7）：87.

　　[6] 欧阳东，刘延军，雒云．六味地黄丸治疗复发性坏死性黏膜腺周围炎疗效观察．北京中医药大学学报（中医临床版），2005，12（3）：12.

　　[7] 谭锦生，杨瑞熹．六味地黄丸联合西药治疗复发性口腔溃疡的疗效观察．现代医药卫生，2008，24（13）：1971.

　　[8] 王杨．六味地黄汤加减治疗复发性口腔溃疡．中西医结合心脑血管病杂志，2009，7（7）：880.

　　[9] 王霞．六味地黄丸治疗复发性口疮 30 例．邯郸医学高等专科学校学报，2005，（4）：3.

　　[10] 刘镜斌．六味地黄丸加利福平治疗复发性口腔溃疡 58 例．社区医学杂志，2006，4（8）：62.

　　[11] 殷战良，李云芬．六味地黄丸加西瓜霜喷剂治疗复发性口疮．中国社区医师，2005，21（21）：39.

　　[12] 周晨光．六味地黄丸与西瓜霜治疗复发性口腔溃疡．现代中西医结合杂志，2001，10（24）：2393.

　　[13] 曾昭宁，刘国良，杜继红．六味地黄丸治疗复发性口疮的疗效观察．现代医药卫生，2001，17（9）：736.

　　[14] 孙国良，代国之．六味地黄丸治疗复发性口腔溃疡 52 例．湖南中医药导报，2000，6（5）：35.

　　[15] 段沛涛．云南白药、六味地黄丸合用治疗复发性口腔溃疡 28 例．中国医疗前沿，2008，3（16）：91.

　　[16] 孙林琳．六味地黄丸对复发性口疮患者细胞免疫功能影响的观察．实用口腔医学杂志，2004，20（5）：647.

　　[17] 卫辉．六味地黄丸治疗复发性口疮的临床疗效观察．中国误诊学杂志，2003，3（9）：1344.

　　[18] 樊相军，谷凌云．大剂量六味地黄丸治疗顽固性口腔溃疡．山西中医，2008，24（10）：36.

第三节　牙周炎

　　牙周炎是侵犯牙龈和牙周组织的慢性炎症，主要特征为牙周袋形成及袋壁炎症，牙槽骨吸收和牙齿逐渐松动。目前，临床应用六味地黄丸辅助治疗本病，可提高牙周基础治疗效果，并有助于成人正畸患者的牙周健康。

全苗[1]以六味地黄丸辅助治疗牙周炎 135 例。方法：将 255 例健康成人早期牙周病患者随机分成地黄丸组（实验组）135 例、常规治疗组（对照组）120 例。两组治疗前均采用常规牙周基础治疗（洁治、刮治），治疗组采用河南省宛西制药厂生产的六味地黄丸，每次 3g，每日 3 次，口服，连续 6 个月，对照组仅作牙周基础治疗。结果：治疗组总有效率 90.37%，对照组 82.5%。

全苗[2]的另一项研究表明，口服六味地黄丸可使牙周炎患者牙周探诊牙周袋减少、牙周附着增加。

高振[3]以六味地黄丸口服配合常规牙周基础治疗肾气虚损型牙周炎 40 例。方法：将 80 例糖尿病肾气虚损型牙周炎的患者随机分为两组。实验组给予牙周基础治疗和口服六味地黄丸，对照组仅作牙周基础治疗，分别于治疗前和治疗 6 个月后复查牙周指标的变化。结果：两组患者治疗前，菌斑指数、牙龈指数、受试部位的探诊深度及附着丧失均无明显差异，治疗 6 个月后复查，实验组患者受试部位的探诊深度及附着丧失较对照组均有显著改善。

徐学良等[4]将 32 例伴有中医肾虚证表现的青少年牙周炎患者随机分为两组。方法：一组在常规牙周治疗的同时，加服中药六味地黄丸；另一组只给予常规治疗，作为对照。结果：服六味地黄丸后，患者的肾虚症状和牙周自觉症状明显减轻或消失，牙周袋明显变浅，牙龈指数和菌斑指数的下降均多于对照组。提示六味地黄丸具有调节牙槽骨的代谢、促进牙周组织重建的作用。

高婷婷等[5]系统评价六味地黄丸治疗牙周炎的有效性，为临床合理用药提供可靠依据。方法：以计算机检索收集所有六味地黄丸治疗牙周炎的随机对照试验并严格评价纳入研究的质量，使用 RevMan4.2.7 软件对纳入研究进行 Meta 分析。共纳入 4 个研究 481 例病例。Meta 分析结果显示：与对照组相比，治疗组菌斑指数、探诊深度、牙龈指数均有统计学意义。六味地黄丸对牙周炎的治疗效果优于单纯的常规治疗，但由于纳入研究的质量较低，且存在潜在的发表性偏倚，证据强度不高，对于六味地黄丸治疗牙周炎的疗效优于单纯常规治疗的结论，尚需更多高质量的研究予以支持。

杜元喜等[6]应用六味地黄丸治疗牙周炎 46 例。方法：将患者随机分为观察组和对照组各 46 例。两组均常规行超声洁治术，去除菌斑、牙结石及牙周炎症肉芽组织。平整根面后，用 3% 双氧水、生理盐水反复交替冲洗牙周袋，并涂 1% 碘甘油。术后观察组口服六味地黄丸 8 粒，每天 3 次，6 个月为一个疗程。结果：观察组显效 20 例，有效 21 例，无效 5 例，总有效率为 89.13%；对照组显效 14 例，有效 15 例，无效 17 例，总有效率为 63.04%。

李琴[7]探讨六味地黄丸对成人正畸患者牙周健康的疗效。方法：选择无系统性疾病、牙周健康、因畸形需进行固定矫治的成人患者46例，随机分为对照组和治疗组。对照组仅行口腔卫生宣教，早、晚刷牙1次，每次5分钟；治疗组除早晚刷牙外，口服六味地黄丸每天3次，每次3g，每月行牙周洁治1次。记录治疗前和治疗后6个月的牙龈指数、菌斑指数和龈沟出血指数，统计分析，评价疗效。结果：六味地黄丸配合牙周洁治能有效降低成人固定矫治过程中的牙龈炎发生率、维护牙周组织健康，值得临床推广应用。

顾自悦[8]以六味地黄汤加味治疗中老年牙周病36例。方法：六味地黄丸每次服50粒（9g），每天服3次，连服1个月为1个疗程。结果：治愈25例，好转10例，未愈1例（糖尿病患者）。

【案例举隅】

女，66岁，双侧后牙咀嚼不适，牙龈经常起脓包而就诊。经查：左右下六龄牙根尖部的颊侧牙龈可见瘘管口、深龋洞，牙冠变色、失去光泽，探诊无反应，叩诊不适。患牙X线片上根尖区透射区边界不清楚，形状不规则，周围骨质较疏松而呈云雾状。舌红苔黄，脉细弦。诊断为慢性根尖周炎后期。因患者年龄偏大，不愿做牙体治疗而行中医治疗，方药：熟地黄24g，山萸肉12g，怀山药12g，泽泻9g，丹皮9g，茯苓9g，焦山栀6g，知母10g，黄柏3g，每天1剂，水煎，分3次服，连用7天。经治疗瘘管口消失，咀嚼不适感消除[9]。

参考文献

[1] 全苗. 六味地黄丸辅助治疗牙周炎的临床观察. 口腔医学，2004，24（3）：190.

[2] 全苗. 六味地黄丸在牙周炎维护治疗中的作用. 华西口腔医学杂志，2004，22（4）：312.

[3] 高振. 六味地黄丸配合牙周基础治疗对肾气虚损型牙周炎临床疗效分析. 时珍国医国药，2008，19（5）：1218.

[4] 徐学良，张梅. 六味地黄丸治疗青少年牙周炎的疗效观察. 江西医学院学报，1996，36（3）：75.

[5] 高婷婷，拜争刚，刘雅莉，等. 六味地黄丸治疗牙周炎的系统评价. 甘肃医药，2009，28（4）：283.

[6] 杜元喜，王丽娜，崔平. 六味地黄丸辅助治疗牙周炎46例. 山东医药，2010，50（18）：82.

[7] 李琴. 六味地黄丸配合牙周洁治对成人正畸患者牙周健康的维护作用. 吉林医学，2010，31（15）：2185.

[8] 顾自悦. 六味地黄汤加味治疗中老年牙周病. 北京中医，1997，（2）：53-54.

[9] 蔡晖. 六味地黄汤在口腔临床中应用举隅. 现代中西医结合杂志，2007，16（9）：1233.

第七章 皮肤科

六味地黄丸在皮肤科的应用主要涉及荨麻疹、带状疱疹、银屑病、斑秃、痤疮、脱发、脂溢性皮炎、汗疱疹、色素障碍性皮肤病（黄褐斑、雀斑）、神经性皮炎及皮肤瘙痒等。

第一节 荨麻疹

荨麻疹是由各种因素致使皮肤黏膜血管发生暂时性炎性充血与大量液体渗出的皮肤病。目前，中医临床以加味六味地黄汤治疗本病，常加入疏风止痒之品。

陈双彪[1]用加味六味地黄汤治疗慢性荨麻疹30例。方法：全部病例均用加味六味地黄汤：山药、蒺藜、赤芍、熟地黄各15g，防风、蝉蜕、山茱萸、泽泻各10g，牡丹皮9g，茯苓12g，全蝎（冲）6g。若夹湿热者加土茯苓、白鲜皮、薏苡仁各30g，苦参15g；阴虚内热者，加地骨皮、知母各15g，黄柏10g；受热即发者，加牛蒡子15g，紫草30g；受风寒即发者，加桂枝10g，苍耳子15g，蛇床子30g；便秘者，加大黄（后下）8g。每天1剂，水煎，早、晚温服，1个月为1疗程。治疗期间均停用一切内服、注射抗组织胺药物及皮质类固醇激素，同时注意饮食禁忌，不食鱼、虾、辣椒、烟酒等腥发动风、辛辣刺激的食物。结果：30例中，治愈22例，显效5例，有效2例，无效1例。总有效率为96.67%。

【案例举隅】

吴某，男，35岁。1998年7月20日入院，住院号26797。全身风团样皮疹伴瘙痒反复发作五年余。入院前曾先后到某院皮肤科及某市皮肤防治院就诊，诊断为慢性荨麻疹，经服用扑尔敏、苯海拉明等药，并静注葡萄糖酸钙治疗，病情时轻时重，久治不愈。诊见：全身满布大小片状风团样皮疹，伴瘙痒，以躯干及四肢为主，划痕征（+），舌红、苔薄黄腻，脉细弦。证属肾虚夹湿热。以基本方［山药、蒺藜、赤芍、熟地黄各15g，防风、蝉蜕、山茱萸、泽泻各10g，牡丹皮9g，茯苓12g，全蝎（冲）6g］加知母15g，黄柏

10g，土茯苓、白鲜皮各 30g。服药 2 周后风团及瘙痒基本消失。继守上方稍加减治疗半月后，风团及瘙痒完全消失，划痕征（-），痊愈出院。随访半年未见复发[1]。

参考文献

[1] 陈双彪. 加味六味地黄汤治疗慢性荨麻疹 30 例. 新中医，2001，33（1）：65.

第二节 带状疱疹

带状疱疹是带状疱疹病毒沿神经纤维移至皮肤，使受侵犯的神经和皮肤产生激烈感觉的炎症。目前，六味地黄丸主要应用于本病后遗神经痛的治疗。

朱树宽[1]用六味地黄丸治疗老年人带状疱疹后遗神经痛 64 例。方法：将患者随机分为治疗组、对照 1 组及对照 2 组，治疗组内服浓缩六味地黄丸，每次 8 粒，每粒 8g，每天 3 次；对照 1 组内服维生素 B_1，每次 30mg，每天 3 次；对照 2 组内服维生素 C，每次 200mg，每天 3 次。服药 1 周为 1 疗程，最长 3 个疗程。结果：治疗组 64 例，治愈 30 例，有效 12 例，无效 22 例，总有效率 65.53%；对照 1 组 50 例，治愈 25 例，有效 12 例，无效 13 例，总有效率 74%；对照 2 组 50 例，治愈 6 例，有效 13 例，无效 31 例，总有效率 38%。

刘莉[2]用六味地黄丸合归脾丸治疗带状疱疹后遗神经痛 8 例。方法：以中成药六味地黄丸合归脾丸，各 2 丸，早晚分服，15 天为 1 疗程，持续应用 2~3 个疗程。结果：本组共治疗 8 例，服药 1 个疗程后，疼痛消失 1 例；服药 2 个疗程疼痛消失 3 例，明显减轻 3 例；服药 3 个疗程疼痛明显减轻 2 例，痊愈 2 例。

参考文献

[1] 朱树宽. 六味地黄丸治疗带状疱疹后遗神经痛. 光明中医，2001，16（2）：43.

[2] 刘莉. 六味地黄丸合归脾丸治疗带状疱疹后遗神经痛 8 例. 河南中医，2001，21（2）：56.

第三节 银屑病

银屑病是一种常见的慢性皮肤病，特征是在红斑上反复出现多层银白色干燥鳞屑，亦称牛皮癣。目前，仅见一篇文献报道将六味地黄丸与维胺酯胶囊及激素联合应用治疗本病，获效满意。

胡玲[1]以六味地黄丸联合维胺酯胶囊治疗寻常型进行期银屑病 47 例。方法：将 93 例患者随机分为两组。治疗组 47 例，采用六味地黄丸口服，每次 8 丸，每天 3 次；维胺酯胶囊 50mg，每天 3 次。对照组 46 例，服用维胺酯胶囊 50mg，每天 3 次。两组均同时外用糖皮质激素软膏，连用 1 个月后判定疗效。结果：治疗组临床痊愈 16 例，显效 17 例，进步 10 例，无效 4 例，总有效率为 91.49%；对照组临床痊愈 11 例，显效 10 例，进步 14 例，无效 11 例，总有效率为 76.09%。两组总有效率比较差异有显著性，治疗组疗效明显优于对照组。

参考文献

[1] 胡玲. 六味地黄丸合维胺酯治疗银屑病 47 例. 中国民间疗法，2005，13 (5)：31.

第四节 斑 秃

斑秃是一种骤然发生的局限性斑片状的脱发性毛发病，病变处头皮正常，无炎症及自觉症状。目前，以六味地黄汤为主方治疗本病，多以辨病为原则，并随症加减。

何遥[1]以六味地黄汤加减治疗斑秃 40 例。方法：将 80 例斑秃患者随机分两组各 40 例，治疗组口服加味六味地黄汤，药用熟地 20g，山茱萸、怀山药、泽泻、云苓、菟丝子、首乌各 15g，丹皮 12g，川芎 10g。失眠者，加茯神 15g；胸闷、情绪异常者，加柴胡、香附各 15g，每天 1 剂，水煎服。并配合生姜涂擦患处、液氮冷冻疗法；对照组 40 例口服胱氨酸、谷维素、维生素 B₆ 及配合生姜涂擦患处、液氮冷冻疗法。结果：治疗组的痊愈率和有效率均明显高于对照组。

刘国松等[2]以六味地黄汤为主方随症加味治疗斑秃 25 例。方法：全部患者均以六味地黄汤为主方。药用熟地 20g，山茱萸 20g，山药 20g，茯苓 10g，丹皮 10g，泽泻 10g，何首乌 20g，牛膝 20g，补骨脂 15g，当归 15g，菟丝子 20g，枸杞子 15g。水煎服，每天 1 剂，分两次服。血虚风燥症，症见脱发时间较短，轻度瘙痒，伴有头昏、失眠、苔薄白，脉细数者，加川芎芍 10g，白芍 15g，天麻 15g，羌活 10g。气滞血瘀证，症见病程较长，或伴有头痛、胸胁疼痛、夜难安眠，或舌有瘀斑、脉象沉细者，加醋柴胡 10g，白术 10g，香附 10g，延胡索 10g，川楝子 10g，桃仁 10g，红花 10g。结果：临床治愈 9 例，占 36%；显效 11 例，占 44%；有效 4 例，占 16%；无效 1 例，占 4%。总有效率 96%。

张理保[3]用六味地黄丸治疗斑秃 22 例，疗效良好。方法：本组 22 例患者均系门诊病人。全部病例均采用六味地黄丸内服治疗。一般患者每日 2 次，早、晚各服 10g；重者每天 3 次，每次 10g。1 个月为 1 疗程。同时疏导精神创伤因素，进行心理治疗。结果：本组 22 例中，显效 18 例，好转 4 例，总有效率 100%。治疗时间最长者 4 个疗程，最短者 1 个疗程。

【案例举隅】

魏某，女，35 岁，居民。1996 年 7 月 5 日初诊。主诉：近半年来，因其夫有外遇，夫妻常争吵，心情烦躁，现头昏目眩，失眠多梦，神疲，头右侧及头后部有数处大小不规则的脱发，头不痛。查：患者头部右侧可见 2.5cm×2cm、1.5cm×1.2cm 的脱发，头后部 3cm×2.5cm 的脱发，头皮光泽，无触痛。舌红，苔少，脉细数。笔者据其脉症，给予六味地黄丸内服，每天 2 次，早晚各服 10g，温开水送服。同时进行心理治疗。1 疗程后，患者诉头昏目眩、失眠多梦、神疲基本消失，且脱发停止，查：脱发处出现新生黑色毳毛，质较柔软。嘱再续服 1 疗程后，皮损可见布满新生毛发，诸症痊愈。随访 1 年无复发[3]。

参考文献

[1] 何遥. 局部液氮冷冻法配合内服加味六味地黄汤治疗斑秃 40 例临床观察. 海峡药学，2006，18（4）：131.

[2] 刘国松，陈冀华，郭金刚. 六味地黄汤加味治疗斑秃 25 例体会. 黑河科技，1996，（3）：57.

[3] 张理保. 六味地黄丸治疗斑秃 22 例. 湖南中医杂志，2001，17（4）：44.

第五节　痤　疮

痤疮是皮肤科常见疾病。痤疮中医辨证多为阴虚内热，临床报导用六味地黄丸为主，或加入清热泻火之品治疗本病，疗效较好。

潘秋花等[1]以六味地黄丸治疗迟发性痤疮 43 例。方法：将随机对照法选取迟发性痤疮患者 83 例分为两组，对照组 40 例服用维胺酯胶囊治疗，治疗组服用六味地黄丸治疗。6 个月后观察疗效。结果：对照组总有效率 87.5%，治疗组总有效率 90.7%。显示六味地黄丸对迟长性痤疮有良好的治疗作用。

陈力等[2]用六味地黄丸内服治疗寻常性痤疮 49 例。方法：将患者随机分为治疗组和对照组。治疗组使用中药六味地黄丸一次 8 丸，每天 3 次。若阴虚火旺者，加知母、黄柏以加强清热降火之功；对照组服用罗红霉素胶囊 250mg，每天 2 次。2 周为 1 个疗程，2 个疗程评定疗效。结果：治疗组 49 例中，临床痊愈 21 例（42.9%），显效 19 例（38.8%），有效 6 例（12.2%），无效 3 例（6.1%），总有效率 81.6%；对照组 30 例，临床痊愈 9 例（30%），显效 7 例（23.3%），有效 7 例（23.3%），无效 7 例（23.3%），总有效率 54%。

洪文[3]以六味地黄汤加减配合外敷面膜治疗痤疮60例。方法：将120例患者随机分为两组各60例，治疗组予六味地黄汤加减口服治疗，药用茯苓、泽泻、怀山药、生地各12g，丹皮20g，山萸肉、白花蛇舌草、知母各15g，浙贝、桑白皮、赤芍各10g，并随症加减，加用珍珠散、青蛤散、消炎癣湿膏和适量蜂蜜调成糊状外敷；对照组用洛奇（阿奇）霉素治疗。结果：治疗组治愈率、总有效率分别为74.67%、90%，优于对照组的18.67%及63.33%。

安立柱[4]应用六味地黄汤加味治疗本病38例。方法：方用六味地黄汤加味，药用生熟地各30g，山茱萸、黄芪、桑白皮、山药各15g，泽泻、茯苓、丹皮各9g，玄参20g。粉刺急性期每天1剂，分2次服；急性期过后，女性患者可在月经期前加服每天1剂，至月经出现止，连服2个月经周期，如不出现粉刺可停服中药。男性患者亦应每月服10天，每天1剂，连服2个月。服药期间，男女患者均应忌食辛辣、油腻及糖类饮食，不使用油脂类化妆品，每天应用热水及硫黄药皂清洗面部。结果：38例患者经过3~7个月的治疗，全部治愈，有效率达100%。

林少健[5]以六味地黄丸治疗阴虚火旺型痤疮45例。方用六味地黄丸加减，药用生地30g，旱莲草、云苓、泽泻、益母草、女贞子各15g，山萸肉、丹皮、栀子、石斛各12g，甘草5g。阴虚火盛者，加知母、黄柏各12g；血热较明显者，加赤芍、丹参各15g；眠差者，加夜交藤25g，远志12g；脓疱者，加用毛冬青、夏枯草、蛇舌草各15g；大便秘结者，加火麻仁20g，桃仁12g；色素沉着明显，加茜草根12g，川红花6g。每天1剂，3周为1个疗程。结果：治愈34例，好转10例，未愈1例。总有效率97%。

【案例举隅】

马某，女，18岁。1995年4月18日初诊。患者1年前面部出现非炎性毛囊性丘疹，顶端有黄色小点，挤压时可挤出淡黄色脂肪栓，以前额及面颧部分布最多，每遇食辛辣甜食或月经期前加重，纳可，眠安，二便尚调，舌质红、苔薄黄，脉和缓有力。证属阴虚血热，治予六味地黄汤加味。处方：熟地3g，生地25g，黄芪、桑白皮、山药、山萸肉各15g，泽泻9g，茯苓、丹皮各10g。水煎服，每日1剂，分2次服，连服25剂。5月7日复诊，粉刺多数已消退，令患者在月经期前每天1剂，水煎服，连服2个月经周期。停药2个月后随访无复发[4]。

参考文献

[1] 潘秋花，虞永池．六味地黄丸治疗迟发性痤疮43例观察．浙江中医杂志，2010，45（4）：273.

[2] 陈力，李红兵，王晨．六味地黄丸治疗痤疮49例．福建中医药，2006，37

(5)：46.

[3] 洪文．六味地黄汤加减治疗痤疮60例临床观察．中医药学报，2008，36（2）：58.

[4] 安立柱．六味地黄汤加味治疗粉刺38例．浙江中医杂志，1997，32（3）：116.

[5] 林少健．六味地黄丸加减治疗痤疮45例．四川中医，1999，17（2）：45.

第六节　脱　发

脱发是指头发异常或过度的脱落。目前，仅见一篇文献报道以六味地黄丸治疗本病。

王纪云[1]以六味地黄汤加味治疗脱发一例。方法：选六味地黄丸，每次2丸，每天3次，口服，嘱停服其他药。结果：治疗1个月，头发已乌黑发亮，除梳头时偶有几根脱发外，用手抓头发及晨起均未见落发。随访一年余未复发。

【案例举隅】

刘某，女，30岁，1997年3月28日初诊。患者近半年头发脱落较多，每次梳头时均可脱发约二十余根，用手抓一把头发也可见3~5根，早晨起床见枕巾上也有许多落发。曾服养血生发胶囊，每次4粒，每天3次，治疗2个月未见好转；又加归脾丸1丸，每天3次也未见效。患者精神欠佳，头发灰黑色、无光泽，月经量少、色淡，经后心烦，且有烘热感，舌边尖红、苔剥脱，脉细。证属肝肾阴虚，精不化生血，发失血之濡养。选六味地黄丸，每次2丸，每天3次，口服，嘱停服其他药。5月15日二诊，头发脱落减轻，每次梳头时仍有约十根落发，用手抓头发无落发，晨起仍见枕巾上有寥寥数根，头发也稍有光泽，精神饱满，月经量较上月增多，色红，经后心烦、烘热消失。舌淡、苔薄白，脉沉。继续上法治疗1个月，头发已乌黑发亮，除梳头时偶有几根脱发外，用手抓头发及晨起均未见落发。随访一年余未复发[1]。

参考文献

[1] 王纪云．六味地黄丸治愈脱发1例．山西中医，1999，15（1）：24.

第七节　脂溢性皮炎

脂溢性皮炎好发于皮脂腺分布较多的地方，如头皮、面部、胸部及皱褶部。本病慢性经过，易反复发作，常伴毛囊炎、睑缘炎，面部常见痤疮、酒渣鼻、螨虫、皮炎。目前，仅见一例以六味地黄汤加减治疗本病的文献报道。

文渊[1]六味地黄汤加减治愈重度脂溢性皮炎一例。方法：以六味地黄汤加减，药用生地、熟地各 9g，山萸肉 9g，泽泻 9g，茯苓 9g，丹皮 9g，沙参 6g，苍术 12g，桔梗 3g，蝉衣 6g，水煎服，每天 1 剂。结果：连服 14 剂，患者疹痒止，皮肤无明显油脂分泌物，睡眠小便均转正常。随访半年未发。

【案例举隅】

患者牛某，男性，60 岁，干部。全身瘙痒 3 年，尤以两臂为重，皮肤常有油脂样分泌，严重时用手一摸即成块掉下，诊断为"脂溢性皮炎"，多方求治无效。诊时患者夜尿偏多，睡眠略差，大便正常，饮食如常，舌质淡红，苔薄黄，脉沉弱。辨证为：肺肾阴虚，火迫精泄。治疗以六味地黄汤加减，处方如下：生地、熟地各 9g，山萸肉 9g，泽泻 9g，茯苓 9g，丹皮 9g，沙参 6g，苍术 12g，桔梗 3g，蝉衣 6g，水煎服，每天 1 剂。药连服 14 剂，患者疹痒止，皮肤无明显油脂分泌物，睡眠小便均转正常。随访半年发[1]。

参考文献

［1］文渊. 六味地黄汤加减治愈重度脂溢性皮炎一例. 中医药研究，1990，(3)：6.

第八节　汗疱疹

汗疱疹是发生在掌跖的水疱性皮肤病。目前，临床有报道六味地黄丸加味配合外用药治疗本病，效果显著。

焦来文[1]以六味地黄丸治疗本病 74 例。方法：将患者随机分为两组，治疗组 38 例，对照组 36 例。治疗组口服自拟六味地黄汤加味（熟地、蒺藜各 20g，山药、山茱萸各 15g，茯苓、泽泻、牡丹皮各 9g，防风、浮小麦、麻黄根各 10g），每天 1 剂，水煎 2 次早晚分服。局部用 0.5% 醋酸铅溶液湿敷 30 分钟，每天 2 次，湿敷后涂曲咪新乳膏每天 2 次。对照组单纯外用，药物同治疗组。10 天为 1 疗程。两组均 1 疗程后判定疗效。结果：治疗组有效率 84.21%，对照组 61.11%。

参考文献

［1］焦来文. 六味地黄汤加味治疗汗疱疹疗效观察. 中国皮肤性病学杂志，2007，21 (4)：206.

第九节　色素障碍性皮肤病

1. 黄褐斑

黄褐斑是面部黑变病的一种，是发生在颜面的色素沉着斑。目前，临床以六味地黄丸治疗本病，常辅以逍遥丸或桃红四物汤，并配合外用药，内调外养，标本兼治。

余土根等[1]采用六味地黄丸、逍遥丸治疗黄褐斑167例。方法：以疏肝理气、滋补肝肾与活血化瘀为治则。凡肾阴虚，给予六味地黄丸6g，早晚各服1次；肝郁气滞者，逍遥丸6g，早晚各服1次；两者皆有者，早服六味地黄丸，晚服逍遥丸。服药半个月为1疗程。服药期间，避免日晒。结果：167例中，痊愈57例，显效88例，有效14例，无效8例，总有效率达95%。痊愈病例最短服药1个疗程。

陈中翔[2]以六味地黄丸合逍遥丸治疗女性黄褐斑病人43例。方法：每天3次，每次各服8粒，1个月为1疗程。结果：治愈11例，显效18例，有效12例，无效2例，总有效率为96%。

郑毅春等[3]以六味地黄丸、逍遥丸并用治疗黄褐斑44例。方法：予六味地黄丸口服，每次8丸，每天2次；逍遥丸，每次8丸，每天2次。2周随访1次，3个月为1个疗程。结果：治愈22例，显效13例，好转7例，无效2例，总有效率为95.4%，同时发现治疗时间越长，年龄越小，病程越短，病情越轻，则疗效越好。

李天强等[4]用六味地黄汤合桃红四物汤治疗黄褐斑女性共50例。方法：按黄褐斑颜色、面积情况将患者随机分为受试组和对照组各50例。受试组服六味地黄汤合桃红四物汤，药用熟地24g，山茱萸12g，山药24g，丹皮10g，茯苓30g，泽泻10g，桃仁12g，红花10g，当归12g，川芎10g，赤芍15g。每天1剂，分2次服，连续观察30天。对照组不作任何治疗。结果：对照组有效7例，无效43例；受试组有效31例，无效19例。

邓燕[5]以六味地黄丸加味治疗本病50例。方法：将80例黄褐斑患者随机分为2组，治疗组采用加味六味地黄汤（由熟地黄、泽泻、枸杞子、牡丹皮、山药、茯苓、白蒺藜、白鲜皮、僵蚕、川芎等组成）内服，配合外用玉容散（由茯苓、白菊花、白芷、白术、扁豆、白芍、僵蚕、珍珠末组成）治疗；对照组采用口服维生素C，外用3%氢醌霜治疗。结果：治疗12周后，治疗组总有效率为86%，对照组为56.7%。

潘洁[6]采用祛斑散倒模配合六味地黄汤加味治疗黄褐斑17例。方法：采用自拟祛斑散（白芷1份，当归1份，益母草1份，牡蛎1份，红花1/2份），研成细粉进行倒模面膜，配合六味地黄汤加味（熟地黄15g，山药20g，山萸肉10g，茯苓10g，牡丹皮10g，泽泻10g，枸杞子10g，女贞子15g，墨旱莲10g）内服。结果：2个疗程后，痊愈10例（面部褐色斑消失，肤色红润光洁）；显效4例（面部褐色斑显著变淡，范围缩小）；有效2例（面部褐色斑变浅，但睡眠不足，疲劳时病情有反复），无效 1 例（治疗后无变化），总有效率 94%。治愈病例随访 3 个月无复发。

杨宝甲[7]采用口服六味地黄丸、肌注薄芝注射液的方法治疗黄褐斑 76 例。方法：选择门诊具有典型黄褐斑皮损的患者，随机分为治疗组和对照组，治疗组口服六味地黄丸，每次 1 丸，每天 2 次；肌注薄芝注射液，每次 4mL，每天 1 次；外用 3% 氢醌霜，每天 2~3 次。对照组口服胱氨酸 50mg，每天 3 次，维生素 A2.5 万单位，每天 3 次；肌注维生素 C1.0g，每天 1 次。外用药及方法同治疗组。两组注射药均在满 10 次后，停止注射药 1 周再行治疗，两个月判断疗效。结果：治疗组显效 30 例（39.5%），有效 36 例（47.3%），无效 10 例（13.2%），有效率 86.8%；对照组显效 2 例（34.5%），有效 24 例（41.4%），无效 14 例（24.1%），有效率 75.9%。

揣瑞梅等[8]采用六味地黄丸、雪夫霜治疗黄褐斑 38 例。方法：将 68 例门诊确诊的患者随机分为两组。治疗组 38 例，予六味地黄丸浓缩丸，每次 8 粒，每天 3 次。每天上午及中午各搽 5% 二氧化钛霜 1 次，每天用温水洗净面部拭干后，薄薄涂抹一层 0.025% 雪夫霜，并轻揉至完全吸收，1~2 周后，用药部位无不适感，改用 0.05% 的雪夫霜。对照组 30 例予维生素 C0.2g，每天 3 次，外用 3% 氢醌霜，每天 2 次。用药 1 个月为 1 疗程，每个疗程结束判断疗效，连续用药 2 个疗程。结果：治疗组基本治愈 12 例（31.58%），显效 17 例（44.74%），好转 7 例（18.42%），无效 2 例（5.26%），总显效率 76.32%；对照组基本治愈 5 例（16.67%），显效 8 例（26.67%），好转 11 例（36.66%），无效 6 例（20%），总显效率为 43.33%。

曾文军等[9]使用六味地黄丸联合外用 0.025% 复方维 A 酸霜治疗面部黄褐斑 45 例。方法：将 130 例门诊患者随机分为 3 组。甲组皮损处薄涂雪夫霜并轻揉，每晚 1 次，同时内服六味地黄丸 6g，每天 2 次；乙组皮损单独用雪夫霜并轻揉，每晚 1 次；丙组外用 20% 壬二酸霜，每天 2 次。所有患者禁用其他一切药物及化妆品，防止日晒。治疗 8 周为 1 疗程，每周复诊 1 次。共治疗 2 疗程判定疗效。结果：总显效率分别为 75.5%、62.5% 及 52.1%。

【案例举隅】

女性，21 岁，工人，未婚。面颊部对称性咖啡色素斑已半年余，波及上唇部。平素常头晕、耳鸣、腰酸软、失眠多梦，时有盗汗，舌红少津、苔薄、脉细。辨证为肾阴不足，治以滋补肾阴，用六味地黄丸，共服两个疗程痊愈[1]。

2. 雀斑

雀斑是一种浅褐色小斑点，常出现前额、鼻梁、脸颊等处。中医认为雀斑多由肾精不足，肾水不能上荣，虚火上炎肌肤，日晒热毒内蕴血分所致。目前，临床报道以六味地黄丸治疗本病，可加入活血搜风之品，以达消斑之效。

王艳[10]使用六味地黄丸治疗雀斑一例。方法：药用熟地黄20g，山茱萸15g，丹皮10g，山药15g，茯苓12g，泽泻15g，鸡血藤20g，当归15g，黄芪20g，白蒺藜12g。水煎服，每天1剂，分3次服用。结果：患者服药20剂后面部斑点颜色开始变淡，斑点开始减少。嘱患者继续坚持服药15剂后，面部斑点开始明显消退，改汤药为丸药，服六味地黄丸成药3个月后，面部斑点消退。在服中药的同时，配合白茯苓粉调蜜外敷，早晚各1次。

【案例举隅】

李某，女，23岁，2005年4月26日就诊。诉面部雀斑十余年。近半年来面部斑点明显增多，黑褐色斑呈圆形对侧分布于两颧部，阳光照射后颜色加深，无其他自觉症状。曾自行购买祛斑药外擦，未见好转。根据患者临床表现，诊断为雀斑。予六味地黄丸加减治疗。处方：熟地黄20g，山茱萸15g，丹皮10g，山药15g，茯苓12g，泽泻15g，鸡血藤20g，当归15g，黄芪20g，白蒺藜12g。水煎服，每天1剂，分3次服用。患者服药20剂后面部斑点颜色开始变淡，斑点开始减少。嘱患者继续坚持服药15剂后，面部斑点开始明显消退，改汤药为丸药，服六味地黄丸成药3个月后，面部斑点消退。在服中药的同时，配合白茯苓粉调蜜外敷，早晚各1次[10]。

参考文献

[1] 余土根，王莉. 六味地黄丸 – 逍遥丸治疗黄褐斑167例疗效观察. 浙江中医学院学报，1992，16（3）：20.

[2] 陈中翔. 六味地黄丸合逍遥丸治疗黄褐斑43例. 新疆中医药，1997，25（4）：14.

[3] 郑毅春，王昊，欧阳恒. 六味地黄丸逍遥丸并用治疗黄褐斑44例. 中医药学刊，2003，21（6）：971.

[4] 李天强，李陈凤. 六味地黄汤合桃红四物汤治疗黄褐斑50例观察. 实用中医药杂志，2006，22（9）：537.

[5] 邓燕. 加味六味地黄汤配合玉容散治疗黄褐斑50例疗效观察. 新中医，2009，40（3）：34.

[6] 潘洁. 祛斑散倒模配合六味地黄汤加味治疗黄褐斑17例. 广西中医药，1994，（1）：8.

[7] 杨宝甲. 六味地黄丸与薄芝注射液联合治疗黄褐斑76例. 皮肤病与性病，2004，26（2）：13.

[8] 揣瑞梅，王新梅，王传珍. 六味地黄丸与雪夫霜治疗黄褐斑疗效观察. 中国麻风

皮肤病杂志，2001，17（1）：66.

［9］曾文军，吴志华．复方维 A 酸霜联合六味地黄丸治疗黄褐斑的临床观察．广州医药，2002，33（5）：58.

［10］王艳．六味地黄丸加减治疗色素障碍性皮肤病治验．现代中医药，2008：28（5）：65.

第十节　神经性皮炎

神经性皮炎是以阵发性皮肤瘙痒和皮肤苔藓化为特征的慢性皮肤病。目前，仅见一篇文献报道以六味地黄丸配合刺络拔罐法治疗本病。

周亚萍等[1]以加味六味地黄汤配合刺络拔罐治疗女性更年期神经性皮炎患者 40 例。方法：①中药内服加味六味地黄汤，药用熟地黄、生地黄、山药各 30g，山萸肉、泽泻、牡丹皮、茯苓各 15g，地肤子、苦参、苍术、赤芍各 12g，当归、红花各 6g，瘙痒甚者，加乌梢蛇 10g。治疗 30 天为 1 疗程。服药期间，禁烟、酒及浓茶，忌鱼腥及辛辣之品。②梅花针叩刺加拔罐疗法：使用 75% 酒精棉球消毒病变部位后，用梅花针从患处四周向中心均匀叩打，腕部加力，并保持针体与被叩皮肤垂直，中等刺激手法，以病人感觉微痛，叩刺部位皮肤潮红，并有轻度出血点为宜。然后，在梅花针叩刺过的部位，用真空抽气罐拔罐，留罐 10 分钟后起罐，以上治疗隔 3 天 1 次，10 天为 1 疗程。结果：痊愈 30 例，显效 4 例，有效 4 例，无效 2 例，总有效率 95%。

参考文献

［1］周亚萍，王晨瑶．加味六味地黄汤联合刺络拔罐治疗神经性皮炎 40 例．浙江中医药大学学报，2010，34（3）：411.

第十一节　皮肤瘙痒

皮肤瘙痒是指无原发皮疹，但有瘙痒感觉的一种皮肤病，属神经精神性皮肤病。目前，临床报道以六味地黄丸为基础，随症加减治疗本病，疗效尚可。

张敬苹等[1]以六味地黄丸治疗老年顽固性皮肤瘙痒 56 例。方法：以六味地黄丸为基本方，随症加减。每天 1 剂，水煎分早晚 2 次服，10 剂为 1 个疗程，连服 1~5 个疗程。服药期间停服一切西药和中成药，并忌食辛辣、鱼腥、烟酒、浓茶，以免影响疗效。结果：治愈 32 例，好转 21 例，无效 3 例，总有效率 95%。作者认为，人年过六十，肝肾之阴精渐亏，阴虚则血燥，血燥则易生风，风盛则痒，该方共奏滋补肝肾、养血润燥、疏风止痒之功。

【案例举隅】

刘某，男，65岁，1991年3月9日初诊。患全身皮肤瘙痒已三月余，近半月来瘙痒加剧，尤以夜间为甚，难以安眠。查全身皮肤较粗糙，有搔痕及散在之红色疹点。天亮前出汗，耳鸣，大便较干，舌质偏红，舌质有瘀点，苔少，脉沉细。此乃肾阴虚而化燥生风，瘀热阻络所致，拟滋肾养阴，化瘀清热为法，方选六味地黄丸加味。处方：生地20g，山药20g，茯苓15g，泽泻12g，丹皮12g，山茱萸10g，乌梅10g，地龙10g，赤芍12g，丹参15g，升麻10g，2剂。3月13日复诊，皮肤瘙痒大减，药已中的，再给上方6剂而痒止汗收，痊愈。随访半年未发作[2]。

参考文献

[1] 张敬苹，乔平. 六味地黄汤加味治疗老年顽固性皮肤瘙痒. 现代中西医结合杂志，2003，22（12）：2457.

[2] 赵泽华. 六味地黄丸治疗皮肤病验案三则. 中国中医药信息杂志，2008，15（1）：83.

第八章 骨 科

六味地黄丸在骨科应用涉及骨关节炎、股骨头无菌性坏死、骨结核、颈椎病、骨折愈合、骨质疏松症、骨质增生症等。

第一节 骨关节炎

骨性关节炎是一种以关节软骨的变性、破坏及骨质增生为特征的慢性关节病。目前，临床多以六味地黄丸治疗膝关节骨性关节炎。

舒谦等[1]运用六味地黄汤治疗肝肾亏虚型膝关节骨性关节炎106例。方法：以六味地黄汤为主方辨证加减，药用熟地30g，山茱萸25g，山药15g，泽泻10g，茯苓10g，丹皮10g，补骨脂20g，续断15g，杜仲25g。肾阳虚甚加肉苁蓉、桂枝；肾阴虚加龟板、女贞子；脾虚加党参、白术；兼血瘀痛者加当归、红花。每天1剂，水煎取汁400mL，分2次空腹服用，30天为1疗程。服用2~3疗程。服药期间忌辛辣食物，如出现食欲不振、腹胀便溏等症状应停止服用。并嘱膝部制动，避免劳伤，保温保暖。结果：本组治愈61例，好转43例，无效2例，总有效率98%。

赵忠寿[2]以外用自拟外敷散、内服六味地黄丸治疗膝关节骨性关节炎56例。方法：内服六味地黄丸，每天3次，每次1丸。外敷散：麻黄50g，桂枝50g，白芷30g，海桐皮50g，细辛20g，独活30g，防风30g，掉毛草50g，生大黄50g，骨碎补50g，千年健30g，伸筋草50g，生栀子50g，乳香30g，没药30g，粉碎后瓶装备用。使用时取外敷散80g左右用开水调成糊状，趁热外敷于膝，用纱布绷带缠绕固定，每隔4小时用30mL白酒浇外敷药，保持药物湿润。外敷4天后更换药物，4次1个疗程，连用2个疗程观察疗效。结果：治愈35例，好转19例，未愈2例，总有效率95.4%。

参考文献

[1] 舒谦，刘玲. 六味地黄汤治疗肝肾亏虚型膝关节骨性关节炎. 深圳中西医结合杂志，2005，15（3）：164-165.

[2] 赵忠寿. 自拟外敷散和六味地黄丸治疗膝关节骨性关节炎56例. 中国民族民间

医药医疗论坛，2008，（23）：37.

第二节 股骨头无菌性坏死

股骨头无菌性坏死，又称股骨头缺血性坏死，主要表现为从间断性疼痛逐渐发展到持续性疼痛，再由疼痛引发肌肉痉挛、关节活动受限直至跛行。目前，临床报道以六味地黄丸加减治疗本病，并按照临床分期加减用药，急性期加活血止痛药，坏死期加温通活血药，恢复期则配合补肾健骨药。

王洪臣等[1]采用六味地黄丸（汤）加减治疗股骨头无菌坏死130例。方法：急性疼痛期药用熟地黄、山茱萸、山药、牡丹皮、茯苓、泽泻、川芎、牛膝、防己、延胡索、地龙、地鳖虫、鸡血藤各9g，甘草6g。每天1剂，水煎服。20日为1个疗程，间隔7日再服下1个疗程。骨质坏死期药用生地黄、熟地黄各15g，青皮、陈皮各25g，白芍药、赤芍药各15g，当归15g，红花16g，山药9g，牡丹皮10g，泽泻9g，肉桂9g，甘草6g，大枣10枚，服用方法同上。另加生骨止痛散：血竭、象皮、穿山甲、龟板、鹿茸各等份，制后研面灭菌，装空心胶囊，每天3次口服，每次3～5g，服用疗程方法同上。此期病情稳定后要巩固治疗2个月。恢复期治以六味地黄丸、虎潜丸、鹿角胶丸合用，以巩固疗效。结果：本组130例，疗程最短6个月，最长1.5年，优83例（63.8%），良34例（26.2%），可8例（6.2%），差5例（3.8%），总有效率为96.2%。

参考文献

[1] 王洪臣，安俊娜，郝艳敏. 六味地黄丸、汤加减治疗股骨头无菌坏死130例. 河北中医，2005，27（10）：755.

第三节 骨结核

骨结核是结核病在骨骼局部的表现。目前，临床仅有1则应用六味地黄丸配合其他中药治疗胸椎、腰椎结核的报道。

朱孝轩等[1]以六味地黄丸合灭痨丹1号治疗胸、腰椎体结核189例。方法：将321例胸、腰椎体结核患者随机分为2组，治疗组采用六味地黄丸合灭痨丹1号（由蜈蚣、雄黄、全蝎、僵蚕、土鳖虫、乳香、没药等组成）治疗，对照组采用西药比嗪酰胺、乙胺丁醇、异烟肼治疗。2组疗程均为6个月。主要观察临床疗效、主要症状、体征（发热、疼痛）消退时间、血沉恢复正常时间及脓肿吸收消失时间。结果：治疗组总有效率为98.41%，对照组为87.89%。

参考文献

[1] 朱孝轩, 朱琳, 田坷. 六味地黄丸合灭痨丹1号治疗胸腰椎体结核189例疗效观察. 新中医, 2005, 37 (10): 28.

第四节　颈椎病

颈椎病, 又称颈椎综合征, 是颈椎骨关节炎、增生性颈椎炎、颈神经根综合征、颈椎间盘脱出症的总称, 是一种以退行性病理改变为基础的疾患, 是由于颈椎长期劳损、骨质增生, 或椎间盘脱出、韧带增厚, 致使颈椎脊髓、神经根或椎动脉受压而导致的一系列功能障碍的临床综合征。目前, 临床报道以六味地黄丸加减治疗本病, 常辅以活血止痛药, 改善临床症状。

彭宗柏[1]以六味地黄汤加减治疗颈椎病18例。方法: 以六味地黄汤为基础方, 如偏阴虚火旺, 上肢患侧麻木重者, 加鸡血藤、白芍、钩藤; 夜寐不宁者加麦门冬、五味子; 大便燥结者, 加火麻仁、桃仁; 胃纳不佳者, 加麦芽、白豆蔻。每天1剂, 分3次服, 水煎服。结果: 服药10~20剂, 颈部症状消失, 患侧上肢活动恢复为痊愈, 计14例, 占77%; 服药10~20剂症状好转、时有复发, 再服仍见效者为有效, 计3例, 占17.4%; 服药10剂无好转为无效, 占5.6%。

胡吉元等[2]采用六味地黄汤加味治疗颈椎病70例。方法: 以六味地黄汤加味, 药用熟地15g, 山药、山茱萸、茯苓、白芍各12g, 鸡血藤15g, 丹皮、泽泻、木瓜、骨碎补、威灵仙各10g。头晕目眩、视物昏花者, 加枸杞子15g, 菊花10g, 口苦, 咽干, 五心烦热, 夜间为甚者, 加用知母、黄柏各10g。每天1剂, 水煎, 分3次服。结果: 治愈55例, 占79%; 好转11例, 占16%; 无效4例, 占5%; 总有效率95%。服药最少10剂, 最多60剂。

陈卉等[3]以六味地黄丸配合牵引治疗颈椎病24例。方法: 将44例病患随机分为单纯牵引组和牵引加六味地黄丸组。结果: 单纯颈牵组优良率为55%, 有效率90%。颈牵加六味地黄丸组优良率为75%, 有效率91.67%。颈牵加六味地黄丸组有效率显著高于单纯颈牵组。

杨富坤等[4]以七厘散加六味地黄丸治疗颈椎病104例。方法: 先用七厘散1g, 每天1次, 连服5天; 接着用六味地黄丸8丸, 每天3次, 连服20天。结果: 1疗程后治愈率为94.23% (98/104), 总有效率100%, 随访3个月~1年, 无复发。

【案例举隅】

王某，女，44岁。于1983年2月，车祸后2个月发病，颈项不适，左上肢麻木隐痛，曾服用三七片、炎痛喜康无效。后经某医院X线检查，发现平片上5~7颈椎增生性改变，确诊为颈椎病。以推拿、理疗、颈托治疗半年，疗效不显著。于1988年11月5日至我处就诊。症状如前，伴有手指疼痛无力，头晕目眩，大便燥如羊粪，夜寐不宁，腰膝酸软，手足心热。舌红少苔，脉沉细数。乃肝肾阴虚。拟六味地黄汤加减：熟地黄12g，山茱萸10g，山药10g，泽泻9g，丹皮10g，茯苓10g，鸡血藤12g，麦门冬10g，五味子10g，火麻仁10g，骨碎补10g，钩藤10g。水煎服，每天1剂，分3次服。共服20剂痊愈，继续服六味地黄丸20盒，追访半年没有复发[1]。

参考文献

[1] 彭宗柏. 六味地黄汤加减治疗颈椎病18例疗效观察. 河北中医，1990，(1)：12.

[2] 胡吉元，张光烈，胡迁，等. 六味地黄汤加味治疗颈椎病70例. 实用中医药杂志，2005，21 (4)：202.

[3] 陈卉，陈惠德. 六味地黄丸配合牵引治疗颈椎病疗效观察. 安徽体育科技，1997，(3)：91.

[4] 杨富坤，任丰河. 七里散加六味地黄丸治疗神经根型颈椎病104例疗效观察. 临床军医杂志，2006，34 (4)：448.

第五节　骨折愈合

目前，临床报道六味地黄丸对骨折愈合具有良好的促进作用。

周伟东等[1]以六味地黄丸口服治疗下颌骨骨折术后患者11例。方法：将患者随机分为对照组和给药组，术后给药组和对照组均给补液支持治疗，即5%复方氨基酸500mL、10%葡萄糖500mL及乳酸钠林格液500mL静滴，时间1个月。给药组在下颌骨骨折手术当天，即给予六味地黄丸口服，共服3个月，并在术后30、60、90天，分别进行血清钙、镁、磷、碱性磷酸酶检测及螺旋CT检查，并进行骨痂形成评分。结果：给药组血清ALP在给药30天后比对照组有明显提高。给药90天后，给药组血清钙、镁、磷及ALP较对照组均有明显提高，且与螺旋CT检查结果相符。作者认为，六味地黄丸对下颌骨骨折手术后的愈合有促进作用。

杜洪刚[2]用六味地黄汤合八珍汤加味治疗骨折延期愈合50例，效果良好。方法：本组采用六味地黄汤合八珍汤加味治疗，药物如下：熟地20g，山茱萸12g，山药12g，茯苓10g，泽泻10g，丹皮15g，党参30g，白术15g，川芎 10g，当归 15g，白芍 30g，甘草 10g。肢体发凉加桂枝 15g，上肢加防风 15g，下肢加牛膝 15g，血瘀加红花 15g，肾阳虚加杜仲 15g，狗脊 15g。每天 1 剂，早晚 2 次饭后服。药渣再煎，洗患处。10 天为 1 疗程。结果：本组 50 例病人中治疗最长时间 4 个疗程，一般治疗 2 个疗程后，患者感自觉症状减轻，肢体肿胀消退，肢体负重有力。3 个疗程后，能基本负重行走，但有疼痛、跛行。50 例病人中，治愈 48 例，无效 2 例。X 线示：骨质无疏松，骨折线模糊，有大量连续性骨痂形成，查体无假关节活动。

参考文献

［1］周伟东，罗祖军，熊小强．六味地黄丸对下颌骨骨折术后愈合影响的临床研究．广东牙病防治，2009，17（6）：267.

［2］杜洪刚，刘金华．六味地黄汤合八珍汤加味治疗骨折延期愈合．贵阳中医学院学报，2001，23（4）：17.

第六节　骨质疏松综合征

　　骨质疏松综合征是一种系统性骨病，特征是骨量下降和骨的微细结构破坏，表现为骨的脆性增加，骨折危险性增大，即使是轻微创伤或无外伤的情况下也容易发生骨折。目前，临床报道应用六味地黄丸治疗原发性、绝经后或老年性骨质疏松症，疗效优于钙剂。此外，临床还有应用六味地黄丸辅助治疗类风湿性关节炎所致骨质疏松症的报道。

　　缪金怀等[1]以加味六味地黄丸（汤）治疗原发性骨质疏松 48 例。方法：将 90 例患者随机分为两组，A 组为加味六味地黄丸（汤）治疗组 48 例，B 组为活性钙冲剂对照组 42 例。结果：治疗组显效 23 例，有效 21 例，无效 4 例，总有效率 91.67%，骨密度水平显著上升，均优于对照组。缪氏认为，肾虚是原发性骨质疏松症的发病关键，而补肾中药六味地黄丸（汤）能够增强骨细胞活性，使骨生成增加，调节机体内环境微量元素的平衡，促进矿物质在骨中的沉积，进而发挥抗骨质疏松症的作用。

　　张锦等[2]以六味地黄丸治疗绝经后骨质疏松症 24 例。方法：所有病例采用随机对照法分为两组，对照组单纯服用钙剂，元素钙（纳米钙）每天 500mg；六味组口服六味地黄丸浓缩丸 8 颗，每天 3 次。结果：治疗组病人于治疗 6 个月可见骨密度增加，12 个月仍持续保持，优于对照组同期水平；治疗 6 个月、12 个月后，两组血清碱性磷酸酶均有所增高，治疗组血骨钙素显著增高，血清抗酒石酸酸性磷酸酶明显下降，与对照组比较有显著性差异，而对照组血清抗酒石酸酸性磷酸酶水平与治疗前比较依然上升。故作者认为，单纯服钙剂治疗，虽可促进骨形成但仍不足以抑制骨吸收，降低骨转换；而六味地黄丸可能抑制了破骨细胞活性，同时可能促进骨形成，因而绝经后骨质疏松的妇女经六味地黄丸长期治疗可预防骨量丢失和轻度增加骨量。

曹留拴[3]以六味地黄丸加味治疗绝经后骨质疏松症36例。方法：将患者随机分为治疗组和对照组各36例。治疗组口服六味地黄丸加味：熟地黄30g，山药30g，山茱萸20g，茯苓15g，牡丹皮12g，泽泻9g，补骨脂20g，续断15g，杜仲15g。对照组口服钙尔奇D、静滴精制骨宁注射液。30天为1疗程，连用3疗程。结果：治疗组雌二醇和腰椎骨密度水平显著升高，优于对照组。作者指出，本方治疗绝经后骨质疏松症的机制在于调节下丘脑－垂体－卵巢轴的功能，提高绝经后妇女体内性激素水平，整合神经内分泌免疫网络系统，从而促成骨生长，抑制骨吸收。

彭姝峰[4]以加味六味地黄汤治疗绝经后骨质疏松症40例。方法：将70例患者随机分为2组，治疗组40例采用加味六味地黄汤治疗，方药组成：熟地黄20g，山茱萸10g，山药20g，泽泻10g，牡丹皮10g，茯苓10g，骨碎补30g，续断15g，补骨脂10g，淫羊藿10g。对照组30例采用强骨胶囊治疗，疗程均为3个月。结果：治疗组总有效率为95%，对照组为90%。两组治疗后骨钙素明显升高，尿吡啶酚明显降低，但骨密度、雌二醇无显著性改变，两组治疗后各项指标比较均无显著性差异。作者认为，加味六味地黄汤与强骨胶囊同样具有提高骨密度、改善临床症状、促进骨形成、抑制骨吸收的作用，可用于防治绝经后骨质疏松症。

李前龙等[5]以六味地黄汤治疗老年性骨质疏松症38例。方法：以六味地黄汤为基础方，并根据证型加减，疗程为3个月。结果：患者症状与体征明显改善，总有效率92.1%。

董月灵[6]以浓缩六味地黄丸配合西药治疗肾阴虚型老年性骨质疏松症30例。方法：将患者随机分为治疗组和对照组各30例。对照组口服盖天力片、维生素C片，治疗组同时服用六味地黄浓缩丸。结果：治疗组有效率为73.3%，明显优于对照组。

龙宽斌等[7]以六味地黄丸治疗类风湿性关节炎骨质疏松症60例。方法：在类风湿病基础治疗的同时，口服六味地黄丸1丸，每天2次，合并糖尿病患者改用水丸6g，每天2次，第1个疗程为1个月，每天用药；第2个疗程为2个月，隔天用药；第3疗程为3个月，隔2天用药，半年后复查。结果：显效33例，有效23例，无效4例，总有效率为93.33%。作者认为，六味地黄丸用来治疗类风湿性关节炎，不仅可缓解其并发症，而且对原发病也有一定疗效，尤其对顽固性类风湿性关节炎使用激素的患者，有利于减少激素用量和减轻激素的副作用。

参考文献

[1] 缪金怀，刘艳林，许建国，等. 加味六味地黄丸（汤）治疗原发性骨质疏松临床观察. 中华医学会第四次全国骨质疏松和骨矿盐疾病学术会议. 武汉：中华医学会骨质疏松和骨矿盐疾病分会，2006：75-76.

[2] 张锦，殷松楼，殷寒秋等. 六味地黄丸治疗绝经后骨质疏松的疗效观察. 临床内科杂志，2003，20（10）：558.

[3] 曹留拴. 六味地黄丸加味治疗绝经后骨质疏松症疗效观察. 河南中医学院学报，2004，19（4）：42.

[4] 彭姝峰. 加味六味地黄汤治疗绝经后骨质疏松症的研究. 现代中西医结合杂志，2007，16（31）：4592-4593.

[5] 李前龙，冯鑫. 六味地黄汤治疗老年性骨质疏松症38例. 长春中医药大学学报，2009，25（3）：372-373.

[6] 董月灵. 浓缩六味地黄丸配合西药治疗肾阴虚型老年性骨质疏松症60例临床观察. 中医药临床杂志，2004，16（2）：135-136.

[7] 龙宽斌，王玲. 六味地黄丸对类风湿性关节炎骨质疏松症的影响. 中国民间疗法，2007，15（7）：34-35.

第七节　骨质增生症

骨质增生症多发于中年以上，长期站立或行走及长时间持某种姿势，由于肌肉的牵拉或撕脱、出血，血肿机化，形成刺状或唇样的骨质增生。目前，中医学应用六味地黄丸治疗本病，多结合活血通络之品。

周易明[1]以加味六味地黄汤治疗骨质增生35例。方法：以滋补肾阴、柔肝活血、通筋活络为法。方药：熟地20g，丹皮15g，怀山药15g，枣皮15g，泽泻12g，茯苓15g，当归15g，白芍15g，牛膝15g，蜈蚣5条，小花蛇1条。结果：显效20例，有效13例，好转2例。

【案例举隅】

张某，男，49岁，汕头市环卫局工作。1996年6月22日因颈项酸痛、头晕、肩胛痛、右手食、中指末节麻痹感来诊，经X光线正、侧、斜位检查可见颈4、5椎体前缘呈唇状骨质增生，颈与椎体前下方见点状钙化影，X光片号89917，诊断：颈椎骨质增生。治疗以手法按摩、拔罐、外敷消失膏，内服加味六味地黄汤加天麻、葛根、地龙、菊花等，治疗九天后症状基本消失，两周后上班。随访半年，未见复发。[2]

参考文献

[1] 周易明. 六味地黄汤加味治疗骨质增生 35 例. 云南中医中药杂志,1998,19（增刊）:24-25.

[2] 赵辉德. 加味六味地黄汤治疗骨质增生. 汕头大学医学院学报,1997,10（增刊）:127.

中篇　第八章　骨科

217

第九章　眼　科

六味地黄丸治疗眼科疾病涉及干眼、白内障人工晶体植入术后并发症、慢性色素膜炎、前部缺血性视神经病变、中心性浆液性脉络视网膜病变等。

第一节　干　眼

干眼是指因泪液量或质的异常，引起泪膜不稳定和眼表面损害所致的眼部不适。目前，临床报道用六味地黄丸加味配合人工泪液治疗干眼，既能改善眼部症状，又能改善舌象、脉象及全身症状，有较好疗效。

郑芳等[1]观察中药六味地黄丸加味治疗干眼的疗效。方法：将332例干眼患者分两组。对照组患者仅使用滴眼液，观察组患者在滴眼液的基础上口服六味地黄丸加味中药，观察用药前及用药后30天内患者主观症状，客观指标及舌象、脉象变化。结果：观察组显效93例，有效44例，无效15例，有效率90.63%；对照组显效78例，有效67例，无效35例，有效率80.65%。且治疗组舌象、脉象的改善均优于对照组。

参考文献

[1] 郑芳，张向阳. 六味地黄丸加味治疗干眼152例临床观察. 中国医药指南，2008，6（24）：263.

第二节　白内障人工晶体植入术后并发症

目前，临床报道六味地黄丸可以防治人工晶体植入术后的囊混浊。

马贤志等[1]以六味地黄丸治疗人工晶体植入术后并发症32例35眼。方法：人工晶体植入术后当日给予口服六味地黄丸，每天2次，每次6g，坚持服用3~6个月，有2例服用3年（因糖尿病）。并每两周定期复查。服药期间，病人无不良主诉。同时眼部应用抗生素及皮质类固醇眼药水两周。结果：32例35眼中后囊清晰透明（0级）28例31眼；后囊轻度混浊，但不影响视力，眼底清晰可见（Ⅰ级）4例4眼；后囊混浊影响视力，眼底视不清或眼底模糊（Ⅱ级）者0眼。

参考文献

[1] 马贤志, 余丽芬, 谢建初, 等. 六味地黄丸防治人工晶体植入术后并发症的探讨. 哈尔滨医药, 2004, 24 (4): 7.

第三节　慢性色素膜炎

慢性色素膜炎表现为眼睛发红、疼痛、怕光、流泪、视力下降, 严重者可导致失明。本病中医辨证以肾虚多见, 临床报道以六味地黄丸为基本方, 加入升阳利窍药物, 可以增进视力、防止复发。

伊成运[1]以六味地黄汤加味治疗慢性色素膜炎31例, 38只眼。方法: 以滋肾养肝, 佐以祛邪为治疗原则, 以六味地黄汤为主组成基础方: 生地20g, 炒山药10g, 山萸肉10g, 丹皮15g, 茯苓10g, 泽泻10g, 制首乌10g, 玉竹10g, 女贞子15g, 生黄芪10~30g, 车前子10g, 青葙子10g, 甘草10g。在此方的基础上, 根据眼部体征、全身表现、舌质舌苔、脉象等再行加味。白睛混浊、房水混浊（+）、Kp（++）者, 加黄连10g, 赤芍药10g, 双花20g; 玻璃体混浊, 加赤芍15g, 丹参30g, 金银花20g; 舌苔厚腻, 脉滑, 食欲不振者, 加薏米20g, 白蔻10g, 藿香10g; 关节疼痛或血沉、抗链"O"高者, 加羌活10g, 防己15g, 金银花20g; 头痛、耳鸣、头晕者, 加川芎20g, 蔓荆子1g, 石决明30g; 大便干, 舌质红, 苔黄, 加生大黄5g, 枳实10g, 玄参10g, 每天1剂, 水煎服。结果: 治愈8只眼, 占21.1%, 显效19只眼, 占50%, 好转11只眼, 占28.9%。有效率100%。

参考文献

[1] 伊成运. 六味地黄汤加味治疗慢性色素膜炎. 中西医结合眼科杂志, 1997, 15 (3): 136.

第四节　前部缺血性视神经病变

前部缺血性视神经病变是因后睫状动脉循环障碍造成的视神经乳头供血不足, 临床表现为眼睛急性缺氧水肿。目前, 临床仅有一则文献报道运用六味地黄丸加味治疗本病。

李玉涛等[1]以六味地黄汤加味治疗该病39例（52眼）。方法: 39例均以六味地黄汤为基础方, 并随症加减。基础方用药: 熟地25g, 山萸肉15g, 山药15g，泽泻10g，茯苓10g，丹皮10g，黄芪30g，附子（先煎）3g，桂枝3g。无阳虚体征者，去附子。病初起，证略显热，去附子，改熟地为生地。视乳头肿较重者，加车前子10g，水煎服，每天1剂。7天为1疗程。最长者4个疗程，最短为2个疗程。同时服用强的松，每次10mg，每天3次，后逐渐减量，2个疗程后停用激素。结果：显效22眼，好转24眼，无效6眼。视力：治疗后22眼恢复1.0以上，29眼恢复至0.4～0.9。视野：治疗后20眼恢复正常或接近正常。

参考文献

[1] 李玉涛，魏淳. 六味地黄汤加味治疗前部缺血性视神经病变39例. 中西医结合杂志，1990，10（10）：630.

第五节　中心性浆液性脉络视网膜病变

中心性浆液性脉络视网膜病变是一种自限性疾病，但易复发，多次反复后可导致视力不可逆损害。目前，临床报道应用六味地黄汤加减治疗本病，多加入养肝明目药物，可以促进黄斑水肿消退，渗出吸收，中心光反射出现。

杜惠娟[1]应用六味地黄汤加减治疗中心性浆液性视网膜脉络膜病变60例。方法：将120例患者随机分为治疗组和对照组各60例，均为单眼发病。对照组单纯予肌苷片0.2g，三磷酸腺苷片20mg口服，每天3次，服10天为1个疗程；治疗组同时服用六味地黄汤加减，药用熟地黄15g，山茱萸15g，山药15g，泽泻15g，茯苓15g，牡丹皮15g，枸杞子15g，菊花10g，决明子10g，甘草3g。每天1剂，水煎分2次服，10日为1个疗程。加减：黄斑区水肿，症见头身闷重、舌淡、苔白厚腻、脉濡者，加猪苓15g，薏苡仁15g，以利水渗湿；黄斑区渗出较多、色素沉着，症见舌质暗瘀、脉细者，加丹参15g，红花6g，以消瘀散结；病久气血阴津不足，黄斑区水肿渗出吸收而视力不升，症见眼内干涩、腰膝酸软、舌红少苔、脉沉细者，加女贞子15g，旱莲草15g，茺蔚子15g，五味子15g。结果：治疗组治愈36例，显效14例，好转8例，无效2例，总有效率96.6%；对照组治愈14例，显效14例，好转10例，无效22例，总有效率63.3%。

李秀藏[2]以六味地黄汤为主加减治疗中心性视网炎76例，78眼。方法：以内服中药为主，辅以西药维生素类口服及肌苷、ATP肌肉注射。中药用六味地黄汤加减，早期重用茯苓、泽泻；中期加红花、黄芪；后期加当归、丹参。每天1剂，半月为1疗程。一般治疗1～2个疗程后改用复方丹参片口服以巩固疗效。结果：自觉症状多在第一疗程后开始好转，视力提高，1个月左右可恢复原视力。本组 76 例 78 眼，其中治疗前视力 0.1 至 0.5 者 64 例 66 眼，0.6 至 0.7 者 12 例 12 眼。经一个月左右治疗后，视力提高到 1.0 以上 68 眼，0.7 至 0.9 者 10 眼。眼底检查，黄斑肿消退，渗出吸收，中心光反射出现，全部有效。

陈解华[3] 应用六味地黄汤加减治疗中心性视网膜炎 85 例。以六味地黄汤加减：熟地 12g，生地 12g，山药 12g，枸杞 12g，白芍 12g，泽泻 12g，丹皮 10g，木通 10g，车前子 10g，谷精草 10g。肝肾不足加桑葚子、女贞子；肝气郁结加柴胡、当归、郁金；脾气虚弱加党参、白术、茯苓等。每天 1 剂，早、中、晚煎服，30 剂为 1 个疗程，最长治疗观察 3 个疗程。结果：治愈 64 例，占 75.2%；有效 14 例，占 16.5%；无效 7 例，占 8.2%；总有效率 91.7%。

【案例举隅】

王某，男，43 岁，1991 年 6 月 7 日入院，住院号：11247。3 年前右眼视力突然下降，在黄石市某医院诊断为中心性视网膜炎，经多方治疗未愈。近半年病情加重，视物不清、视物变形、变小，有黑影，眼干涩，头昏，腰膝酸软，口干，夜寐多梦，舌质红，苔薄，脉细。检查：视力右 0.3，左 1.5，外眼均正常。右眼底黄斑中心凹反光消失，有新旧渗出物。诊断为视瞻昏渺症（中心性视网膜炎），证属肝肾不足型。药用六味地黄汤加减：熟地 12g，生地 12g，山药 12g，枸杞 12g，白芍 12g，泽泻 12g，丹参 10g，丹皮 10g，木通 10g，车前子 10g，谷精草 10g，桑葚子 10g，女贞子 10g。每日 1 剂，早、中、晚煎服，连服 25 剂后，视力增至 0.8，黄斑中心凹反光隐约可见，渗出物减少，眼部症状减轻，夜寐尚好，继上方 30 剂后，自觉症状消失，视力恢复到 1.5，黄斑中心凹反光基本正常，渗出物吸收，仅遗留少量陈旧斑痕出院，追访至今未复发[3]。

参考文献

[1] 杜惠娟. 加用六味地黄汤化裁治疗中心性浆液性视网膜脉络膜病变临床观察. 广西中医学院学报，2008，11 (3)：53.

[2] 李秀藏. 六味地黄汤加减治疗中心性视网膜炎 76 例. 河北中医，1994，16 (4)：34.

[3] 陈解华. 六味地黄汤加减治疗中心性视网膜炎 85 例. 实用中医药杂志，1995，(5)：31.

第十章　肿瘤科

六味地黄丸在肿瘤科治疗中的应用包括对肺癌及乳腺癌的治疗。

第一节　肺　癌

肺癌是最常见的肺原发性恶性肿瘤。肺癌治疗中应用六味地黄丸，可改善患者阴虚症状，减少放疗及化疗副作用，提高患者生存质量。

沙玲君等[1]以六味地黄丸治疗晚期原发性肺癌42例。方法：将患者随机分为化疗加六味地黄丸组（A组）和单纯化疗组（B组）。A组：给予化疗加六味地黄丸，化疗采用足叶乙苷＋顺铂＋甲环亚硝脲方案。用法：甲环亚硝脲0.1g第1天晚口服，第2至第6天，每天用足叶乙苷0.1g加5%葡萄糖250mL及顺铂20mg加生理盐水500mL分别静脉滴注。每4周为1周期，给药4周期。在化疗的同时口服六味地黄丸每次8粒，每天3次，连续用药直到化疗结束。B组：单用上述化疗。对两组病例病程中出现的肺部感染、化疗引起的消化道反应以及白细胞降低等则给予相应的处理。结果：A组有效率42.8%，生存期超过1年者24例，超过2年者14例；B组有效率41.5%，生存期超过1年者22例，超过2年者4例。两组比较有效率及1年生存率无显著差异；2年生存率比较，A组明显超过B组。生存质量按Karnofsky评分，A组治疗后评分稳定或增加30例（74.1%），降低12例（25.9%），优于B组的13例（31.7%）和28例（68.3%）。

李佩文[2]以六味地黄汤化裁治疗肺癌4例。多汗、五心烦热者，药用生地20g，熟地20g，山茱萸15g，山药10g，泽泻10g，茯苓10g，丹皮15g，百合20g，浮小麦30g，山海螺15g；放射治疗后出现干咳、咽燥口干等副作用者，药用熟地黄10g，山萸肉10g，山药15g，泽泻10g，茯苓10g，丹皮20g，菊花10g，天冬15g，麦冬5g，墨旱莲15g；骨转移后出现腰酸背痛者，药用熟地15g，山萸肉10g，山药10g，泽泻10g，茯苓10g，丹皮10g，知母20g，黄柏20g，桑寄生20g，骨碎补15g；化疗血象及细胞免疫功能下降者，药用生地15g，熟地15g，山萸肉10g，山药15g，泽泻10g，茯苓10g，女贞子

10g，桑葚子30g，当归20g，阿胶（烊化）20g。结果：六味地黄丸可治疗多汗、五心烦热症状，缓解干咳、咽燥口干等放射治疗副作用，减轻骨转移的腰酸背痛，提高血象及细胞免疫功能，减轻化疗副反应。

参考文献

［1］沙玲君，徐爱乡．六味地黄丸在晚期肺癌治疗中的应用．白求恩医科大学学报，1999，25（1）：100.

［2］李佩文．六味地黄汤化裁在肺癌治疗中的应用．中国中西医结合杂志，2007，27（5）：470.

第二节　乳腺癌

乳腺癌是发生在乳房腺上皮组织的恶性肿瘤。采用六味地黄汤加味治疗本病，既可缓解乳腺癌合并的围绝经期症状，还可改善因接受内分泌治疗而产生的副作用。

于洁[1]以六味地黄丸配合逍遥丸治疗乳腺癌合并围绝经期症候群患者37例。方法：将80例符合入选标准的乳腺癌患者，随机分为治疗组和对照组。治疗组予六味地黄丸合加味逍遥丸口服，对照组随诊观察。上述两组病人治疗两月后，治疗组可供统计的有效病例37例，对照组38例。结果：①治疗组积分明显低于治疗前，临床缓解率（显效＋有效）达86％；对照组积分较前无改善，两组症状改善率分别为86.49％和0％，六味地黄丸合加味逍遥丸治疗组明显高于对照组。②生活质量：治疗组卡氏评分较疗前有提高，对照组无明显变化，两组相比无统计学差异，但治疗组卡氏评分改善率优于对照组。③激素水平：治疗后，治疗组和对照组雌激素水平均无明显变化。④毒副反应：治疗组及对照组疗后的血象、肝肾功能、心电图等方面的观察无明显变化。

朱迪盈等[2]运用小柴胡汤合六味地黄汤加减治疗乳腺癌术后更年期综合征患者32例，疗效较显著。本组32例患者，均为女性，年龄最小36岁，最大51岁，中位年龄42岁，为乳腺癌（Ⅱ～Ⅲ期）术后患者，已行内乳区及锁上淋巴结放疗，其中2例行卵巢去势术，30例行术后保驾化疗（用CMF方案或FAC方案化疗2～6个疗程）。治疗方法：柴胡12g，党参15g，大枣6枚，黄芩10g，山萸肉12g，淫羊藿10g，怀山药30g，熟地20g，丹皮15g，泽泻15g，茯苓20g。服法：每天1剂，水煎服，连服1～2周。结果：临床治愈9例，显效14例，有效4例，无效5例。总有效率84％。

高绍荣等[3]采用六味地黄汤加味治疗乳腺癌三苯氧胺疗后综合征患者68

例。方法：68 例患者均已实行放疗和化疗，且已在门诊接受内分泌治疗（服用三苯氧胺，每次 10mg，每天 2 次）。自服药到就诊最短半年，最长 2 年。所出现的症状基本相似，经全身检查排除肿瘤复发及转移、心脑血管、精神神经、肝肾及造血系统等方面的疾病。治以熟地黄 10g，山萸肉 10g，怀山药 10g，枸杞子 10g，泽泻 10g，牡丹皮 10g，钩藤 15g，浮小麦 30g，黄芪 30g，菟丝子 10g，煅龙齿 20g，龟板 15g，地骨皮 10g，鳖甲 15g。加减：夜寐差者，加炒枣仁 30g，夜交藤 15g，远志 10g；出汗多者，加煅牡蛎 30g，白芍 10g。每天 1 剂，水煎分 2 次服。结果：68 例中治愈 42 例，占 61.8%；好转 23 例，占 33.8%；无效 3 例，占 4.4%，总有效率为 95.6%。

马翠翠[4]以六味地黄丸预防肾阴虚型乳腺癌患者服用芳香化酶抑制剂所致骨量丢失患者 34 例。方法：将 68 例术后辅助性服用芳香化酶抑制剂的肾阴虚型乳腺癌患者随机分为对照组和治疗组。治疗组以芳香化酶抑制剂 + 六味地黄丸（每次 8 丸，每日 3 次）；对照组使用芳香化酶抑制剂，6 个月为 1 个疗程。服药前、服药 6 个月后查骨密度（BMD）、血清磷、血清钙、血清碱性磷酸酶及临床症状分值。结果：治疗组腰椎骨密度及腰椎 T 值无明显改变，而对照组则显著下降。治疗前后骨量丢失临床症状评定积分变化相比，治疗组病人的症状评分下降，而对照组病人症状评分上升。

【案例举隅】

刘某，女，43 岁，2004 年 2 月 15 日就诊。因患左侧乳腺癌于 2003 年 6 月行改良根治术，术后按常规行 6 周期 CAF 方案化疗和 6MV–X 线体外放射治疗。结束后开始内分泌治疗，口服三苯氧胺 10mg，每天 2 次，服用 2 个月，月经未至，并渐感脾气发生变化，心烦易怒，心悸失眠，记忆力减退，时有烘热汗出，家属以为患病后思想负担重引起，经多人开导仍无济于事，症状继续加重，特来我科就诊。给予全面检查，未发现肿瘤复发及转移，精神神经系统检查无异常，肝肾功能及血常规均正常，舌红苔少，脉细数。诊为 TAM 疗后综合征，用六味地黄丸加味治之。处方：熟地黄 10g，山萸肉 10g，牡丹皮 10g，莲子心 12g，怀山药 10g，枸杞子 10g，茯苓 10g，泽泻 10g，浮小麦 30g，菟丝子 10g，炒枣仁 10g，远志 10g，夜交藤 10g，煅龙骨、煅牡蛎各 20g，龟板 10g，鳖甲 10g。每天 1 剂，水煎早晚分服。服药 7 剂后即感症状明显缓解，出汗基本消失，去煅龙骨、煅牡蛎、浮小麦，继续服药 14 剂后，症状完全消失。改用六味地黄丸维持治疗，3 个月后复查情况良好[3]。

参考文献

[1] 于洁．六味地黄丸合加味逍遥丸治疗乳腺癌合并围绝经期症候群的临床研究．北京中医药大学学报（中医临床版），2008，15（5）：170.

[2] 朱迪盈，李真喜，罗海英，等．小柴胡汤合六味地黄汤加减治疗乳腺癌术后更年期综合征．第八届全国中西医结合肿瘤学术会议论文集，2000，706.

[3] 高绍荣，夏海平，张华，等．六味地黄汤加味治疗乳腺癌 TAM 疗后综合征 68例．国医论坛，2005，20（2）：24.

[4] 马翠翠．六味地黄丸预防乳腺癌患者服用芳香化酶抑制剂所致骨量丢失的临床研究．福建中医学院硕士毕业论文，2009 年 5 月.

第十一章　中医科

　　我们将按照中医病名进行诊断（为突出"暑温"一病，特将其从"感冒"一病中抽提，独立一节），并将用六味地黄丸治疗的全部内容概括在此章。此外，将慢性疲劳综合征也暂时归入此章。

第一节　感　冒

　　感冒是由外感六淫邪气引起的疾病，但与机体正气不足有密切关系。目前临床有报道以六味地黄丸加味治疗虚证感冒。裴惠民[1]用六味地黄丸加减防治感冒68例。方法：口服六味地黄丸（浓缩丸）每次8丸，每天3次。体质偏气虚者用西洋参汤冲服；阳虚者用肉桂汤冲服；血虚者用当归汤冲服；阴虚者用枸杞子汤冲服。连服1个月为1疗程，约两个疗程。体质改善后可改为每次8丸、早晚各服1次。如连服3个月体质无显著改善为不对证。结果：效果显著，治愈30例，显效16例，有效14例，无效8例，总有效率88.2%。

【案例举隅】

　　患者，女，36岁，2003年9月20日就诊，自诉5天前因产后起居无度受凉，调理不当致时时形寒倦怠、自汗、气短，稍有暑湿风寒之邪则感冒时起，但觉恶寒发热、头痛、鼻塞、咳嗽、痰白。刻诊：语气低怯，舌淡苔白、脉浮无力。证属气虚，嘱平时用西洋参黄芪汤送服六味地黄丸8丸，每天3次。1个月后自感形寒自汗好转，2个月后消失，嘱改为口服8丸，每天2次。随访至今体力增强，从未患过感冒及传染病[1]。

参考文献

[1] 裴惠民．六味地黄丸加减防治虚证感冒68例．实用医技杂志，2005，1(6)：1646.

第二节 暑 温

暑温是指感受暑热病邪引起的热病。目前，临床有用六味地黄汤加清解暑热药物治疗暑温的报道。

李国星[1]以六味地黄汤治疗暑热症一例。方法：药用知母、泽泻、石斛、党参、麦冬各6g，黄连、丹皮各5g，生地、山茱萸各10g，山药、茯苓各8g，西瓜翠衣，荷梗适量为引。上方服5剂后，体温降至正常，渴饮、多尿亦大减。再以上方进退：生地、山茱萸各12g，山药、乌梅、五味子、益智仁各10g，云苓8g，泽泻、丹皮各5g。结果：服四剂后诸症悉愈，随访至今年8月未见复发。

【案例举隅】

杨某，男，1岁，1991年7月22日初诊。患儿于10日前开始发热，体温在38℃~39.5℃之间，随气温变化而波动，伴有口渴引饮，尿多清长。曾在某医院用抗感冒药、抗菌消炎药及激素治疗无效，血象无明显异常，诊为小儿夏季热，又服中药清热解暑，数剂未效。刻诊见精神稍差，营养一般，面色微红肤热无汗，舌红苔白，纹透气关，色红略紫。断为暑热症（阴亏热炽型）。拟滋肾养阴，清热解暑法：知母、泽泻、石斛、党参、麦冬各6g，黄连、丹皮各5g，生地、山茱萸、山药、茯苓各8g，西瓜翠衣、荷梗适量为引。上方服五剂后，体温降至正常，渴饮、多尿亦大减。再以上方进退：生地、山茱萸各12g，山药、乌梅、五味子、益智仁各10g，茯苓8g，泽泻、丹皮各5g，服四剂后诸症悉愈，随访至今年8月未见复发[1]。

参考文献

[1] 李国星. 六味地黄汤治疗暑热症一例. 湖北中医杂志, 1993, 15（1）：42.

第三节 咳 嗽

咳嗽是人体清除呼吸道内分泌物或异物的保护性呼吸反射动作。目前，中医临床主要应用六味地黄丸治疗喉源性咳嗽与虚证咳嗽。

邹世昌[1]在多年的临床实践中运用六味地黄汤合当归六黄汤加减治疗喉源性咳嗽276例。方法：治以益气、滋养肺肾、清热，方用六味地黄汤合当归六黄汤加减：生地黄20g，玄参20g，山茱萸肉10g，熟地黄20g，黄精20g，黄芪20g，当归10g，甘草10g，黄连3g，枳壳12g。上药加水600mL，浸泡60分钟，文火煮沸后10分钟得药汁200mL，再加水500mL，文火煮沸后20

分钟后得药汁 200mL，2 次药汁混合后分 2 次服，每天 1 剂，连服 3～10 剂。结果：治愈 196 例，有效 67 例，无效 13 例，总有效率 95.3%。

胡延清[2]用六味地黄汤（或丸）治疗虚咳 18 例。方法：采用六味地黄汤（或丸）为主，加少量对症辅佐药。主药用熟地、山药、山茱萸、丹皮、泽泻、茯苓；辅药用麦冬、桔梗、川贝。汤剂 3～5 剂，丸药每次 2 丸，每天 2 次，疗程为 3～7 天。结果：痊愈 17 例，治愈率为 94.4%，取得满意的疗效，其疗程比既往治疗方案（7～14 天）明显缩短。

【案例举隅】

案例 1　患者，男，46 岁，2008 年 10 月 12 日初诊。7 个月前因感冒而引发咳嗽，感冒治愈后咳嗽未止，时轻时重，一直延续至今，重时夜不能寐，迭经中西医诊治，使用多种抗生素、止咳药及中药汤剂未能彻底治愈。症见时觉咽痒，喉紧而咳嗽，以傍晚为甚，痰甚少，白而黏，夜寐欠安，纳可，二便调，舌质暗，有齿痕，苔白，脉细稍数。X 线胸片示：心肺无异常。五官科诊断为慢性咽炎。证属肺肾气阴不足，肺燥而清窍失养。治当益气、滋养肺肾、清热。药用上方（生地黄 20g，玄参 20g，山茱萸 10g，熟地黄 20g，黄精 20g，黄芪 20g，当归 10g，甘草 10g，黄连 3g，枳壳 12g），每天 1 剂，连用 3 剂。二诊时咳嗽明显减轻，咽痒喉紧明显缓解。原方再服 5 剂，咳嗽停止。随访半年未见复发[1]。

案例 2　谢某，42 岁，咳嗽月余，黄昏时咳重，有痰咳不出，咽痛，手足心热。舌质青，苔滑白，脉小而数。曾注射氨苄青霉素、口服乙酰螺旋霉素及伤风止咳冲剂，久治不愈，1997 年 8 月就诊我室，施治 6 日（主药：熟地、山药、山茱萸、丹皮、泽泻、茯苓。辅药：麦冬、桔梗、川贝）痊愈[2]。

参考文献

[1] 邹世昌. 六味地黄汤合当归六黄汤加减治疗喉源性咳嗽 276 例. 中国民间疗法，2009，17（11）：31.

[2] 胡延清. 六味地黄汤治疗阴虚痰咳的临床体会. 农垦医学，2000，22（2）：112.

第四节　汗　证

汗证是指人体的异常出汗。目前，中医临床多用六味地黄丸治疗异常出汗，如小儿多汗、术后多汗及盗汗等属虚证者。

匡凤明[1]对就诊汗证的 50 例患儿采用六味地黄丸加味进行治疗。基本方：熟地、山茱萸、山药、泽泻、丹皮、茯苓。湿重者，加木通、车前子；阴虚甚者，加女贞子、鳖甲；虚热者，加知母、青蒿。剂量根据患儿年龄确定，以常规剂量：每天 1 剂，水煎，分 3 次服。结果：50 例汗证患儿痊愈 48 例，有效 2 例，总有效率 100%。其中 1 剂痊愈者 5 例，3 剂痊愈者 13 例，5 剂痊愈者 15 例，8 剂痊愈者 15 例。

徐云[2]观察中药生脉饮合六味地黄汤治疗术后多汗的疗效。治疗组采用生脉饮合六味地黄汤治疗，对照组采用补液结合调节植物神经功能西药治疗。结果：治疗组总有效率 100%，对照组总有效率 87.5%，两组比较，治疗组疗效优于对照组。说明中药生脉饮合六味地黄汤治疗术后多汗疗效确切。

李仁灿[3]在临诊实践中，依据"治病求本"之旨，运用本方加减治疗盗汗证数例，获效满意。

【案例举隅】

刘某，男，4 岁，于 2005 年 5 月 16 日初诊。患儿昼夜全身汗出，以头颈部为甚，一月余，静坐时亦见汗水长淌，每天须换衣 4 ~ 6 次，苦不堪言。患儿口干欲饮，二便如常，经西医治疗无效。查舌红、苔黄，脉细。诊断：汗证。辨证：肾阴不足，虚火内生。治法：滋阴补肾、通利水道。处方：六味地黄丸加味。药用熟地 15g，山药 12g，山茱萸 10g，云苓 12g，泽泻 12g，丹皮 10g，车前子 12g，木通 10g，鳖甲 10g。1 剂，水煎，分 3 次服。患儿 1 剂而愈，随访 1 年未复发[1]。

参考文献

[1] 匡凤明. 六味地黄丸加味治疗小儿汗证 50 例疗效观察. 云南中医中药杂志，2008，29（3）：19.

[2] 徐云. 生脉饮合六味地黄汤治疗术后多汗 33 例. 四川中医，2008，26（9）：81.

[3] 李仁灿. 六味地黄汤加减治盗汗. 湖南中医杂志，1996，12（4）：38.

第五节　癫　狂

癫和狂都是精神错乱的疾病。目前，六味地黄汤可用于治疗肿瘤术后情感障碍，也可与黄连温胆汤交替应用治疗癫狂日久不愈者。

陈周昌[1]用六味地黄合药观察了开颅术后出现智力及情感障碍患者 31 例。方法：对照组术后均常规给予西药脱水及抗生素、止血剂、激素、脑神经营养剂等治疗。治疗组在西药治疗基础上予六味地黄汤合血府逐瘀汤加减：当归 9g，生地黄 15g，桃仁 9g，红花 6g，枳壳 9g，赤芍 9g，山茱萸 15g，山药 9g，泽泻 9g，茯苓 9g，丹皮 9g。肾阴虚加女贞子、龟板各 15g；肾阳虚加仙茅、淫羊藿各 15g；心气不足加人参 15g。另根据各症状的轻重程度加治标药，如眩晕明显加天麻 10g 等。每天 1 剂，水煎分服。15 天为 1 疗程。结果：

治疗组临床疗效优于对照组。

田伟[2]介绍刘淑霞交替应用黄连温胆汤加减与六味地黄丸加减治疗狂证日久患者的经验。该病发作期，以痰热上蒙清窍为主，并伴"久病入络"，治当清热化痰、醒神开窍，佐以活血养血，方选黄连温胆汤。休止期时，肝肾之阴被灼，阴虚火旺，治当滋肾阴、降虚火，方选六味地黄丸。如此，上实之痰热得化，下虚之肝肾得滋，狂证得除。

参考文献

［1］陈周昌.六味地黄汤合血府逐瘀汤治疗胶质瘤术后情感障碍16例.中国中医急症，2008，17（11）：1609.

［2］田伟.交替应用黄连温胆汤、六味地黄丸治疗狂证体会.甘肃中医，2010，23（6）：9.

第六节 脑 鸣

脑鸣，中医称为"雷头风"，以患者自觉脑内如虫蛀鸣响为特征。脑鸣因脑髓空虚所致者，可以使用六味地黄汤加味健脑益髓、重镇安神之品治疗。

赵义芬等[1]运用六味地黄汤加味治疗脑鸣病人12例。方法：六味地黄汤加味，药用熟地、白茯苓各12g，山药15g，泽泻、丹皮、山萸肉、龟板、鹿角胶各10g，生龙骨、生牡蛎各30g，磁石20g。脑虚神耗、髓海空虚者，加菟丝子、核桃仁；气血亏虚，脑髓失养者，加黄芪、党参、当归、白芍；肝郁气滞者，加柴胡、枳壳。水煎服，每天1剂，分2次服。治疗20天为1疗程。结果：治愈6例，其中神经衰弱4例，脑动脉硬化2例；好转4例，其中神经衰弱2例，脑动脉硬化及脑萎缩各1例；无效2例，其中脑动脉硬化及脑萎缩各1例。总有效率为83.3%。

【案例举隅】

王某，男，45岁，1997年2月10日初诊。脑部持续性鸣响2年，如开机磨声。声音细而尖，有时难以忍受，不能坚持工作，伴头晕遗精，失眠健忘，腰膝酸软。查体：精神萎靡，形体倦怠，舌质淡，少苔，脉沉细弱。化验血常规正常，脑电图及脑CT扫描均正常，诊断为神经衰弱。中医辨证为脑虚神耗，髓海失养。处方：熟地、白茯苓、核桃仁各12g，山药15g，泽泻、丹皮、山茱萸、龟板、鹿角胶、菟丝子各10g，生龙骨、生牡蛎各30g，磁石20g。水煎服，每天1剂，分2次服。1997年2月16日二诊：服药6剂后自述脑鸣较前减轻，睡眠时间延长，精神好转。效不更方，原方继服6剂后脑鸣明显减轻，每天可发作2~3次，声音变小，音调降低，每次约持续1小时。夜间睡眠约 5 小时左右，无头晕，遗精消失，双下肢较前有力。原方再服 8 剂，病人自觉症状消失，已如常人，能坚持正常工作。随访半年未见复发[1]。

参考文献

[1] 赵义芬，包树仁. 六味地黄汤加味治疗脑鸣 12 例. 实用中医药杂志，2000，16（7）：12.

第七节　眩　晕

眩晕是以头晕目眩为主要表现的疾病。目前，临床主要运用六味地黄丸治疗肾阴虚导致的眩晕。

喻箴等[1]以六味地黄胶囊治疗肾阴虚型眩晕患者 60 例。方法：将患者随机分为实验组和对照组，实验组服用六味地黄胶囊，每次 3 粒，每天 2 次，对照组服用六味地黄丸，每次 1 粒，每天 2 次。结果：两组药物疗效比较，六味地黄胶囊总疗效明显优于传统剂型六味地黄丸；六味地黄胶囊对耳鸣、腰膝酸软两症状的疗效优于对照组，其余症状差异无统计学意义，提示对各症状疗效基本相同。在使用六味地黄胶囊治疗 60 例眩晕属肾阴虚证临床试验中，未发现任何毒副作用及不良反应，对其中 16 例患者测定肝肾功能，未发现有肝、肾损伤，提示此药服用安全。

晏海飞[2]运用六味地黄汤合二陈汤治疗眩晕 26 例。方法：六味地黄汤合二陈汤，药用熟地、山药、山茱萸、丹皮、泽泻、茯苓、半夏、陈皮、炙甘草。每天 1 剂，水煎分 2 次服。连续服药 15 天为 1 个周期。结果：痊愈（眩晕症状消失）16 例，显效（眩晕明显减轻，可正常生活及工作）4 例，有效（眩晕减轻，闭目即止，虽可坚持工作，但生活和工作稍有影响）4 例，无效（眩晕无改善或加重）2 例，总有效率 92.3%。

吴逢旭[3]运用六味地黄汤加减治疗眩晕病 40 例。结果：临床痊愈 26 例，显效 4 例，有效 9 例，无效 1 例，总有效率 98%。

黄俊友等[4]应用六味地黄汤加味治疗排尿性眩晕 18 例。方法：基本方用熟地黄、炙黄芪、枸杞子各 24g，福泽泻、云茯苓、牡丹皮、粉川芎各 9g，山茱萸、怀山药各 12g。伴头昏、耳聋耳鸣者，加知母、黄柏；伴失眠健忘者，加柏子仁、炒枣仁；伴头痛者，加天麻、蔓荆子；伴腰膝酸软者，加杜仲、牛膝；伴出汗、盗汗者，加白术、防风、煅龙骨（先煎）、煅牡蛎（先煎）。每天 1 剂，水煎 2 次，早晚各 1 次，口服，15 天为 1 个疗程，一般要求服用 2 个疗程。结果：治愈 9 例（50.0%），好转 6 例（30.0%），无效 3 例（20.0%），有效率占 80.0%。

严湘凤等[5]采用六味地黄汤治疗眩晕型椎－基底动脉供血不足36例，并设步长脑心通胶囊治疗32例进行对照。结果：治疗组治愈24例，有效10例，无效2例，总有效率94.4%；对照组治愈12例，有效17例，无效3例，总有效率90.6%。两组总有效率比较无显著差异，治愈率比较有显著差异。

【案例举隅】

案例1 患者，女，58岁，2005年11月26日就诊。自诉眩晕五年余，在多家医院检查，确诊为美尼埃病。病初起时，约七八个月发作1次，近1年来，几乎每月均发眩晕，甚至1个月数次。经多方治疗，效差。本次于2天前发作，头晕目眩，视物旋转，如坐舟车，恶心，呕吐白色痰涎，耳鸣如潮，纳差乏力，腰膝酸软，夜尿频多，舌淡苔白腻，脉沉。辨证为眩晕，属肝肾不足，痰浊中阻。治宜滋补肝肾，祛浊化痰。投以六味地黄汤合二陈汤：熟地20g，山药15g，山茱萸12g，茯苓15g，泽泻10g，丹皮10g，法半夏15g，陈皮12g，炙甘草5g。每天1剂，水煎服，连服4剂后，头晕目眩症状明显减轻，守上方再进5剂而愈。后以六味地黄丸服2个月，巩固疗效。随访至今未发[2]。

案例2 王某，男，30岁，2008年4月21日初诊。主诉：近3年来，每到初夏至秋末（4～10月），时发眩晕，初冬至春末，症状缓解。此次眩晕伴耳鸣头胀，入睡困难，易醒，醒后不易再睡，且多梦盗汗，颧红，五心烦热，口干不欲饮，急躁易怒，舌红苔白，脉细数，血压135/80mmHg，血常规正常。脉症相参，中医诊为肝肾阴虚、夹湿之眩晕证。处方：六味地黄丸加味。予六味地黄丸每次10粒口服，每天2次，另用绿茶5g，薏苡仁5g，决明子5g，绞股蓝5g，菊花5g，泡茶频饮，忌食酒辣之物，1周后，眩晕症状明显减轻，继服原方月余，失眠、多梦等诸症先后消失而痊愈，随访1年未复发[6]。

参考文献

[1] 喻箴，熊亚星．六味地黄胶囊治疗眩晕肾阴虚证临床疗效分析．云南中医学院学报，2005，28（2）：13.

[2] 晏海飞．六味地黄汤合二陈汤治疗眩晕26例．江西中医药，2008，39（12）：27.

[3] 吴逢旭．六味地黄汤加减治疗眩晕40例．实用中医药杂志，1997，（1）：19.

[4] 黄俊友，张继绣，周仁辉．六味地黄汤加味治疗排尿性眩晕18例．安徽中医临床杂志，2002，14（3）：186.

[5] 严湘凤，严寒．六味地黄汤治疗眩晕型椎－基底动脉供血不足36例．山西中医，2006，22（2）：15.

[6] 汪涛，李卫兴．六味地黄丸加味治疗季节性眩晕1例．中医杂志，2009，50（增刊）：67.

第八节 失 眠

失眠为由各种原因引起入睡困难、睡眠深度或频度过短（浅睡性失眠）、早醒及睡眠时间不足或质量差等的疾病。六味地黄丸对失眠，尤其顽固性失眠具有确切疗效。

张锁成[1]应用六味地黄丸辅助治疗长期服用艾司唑仑仍未达到良好睡眠的失眠症30例。方法：六味地黄丸口服，每次1丸，每天2次；艾司唑仑0.5mg，每晚睡前服1次，10天为1疗程，连续服用2个疗程。结果：临床痊愈7例，显效12例，有效9例，无效2例，总有效率93.3%。服药前后查血、尿、便常规，肝肾功能及心电图均正常。

叶志兵[2]以六味地黄丸治疗失眠的运动员患者36例。方法：将患者随机分为2组，治疗组36例予六味地黄丸口服治疗，对照组36例予地西泮片口服治疗。2组均以20天为1个疗程。观察2组临床疗效及治疗前后症状积分变化。结果：治疗组总有效率97.3%，对照组总有效率78.8%，2组总有效率比较差异有统计学意义，治疗组疗效优于对照组；治疗后2组症状积分与本组治疗前比较均减少，组间比较差异有统计学意义。

杜晓军等[3]采用六味地黄汤加味治疗顽固性失眠80例。方法：治疗组予六味地黄汤加味，药用熟地24g，山茱萸12g，山药12g，泽泻12g，茯苓9g，牡丹皮9g，黄芩9g，黄连9g，酸枣仁20g。上药每天1剂，水煎睡前服，疗程为2周。对照组采用舒乐安定治疗，每次2~4mg，每天晚上睡前口服，疗程为2周。结果：治疗组痊愈15例，显效38例，有效14例，无效13例，总有效率83.75%；对照组痊愈6例，显效12例，有效8例，无效14例，总有效率为65%。两组总有效率比较，差异有显著性。治疗组中有效者67例，起效时间平均为3.82±2.57天；对照组有效者26例中，起效时间3.26±2.79天。两组比较，差异无显著性。中医证候疗效：治疗组痊愈26例，显效33例，有效12例，无效9例，总有效率88.75%；对照组痊愈8例，显效6例，有效4例，无效22例，总有效率45%。两组总有效率比较，差异有非常显著性意义，治疗组疗效明显优于对照组。

胡艳春[4]以六味地黄丸为基础随症加减治疗青春期女性失眠30例。全部病例均采用六味地黄丸改为汤剂加减。处方：熟地24g，山药12g，山萸肉12g，泽泻9g，丹皮9g，云苓9g，枸杞15g，酸枣仁10g，夜交藤15g，甘草6g。手脚心发热者，加女贞子15g，地骨皮15g；心烦舌尖红者，加炒栀子

10g；食欲不佳者，加焦三仙各 15g。上药冷水浸泡 15 ~ 20 分钟，武火煎沸后，文火煎 30 分钟左右，取汁 400mL，分 2 次服，每天 1 剂，6 天为 1 疗程，视病情可服用 2 ~ 4 个疗程，病情稳定后可间断服用，月经前及经期停服。结果：治疗时间最短为 6 天，最长为 24 天，显效 21 例，有效 8 例，无效 1 例，总有效率 97%。

【案例举隅】

案例 1 麦某，男，35 岁，失眠、头晕、心悸 4 年余，每天只能睡 3 ~ 4 小时，难入睡，醒后不易再睡，梦多，腰酸腿软，舌淡红，苔薄白，脉细弱，各种检验均正常。中医诊为不寐，证属心脾两虚，肾阴不足，治以基本方加味。方药：熟地、山药各 20g，山茱萸、泽泻、茯神、牡丹皮各 15g，炒酸枣仁、夜交藤各 18g，合欢皮、远志各 12g，五味子 6g。连续服药 25 天，失眠、头晕、梦多、心悸诸症先后消失而痊愈，随访半年未复发[5]。

案例 2 患者，女，43 岁，于 2002 年 11 月 25 日初诊。患者 2 年前因事有不遂而出现失眠，初为入睡困难，渐至寐而易醒，醒后不能再睡，每天只能睡 2 ~ 3 小时，甚至彻夜不眠，经服谷维素、维生素 B_1、舒神灵、安神补脑液等不见好转，只能靠安眠药来维持睡眠。患者现诉心烦失眠、口苦，时有头晕。查体：BP 146/90kPa，精神欠佳，倦怠貌，形体瘦弱，二目赤脉隐隐，心肺听诊未见异常，舌尖红，苔薄黄，脉沉细稍数。心电图和脑电地形图检查未发现异常。血 WBC 7.8×10^9g/L，N 61%，L 39%，RBC 4.2×10^{12}/L，Hb 115g/L。辨证属阴虚火旺，上扰心神。治则：滋阴清热，养心安神。给予中药熟地 24g，山药 12g，山茱萸 12g，丹皮 12g，泽泻 9g，云苓 9g，柏子仁 30g（炒），珍珠母 30g，磁石 30g，水煎服。服药 3 剂自诉心中舒适，心烦减轻，上方加黄连 6g，栀子 9g，又服 5 剂，睡眠改善，夜能入睡 5 小时，守上方又进 3 剂，诸证消失，夜能安然入眠，嘱其服六味地黄丸调理善后[6]。

参考文献

[1] 张锁成. 六味地黄丸辅助治疗失眠证 30 例. 人民军医，2005，48（10）：591 -592.

[2] 叶志兵. 六味地黄丸治疗运动员失眠 36 例疗效观察. 河北中医，2010，32（2）：215.

[3] 杜晓军，宋师光. 六味地黄汤加味治疗顽固性失眠 80 例. 中国民间疗法，2005，13（5）：39 -40.

[4] 胡艳春. 六味地黄丸加减治疗青春期女性失眠 30 例. 四川中医，2010，28（2）：87.

[5] 熊家平，李丽. 六味地黄丸加味治疗失眠的证 80 例. 吉林中医药，2008，28

234

(3)：180.

[6] 韩性志，王广超．六味地黄丸加减治疗失眠 58 例体会．现代中西医结合杂志，2004，13（24）：3298.

第九节　水　肿

水肿是全身气化功能障碍的一种表现，与肺、脾、肾、三焦各脏腑密切相关。目前，中医临床将六味地黄丸应用于特发性水肿的治疗。

张娅珍等[1]采用归脾丸合六味地黄丸治疗特发性水肿 31 例。方法：归脾丸合六味地黄丸各 6 丸，每天 2 次，口服。30 天为 1 个疗程，治疗 1 ~ 3 个疗程，每个疗程间隔 5 天，服药期间同时给予低钠饮食。结果：31 例患者服药后浮肿消退 28 例，好转 2 例，无效 1 例，治愈率 90.32%，有效率 96.78%。服药期间无明显不良反应。

【案例举隅】

刘某，女，36 岁。反复两下肢浮肿 2 年。患者于 2 年前无明显诱因开始两下肢浮肿，以下午为重。无腰痛，二便如常，屡经中西药物治疗，病情仍时轻时重。近感纳呆乏力，于 1988 年 5 月 6 日来本科就诊。体检：血压 15.5/9.9kPa，苔薄白，舌质淡，脉沉细，心肺正常，肝脾未触及，血常规、尿常规、肝功能、肾功能等检查均在正常范围。诊为气血两虚证，服归脾丸合六味地黄丸治疗，共服 2 个疗程浮肿消退，症状消失，后继服 1 疗程巩固疗效，随访至今未再复发[2]。

参考文献

[1] 张娅珍，方红．归脾丸合六味地黄丸治疗特发性水肿 31 例．浙江中西医结合杂志，2006，16（1）：49.

[2] 王淑波．归脾丸合六味地黄丸治疗特发性水肿 31 例．广西中医药，1990；13（5）：14

第十节　腰　痛

腰痛是临床上常见症状，疼痛部位或在脊中，或在一侧，或两侧俱痛。腰为肾之外府，乃肾之精气所溉之域，腰痛多责之于肾虚。六味地黄丸对慢性肾虚腰痛有明显治疗效果。

黄娟[1]以六味地黄汤为基础方加减治疗腰痛 116 例。方法：所有患者均服六味地黄汤，药用熟地黄 30g，山茱萸、山药各 20g，牡丹皮、泽泻、茯苓各15g。凡阳虚者，加附子、桂枝各10g；阴虚火旺明显者，加旱莲草、女贞子各15g，知母、黄柏各10g，气虚者，加党参、黄芪、白术各15g；血虚者，加当归、黄精、何首乌各15g；心悸少寐者，加麦冬、五味子、酸枣仁、夜交藤各15g。每天1剂，水煎服。30天为1疗程，治疗2个疗程统计治疗结果。结果：痊愈42例，有效70例，无效4例，总有效率96.55%。

钱祝民[2]以金匮肾气丸和六味地黄丸持续交替服用治疗慢性腰痛66例。方法：患者若以肾阳不足为主者，则服金匮肾气丸；如肾阴亏虚为先者，则口服六味地黄丸，当阴阳达到平衡，即肾之阴阳无偏盛偏衰时，则交替服用两丸。服药半年以上。66例患者均持续服药半年以上。随访结果：总有效率89.4%。其中：优，21例（31.8%），腰痛痊愈，腰活动自如，无复发；良，38例（57.6%），腰痛程度减轻，病程短，且复发次数明显减少，参加工作无妨碍；差，7例（10.6%），效果不明显。

【案例举隅】

案例1 男，45岁。10余年前因抬物致腰部扭伤，腰痛经常发作，其诱发原因既有腰活动姿势不当，也有疲劳过度而致。且每年发作1～3次。1年前来本科就诊，检查：腰脊柱向右侧侧弯，腰活动困难，拾物试验（＋）。腰部畏冷感，遇热则舒，舌淡苔白，脉弦细无力。先用手法纠正偏移之腰脊柱，予金匮肾气丸口服，早晚各服8粒，1个月后腰痛基本好转，腰活动正常，且肾阳虚症状消失，而大便有干燥之象，改服六味地黄丸。1个月后随诊，改为两丸每天交替口服。1年后随诊，腰痛未曾复发，腰活动如常[2]。

案例2 李某，女，32岁，农民。一年半前产后劳累，遂腰痛腰酸，劳累后加重，尤夜间痛甚，诊为腰肌劳损，经封闭、针灸、推拿无效。现头晕腰酸痛，手足心烦热，眠差多梦，舌质红脉弦细尺弱，给六味地黄汤加牡蛎20g，川断20g，牛膝10g，巴戟天10g，盐小茴香10g，服6剂，病愈，1年后随访未复发。

案例3 栗某，女，30岁。产后足跟痛，不能触地，服西药、理疗、针灸等效不著，舌质红、少苔，脉细而数，以六味地黄汤加牛膝9g，红花5g，服5剂痛止[3]。

参考文献

[1] 黄娟. 六味地黄汤治疗肾虚腰痛116例. 河南科技大学学报（医学版），2004，22（3）：196－197.

[2] 钱祝民. 金匮肾气丸和六味地黄丸交替久服治疗慢性腰痛体会. 山东中医杂志，2006，25（9）：609.

[3] 李正勤，白书勤. 六味地黄汤止痛举验. 中医研究，1990，3（2）：42.

第十一节　遗　尿

遗尿是睡眠或昏迷中不自觉地发生排尿的表现。目前，临床报道六味地黄丸主要应用于药物所致遗尿。

龚丽博[1]以六味地黄丸治疗因精神类药物所致遗尿的 50 例。方法：将患者随机分为治疗组和对照组各 50 例。对照组单用抗精神病药物，治疗组加服六味地黄丸，用药 8 周，观察治疗前后简明精神病量表、副反应量表比值的变化。结果：治疗组有效率为 72%，对照组有效率为 14%，组间差异显著；两组治疗后简明精神病量表评分均明显降低，而组间差异无显著性，说明治疗组不会影响原抗精神病药物的疗效。由此可知，六味地黄丸可减轻抗精神病药物引起的遗尿症状，减轻患者的身心痛苦，提高患者对抗精神病药物治疗的依从性。

黄建群[2]运用加味六味地黄丸配合神阙穴外敷五倍子粉治疗 38 例小儿遗尿病人。予加味六味地黄丸：熟地黄、怀山药各 15g，山茱萸、牡丹皮各 5g，泽泻、茯苓、桑螵蛸、益智仁、覆盆子各 10g，生麻黄 3g。伴盗汗者，加五味子 2g，黄芪 15g。脾虚纳差者加苍术 5g，薏苡仁 15g，鸡内金 5g。每天 1 剂，水煎取汁 300mL，上下午分服。10 天为 1 个疗程，一般服用 3～5 个疗程。外敷：取五倍子粉 5g，加米醋调和，每晚敷于神阙穴，外用纱布覆盖。连用 5天为 1 个疗程。间隔 2 天后，再进行第 2 个疗程。治疗期间，鼓励患儿消除顾虑，树立治病信心。睡前排空小便，不做太兴奋的游戏。结果：治愈 23 例，好转 12 例，无效 3 例，总有效率为 92%。获效最短者 3 个疗程，最长者 9 个疗程。

邹世昌[3]采用金锁固精丸合六味地黄丸治疗儿童遗尿症 43 例。方法：治疗采用小丸金锁固精丸，5～10 岁每次服 5g，每天 2 次；10～16 岁每次服 8g，每天 2 次；空腹温开水送服。同时服用小丸六味地黄丸，5～10 岁每次 3g，每天 2 次；10～16 岁每次 5g，每天 2 次，空腹温开水送服。结果：一般服药 7天左右，即见夜寐较易叫醒，夜尿次数减少，多数服药 20～30 天停止遗尿。43 例中，最多服药 30 天，最少 10 天。其中痊愈 36 例，占 83.7%；好转 5例，占 11.6%；无效 2 例，占 4.7%，总有效率 95.3%。

罗晓梅[4]采用六味地黄汤加味治疗 26 例遗尿患儿。方法：治疗以予熟地10g，怀山药 15g，山茱萸 9g，丹皮 6g，泽泻 6g，茯苓 10g，补骨脂 10g，菟丝子 10g，益智仁 10g，桑螵蛸 10g，金樱子 10g，枳壳 6g。湿甚者，去熟地、山茱萸，加薏苡仁、藿香、扁豆；脾气虚加太子参、黄芪；阴虚（手足心发热

237

明显者）去补骨脂，加麦冬、知母。每天1剂，水煎分3次温服。1周为1疗程，可用3~4个疗程。结果：26例中痊愈17例，显效8例，无效1例，总有效率96.15%。有效病例经治1~2个疗程即可收效。

周云亮等[5]以六味地黄丸加补骨脂治疗小儿遗尿症180例。方法：口服六味地黄丸3g，每天3次，并于晚上睡觉前半小时用温开水冲服补骨脂粉（将干净的补骨脂炒香，研末）6g。每7日为1个疗程，连服1~3个疗程。治疗期间停服其他药物。结果：治愈135例，占75%；好转40例，占23.4%；无效5例，占2.6%。服药后有少数患儿出现口干、咽痛的副作用，但可自行消失。

郭行[6]采用骶管注射加口服六味地黄丸治疗小儿遗尿症54例。方法：纳洛酮0.2~0.4mg、胞二磷胆碱125~250mg、罂粟碱15~30mg，加生理盐水8~15mL，骶管注射。5天1次，5次1个疗程。同时口服药物六味地黄丸每次9g，每天2次。结果：1个疗程治愈38例，2个疗程治愈12例，好转2例，无效2例，治愈率92.6%，有效率96.3%。

【案例举隅】

郑某，男，10岁，2000年11月3日初诊。患儿自幼尿床，每年夏季好转，入冬加重，每夜约遗尿3~4次。面色无华，形瘦单薄，神疲乏力，手足不温，动则汗出，小便清长，胃纳欠佳，大便质溏，舌淡红，苔薄白，脉细弱。尿常规检查正常。X摄腰骶片：隐性脊柱裂。B超查肾、膀胱未见异常。证属肾气虚弱，膀胱失约而遗尿。治宜补肾固脬、益气止遗。内服药用：熟地黄、怀山药各15g，山茱萸、牡丹皮、苍术各5g，泽泻、茯苓、桑螵蛸、益智仁、覆盆子各10g，五味子2g，生麻黄3g。外用五倍子粉5g，米醋调外敷脐部。治疗3个疗程后，尿床减少，每夜约2次，呼之易醒。效不更方，继拟原方治疗2个疗程，基本控制遗尿，余证渐消，食纳增，面色转红润。为巩固疗效，再隔日服2个疗程，半年后随访未见复发[2]。

参考文献

[1] 龚丽博. 六味地黄丸治疗精神类药物所致遗尿50例疗效观察. 河南中医, 2008, 28 (7): 96.

[2] 黄建群. 加味六味地黄丸配合外敷五倍子粉治疗小儿遗尿. 湖北中医杂志, 2002, 24 (8): 45.

[3] 邹世昌. 金锁固精丸合六味地黄丸治疗儿童遗尿症43例. 吉林中医药, 1998, (5): 39.

[4] 罗晓梅. 六味地黄汤加味治疗小儿遗尿26例. 中国中医急症, 2004, 13 (4): 200.

［5］周云亮，张国锋．六味地黄丸加补骨脂治疗小儿遗尿症．中国临床医生，2003，31（1）：14.

［6］郭行．骶管注射加六味地黄丸口服治疗遗尿症 54 例．中国社区医师，2004，20（6）：45.

第十二节　尿　频

正常成人白天排尿 4～6 次，夜间 0～2 次，次数明显增多者，称之为尿频。目前，临床应用六味地黄汤加味治疗小儿尿频，疗效明显。

周天赐[1]以六味地黄汤加味治疗小儿尿频 47 例。47 例均以六味地黄汤加味：生地、山药、云苓各 5g，泽泻、丹皮、山萸肉、五味子、益智仁各 3g，党参、黄芪各 10g，龟板胶、鹿角胶各 2g。纳呆加砂仁 2g。每天 1 剂，煎 2 次，共取药汁 250mL，分多次口服。结果：治愈 46 例（其中 3 天治愈 26 例，6 天治愈 20 例），1 例疗效不显。治愈率 97.87%。

宿秀英等[2]应用六味地黄汤治疗小儿神经性尿频 18 例。方法：18 例患儿均口服六味地黄汤，方药由熟地 24g，山萸肉 22g，山药 12g，茯苓 9g，泽泻 9g，丹皮 9g 组成，并根据小儿年龄药量酌减。每天 1 剂，每剂 2 煎，共 50～100mL，分 2～3 次口服。结果：18 例全部治愈。最快者服 3 剂，最多服 5 剂治愈。经 7～10 天随访未见复发。

李继书[3]以六味地黄丸治疗小儿神经性尿频 100 例。方法：治疗以六味地黄丸（浓缩丸）3～6 岁每服 4 粒，7～10 岁每服 6 粒，10～12 岁每服 8 粒，每天 3 次，饭前空腹以淡盐开水送服。服丸剂有困难者可将上药加淡盐开水化开后服下。结果：100 例患者全部治愈，多数患者服药当日起小便次数即开始减少。其中，服药 1～3 天痊愈者 16 例，4～6 天痊愈者 73 例，6 天以上痊愈者 11 例，复发者 21 例，重复用药后仍获愈。

【案例举隅】

案例 1　陈某，男，6 岁。1984 年 5 月 25 日初诊。家长代诉：尿频，尿急半月。患儿于半月前发病，白天自觉尿频、尿急，小便次数甚多，最多时白天小便可达 40 余次。情绪紧张时，则病情尤剧。但每次尿量不多，且无排尿疼痛感。夜晚入睡后，其症状即消失，患儿可安然入睡。曾服抗生素及清热、利湿、通淋类中药，病情未见好转，遂来我处求治。刻诊：白昼尿频、尿急，兼大便秘结，盗汗，余无不适。脉细，舌质正常，苔薄白。小便常规检查无异常发现。此为肾阴不足，关门不固之证。治以滋阴补肾以固关门，方用六味地黄汤加味。药用：生地 10g，山茱萸 6g，怀山药 12g，丹皮 5g，茯苓 5g，泽泻 6g，五味子 3g，车前子 6g。服此方 3 剂，患儿小便即正常，追访半年，病未复发[4]。

案例 2　王某，男，5 岁，患儿两年前因患心肌炎而在徐州某医院治疗，心肌炎愈后不久即出现尿频、尿急的症状，严重时则急迫不能自控，常遗尿于裤中。曾先后多次到外地查治，或谓其为"心肌炎后遗症"，或谓其为"尿路感染"，但小便常规检查及尿培养始终未见异常，虽多方用药均无效（具体用药不详）。患儿为第一胎，足月顺产，父母均健，无特殊家族史。刻诊患儿体瘦，手足心热，舌红少苔，脉细微数。素日嗜食咸菜，夜卧不喜覆被，虽冬日亦常伸手足于被外，尿常规（－），脉症合参当属肾阴不足，微热内扰，膀胱失约之候，欲投六味地黄汤而患者拒服，窃思此症已非一日，投丸剂缓缓图之亦无不可，故而予六味地黄丸 4 粒，每天 3 次，以淡盐开水空腹时送服。服药第 2 天小便次数明显减少。效不更方，续用六味地黄丸 1 瓶，尽剂而愈。1 年后复发，但较前轻浅，日小便约 10 余次，仍以六味地黄丸收效，追访至今，未再复发[3]。

参考文献

[1] 周天赐 . 六味地黄汤加味治疗小儿尿频 47 例 . 上海中医药杂志，1998，(6)：31.

[2] 宿秀英，韩作霖 . 六味地黄汤治疗小儿神经性尿频 18 例 . 医学理论与实践，1990，3 (3)：32.

[3] 李继书 . 六味地黄丸治疗小儿神经性尿频 100 例 . 实用中医药杂志，2000，16 (9)：24.

[4] 林上助 . 六味地黄汤治疗泌尿系疾病举隅 . 成都中医药大学学报，1995，18 (2)：28.

第十三节　癃　闭

癃闭是肾与膀胱气化功能失常导致的排尿困难，其特征是全日总尿量明显减少，小便点滴而出，甚则闭塞不通。癃和闭都是排尿困难，只是轻重程度不同而已。六味地黄丸对肾阴亏虚型癃闭具有较好的治疗效果。

张小华等[1]用六味地黄丸加玄麦牛汤治疗肾阴亏虚型癃闭 315 例。方法：以滋阴补肾为治则，用河南宛西制药集团公司生产的仲景牌六味地黄丸，每次 8 粒，口服，每天 3 次；同时用玄麦牛汤（玄参 24g，麦冬 18g，怀牛膝 15g），开水煎 1 小时服。3 个月为 1 疗程。服药期间忌烟酒、辛辣动火之物，多食富有营养的物质，防止感冒和房室过度，注意饮食有节，起居有常。结果：治愈 199 例（63.17%），显效 84 例（26.67%），好转 28 例（8.89%），无效 4 例 （1.27%），总有效率 98.73%。

【案例举隅】

樊某，男，72 岁，2002 年 3 月 16 日初诊。1 年前开始排尿困难，尿淋漓不尽，腰膝酸软，咽干心烦，手足心热。在县人民医院诊断为慢性前列腺肥大，口服前列康片、阿莫西林胶囊近 1 年未见其效。时欲小便而不得尿，腰膝酸软，咽干心烦，手足心热，口不渴，舌质红、苔少，脉细数。少腹压之不适，彩超检查示前列腺肥大，尿常规检查正常。诊断为慢性前列腺肥大。证属肾阴亏虚型癃闭。治以滋阴补肾。用玄麦牛汤冲服六味地黄丸，每服 8 粒，口服 3 次，3 个月为 1 疗程。连服 3 个疗程后，诸症已除，舌脉正常，随访至今未复发[1]。

参考文献

[1] 张小华，汪宗发，黄娟，等. 六味地黄丸加玄麦牛汤治疗癃闭 315 例. 实用中医药杂志，2009，25（7）：454.

第十四节 便 秘

目前，中医临床多用六味地黄丸配伍润肠通便之品，治疗老年性便秘或肾阴虚便秘。

张尚华等[1]以六味地黄丸加减治疗老年性便秘 41 例。方法：以六味地黄丸加生首乌 18g，肉苁蓉 20g 为基本方，随症加减。结果：治愈 11 例，好转 29 例，无效 1 例，总有效率 97.6%。

方朝晖等[2]以六味地黄丸辨证加减治疗老年性便秘 56 例。方法：以六味地黄丸加肉豆蔻、火麻仁各 10g 为基本方，随症加减。结果：痊愈 24 例，好转 28 例，未愈 4 例，总有效率 92.86%。且作者认为，疗效与患者的年龄和病程均有一定的相关性，提示本方通过滋补肾阴肾阳，以增加生津润肠通便之功。

杨波[3]以六味地黄丸治疗老年功能性便秘 30 例。方法：将患者随机分为治疗组和对照组，治疗组口服六味地黄丸，对照组口服麻仁丸，15 天为 1 疗程。结果：治疗组显效率 36.7%，总有效率 86.7%，均优于对照组。

【案例举隅】

陈某，女，3 岁，1990 年 6 月 20 日初诊。患儿系早产儿，出生后母乳不足，兼以人工喂养，断奶后即屡屡便秘，寐则盗汗涔涔，纳差。近 1 个月来便秘加重，大便 3~4 天 1 次。曾多次服清热泻火药，服药时便软或泄泻，不服药时大便仍干燥。查体：形体消瘦，前囟未完全闭合，两肋骨下缘外翻，腹平软，手足心热，舌质淡红、苔少，脉沉细数。证属肾阴不足，津亏便秘。治以补肾养阴润燥，方用六味地黄丸。每次半丸，每天3次，服药1个月，便秘痊愈。随访半年未复发。按患儿系早产儿，先天之精不足，加之生后母乳不足，喂养不当，患儿纳差，后天之精不足，肾精不足则骨髓失充，导致小儿生长发育不良，如囟门未闭，肋骨下缘外翻。肾失闭藏故患儿盗汗涔涔。肾司前后二阴，肾阴不足，气化不利，肠液枯涸而致便秘。加之多次泻下损伤阴津，肾为水之根，补肾养阴生水，五脏得以灌溉，故便秘根除[4]。

参考文献

[1] 张尚华，罗晓饮. 六味地黄汤加味治疗老年性便秘41例. 湖南中医杂志，2002，18（2）：2.

[2] 方朝晖，卓秀珍. 六味地黄丸加味治疗老年性便秘56例. 陕西中医，1998，19（3）：117.

[3] 杨波，张东焰，杨放晴. 六味地黄丸治疗老年功能性便秘30例. 医药导报，2001，20（8）：511.

[4] 孙彦敏，宋宝丽. 六味地黄丸加味治疗儿科疑难病举隅. 上海中医药杂志，2007，41（10）：52.

第十五节　鼻衄

鼻衄是临床常见症状，导致鼻衄的原因有多种，以肺胃肝火热偏盛，迫血妄行为多见。目前，临床报道在鼻衄出血基本控制以后，可以使用六味地黄丸加味治疗。

李富川等[1]用六味地黄汤为主治疗鼻衄31例。方法：第一步采用桑菊饮、鸡苏散、玉女煎、龙胆泻肝汤、归脾汤、百合固金汤加味分别予以治疗，31例鼻衄患者，皆投服1~2剂，其中15例鼻衄已止，余16例鼻衄虽未完全止血，但流血已明显减少，兼症亦大大缓解，唯有3例患者仍然出血较多。第二步更用加味地黄汤续治，方药：生地20g，山药20g，丹皮15g，枣皮10g，茯苓15g，泽泻15g，焦地榆20g，荆芥炭15g，藕节炭20g，丹参15g，首乌20g，白芍20g，甘草5g。水煎服，每日1剂，分3次服，每次200~300mL，忌食辛辣香燥，以上16例患者经服用加味六味地黄汤2~6剂。结果：兼症大都减退，鼻衄全部治愈。年内数次查发，无1例反复发作。

【案例举隅】

案例1　杨某，男，43岁，干部。于1986年7月4日初诊，主诉：鼻衄已迁延数年，1年数发，在原军旅生涯10余年间，鼻衄不定期反复发作，经服用止血西药、止血针剂或外用止血纱布、棉球填塞鼻孔以及其他多种治疗措施，皆只能暂时止血，嗣后仍反复鼻衄，出时如涓涓细流，时如泉水涌出。由于迁延日久，经久不愈，患者心情非常苦恼，烦躁不安。近日鼻衄出血量多，且呈汹涌之势，经住院数日，施用输液、服用、注射止血针药等综合措施，尚不能止血。诊查时，患者呈贫血貌，头昏且晕，五心烦热，口干舌燥，少寐多梦，腰膝酸软，舌质淡红，脉象虚细而弦。血象检查：血小板4.4万，五官科检查为：鼻黏膜破裂出血。综合四诊所得，证属阴虚火旺之鼻衄已是显然，凉血止血、滋阴降火固为必然治疗，方用滋阴祖方六味地黄汤加诸味凉血止血药，嘱其服两剂，每日1剂，分3次服，忌辛辣香燥。两日后复诊，悉知鼻衄大减，疗效卓著，守方不移，又进两剂，服方如上，又两日再诊，鼻衄已全止，精神状态亦明显改善，因患者数日来流血甚多，为巩固疗效，谨防流血死灰复燃，并挽回气随血衰之象，促其早日痊愈，遂于前方加入太子参50g，麦冬20g，五味子5g，以补气[1]。

案例2　吴某，女，56岁，1997年9月6日就诊。鼻出血反复发作18天。经耳鼻喉科检查没发现异常，血小板正常。曾用止血药，抗菌素，凝胶海绵压迫止血皆不奏效。症见出血不止，头晕目眩，心烦，神疲无力，面色潮红，腰腿酸软，手心发热，舌质红，苔微黄，脉细弱。辨证：肾阴亏损，君相火旺，迫血妄行。治则：壮水制火止血。方药：六味地黄汤加味，熟地20g，山药15g，泽泻12g，白茯苓15g，丹皮10g，山萸肉12g，黄柏12g，黄连12g，知母10g，白茅根60g，旱莲草60g，每天1剂煎汁服，1剂后鼻衄减少，3剂后血止，共服药15剂，至今未发[2]。

案例3　王某，女，66岁。因"鼻腔出血反复五月余"于2001年11月30日初诊。患者五月前鼻腔反复出血，时作时止，量不多，色鲜红，伴头晕，耳鸣，心烦，口干，未予治疗。查体可见生命体征正常，双鼻黏膜充血，双侧中隔黎氏区黏膜充血，左侧糜烂，血痂附着，下甲无肿胀，总道洁净。鼻咽颌检未见异常。舌质红，舌苔少，脉细数。诊为鼻衄，属肝肾阴虚型，治宜滋阴养肾，凉血止血。选六味地黄丸加味：熟地20g，山茱萸15g，泽泻10g，茯苓10g，丹皮10g，知母10g，黄柏8g，旱莲草10g，藕节8g。水煎内服，每日1剂，连服7剂后，已无鼻腔出血，再服7剂，头晕、口干诸症除。随访半年未见复发[3]。

参考文献

[1] 李富川，杨本经．加味六味地黄汤治疗鼻衄31例．云南中医中药杂志，1997，18（1）：35.

[2] 孟新．六味地黄汤耳鼻喉应用举隅．安徽中医临床杂志，1999，11（5）：342.

[3] 冯纬纭. 六味地黄丸在五官科疾病应用例析. 中医药学刊, 2003, 21 (6)：999.

第十六节　口　臭

　　口臭, 就是人口中散发出来的令别人厌烦、使自己尴尬的难闻的口气。目前, 临床报道以六味地黄汤配合耳穴贴压法治疗本病, 获效满意。

　　周美启等[1]采用耳穴贴压法配合六味地黄汤加味治疗口臭36例。方法：耳穴贴压法：患者取坐位, 耳廓常规消毒, 用脱脂棉反复按摩, 以耳廓充血发红为度。取肾、脾、胃、大肠、皮质下、内分泌等穴, 双侧同取, 用王不留行籽压于耳穴上, 外贴胶布固定。贴穴完毕, 每穴进行2~3次按压。压力之大小以患者能忍受为度。同时嘱患者每天自行按压耳穴3~4遍, 每穴按压15~20次, 多则不限。隔两日更换1次, 30天1疗程。六味地黄汤：熟地24g, 山茱萸12g, 怀山药15g, 茯苓9g, 丹皮9g, 泽泻9g。偏于胃肠积热者, 易熟地为生地24g, 加石膏15g, 知母12g, 鱼腥草30g, 大黄9g；偏于胃肠寒湿者, 加肉桂10g, 丁香9g, 陈皮9g, 白芷15g, 川芎6g。水煎服。结果：经1~12月随访, 痊愈19例, 占52.7%, 口臭及伴随症状消失, 且1年内不复发；显效8例, 占22.2%, 口臭及伴随症状消失, 但一年内复发次数明显减少和程度明显减轻；有效7例, 占19.44%, 口臭及伴随症状基本消失, 但仍复发；无效2例, 占5.56%, 口臭似有改善或无改善, 伴随症状仍存在。

参考文献
[1] 周美启, 李静. 耳穴贴压加六味地黄汤治疗口臭36例. 中国医学美学. 美容杂志, 1995, 4 (3)：152.

第十七节　牙　痛

　　目前, 临床报道以六味地黄丸加清热凉血之品治疗肝肾阴虚兼有内热型牙痛。

　　张兰[1]以六味地黄汤为主随症加减治疗本病61例。方法：基本方以六味地黄汤加减, 药用熟地20g, 怀山药15g, 泽泻15g, 丹皮15g, 知母10g, 麦冬10g, 牛膝15g。牙痛较甚、齿龈红肿明显者, 加黄芩、牛蒡子；胃热偏甚者, 加生石膏、黄连、生大黄。每天1剂, 水煎两次混合, 分3次服, 7天为1个疗程。结果：除3例经服药1周无效行牙髓治疗或拔牙外, 其余58例均获痊愈, 其中仅服3剂获愈者14例, 服药1个疗程痊愈者29例, 服药2个疗程痊愈者15例。

【案例举隅】

赵某，男性，74岁，退休干部。1999年8月于门诊求治，患牙痛月余，时重时轻，夜不得眠，咽干口渴，气短，动则汗出，患牙松动Ⅰ度，齿龈微红肿。属肾阴不足、虚火上炎之牙痛症。中药组方：熟地20g，怀山药15g，丹皮15g，泽泻15g，沙参10g，知母10g，五味子10g，石斛10g，川牛膝10g。服3剂后痛减寐安，守方再进3剂告愈[1]。

参考文献

[1] 六味地黄汤加减治疗老年牙痛症61例. 贵阳中医学院学报，2001，23（1）：23.

第十八节　崩　漏

崩漏是指妇女非周期性子宫出血，其发病急骤，暴下如注，大量出血者为"崩"；病势缓，出血量少，淋漓不绝者为"漏"。目前，中医临床以六味地黄丸治疗本病，多配伍凉血止血之品，以收标本兼顾之功。

王晓珍[1]采用六味地黄汤加减治疗青春期功能性子宫出血55例，并与人参归脾丸对照。方法：治疗组给予煎服六味地黄汤加减。药用生熟地、女贞子、杭白芍各12g，怀山药30g，山茱萸、丹皮、茯苓、当归、泽泻各10g，墨旱莲20g，阿胶6g（烊化，分2次冲服），三七粉3g（分2次冲服）。水煎服，分早、晚服。血止后改服六味地黄丸口服，每次10g，早、中晚各1次。对照组口服人参归脾丸，每次10g，早、中、晚各1次。两组均2个月经周期为1疗程，连用2个疗程。结果：治疗组治愈28例，显效20例，有效10例，无效4例，总有效率92.7%；对照组治愈8例，显效4例，有效6例，无效37例，总有效率32.7%。经统计学处理（$P<0.01$），差别有显著意义。

徐文姬[2]以六味地黄汤加味治疗崩漏（功能性子宫出血）189例，取得了良好的效果。

周从容等[3]对37例门诊崩漏患者，本着"急则治其标，缓则治其本"的原则，采用出血期"补气益血，固冲止血"，平时"滋肾益阴，疏肝理脾"的方法进行治疗收到了较好的疗效。根据平时与出血期采用不同治法：平时晨服逍遥丸（浓缩丸），晚服六味地黄丸，出血期水煎服固冲汤加减方药。结果：痊愈25例，占67.6%；有效10例，占27.0%；无效2例占5.4%。总有效率94.6%。

【案例举隅】

案例1 刘某，女，16岁。1996年3月2日初诊。患者14岁初潮，月经周期在15～50天1次，每次月经量多，色淡质稀，经期7～10天。此次经水时暴下如注，时淋漓不尽一年余。在地方医院曾服当归丸、定坤丹等药均无效。症见面色㿠白，形体消瘦，腰酸痛，头晕耳鸣，多梦，大便干结，舌质红少苔，中有裂纹，脉细。查体：T 37℃，P 80 次/分，BP 16/10kPa，B 超检查子宫未发现异常。诊断为"青春期功血"予以六味地黄汤加女贞子、杭白芍各 12g，当归 10g，墨旱莲 20g，阿胶 6g（烊化），三七粉 3g（分 2 次冲服）。水煎服，每天 1 付，分早晚服。连服 7 剂，经血已尽，改服六味地黄丸 1 个月，诸症消失，月经周期正常[1]。

参考文献

[1] 王晓珍. 六味地黄汤加减治疗青春期功血 55 例. 实用中医内科杂志，2004，18（3）：228.

[2] 徐文姬. 六味地黄汤加味治疗崩漏 189 例. 现代中西医结合杂志，2005，14（12）：1619.

[3] 周从容，杨德润. 六味地黄丸和逍遥丸为主治疗崩漏 37 例临床小结. 中国中医急症，2000，9（18）：17.

第十九节 月经过多

月经过多是指妇女经期出血量过多。目前，六味地黄丸主要用于治疗阴虚血热导致的月经过多。

崔红阳[1]用六味地黄汤加味治疗月经过多 28 例。方法：药用熟地黄、山药、旱莲草、益母草各 30g，山茱萸、女贞子各 20g，地骨皮、炒黄柏、麦冬、延胡索各 15g，泽泻、丹皮、茯苓、香附各 10g，三七粉 5g（吞服）。水煎分 3 次服，每天 1 剂。1 个月为 1 疗程，3 个疗程后统计结果。结果：治愈 17 例，显效 10 例，无效 1 例，总效率 96.4%。

张家亿[2]根据治疗月经病的原则，重在调经以治本。如先因病而后月经不调，当先治病，病去则经自调，若因经不调而后生病，当先调经，经调则病自除。张氏采用六味地黄汤加减治疗阴虚血热引起的月经量多患者 20 例，疗效甚好。

【案例举隅】

林某，女，38 岁，1995 年 2 月因月经量多，且持续 10 天，诉头晕、体乏无力入院。患者以往有甲状腺功能亢进史，且仍维持用药。每月月经前几天，心烦易怒，口干，失眠，头胀痛，小腹胀闷。经期量多且长达 10 天，严重时似崩漏样，近来月渐严重。中医辨证，本患者真阴亏损，阳失潜藏，故头晕，失眠；阴虚火旺，心肝失养，则心烦易怒，头胀痛，口干，舌质红，脉细数；

热迫血妄行，故月经量多。治宜滋阴潜阳，清热凉血。用六味地黄汤加减，药用生地20g，山萸肉、白芍、乌豆、山药各15g，泽泻9g，丹皮、茯苓、地骨皮、青蒿各9g，栀子6g。每天1剂，连服3剂。患者原失眠、头胀痛、小腹胀闷诸症状明显改善[2]。

参考文献

[1] 崔红阳. 六味地黄汤加味治疗月经过多28例. 实用中医药杂志，2010，26（4）：238.

[2] 张家亿. 六味地黄汤加减对阴虚血热症之月经量多的治疗经验. 海峡药学，1996，8（3）：83.

第二十节　月经过少

月经过少是指月经周期基本正常而经量明显减少，甚至点滴即净，或经期缩短不足2日，经量亦少。目前，中医学以六味地黄丸治疗本病，常配伍逍遥散以疏肝养血健脾，疗效优于西药激素。

吴心芳等[1]用逍遥丸配合六味地黄丸治疗月经过少240例。方法：治疗组中带节育环者先服用逍遥丸每次16粒，每天3次，服1个疗程，再加服六味地黄丸每次16粒，每天3次，2个疗程；青春期少女服逍遥丸每次16粒，每天3次，合六味地黄丸每次8粒，每天3次，2个疗程；更年期妇女先服六味地黄丸每次16粒，每天3次，1个疗程，再加服逍遥丸每次16粒，每天3次，2个疗程。若上述疗程治疗后未愈者，可于每次月经期前后按原剂量各服4日，连服3个月。对照组以黄体酮20mg肌注，每天1次，连用3日。3个疗程后统计疗效。结果：对照组120例中，85例显效，35例无效，显效率为70.8%。治疗组中，带节育环者最快1个疗程显效43例，最长3个疗程显效30例，5例因无效而取环；青春期少女30例均于1个疗程显效；更年期妇女8例3个疗程显效，4例6个疗程显效。治疗组总显效率95.8%，与对照组70.8%相比，有显著差异（P<0.05）。对照组随访1年，复发35例，复发率为38.8%，治疗组随访1年，均无复发。

参考文献

[1] 吴心芳，齐玉珍. 逍遥丸合六味地黄丸治疗月经过少临床分析. 河北中医，2000，22（1）：57.

第二十一节　带　下

宫内放置节育环是目前广泛采用的女性节育措施之一，部分妇女上环后可出现带下增多，甚至赤带淋沥不断。目前，中医临床以六味地黄丸加减治疗本病，取得满意效果。

王世彪等[1]采用六味地黄加味汤治疗上环后带下43例。方法：以六味地黄加味汤内服治疗。组成：熟地、白芍各30g，怀山药、山萸肉各15g，茯苓、泽泻、丹皮、牛膝、续断、金毛狗脊、女贞子各10g，三七末4g（冲服），甘草6g。加减：湿重者，加龙胆草15g，车前草、茵陈各10g；热重者，加黄柏、知母、栀子各10g；寒重者，去丹皮，加吴茱萸、肉桂各9g；瘀血重者，加桃仁、莪术各10g；阴痒甚者，加蛇床子、苦参各10g。每天1剂，水煎，分2次温服。结果：显效（服药1周内带下正常、伴随症状消失，或仅有轻微不适者）18例（41.9%）；有效（服药7～10剂，带下量减少或基本消失，伴随症状减轻者）23例（53.5%）；无效（服药10剂后带下量及伴随症状无变化者）2例（4.6%）。总有效率为95.4%。服药过程尚未发现不良反应。

参考文献

［1］王世彪，何继红．六味地黄加味汤治疗上环带下43例．新医学，1991，22（2）：72.

第二十二节　阴虚证

以下内容均是以中医辨证为"肾阴虚证"为指标使用六味地黄丸。

刘立霞等[1]运用六味地黄汤加减治疗妊娠期阴虚证50例。方法：以六味地黄汤为主方，药用熟地25g，山茱萸20g，山药15g，丹皮10g，泽泻15g，茯苓15g。若症状重者可适当加大用药量，或加生地；阴虚火旺者，加玄参、知母、黄柏；失眠重者，加枣仁、柏子仁、夜交藤；心烦甚者，加竹茹、黄芩，临床中可灵活应用，随症加减。上方加水500mL，先浸泡2小时，然后水煎30分钟，取汁150mL，二煎加水400mL，取汁150mL，两煎混合，每天1剂，晨起、睡前各服150mL，2周1个疗程，一般1个疗程症状可以明显减轻，可以六味地黄丸善后，每次1丸，每日两次，早晚服。结果：本组患者50例，经以上方法治疗后，治愈（症状完全消失）31例，占74%；好转（症状明显减轻）11例，占22%；无效（症状无变化）2例，占4%。有效率达96%。

郑敏等[2]以六味地黄丸治疗阴虚证70例。方法：在147例阴虚证患者中，随机选出70例，服用六味地黄丸3周，每天3次，每次6g。对照组80例，均为无心、肝、肺、肾及内分泌疾病，且女性无妊娠，未服糖皮质激素类药物的健康人。结果：阴虚患者血浆F及白细胞ChtM，与对照组相比无明显差异，而其白细胞GR结合容量和FI值均明显高于对照组；治疗后白细胞GR结合容量降低，而血浆F、ChtM及FI与治疗前相比均无显著差异。作者认为，六味地黄丸的滋阴作用与其对GR的调节作用有一定关联。

刘晶双等[3]用六味地黄汤治疗老年肾阴虚证36例。方法：选择体检健康25例列入老年健康组，将肾阴虚且无明显兼症者36例列入老年肾阴虚组，并设中青年健康组20例、中青年肾阴虚组21例。两组肾阴虚病人口服六味地黄汤，每天1剂，分两次服用，28天为1疗程。两组均采用同一个个体自身对照及组间对照法，病人于服药前1天和1个疗程结束后两天内晨8～10时采空腹时静脉血。健康组均于晨8～10时采空腹时静脉血，分离血浆测定锌、铜含量。结果：老年与中青年健康组血浆中锌、铜含量基本相同，未发现随年龄变化的趋势。而肾阴虚证无论是老年组或非老年组，血浆中锌、铜含量均较同龄健康组明显增高，且老年肾阴虚组锌、铜含量增高有更显著的趋势，但无统计学意义。应用六味地黄汤治疗肾阴虚证，除对临床肾阴虚症状有明显改善外，并能明显降低血中锌、铜含量，且接近正常健康组水平。

刘宏选等[4]应用六味地黄口服液治疗肾阴虚证153例。方法：将患者随机分为实验组和对照组，实验组服用六味地黄口服液每天4支，分2次口服；对照组口服六味地黄丸每天6丸，分3次口服。20天为1个疗程，如果无效，则继续观察第2疗程，40天为最终观察期限。结果：六味地黄口服液治疗肾阴虚证，其疗效与六味地黄丸对照，两者并无显著性差异，说明六味地黄口服液具有与六味地黄丸同样的功效。六味地黄口服液和六味地黄丸两组的第1疗程比较和第2疗程比较，在统计学上无显著性差异。但接受第1个疗程治疗无效的病人几乎达50%左右，而经过第2个疗程的治疗后，无效的病人仅剩进入第2疗程病人的2%左右，所以从临床角度考虑服用六味地黄丸或口服液，至少应达两个疗程。六味地黄口服液或丸治疗肾阴虚证，临床治疗应不少于40天，才能获得较满意的疗效。

参考文献

[1] 刘立霞，王伟东. 六味地黄汤加减治疗妊娠期阴虚证50例. 实用中医内科杂志，2003，17（4）：287.

[2] 郑敏，杨宏杰. 阴虚患者糖皮质激素受体改变及六味地黄丸作用的研究. 第二军医大学学报，2001，22（11）：1083 - 1084.

　　[3] 刘晶双，朱秀英，杨洁茹，等. 六味地黄汤治疗老年肾阴虚证血浆中锌铜含量的观察. 中医药信息，1995，3：50.

　　[4] 刘宏选，吕靖中，袁海波，等. 六味地黄口服液治疗肾阴虚证的临床验证总结. 河南中医，1991，11（4）：19-20.

第二十三节　视瞻昏渺症

　　视瞻昏渺症系指视物模糊昏渺的病症。应用六味地黄汤加减序贯治疗视瞻昏渺症中病程较短，且郁而成变之郁热型及郁滞型视瞻昏渺，取得良效。

　　朱炜敏[1]应用加减逍遥散和六味地黄汤序贯治疗视瞻昏渺症32例。方法：全部病例均应用逍遥散和六味地黄汤原方，出现兼证时用两方之变方。在具体应用上，逍遥散原方，其剂量可随症而变。如病人郁甚，则重用柴胡、芍药，滞甚，则以归、术为先；郁而有热，重用柴胡，轻用薄荷；郁、热均不甚，可重用苓、术或归、芍；热盛，则用丹栀逍遥散或加苓、连、大黄之属；郁而成瘀，加泽兰、地龙之辈；郁而成痰，加贝母、牡蛎等品。通常逍遥散方可服用2周左右，亦可随症加减用1个月上下。此时如趋于好转，用六味地黄汤或加味六味地黄汤治之以巩固疗效。如病情转入瘀滞阶段，逍遥散加葛根、地龙、丹参等。之后无论病人趋于稳定好转，还是转入虚中夹实或虚证，均以六味地黄汤加味调治。根据临床表现，或重以地黄、山药、山萸肉，或重以丹皮、茯苓、泽泻，或六味地黄汤加以重剂参、芪（30~50g），或加以重剂柴胡（12~15g），葛根（20~30g），或加以玉竹、花粉，或配以水蛭、地龙，或合以木瓜、牛膝，或佐以桃仁、红花、枸杞、菊花。期间酌情可佐清热，可以行瘀，可兼祛痰，可予消积，可重补益。治疗结果：32例中显效5例，占19%；有效16例，占50%；无效9例，占28%；恶化1例，占3%，总有效率69%。据病种分析，疗效较好者多为视神经视网膜病变，疗效较差者多为视网膜增殖性病变或黄斑变性。从证型分析，以病程较短、郁而成变之郁热型及郁滞型者疗效较好，而瘀滞日久之瘀滞型及痰湿型者疗效较差。

　　赵峪等[2]用六味地黄汤加枸杞子、菊花、党参、黄芪益气养血，治疗视瞻昏渺病，取得显著疗效。

　　【案例举隅】

　　患者高某，男性，6岁，主因左眼视力缓慢下降半年，在多家医院检查，诊断为"视神经萎缩"，经应用西药维生素、血管扩张剂及中药治疗，效果不明显而就诊。来院后眼部检查：视力右眼1.0、左眼0.1，双眼角膜清，前房中深、清，瞳孔圆，对光反应（+），晶体（-），右眼底大致正常，左眼底视乳头边清、色淡，视网膜未见出血、渗出，黄斑区中心光反射（-）。全身无特殊不适，纳少，眠佳，二便调。舌淡，苔白，脉沉。视野检查不能配合，视觉诱发电位检查：右眼正常，左眼0.1。潜伏期延长。中医辨证：患者年少病久，肝肾亏损，气血不足，目失濡养，故视物不清。诊断：左眼视神经萎缩。治法：滋补肝肾。方用六味地黄汤去泽泻、丹皮，加用生黄芪、党参、枸杞子以益气养血。加炒谷芽、炒麦芽以健脾消食。同时配合针刺，穴位注射，先后治疗半年余，左眼视力提高至0.6，视觉诱发电位部分改善。六味地黄丸虽然广泛应用于临床，但是以下几种情况应该慎用：①脾胃虚弱，消化不良，大便溏泄者，不宜服用；②肾阳虚，见畏寒肢冷，小便清长，大便泄泻，舌淡，脉迟者，不宜服用；③湿热中阻，见恶心呕吐，胃纳不馨，脘腹胀满，大便或结或溏，口苦口腻，舌红，苔黄腻，脉弦滑者，不宜服用；④服用利福平时禁服六味地黄丸。六味地黄丸中的山萸肉能析出大量的有机酸，会导致利福平肾脏重吸收而引起肾中毒。另外根据中医学《内经》中所倡导的"春夏养阳，秋冬养阴"的养生宗旨，若病证符合，六味地黄丸可作为补剂，选择在秋冬季节服用，但是也应该因人、因地、因时制宜，考虑患者的性别、年龄、体质、所在地域、发病时机、用量用法的差异，合理应用六味地黄丸[2]。

参考文献

[1] 朱炜敏. 加减逍遥散和六味地黄汤序贯治疗视瞻昏渺症. 中西医结合眼科杂志，1998，16（4）：220.

[2] 赵峪，苏航，梁秋丽. 六味地黄丸加味在眼科的应用. 光明中医，2007，22（8）：24.

附：慢性疲劳综合征

慢性疲劳综合征是亚健康状态的一种特殊表现，是以持续或反复发作的严重疲劳（时间超过6个月）为主要特征的症候群，常见的伴随症状有记忆力减退、头痛、咽喉痛、关节痛、睡眠紊乱及抑郁等多种躯体及精神神经症状。目前，中医临床常以六味地黄丸滋补调整肝肾，对慢性疲劳综合征起到很好的治疗作用。同时，亦有研究表明，六味地黄丸与逍遥丸联合应用效果优于单用六味地黄丸。

黄玲等[1]以六味地黄汤加减治疗疲劳综合征30例。方法：六味地黄汤加减：熟地黄30g，山茱萸（制）15g，泽泻9g，牡丹皮6g，山药、茯苓、党参、黄芪、白芍、百合各12g。每天1剂，水煎2次，分2~3次服完，每服1个月为1个疗程，也可服2~3个疗程。结果：本组30例中，显效19例，占63.3%；有效9例，占30%；无效2例，6.7%。有效率为93.3%。证实中医治疗慢性疲劳综合征涉及肾、脾、肝、肺的调补，这与用免疫调节剂治疗疲劳综合征以提高机体免疫功能是一致的。

卓立甬[2]运用六味地黄丸加减治疗慢性疲劳综合征94例，并与中成药消疲灵颗粒治疗96例对照，发现六味地黄丸的总有效率为89.4%，消疲灵颗粒的总有效率为65.6%。

温茂兴[3]指导具有亚健康疲劳典型表现的66名患者服用补中益气丸合六味地黄丸。他们均为教师、科技工作者、公务员等脑力劳动者，平时工作节奏快，精神压力大，西医诊断不明确，服用西药效果不明显，不能坚持服用中药汤剂或服用汤剂不方便，嘱其服用补中益气丸合六味地黄丸，服药平均40天以后，疲乏无力、精神不振、虚烦失眠、胃纳不佳等典型症状明显改善，有效率为92.4%。

李虹等[4]以六味地黄丸与逍遥丸合用治疗肾虚肝郁型慢性疲劳综合征63例。方法：将确诊为肾阴亏虚、肝郁型慢性疲劳综合征的患者随机分为治疗组和对照组各63例，前者给予六味地黄丸和逍遥丸治疗，后者给予六味地黄丸治疗，连续治疗3个月，观察临床症状改善情况。结果：治疗组总有效率达95.24%，明显高于对照组的68.25%。

【案例举隅】

陈某，女，42岁。诉近一年来工作任务繁忙，渐感神疲乏力，腰酸腿软，动则气短心慌，时感头晕头痛，烦热不安，盗汗，纳差，脘腹坠胀。诊见面黄，神疲，舌苔薄黄，脉虚细略数。理化检查各项指标均正常。属于亚健康疲劳，中医辨证为中气不足、肾精亏虚。治以益气健脾、滋阴补肾。患者不愿口服汤剂，遂嘱患者口服补中益气丸合六味地黄丸，浓缩丸每次8粒，早晨服用补中益气丸，晚上服用六味地黄丸。1个月后神疲乏力、烦热盗汗症状明显缓解，嘱继服2个月，诸症悉除，神清气爽。并嘱其劳逸适度，注重心神调养，随访1年未复发[3]。

参考文献

[1] 黄玲，孔维民.六味地黄汤加减治疗慢性疲劳综合征30例.新疆中医药，2007，25（5）：50.

[2] 卓立甬.六味地黄丸加减治疗慢性疲劳综合征94例.实用中医内科杂志，2007，21（4）：65.

[3] 温茂兴.补中益气丸合六味地黄丸治疗亚健康疲劳.北京中医药大学学报（中医临床版），2006，13（1）：31.

[4] 李虹，郑小伟，包素珍.六味地黄丸合逍遥丸治疗慢性疲劳综合征的临床观察.湖南中医药大学学报，2009，29（6）：51.

第十二章　防治药物毒副作用

六味地黄丸可用于防治氯氮平、激素、三苯氧胺、氟哌酸、棉酚、链霉素、抗结核药、伊马替尼、硝苯地平、万艾可及化疗药物等引起的毒副反应。

第一节　氯氮平

氯氮平，抗精神失常药，控制精神病的幻觉、妄想和兴奋躁动效果较好，故可用于兴奋躁动病人，一般 4~5 日可见效，但也有多种副作用与毒性。临床上应用六味地黄丸可防治氯氮平所致白细胞减少及遗尿。

李志雄[1]以补中益气丸与六味地黄丸防治氯氮平致白细胞减少精神病患者 105 例。方法：将患者随机分为观察组和对照组。观察组口服六味地黄丸和补中益气丸每次各 1 丸，每天 2~3 次，氯氮平递增治疗，两周内治疗量加到每日 300mg。对照组除不用中药外，氯氮平治疗同观察组。两组病人出现白细胞减少症时，均加用肌苷、沙肝醇、维生素 B_4、维生素 B_6 等升白细胞药物，同时氯氮平减量，加服补益脾肾汤剂。结果：观察组白细胞减少发生率 1.14%，对照组为 8.46%，两组在统计学上有非常显著性差异。此外，观察组发生的白细胞减少病人，以补益脾肾汤剂与具升白细胞作用的西药治疗，其疗程比对照组为短，经统计学分析，有显著差异。对照组中 2 例严重白细胞减少患者，合用补益脾肾剂后也能收到满意的疗效，说明补益脾肾剂与升细胞白药物合用，能缩短疗程，增强升白细胞作用。

马达休等[2]采用麻黄素配合六味地黄丸治疗氯氮平所致遗尿 40 例。方法：以麻黄素 25mg，中午、晚上各 1 次，每周停用 1 天；六味地黄丸 6g，每天 3 次，每天晨起记录遗尿程度。其间氯氮平剂量不变，并监测血压。结果：显效时间最快 1 天，最迟 4 天。40 例中，1 周后治愈 32 例，显效 4 例，好转 4 例；2 周后 34 例治愈，6 例偶尔遗尿少许，总有效率 100%，治愈率 85%。治疗期间无不良反应，逐渐停用麻黄素，单用六味地黄丸 1 个月。

【案例举隅】

男，39 岁，工人。既往无泌尿系统疾患及遗尿史。因多疑妄闻 6 年，

1994 年 4 月入院，诊断偏执型精神分裂症。氯氮平日量达 425mg 的第 2 天出现遗尿。加用丙咪嗪日量 50mg，1 周后遗尿消失，但 3 天后遗尿现象又复出现，改用六味地黄丸日量 12g，2 天后遗尿现象消失。巩固治疗 2 周，遗尿未再发生。后因病情波动，氯氮平加至日量 500mg，再度出现遗尿，又加用六味地黄丸每天 6g，2 天后遗尿得到控制，维持治疗 1 个月后停药，3 年中未再发生遗尿[3]。

参考文献

[1] 李志雄. 补中益气丸及六味地黄丸在氯氮平致白细胞减少方面的作用. 广西中医学院学报，1999，16（3）：45.

[2] 马达休，彭万容. 麻黄素配合六味地黄丸治疗氯氮平所致遗尿 40 例的疗效观察. 四川精神卫生，2006，19（2）：91.

[3] 陈修哲，郭传琴. 六味地黄丸治疗氯氮平所致遗尿 4 例报告. 山东精神医学，1999，12（2）：54.

第二节　激素类药物

激素是目前临床较为常用的一类药物，但副作用也比较多。临床报道应用六味地黄丸可以增强激素疗效，减轻副作用，且有助于患者顺利减少激素用量。

张美莲[1]采用激素联合加减六味地黄汤治疗肾病综合征患者 11 例。方法：将患者随机分为治疗组和对照组，两组均常规服用激素类药物 3 个月 ~1.5 年，服药组另外口服加减六味地黄汤水煎剂。结果：治疗组患者原发病恢复得快，激素副作用小，尤其是医源性的皮质醇增多症、兴奋、失眠、脱发及股骨头坏死等发生率低。同时加服六味地黄汤可减少激素的反跳，使其能顺利较快地减药。

胡顺金等[2]以六味地黄丸减少 48 例肾病综合征患者激素副作用。方法：采用随机分组对照法，将符合标准的 92 例肾病综合征患者分为试验组和对照组，两组均给予泼尼松，并予必要的对症处理。同时试验组 48 例，加服六味地黄丸。结果：试验组总体疗效、疗效均显著优于对照组；尿蛋白定量、血浆白蛋白、Tg，TC 等指标两组均改善显著，但均以试验组为优；其复发率以试验组为低；试验组出现的阴虚火旺证候积分值及副作用的发生率均较对照组为低。作者认为，六味地黄丸能显著提高激素治疗肾病综合征的疗效、减少肾病综合征的复发，并能对抗激素的副作用，值得临床推广应用。

参考文献

[1] 张美莲. 加味六味地黄汤可减少激素的副作用. 山西医药杂志, 2007, 36 (6): 574.

[2] 胡顺金, 刘家生, 张莉, 等. 六味地黄丸对糖皮质激素治疗肾病徐合征增效减毒作用的临东研究. 世界科学技术, 2006, 8 (2): 113.

第三节　三苯氧胺

三苯氧胺为非甾体类抗雌激素类抗癌药, 用于治疗女性复发转移乳腺癌及用作乳腺癌手术后转移的辅助治疗。该药的副作用包括纳差乏力、头痛眩晕、腰酸怕冷、抑郁不舒、烦躁失眠、潮热盗汗等, 六味地黄丸有助于缓解上述副作用。

王祥[1]以六味地黄合甘麦大枣汤加味治疗乳腺癌内分泌治疗不良反应42例。方法: 所有患者均服六味地黄汤加味, 药用熟地30g, 山药15g, 山茱萸10g, 丹皮15g, 炒泽泻10g, 茯苓15g, 甘草6g, 淮小麦30g, 大枣10枚。纳差乏力者, 加党参30g, 炒白术30g, 砂仁3g; 头痛眩晕者, 加葛根15g, 天麻9g, 钩藤15g; 腰酸怕冷者, 加杜仲15g, 牛膝12g, 肉苁蓉15g, 仙灵脾12g; 抑郁不舒者, 加柴胡9g, 香附12g, 绿萼梅12g; 烦躁失眠者, 加酸枣仁15g, 夜交藤30g, 合欢12g; 潮热盗汗者, 加黄柏12g, 知母15g, 煅龙骨、煅牡蛎各30g, 每天1帖, 7天1疗程。结果: 42例中经过2~3疗程, 治愈22例, 占52.4%; 好转8例, 占19%; 4疗程后6例好转, 占14.3%, 总有效率85.6%。

【案例举隅】

患者宋某, 女52岁, 2006年11月9日行右乳癌改良根治术, 术后病理浸润性导管癌, 大小2cm×3cm×2cm, 免疫组化: ER、PR阳性 Her-2 (-), 术后化疗4个疗程, 因反应剧烈未能继续化疗, 予以三苯氧胺, 每天20mg口服, 两月后患者出现烦躁不安, 失眠多梦, 潮红盗汗, 舌红苔少, 脉弦细。临床及检验无异常, 予以六味地黄合甘麦大枣汤加味: 熟地30g, 山药15g, 山茱萸10g, 丹皮15g, 炒泽泻10g, 茯苓15g, 甘草6g, 淮小麦30g, 大枣10枚, 酸枣仁15g, 夜交藤30g, 合欢12g, 黄柏12g, 知母15g, 煅龙骨、煅牡蛎各30g, 每天一付, 早晚服一次, 1个疗程后失眠多梦消失, 烦躁不安, 潮红盗汗明显好转, 3个疗程后症状基本消失, 目前内分泌治疗仍在继续[1]。

参考文献

[1] 王祥. 六味地黄合甘麦大枣汤加味治疗乳腺癌内分泌治疗不良反应. 黑龙江中医

中篇　第十二章　防治药物毒副作用

255

药, 2008, (1): 29.

第四节　氟哌酸

氟哌酸为第三代喹诺酮类药物, 具有抗菌谱广、作用强的特点, 尤其对革兰阴性菌有较强的杀菌作用。氟哌酸可以引起过敏反应, 主要表现为全身或局部皮疹, 全身瘙痒, 胸闷、口干而燥, 头晕, 重者出现口唇麻肿胀, 阴囊部红肿, 龟头潮红, 小便短少, 大便不爽等。临床报道六味地黄丸加利湿凉血之品, 可以治疗上述过敏反应。

王德林[1]采用六味地黄汤加减治疗氟哌酸引起过敏反应12例。方法: 六味地黄汤加减。丹皮、生地、熟地、龙胆草、射干、紫草各10g, 泽泻、白鲜皮各12g, 炙大黄6g。咽部红肿而痛加山豆根, 口干、口燥加天花粉、麦冬, 头痛如裹加蔓荆子, 食欲欠佳加麦芽, 小便淋沥加滑石、车前草。每天1剂, 清水煎服, 上、下午各服用1次。另对阴囊红肿, 用药渣煎汤加入明矾10g外洗, 每天1次。结果: 12例患者服药后全身皮疹未见, 瘙痒未存在, 各种症状消失。服中药3剂痊愈6例, 服中药5剂痊愈5例, 服中药6剂痊愈1例。

参考文献

[1] 王德林. 六味地黄汤加减治疗氟哌酸过敏反应12例. 海峡药学, 2000, 12 (1): 92.

第五节　棉　酚

棉酚是锦葵科植物草棉、树棉或陆地棉成熟种子、根皮中提取的一种多元酚类物质, 具有抑制精子发生和精子活动的作用, 可作为一种有效的男用避孕药。如长期食用粗制棉油 (内含棉酚) 可导致棉酚中毒, 引起肾小管变性, 重吸收功能降低, 终尿生成增多, 水电解质失衡, 低钾血症等。临床报道, 应用六味地黄丸加味可以治疗棉酚中毒。

漆正旭[1]以六味地黄汤加味治疗棉酚中毒20例。方法: 所有患者均内服六味地黄汤加味。药用熟地50g, 山萸肉、山药各25g, 泽泻、丹皮、茯苓各10g, 花粉30g, 北沙参、麦冬各20g, 五味子15g, 砂仁5g, 随症加减, 每天1剂, 水煎服。结果: 显效14例, 有效4例, 无效2例。

【案例举隅】

黄某, 女, 28岁, 农民。因食粗制棉油三月余, 两月前出现小便增多,口渴喜冷饮，伴夜间发热，皮肤燥热，一直未予治疗。1992年7月21日就诊。患者诉多尿、口渴、多饮、四肢乏力两月余，近来加重。诊见患者神识清楚，身体瘦，面色无华，面容憔悴，舌红少苔，脉细数。T 37.2℃，P 80次/分，R 18次/分，BP 12/9.5KPa。双肺呼吸音清晰，心界不大，心率80次/分，偶闻及早搏，未闻及病理性杂音。腹软，腹部凹陷呈舟状，肝脾未触及，双肾区轻度叩击痛，膝健反射减弱，病理反射未引出。心电图提示：①窦性心率。②偶发室性早搏，血常规正常，尿常规：蛋白（＋），上皮细胞（＋），尿比重1.006。西医诊断为"棉酚中毒"。中医辨证属消渴病（肾阴亏虚型），治以滋补肾阴，清热生津，予基本方加益智仁15g、黄芪3g，每天1剂，水煎服。服药8剂后饮水明显减少，每昼夜尿量在2000mL左右，血钾3.5mmol/L，体重增加2kg，守原方续服6剂，诸症皆消，血钾4mmol/L，尿量1800mL左右/24h，嘱禁食粗制棉油，随访三个月如常[1]。

参考文献

［1］漆正旭. 六味地黄汤加味治疗棉酚中毒20例. 湖北中医杂志，1993，15(6)：21.

第六节　链霉素

链霉素的毒副作用主要是损伤第8对颅神经，导致患者头晕、头痛、平衡失调、耳鸣、听力减退甚至耳聋等，西药对此尚缺乏有效的治疗方法。临床报道，应用六味地黄丸可以缓解上述症状。

沈允浩[1]选用六味地黄汤随症加减治疗链霉素反应十余例。以滋养肝肾为主，再结合平肝息风，或滋肾通窍，或滋肾合祛痰通络等随症化裁治疗，获满意疗效。

【案例举隅】

王某，男，32岁。1993年10月4日初诊。患者因肺结核在当地每天肌注链霉素近两个月。近半月来出现持续耳鸣，仍未停药，遂致两耳听力锐减，听不清旁人讲话，方始停药，患者数次去外地医院治疗，疗效不显，故来我院中医门诊。刻诊：神倦，舌红无苔，脉细数。肺阴素虚，更兼药物毒性损害，累及肝肾，治以六味地黄汤加味：生地黄、熟地黄、山茱萸、山药、枸杞子、麦冬、白芍、黄精、菖蒲、丹皮、泽泻、茯苓各9g，磁石30g。5剂后耳鸣如潮已减轻，听力略有改善，15剂后耳鸣消失，听力好转。服至30剂，听力完全恢复[1]。

参考文献

[1] 沈允浩. 六味地黄汤为主治疗链霉素反应. 湖北中医杂志, 1995, 17 (6): 36.

第七节　抗结核药

抗结核药可以导致消化系统、泌尿系统、神经系统、造血系统、循环系统等的不良反应。临床报道，六味地黄丸可以缓解抗结核药物的不良反应。

劳献宁等[1]观察六味地黄丸对抗痨药不良反应46例。方法：采用随机分组方法，将患者分治疗组46例和对照组45例，两组均按常规接受抗痨药治疗，治疗组加服六味地黄丸，疗程2个月。然后观察他们的肺结核临床症状的改变，抗痨药物毒副作用的反应，肝、肾功能的改变，痰液的细菌学检查，X线检查肺部阴影的改变，T淋巴细胞等免疫检查。进行对比观察，以探讨六味地黄丸对抗痨治疗肺结核的增效与减毒作用。结果：发现六味地黄丸有助于肺结核咳嗽、咯痰、发热、盗汗症状改善，减少抗痨药物白细胞减少症、尿酸增高症、肝功能损害等毒副反应，并在提高疗效方面有一定的帮助。在细胞免疫方面，治疗组与治疗前比较，CD_3、CD_4显著升高，CD_8变化不大，而CD_4/CD_8则显著升高。对照组与治疗前比较，CD_3、CD_4升高，差异均有意义，其余变化差异无显著性。治疗组与对照组治疗后比较，CD_3差异有意义。由此可知，治疗组在改善症状，减少抗痨药物白细胞减少症、尿酸增高症、肝功能损害等毒副反应的发生，促进肺部阴影吸收方面均优于对照组。并可提高患者的细胞免疫功能。

参考文献

[1] 劳献宁, 王晓杰, 刘绍余, 等. 六味地黄丸对抗痨治疗增效减毒作用临床观察. 中药材, 2007, 30 (10): 1343.

第八节　伊马替尼

伊马替尼在体内外均可在细胞水平上抑制 Bcr – abl 酪氨酸激酶，能选择性抑制 Bcr – abl 阳性细胞系细胞、Ph 染色体阳性的慢性粒细胞白血病和急性淋巴细胞白血病病人的新鲜细胞增殖和诱导其凋亡。但是，此药常引起全身性异常如水潴留和周身浮肿。临床报道，六味地黄丸可以缓解伊马替尼引起的药物性水肿。

常晓慧等[1]观察六味地黄丸改善伊马替尼治疗引起的药物性水肿的疗效。方法：将接受伊马替尼治疗的 23 例患者分为治疗组和对照组，治疗 2 个月后观察药物性水肿及临床疗效，并检测伊马替尼的药物浓度。结果：六味地黄丸治疗可明显改善伊马替尼导致的药物性水肿症状，对血象、骨髓象、肝肾功能、临床疗效及伊马替尼的药物浓度无明显影响。

参考文献

[1] 常晓慧，魏艾红，向阳，等．六味地黄丸改善伊马替尼治疗中药物性水肿的疗效观察．微循环学杂志，2010，20（2）：61.

第九节　硝苯地平

硝苯地平治疗高血压有一定疗效，但常见颜面潮红、头痛、多尿、腰膝酸软及手足浮肿等不良反应。临床报道，六味地黄丸可以缓解上述不良反应。

郭洁云[1]用六味地黄丸消除硝苯地平不良反应 3 例。按中医辨证分型，出现颜面潮红、头痛等不良反应的患者多属高血压肝肾亏损型，六味地黄丸可以消除上述不良反应。

【案例举隅】

案例1　患男，45 岁，患高血压 1 年，半年前服硝苯地平 20mg，1 天 2次，3 天后感面部潮红，轻度头痛，腰膝酸软，以午后为甚。查体：血压26.6/16kPa，颜面潮红，舌质红略干，脉细数。中医辨证为肾阴亏损型。医嘱硝苯地平服法不变，佐以六味地黄丸 9g，1 天 3 次，1 周后面部潮红及头痛好转，2 个月后腰膝酸软减轻，血压稳定在 18.7/14.8kPa。续服六味地黄丸，半年随访，上述不良反应完全消失[1]。

案例2　患男，58 岁，4 年前因患高血压和脑梗死住院，脑梗死好转，出院后服硝苯地平 10mg，1 天 3 次。服硝苯地平 3 天后感面部潮热，手足轻度浮肿，夜尿多。查体：血压 21.3/13.3kPa，舌暗红、少苔，舌体瘦小，脉细弱。双上肢肘关节以下、双下肢膝关节以下轻度可凹性水肿。给予六味地黄丸 15g，1 天 3 次，硝苯地平服法不变。1 个月后面部潮红好转，手足浮肿减轻。继续服六味地黄丸 1 个月，上述症状完全消失[1]。

参考文献

[1] 郭洁云．六味地黄丸消除硝苯地平不良反应 3 例．西北药学杂志，2001，16（4）：19.

第十节　万艾可

万艾可是由美国辉瑞研制开发的一种口服药物，用于治疗勃起功能障碍以及早泄效果显著。但临床报道长期服用此药可以导致"肾虚"，其中属于肾阴虚者可以使用六味地黄丸。

钮正祥等[1]用六味地黄丸辨证施治万艾可所致的肾虚患者36例。方法：治疗组予分型论治。肾阴虚型用六味地黄丸；肾阳虚型用八味地黄丸；肝肾阴虚型用杞菊地黄丸。1次8粒，1日2次，4周1个疗程。对照组予维生素C片，1次0.2g，1日3次，疗程同治疗组。结果：治疗组36例中，显效21例，有效13例，无效2例，总有效率94.1%；对照组29例中，显效28例，有效5例，无效6例，总有效率45%。

参考文献

[1] 钮正祥，孟凡海. 六味地黄丸治疗万艾可所致肾虚. 浙江中西医结合杂志，2006，16（7）：447.

第十一节　化疗药物

六味地黄汤能够增强机体细胞和体液免疫功能，减少化疗副作用，提高生活质量。

许继平等[1]对应用六味地黄口服液抗多种肿瘤化疗药毒副作用进行临床评价，并设十全大补口服液组和单纯化疗组为对照，以10项客观指标观察疗效。结果：在化疗期间，六味地黄口服液组对造血功能、免疫功能、心、肝、肾脏器功能均有良好的保护作用，并可改善临床症状，总有效率为84.4%，疗效明显优于十全大补口服液组和单纯化疗组。

夏清山等[2]以六味地黄丸治疗肿瘤化疗病人30例。方法：将60例患者随机分为六味地黄丸组（治疗组）与对照组。治疗组化疗时给予六味地黄丸口服，每天3次，每次8g；对照组单用化疗。结果：与对照组比较，治疗组的病变进展率、外围血 WBC、PLT 降低程度小，CD_8 下降明显，CD_4/CD_8 比值上升明显，血清 IgA、Igg，IgM 含量明显增高，且 Karnofsky 评分治疗组明显高于对照组。

弓晓霞[3]应用中药六味地黄丸加味治疗化疗导致的白细胞减少症31例。方法：药用熟地黄30g，山茱萸12g，干山药12g，泽泻9g，茯苓15g，丹皮

9g，女贞子30g，鸡血藤30g，何首乌15g。每天1剂，分早晚两次温服。结果：一般患者在化疗第二周开始出现白细胞下降，多数下降在 $2.0 \sim 3.0 \times 10^9/L$ 之间，最低者可至 $1.5 \times 10^9/L$，服中药 $6 \sim 8$ 剂后白细胞升至正常值，仅有两例严重者，服中药15剂后恢复正常。

苏海涛等[4]以加味六味地黄汤治疗恶性骨肿瘤化疗病人104例。方法：将104例骨肉瘤需行化疗的患者随机分为3组，试验组化疗始即服用加味六味地黄汤，对照组肌注白介素-2，两组均4周为1疗程，空白组为单纯完成化疗方案不行任何增强免疫力者。结果：骨肉瘤患者化疗后 CD_3^+ 、 CD_4^+/CD_3^+ 、 CD_8^+/CD_3^+ 、 CD_4^+/CD_8^+ 、 CD_{19} 、 CD_{20} 、 CD_3^+/CD_{1656}^{++} 均有明显下降。加味六味地黄汤作用于骨肉瘤化疗患者，其 CD_3^+ 和 CD_8^+ 的分子水平有显著性升高，而 CD_4^+ 水平及 CD_4^+/CD_8^+ 有增高但不明显，中药对骨肉瘤患者的 CD_{19} 、 CD_{20} 及 NK 细胞的表达均有显著性升高作用。与 IL-2 比较，细胞免疫指标无显著性差异，而体液免疫指标有显著性差异。

葛彩凤[5]以六味地黄丸口服治疗消化道晚期肿瘤患者化疗后患者34例。方法：化疗开始同时口服六味地黄丸，每次8g，每天3次。化疗过程中出现不良反应给予对症处理来缓解症状，如恶心、呕吐，给胃复安肌注或口服，口腔溃疡，用锡类散局部外用及别嘌呤醇漱口等。28天为1个周期，连续治疗 $3 \sim 4$ 个周期。结果：食欲不振28例中，显效18例，有效4例，无效6例，总有效率79%；恶心呕吐25例中，显效18例，有效2例，无效3例，总有效率88%；口腔溃疡7例中，显效5例，有效1例，无效1例，总有效率86%；血象改变18例中，显效15例，有效1例，无效2例，总有效率89%；胃功能损害5例中，显效4例，有效1例，无效0例，总有效率100%。

【案例举隅】

张某，男，64岁，住院号19958。因右上肺中心型癌于1996年10月17日起用EP方案化疗。化疗前查白细胞 $5.6 \times 10^9/L$，即开始服用中药六味地黄丸加味，每天1剂，连服10天后，11月7日查血象，白细胞为 $3.5 \times 10^{12}/L$，继服5剂，再次查血，白细胞为 $6.8 \times 10^9/L$。之后在化疗开始即服中药汤剂，白细胞一直保持正常，直至化疗结束[3]。

参考文献

[1] 许继平，周振鹤，黄建瑾，等. 六味地黄口服液抗多种肿瘤化疗药毒副作用的临床研究. 中国医药学报，1992，7（4）：13.

[2] 夏清山，张旭升. 六味地黄丸在化疗中增效减毒作用的临床观察. 湖北中医杂志，2005，27（11）：14.

[3] 弓晓霞. 六味地黄丸加味治疗化疗所致的白细胞减少症. 中医药研究，1998，14

（6）：40.

［4］苏海涛，黄永明，许少健，等．加味六味地黄汤对骨肉瘤化疗患者免疫功能的影响．南方医科大学学报，2010，30（6）：1412.

［5］葛彩凤．六味地黄丸减轻消化道肿瘤化疗毒副反应34例观察与护理．现代中西医结合杂志，2007，16（9）：1283.

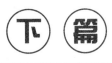

下 篇

现代实验研究

随着时代的发展和现代医学与现代科学向中医学的介入渗透，人们越来越渴望用现代科学知识来解释六味地黄丸的作用机理与效果，在此方面医学界做了大量工作并取得了显著成绩。同时，随着六味地黄丸的普及应用，药剂学方面的研究也越来越受到人们的重视。本部分主要将目前有关六味地黄丸药理学、药剂学（主要是制剂与药品质量监控）方面的研究结果进行系统总结与探讨。

第一章　药理学研究

本章节以临床疾病为切入点，将近年来六味地黄丸对不同系统疾病的治疗作用与作用机制的研究成果进行系统整理与介绍。

第一节　六味地黄丸对免疫系统作用

六味地黄丸对免疫系统作用的研究主要从拆方研究、增强免疫力有效成分、促进免疫器官细胞增殖、增强巨噬细胞吞噬功能、提高体液免疫和细胞免疫水平、自身性免疫疾病、阴虚证、抗菌消炎等几方面开展。

1. 拆方研究　六味地黄丸由六味药物组成，其中熟地、山药、山茱萸为补益肝肾之阴药，茯苓、牡丹皮、泽泻为清泻肝脾肾中之浊药，故可分为"三补""三泻"两组药。近代药理研究比较了全方及"三补""三泻"之药理作用区别，探求该方的作用机制。

为了探讨六味地黄汤及其配伍规律的现代药理学机理，李果[1]等以六味地黄汤及其拆方三补（熟地、山药、山茱萸）、三泻（茯苓、牡丹皮、泽泻）以及君药熟地为研究对象，以成年大鼠体重、肝功、肾功、血糖、血脂、免疫球蛋白（IgM）等为评价指标，研究了六味地黄汤的配伍规律及现代药理学机理。结果显示，灌服各组药物 30 天后，大鼠体重未见显著变化；肝功酶类除熟地组乳酸脱氢酶较空白组增加，其余各组与空白组比较均无显著差异；六味地黄汤组肌酐与尿酸较空白组均有显著降低，熟地组肌酐较空白组有显著降低；六味地黄汤组血糖降低较各组均有显著差异；三补组较空白组总胆固醇有明显增高，熟地组较空白组总胆固醇和低密度脂蛋白有明显增高；三泻组与熟地组 IgM 较空白组明显降低。结果提示六味地黄汤对于正常大鼠具有降低肌酐、尿酸、血糖作用，同时通过配伍三泻降低三补、熟地升高的总胆固醇，配伍三补升高三泻的免疫球蛋白，实现整体调节平衡的作用；六味地黄汤全方整体调节作用优于拆方配伍。

为了研究六味地黄汤及其"三补""三泻"拆方对正常小鼠和快速老化模型小鼠 SAM – prone/8（SAMP8）胸腺淋巴细胞分化相关的 Notch 信号转导

通路基因表达的影响，毕明刚等[2]采用实时荧光定量 PCR 方法检测 Notch1、PS1、PS2、HES1 等基因表达的变化。结果显示口服六味地黄汤可明显促进正常小鼠胸腺细胞 PS2、HES1 基因的表达；口服六味地黄汤及其三补、三泻拆方，可不同程度地降低 SAMP8 的 PS2、HES1 基因表达水平。提示六味地黄汤可增强正常的小鼠胸腺细胞 Notch 信号强度；并能够降低免疫老化亚系 SAMP8 的胸腺细胞 Notch 信号强度。

为了观察六味地黄汤全方、熟地、三补、三泻的煎剂对免疫系统及红细胞免疫功能的影响，马世平等[3]分别以熟地、三补、六味地黄汤给小鼠灌胃，连续 7 天，结果表明全方、熟地、三补均能减轻鸡红细胞（CRBC）、二硝基氟苯（DNFB）、2，4 - 二硝基氯苯（DNCB）致小鼠迟发型超敏反应，而对小鼠的免疫器官重量、碳粒廓清速率及血清抗体 IgG 的含量无明显影响；熟地、三补显著升高红细胞 C3b 受体花环率，熟地、三补及全方均可以对抗强的松龙所致的 C3b 花环率的降低，从而增强小鼠红细胞免疫功能。

为了比较六味地黄汤全方及其拆方三补（地黄、山茱萸、山药）和三泻（茯苓、泽泻、牡丹皮）对快速老化小鼠（SAM）免疫功能的调节作用，李思迪等[4]对 SAM 亚系小鼠（SAMP8）分别灌胃给予六味地黄汤全方（10g/kg）、三补（6.4g/kg）和三泻（3.6g/kg），每天 1 次，连续 60 天；以抗快速老化亚系小鼠（SAMR1）作为对照。采用 3H - TdR 掺入法检测脾脏淋巴细胞增殖能力，流式细胞术观察脾脏 CD_3^+、CD_4^+、CD_8^+、CD_{19}^+ 淋巴细胞百分率。结果显示与 SAMR1 组相比，SAMP8 组经刀豆蛋白 A（ConA）和脂多糖（LPS）诱导的脾细胞增殖能力、脾脏 CD_3^+、CD_4^+ 细胞百分率、CD_3^+/CD_{19}^+ 和 CD_4^+/CD_8^+ 比值均显著下降，而 CD_{19}^+ 细胞百分率显著上升；而六味地黄汤全方组及拆方组对上述指标具有不同程度的改善作用，其中，六味地黄汤组对 LPS 诱导的脾细胞增殖能力、CD_3^+ 和 CD_{19}^+ 细胞百分率、CD_3^+/CD_{19}^+ 比值、CD_4^+ 细胞百分率及 CD_4^+/CD_8^+ 比值的改善作用优于三补组和三泻组；三补组对升高 ConA 诱导的脾细胞增殖能力优于六味地黄汤全方组和三泻组，对脾脏 CD_3^+ 和 CD_{19}^+ 细胞百分率、CD_3^+/CD_{19}^+ 细胞比值及 CD_4^+ 细胞百分率的改善作用优于三泻组；三泻组升高 CD_4^+/CD_8^+ 比值的作用优于三补组。说明六味地黄汤全方组可显著改善 SAMP8 低下的 T、B 淋巴细胞功能，纠正脾脏 CD_4^+/CD_8^+ T 细胞亚群比例失衡，其作用优于单独应用三补组和三泻组；三补组和三泻组对 SAMP8 的免疫改善作用各有侧重，三补组的作用可能在于调节 T、B 淋巴细胞的数量和功能，三泻组则可能着重于调节 T 细胞亚群的比例，提示六味地黄汤对免疫功能的调节是三补组和三泻组相互协调综合作用的结果，该结果为揭示六味地黄汤配伍规律及其科学内涵提供了一定的实验依据。

2. 增强免疫力有效成分研究　中药方剂补益剂可分为补气剂、补血剂、补阴剂、补阳剂、阴阳双补剂，无论何种补益剂均对免疫系统有增强作用。近年来对于补阴方剂六味地黄汤中的增强免疫力的有效成分，取得了一定的研究进展。

为了探讨六味地黄多糖免疫药理活性的物质基础，齐春会等[5]运用现代药理学与植物化学紧密配合的方法，从六味地黄汤中逐步分离获得了六味地黄多糖 CA4-3B 和 P-3。应用 3H-TdR 掺入法和溶血空斑实验观察其体外对小鼠脾细胞免疫功能的作用。结果显示 CA4-3B、P-3 体外单独使用对正常及快速老化模型 SAMP8 和 SAMR1 小鼠脾细胞增殖反应有明显的促进作用，但不能增强有丝分裂原 ConA 诱导的脾细胞增殖反应，大剂量时有一定的抑制作用。CA4-3B 对绵羊红细胞（SRBC）体外诱导的正常小鼠脾抗体形成细胞生成反应亦有明显的促进作用，使抗体形成细胞（PFC）的数目明显增加，提示 CA4-3B 和 P-3 可能为具有免疫调节作用的活性多糖。

为了研究六味地黄多糖 CA4-3 的免疫药理学活性及作用的靶细胞，进一步阐明六味地黄汤发挥免疫调节作用的物质基础和作用机制，齐春会等[6]对环磷酰胺致小鼠脾细胞抗体生成反应能力低下模型予以口服 CA4-3，采用溶血空斑实验（PFC）、3H-TdR 掺入、酶联免疫吸附实验（ELISA）及酶联免疫斑点（ELISPOT）等方法，结果显示 CA4-3 能明显改善脾细胞的免疫功能；体外研究表明，CA4-3 可直接促进小鼠 B 细胞增殖，升高脾细胞抗体 IgG 水平，增加脾细胞抗体 IgG 的数目，而对 T 细胞直接作用不明显，提示六味地黄汤中多糖 CA4-3 是该复方发挥免疫调节作用的重要物质基础之一，而 B 细胞是其直接作用的主要靶细胞之一。

为了定向追踪分离六味地黄汤醇溶部分（Fr1）中发挥免疫调节作用的活性成分，杨胜等[7]以环磷酰胺（Cy）处理小鼠为活性导向评价动物模型，以绵羊红细胞（SRBC）诱导的脾细胞抗体生成反应为活性导向评价指标，结果显示 Fr1 对 Cy 所致抗体生成反应能力低下具有明显的改善作用，其正丁醇和水萃取部分的活性较强，正丁醇萃取部分以硅胶柱层析所得组分 3A 活性最强，水萃取部分以 C18 反相柱层析所得组分 C18-1 活性最强，提示 Fr1 发挥免疫调节作用的主要活性成分来源于 3A 和 C18-1。

为了研究六味地黄汤活性部位 3A 的免疫调节作用，杨胜等[8]对环磷酰胺（Cy）处理小鼠、肉瘤 S180 荷瘤小鼠及快速老化模型小鼠（SAM）等免疫功能低下模型，口服给予六味地黄汤活性部位 3A 并观察其对免疫反应的影响，结果显示 3A 对以上模型低下的抗体生成反应和脾细胞增殖反应均具有明显的改善作用，提示 3A 具有明显的免疫调节作用，是六味地黄汤的重要活性部位之一。

为了进一步研究六味地黄汤活性部位 3A 的免疫调节作用机理，杨胜等[9]口服给予 3A，观察其对环磷酰胺（Cy）处理小鼠，荷瘤小鼠和快速老化小鼠的 T 细胞亚群，B 细胞产生 IgG 水平，γ 干扰素（IFN－γ）mRNA 的表达水平的影响及体外活性，结果显示口服给予 3A 对 3 种模型小鼠脾脏 T 细胞亚群的变化均具有不同程度的恢复作用，并促进快速老化小鼠脾细胞分泌 IgG，提高 Cy 处理小鼠脾细胞 IFN－γmRNA 的表达水平，提示 3A 对免疫功能的改善作用与调节 T、B 细胞的比例或改善其功能具有一定的关系。

为了六味地黄汤中活性部位 CA_4 的免疫调节作用，聂伟等[10]用环磷酰胺（Cy）处理小鼠及快速老化模型小鼠（SAM），结果显示 CA_4 可明显增强 SAM 抗早衰亚系 SAMR1 及早衰亚系 SAMP8 的免疫功能，促进其脾细胞抗体生成反应，增强脾细胞的增殖反应能力。CA_4 对 Cy 所致小鼠脾细胞抗体生成反应低下具有明显的改善作用。研究还发现 CA_4 对 Cy 所致胸腺 $L_3T_4^+$ 细胞数目下降具有明显的拮抗作用，但对 Lyt^-2^+ 细胞数目的减少无改善作用。CA_4 明显增强正常小鼠脾细胞的 T 辅助活性，增强 Cy 处理小鼠脾脏特异性杀伤 T 细胞（CTL）的活性，提示 CA_4 对 TH 及 TC 的功能均具有调节作用。

3. 促进免疫器官细胞增殖 六味地黄丸在临床上用于治疗肾阴虚证，而肾阴虚证患者常伴有肾上腺皮质分泌功能亢进和糖皮质激素水平升高，糖皮质激素水平的升高常诱导淋巴细胞的凋亡。

为了探讨其作用机理，刘金元[11]等给予小鼠肌注氢化可的松建立肾阴虚模型，以六味地黄汤灌胃治疗，观察胸腺和脾脏指数，结果显示六味地黄汤具有抗胸腺和脾脏萎缩的作用，呈剂量效应关系。由于淋巴细胞凋亡与胸腺和脾脏萎缩的密切关系，其研究结果提示六味地黄汤可能具有抑制糖皮质激素引起的淋巴细胞凋亡的作用。

为了观察六味地黄丸及其不同工艺提取物对正常小鼠免疫功能的调节作用，宋宇等[12]以六味地黄丸不同样品对小鼠免疫器官的影响，用碳粒廓清法检测六味地黄丸不同样品对小鼠单核巨噬细胞吞噬活性的影响，MTT 法检测小鼠脾淋巴细胞增殖反应，结果显示六味地黄丸新工艺提取物明显促进小鼠免疫器官（胸腺、肾上腺）增重；六味地黄丸原剂型组及 2 号新工艺组能显著地增加小鼠碳粒廓清指数 K 及吞噬指数 α，增强小鼠单核巨噬细胞的吞噬功能；六味地黄丸及其不同工艺提取物均能显著促进正常小鼠脾淋巴细胞的增殖，且新工艺组作用优于原剂型，提示六味地黄丸及其不同工艺提取物对正常小鼠单核巨噬细胞吞噬功能和 T、B 淋巴细胞增殖具有一定增强作用。

为了探讨六味地黄丸加减复方对小鼠免疫功能的影响，廖梅等[13]采用可的松诱导小鼠免疫抑制模型，灌服高、低剂量的六味地黄丸加减复方浸提液，测定小鼠的体重、胸腺和脾重量，耳廓肿胀度以及吞噬细胞的吞噬作用。结果显示高剂量的中药复方粉剂可使免疫功能低下小鼠的体重、胸腺和脾脏重量显著增加，耳廓肿胀度显著增加，具有显著促进吞噬细胞的吞噬作用；但小剂量组作用不明显，提示高剂量六味地黄丸加减复方可增强机体的免疫功能。

为了探讨四君子汤、六味地黄汤对环磷酰胺致小鼠免疫抑制的拮抗作用及机理，吴军等[14]将ICR纯种小鼠随机分成正常组、环磷酰胺组、四君子汤和六味地黄汤两个用药组，连续给药10天后，测定脾指数、脾细胞凋亡率和胸腺细胞周期，结果显示环磷酰胺能明显降低小鼠脾指数，抑制胸腺细胞增殖，诱导脾细胞凋亡，而四君子汤和六味地黄汤能显著升高脾指数，促进胸腺细胞增殖并抑制脾细胞凋亡，提示四君子汤和六味地黄汤能拮抗环磷酰胺的免疫抑制作用，提高机体的免疫功能。

4. 增强巨噬细胞的吞噬功能 为了研究六味地黄丸对正常及免疫功能低下小鼠的作用，阐明六味地黄丸在疾病防治中的作用机制，廉南等[15]从免疫学角度入手，采用体内免疫指标测定法结合电镜，观察六味地黄丸对正常及免疫功能低下小鼠的作用，结果显示六味地黄丸对小鼠腹腔巨噬功能有明显增强作用，能直接影响外周免疫器官，并具有对免疫抑制剂一定的对抗作用，提示六味地黄丸对外周免疫器官有直接作用。

为了探讨六味地黄丸对巨噬细胞活性的影响，贾泰元等[16]将巨噬细胞J774细胞株与六味地黄丸水抽提液共同培养，结果显示六味地黄丸能增强巨噬细胞的免疫活性，提示六味地黄丸的免疫调节作用可能是通过增强巨噬细胞的吞噬活性而实现的。

为了探讨六味地黄汤和地黄对小鼠免疫功能的影响，邱妍[17]分别给小鼠灌服高、低剂量的六味地黄汤复方和地黄水提液，测定小鼠的体重、胸腺和脾重量，腹腔巨噬细胞吞噬功能及血液中白细胞和红细胞数。结果显示试验组小鼠的体重、胸腺和脾脏重量、血液中淋巴细胞数和红细胞数增加，腹腔巨噬细胞吞噬功能增强，提示高剂量的六味地黄汤复方和地黄均可增强小鼠机体的免疫功能，且六味地黄汤复方的效果优于地黄水提液。

为了研究经光合细菌代谢前后六味地黄汤对免疫力低下动物的药理作用，陈艳芬等[18]采用氢化可的松造成免疫力低下模型，观察六味地黄汤生物制剂和六味地黄汤分别对小鼠免疫器官、吞噬指数和迟发型变态反应的影响。结果显示六味地黄汤生物制剂能明显提高小鼠脾指数，提高吞噬指数，增强迟发型变态反应，而同等剂量的六味地黄汤作用不明显，提示六味地黄汤生物制剂在增强免疫力方面优于传统的六味地黄汤水煎剂。

5. 提高体液免疫和细胞免疫水平 环磷酰胺是一种最常用的烷化剂类抗肿瘤药，应用环磷酰胺腹腔注射造成小鼠免疫功能低下模型，能很好地观察药物对免疫功能的影响。

为了研究六味地黄汤对环磷酰胺所致免疫抑制模型小鼠细胞免疫及体液免疫的免疫调节作用，李家伦等[19]采用环磷酰胺致小鼠免疫抑制模型，将免疫功能低下小鼠随机分为对照组、模型组及六味地黄汤治疗组，观察六味地黄汤对小鼠体重的影响，并测定小鼠外周血 T 淋巴细胞亚群及小鼠血清免疫球蛋白（IgM，IgG 和 IgA）的含量。结果显示六味地黄汤可以使小鼠体重明显增加，提高模型小鼠外周血 CD_3^+ 和 CD_4^+ T 细胞百分率，促进血清 IgM，IgG 和 IgA 的生成，提示六味地黄汤具有增强免疫功能低下小鼠的体液免疫和细胞免疫功能。

为了探讨六味地黄软胶囊对环磷酰胺致小鼠免疫功能低下模型特异性免疫机能的影响，周晓棉等[20]采用环磷酰胺致小鼠免疫功能低下模型，采用四甲基偶氮唑蓝比色分析法、乳酸脱氢酶法、免疫荧光法及掌跖肿胀法等，观察六味地黄软胶囊对特异性免疫功能的影响，结果显示六味地黄软胶囊连续灌胃给药 7 天，可显著提高环磷酰胺致特异性免疫功能低下成年及幼年小鼠的体液免疫和细胞免疫水平，提示六味地黄软胶囊对环磷酰胺致成年及幼年小鼠特异性免疫功能低下有显著改善作用。

为了探讨六味地黄发酵液对小鼠细胞免疫、体液免疫和非特异性免疫功能的影响，郭芳等[21]采用碳粒廓清试验、二硝基氟苯法和血清溶血素法，观察六味地黄发酵液及六味地黄煎剂对小鼠吞噬细胞的吞噬功能、迟发型变态反应和抗体产生的作用。结果显示六味地黄发酵液在增强小鼠的细胞免疫和体液免疫功能上优于六味地黄煎剂。

6. 治疗自身性免疫疾病 为了观察六味地黄丸和金匮肾气丸对实验性自身免疫性脑脊髓炎（EAE）小鼠淋巴细胞亚群和自然杀伤（NK）细胞的影响，刘妍等[22]通过建立 EAE 模型，造模后第 12、25 及 40 天，用流式细胞仪检测小鼠外周血淋巴细胞亚群及 NK 细胞；取各组小鼠脑和脊髓，进行病理观察。结果显示模型组小鼠造模后第 9 天开始陆续发病，第 22 天达到高峰，神经功能评分为 4.0 分，体重明显降低，淋巴细胞亚群中 CD_8^+ 明显降低，CD_4^+/CD_8^+ 比值明显升高，NK 细胞水平明显降低。各治疗组小鼠的神经功能评分均比模型组降低，病程缩短，CD_8^+，CD_4^+/CD_8^+ 比值及 NK 细胞水平基本调节至正常。病理观察发现模型组小鼠大脑和脊髓病变表现为小静脉周围炎性细胞浸润形成袖套样改变及神经核固缩。激素组、六味地黄丸组和金匮肾气丸组均有不同程度减轻，病灶区域的炎性浸润细胞数较少，袖套样改变少见，提示六味地黄丸和金匮肾气丸均有防治 EAE 的作用，其作用机制可能与调节细胞免疫系统有关，六味地黄丸在改善 EAE 小鼠体重、神经评分及调节细胞免疫等方面要优于醋酸泼尼松和金匮肾气丸。

为了研究六味地黄汤防治自身免疫病的作用和可能的作用途径，齐春会等[23]运用空肠弯曲杆菌（CJ）致敏的方法制备小鼠自身免疫模型，用酶联免疫吸附、溶血空斑形成和 3H－TdR 掺入等方法观察六味地黄汤对其免疫功能的调节作用，显示 CJ 致敏小鼠的肝脏组织发生了慢性炎症反应，血清自身抗体如抗核抗体和抗双链 DNA 抗体的水平明显升高；六味地黄汤可减轻其自身免疫性炎症损伤，使血清抗核抗体和抗双链 DNA 抗体水平降低。此外，六味地黄汤对 CJ 致敏小鼠增高的抗体生成反应和脾细胞增殖反应也具有明显的调节作用。结果提示六味地黄汤对 CJ 致敏小鼠自身免疫性病理变化具有改善作用，其作用机制与纠正机体免疫功能平衡失调具有密切关系。

7. 治疗阴虚证 为了研究六味地黄汤（丸）对阴虚病证模型小鼠血浆中环核苷酸的影响，探讨六味地黄汤补阴的作用机理，肖子曾等[24]采用糖皮质激素致小鼠阴虚模型，观察其煎剂、丸剂大小剂量组对环核苷酸（cAMP）的影响，以放射免疫法进行测定。结果显示六味地黄汤（丸）有恢复血浆中 cAMP、cGMP 水平及其比值的作用，且以高剂量组的作用为优，提示六味地黄汤能改善和调节 cAMP 系统是其补阴作用的机理之一。

为了探讨六味地黄汤及其拆方对腹腔巨噬细胞（Mφ）Ia 抗原表达的影响，马健等[25]以肌肉注射皮质酮建立阴虚动物模型，六味地黄汤灌胃给药，结果显示六味地黄汤能够明显提高正常大鼠 MφIa 抗原表达的阳性率，强度与阳性对照的人参皂苷组相似；该方还能够使外源性皮质酮（CORT）肌肉注射所致"阴虚"模型大鼠 MφIa 抗原表达率的抑制得以明显改善。方中三味补药是六味地黄汤促进 MφIa 抗原表达的主要成分，三味泻药单用对正常及模型大鼠的 MφIa 抗原表达均无直接影响，但与三补配伍后则能够明显提高其对 MφIa 抗原表达的阳性率，提示六味地黄汤促进 Mφ 表面 Ia 抗原表达，提高 Mφ 递呈抗原能力，可能是六味地黄汤调节免疫功能、治疗阴虚证的作用机理之一。

为了探讨六味地黄丸入血成分马钱苷对糖皮质激素致阴虚大鼠模型的影响，戴冰等[26]采用糖皮质激素法制备大鼠阴虚模型，高效液相色谱法检测正常和阴虚大鼠灌胃六味地黄丸后血清山茱萸的有效成分之一马钱苷的浓度。结果显示口服六味地黄丸后的阴虚证大鼠血清中马钱苷浓度较正常大鼠高，提示阴虚时大鼠对六味地黄丸入血成分马钱苷的吸收要高于正常大鼠。

为了探讨六味地黄汤对肾阴虚小鼠免疫功能的影响，王秀荣等[27]采用糖皮质激素制备肾阴虚动物模型，并随机将小鼠分为正常对照组、模型对照组、六味地黄汤组。给药后测定小鼠的体液免疫，腹腔巨噬细胞吞噬功能及T淋巴细胞的增殖。结果显示六味地黄汤组肾阴虚小鼠的半数溶血值、巨噬细胞的吞噬率和吞噬指数以及T淋巴细胞的刺激指数明显高于模型对照组，接近于正常对照组，提示六味地黄汤能提高肾阴虚小鼠的免疫功能。

为了进一步探讨肾阴虚证免疫学实质，杜标炎等[28]将30只Wistar大鼠分为正常对照组、模型组、六味地黄汤组，采用糖皮质激素致肾阴虚大鼠模型以原位末端标记法标记凋亡细胞，观测六味地黄汤对胸腺淋巴细胞凋亡的影响。结果显示模型组淋巴细胞凋亡增多，且多在胸腺皮质部，凋亡细胞计数模型组显著高于正常对照组；六味地黄汤组淋巴细胞凋亡较模型组明显减少，凋亡细胞计数六味地黄汤组低于模型组，提示六味地黄汤能抑制糖皮质激素诱导的胸腺淋巴细胞凋亡，反证了肾阴虚证存在胸腺淋巴细胞凋亡，而滋补肾阴的药物对其有抑制作用。

随后徐勤等[29]以同样的方法观察脾动脉周围淋巴鞘区域的T淋巴细胞凋亡情况。结果显示正常对照组动脉周围淋巴鞘少有T淋巴细胞凋亡，模型组动脉周围淋巴鞘见较多T淋巴细胞凋亡，而六味地黄汤组动脉周围淋巴鞘T淋巴细胞凋亡数明显低于模型组，提示滋阴补肾中药六味地黄汤有拮抗糖皮质激素诱导脾T淋巴细胞凋亡的作用，反证了肾阴虚证存在脾T淋巴细胞凋亡的情况，而滋补肾阴药物对其有抑制作用。

为了观察六味地黄汤生物制剂对实验肾阴虚小鼠脾T淋巴细胞亚群的影响，并与传统六味地黄汤进行比较，胡旭光等[30]采用甲状腺素和利血平建立肾阴虚小鼠模型，在模型小鼠服用药物1周后称体重和计算脾脏指数，采用流式细胞仪测定脾脏T淋巴细胞亚群表达。结果显示六味地黄汤生物制剂对肾阴虚模型小鼠脾T淋巴细胞亚群CD_4^+/CD_8^+比例有提高作用，与传统六味地黄汤组比较存在显著性差异，提示六味地黄汤生物制剂对肾阴虚模型小鼠T淋巴细胞亚群具有显著的调节作用，可提高机体的细胞免疫功能，其作用优于传统的六味地黄汤。

8. 治疗创伤　为了探讨六味地黄汤对创伤小鼠红细胞免疫功能的影响，赵文等[31]利用创伤小鼠实验模型，采用酵母菌花环法分别测定创伤小鼠六味地黄汤治疗前后红细胞免疫功能指标。结果显示治疗后RBC-C3bR花环率、RBC-IC花环率和RBC免疫黏附促进因子（RFER）活性降低，而RBC免疫黏附抑制因子（RFIR）活性升高，提示六味地黄汤对创伤引起的红细胞免疫功能抑制有恢复作用。

为了研究六味地黄汤对大鼠烫伤后免疫功能的影响,徐瑶等[32]利用烫伤大鼠实验模型,采用 MTT 比色法等技术分别测定了烫伤大鼠及六味地黄汤治疗后的免疫功能指标。结果显示六味地黄汤能拮抗烫伤抑制大鼠腹腔 Mφ 吞噬活性、脾脏淋巴细胞转化增殖、IL-2 分泌、NK 细胞活性、RBC-C3bR 花环率、RBC-IC 花环率作用,并且拮抗烫伤引起的促进腹腔 Mφ 分泌 TNF、增加血清 IL-6 水平作用。

9. 抗菌消炎　为了探讨六味地黄丸对乳牛多形核白细胞的免疫调节作用,母安雄等[33]以水提醇沉法制备六味地黄丸药液,处理乳牛外周血和乳中吞噬细胞,应用 3-(4,5-二甲基噻唑-2-YL) 2,5-二苯基-四唑溴盐(MTT)法和硝基蓝四氮唑法测试六味地黄丸对乳牛多形核白细胞杀菌功能和超氧基释放水平的影响。结果表明六味地黄丸能极显著地促进外周血及乳中多形核白细胞的杀菌能力,显著提高血液和乳中吞噬细胞超氧基的释放水平;在适当浓度范围内,六味地黄丸对多形核白细胞的免疫功能起明显的双向调节作用。

10. 其他　为了研究六味地黄汤对小鼠腹腔巨噬细胞活性自由基的调节,钱瑞琴等[34]给予小鼠一定强度的水浸应激刺激,观察六味地黄汤对腹腔巨噬细胞活性自由基产生的影响,结果显示小鼠腹腔巨噬细胞活性自由基产生亢进,六味地黄汤可抑制水浸应激与异丙肾上腺素所致的腹腔巨噬细胞活性自由基产生亢进。其作用机理可能与交感神经末梢所释放的儿茶酚胺类样物质有关,提示中医补益方剂在提高机体免疫功能的同时还可抑制产生亢进的活性自由基。

为了探讨六味地黄汤对氢化可的松所致免疫功能低下模型小鼠免疫功能的影响,徐瑶等[35]采用 MTT 比色法等技术分别测定了氢化可的松所致免疫功能低下模型小鼠六味地黄汤治疗后免疫功能指标。结果显示六味地黄汤能不同程度地拮抗氢化可的松对小鼠腹腔 Mφ 吞噬活性、脾脏淋巴细胞转化增殖、IL-2 分泌、NK 细胞活性的抑制,提示六味地黄汤能多途径增强氢化可的松所致免疫功能低下小鼠免疫功能。

以上研究表明,六味地黄方具有促进免疫器官细胞增殖、增强巨噬细胞的吞噬功能、提高体液免疫和细胞免疫水平、治疗自身性免疫疾病、对机体的免疫功能具有明显的调节和恢复作用,为临床上用于治疗或辅助治疗免疫系统疾病或与免疫系统功能失调相关的一些疾病提供了实验依据。

参考文献

[1] 李果，罗云，肖小河，等．六味地黄汤及其拆方的配伍规律实验研究．中药材，2007，30（2）：205 – 208.

[2] 毕明刚，周文霞，齐春会，等．六味地黄汤及其拆方对正常小鼠和SAMP8胸腺淋巴细胞分化相关基因表达的影响．中国免疫学杂志，2008，24（2）：24 – 27.

[3] 马世平，杭秉茜，刘越，等．六味地黄汤的免疫药理研究．现代应用药学，1990，7（3）：14 – 17.

[4] 李思迪，蒋宁，张小锐，等．六味地黄汤及其拆方对快速老化小鼠免疫功能的调节作用．国际药学研究杂志，2010，37（3）：222 – 226.

[5] 齐春会，张永祥，乔善义，等．六味地黄多糖体外对正常及衰老小鼠脾细胞免疫功能的作用．中国药理学通报，1999，15（2）：157 – 160.

[6] 齐春会，付艳荣，张永祥，等．六味地黄多糖CA4 – 3对小鼠B细胞功能的作用．中国药理学通报，2001，17（4）：469 – 472.

[7] 杨胜，张永祥，吕晓东，等．六味地黄汤醇溶部分免疫调节活性成分的药理学导向分离评价．中药药理与临床，2000，16（3）：1 – 3.

[8] 杨胜，张永祥，吕晓东，等．六味地黄汤活性部位3A的免疫调节作用研究．中草药，2001，32（4）：326 – 329.

[9] 杨胜，张永祥，吕晓东，等．六味地黄汤活性部位3A的免疫调节作用机理研究．中国中西医结合杂志，2001，21（2）：119 – 122.

[10] 聂伟，张永祥，茹祥斌，等．六味地黄汤活性部位CA4的免疫调节作用研究．中药药理与临床，1998，14（2）：1 – 4.

[11] 刘金元，杨冬娜，杜标炎．六味地黄汤抗胸腺和脾脏萎缩作用的实验研究．江西中医学院学报，2005，17（1）：62 – 63.

[12] 宋宇，宋颖，段冷昕，等．六味地黄丸及其不同工艺提取物对小鼠免疫功能的影响．北京中医药大学学报，2008，31（6）：385 – 388.

[13] 廖梅，汤德元，吕世明，等．六味地黄丸加味对免疫低下小鼠免疫功能的影响．中国兽药杂志，2008，42（6）：23 – 25.

[14] 吴军，赵凤鸣，王明艳，等．四君子汤 – 六味地黄汤对环磷酰胺致小鼠免疫抑制的拮抗作用实验研究．四川中医，2007，25（10）：12 – 14.

[15] 廉南，严清明，赴国良，等．六味地黄丸免疫学作用的实验研究．西南国防医药，1991，1（1）：47 – 49.

[16] 贾泰元．六味地黄丸的免疫调节作用．中成药，1994，16（90）：34 – 36.

[17] 邱妍，林霖，董发明．六味地黄汤及其君药对小鼠免疫调节作用的影响．中国畜牧兽医，2010，37（50）：234 – 236.

[18] 陈艳芬，臧建伟，唐春萍，等．六味地黄汤生物制剂对氢化可的松模型的药理作用研究．时珍国医国药，2008，19（5）：1035 – 1036.

[19] 李家伦，雷世庸．六味地黄汤对免疫功能低下小鼠的药理作用．中国医药指南，2008，6（16）：13 – 14.

[20] 周晓棉，曹春阳，曹颖林．六味地黄软胶囊对成年及幼年免疫低功小鼠特异性免疫功能的影响．沈阳药科大学学报，2005，22（3）：213－216.

[21] 郭芳，刘秀书，孟祥琴，等．六味地黄发酵液的免疫调节作用．河北医科大学学报，2001，22（2）：72－74.

[22] 刘妍，王蕾，赵晖，等．六味地黄和金匮肾气丸对实验性自身免疫性脑脊髓炎小鼠淋巴细胞亚群和 NK 细胞的影响．中国实验方剂学杂志，2009，15（4）：42－47.

[23] 齐春会，张永祥，赵洪波，等．六味地黄汤对空肠弯曲杆菌所致自身免疫模型小鼠免疫功能的影响．中国新药杂志，2001，10（9）：668－671.

[24] 肖子曾，戴冰，黄开颜，等．六味地黄汤对小鼠血浆中环核苷酸的影响．中国实验方剂学杂志，2004，10（1）：44－46.

[25] 马健，龚婕宁，陆平成．六味地黄汤对大鼠巨噬细胞 Ia 抗原表达的影响．中国实验方剂学杂志，1998，4（4）：6－9.

[26] 戴冰，邹双华，刘磊，等．六味地黄丸对糖皮质激素阴虚大鼠血清中马钱苷浓度的影响．湖南中医药大学学报，2007，27（2）：35－39.

[27] 王秀荣，张永红，王秀英，等．六味地黄汤对糖皮质激素肾阴虚模型免疫功能的影响．河北医科大学学报，2005，26（6）：451－452.

[28] 杜标炎，徐勤，吴绍锋，等．六味地黄汤对糖皮质激素肾阴虚模型免疫器官淋巴细胞凋亡的抑制作用（I）．广州中医药大学学报，2000，17（3）：204－208.

[29] 徐勤，杜标炎，罗惠，等．六味地黄汤对糖皮质激素肾阴虚模型免疫器官淋巴细胞凋亡的抑制作用（II）．广州中医药大学学报，2000，17（3）：207－210.

[30] 胡旭光，臧建伟，唐春萍，等．六味地黄汤生物制剂对肾阴虚小鼠脾 T 淋巴细胞亚群的影响．时珍国医国药，2008，19（5）：1033－1034.

[31] 赵文，李小平，孙明权．六味地黄汤对创伤小鼠红细胞免疫功能的影响．现代中西医结合杂志，2001，10（19）：1813－1815.

[32] 徐瑶，卞国武，吴敏毓，等．六味地黄汤对大鼠烫伤后免疫功能的影响．中国实验方剂学杂志，2000，6（2）：31－34.

[33] 母安雄，胡松华．六味地黄丸对乳牛多形核白细胞的免疫调节作用．中国兽医科技，2000，30（8）：31－33.

[34] 钱瑞琴，前田利男，李顺成．六味地黄汤、八味地黄汤调整小鼠腹腔巨噬细胞活性自由基的机理研究．中药药理与临床，1993，9（5）：4－7.

[35] 徐瑶，杨解人，卞国武．六味地黄汤对氢化可的松模型小鼠的免疫调节作用．现代中西医结合杂志，2000，9（13）：1204－1206.

第二节　六味地黄丸对糖尿病作用

六味地黄方对糖尿病作用的研究主要从调节糖脂代谢、改善胰岛素抵抗、抗氧化作用、保护胰腺、调控基因表达、治疗并发症等几方面开展。

1. 调节糖脂代谢 为了观察六味地黄丸对糖尿病动物模型的影响，探讨滋阴补肾法对四氧嘧啶型糖尿病大鼠的整体状况及血糖的调节作用，徐秀梅等[1]采用尾静脉注射四氧嘧啶复制大鼠糖尿病模型，观察六味地黄丸对该模型的影响，并以各组大鼠的整体状况、体重以及血糖的变化进行比较研究。结果显示，与模型组比较六味地黄丸可以改善糖尿病大鼠的整体状况，降低血糖水平，有显著性差异。结果提示运用此方法建立糖尿病模型具有一定的可靠性和说服力，六味地黄丸对此模型有显著的治疗作用。

为研究六味地黄丸对糖尿病大鼠血糖和血脂的影响，谭俊珍等[2]采用静脉注射四氧嘧啶复制糖尿病 Wistar 大鼠模型，将成模的糖尿病大鼠按血糖和体质量随机分为糖尿病组、六味地黄丸组，同时设立正常对照组，并分别给予蒸馏水和六味地黄丸灌胃 6 周，每 3 周测量体质量 1 次，6 周后测定空腹血糖，总胆固醇（TC）、甘油三酯（TG）、高密度脂蛋白－胆固醇（HDL－C）和低密度脂蛋白－胆固醇（LDL－C）。结果显示糖尿病组大鼠体质量下降，血糖显著升高，TC、Tg，LDL－C 含量显著增加，补充六味地黄丸后，体质量逐渐增加，血糖显著下降，TC、Tg，LDL－C 含量显著降低。结果提示六味地黄丸能增加糖尿病大鼠体质量，对其糖、脂代谢有一定的改善作用。

为了探讨六味地黄丸和有氧运动单独与联合应用对糖尿病大鼠血糖、血脂的干预作用，谭俊珍等[3]采用静脉注射四氧嘧啶复制糖尿病大鼠模型，观察 TC、Tg，LDL－C 以及 HDL－C 的变化情况，结果显示运动和六味地黄丸不仅能改善糖尿病大鼠的糖代谢，还降低了 TC、TG 和 LDL－C 的含量。结果提示服用六味地黄丸结合运动可以减少心血管系统疾病的发生。

为了探讨六味地黄汤对机体糖代谢的作用及其组方原理，刘保林等[4]观察了六味地黄汤及其组方的水煎剂对正常小鼠血糖和肝糖原的影响，结果显示三补、山茱萸加丹皮和山药加茯苓可降低血糖水平；全方、三补、熟地加泽泻及山茱萸加丹皮可增加肝糖原的含量，提示六味地黄全方和方剂中的不同组方对糖代谢的影响不尽相同，单味药在组方的过程中，其成分和性质会发生一定的变化，这些变化在药理作用方面也得到反映。中医治则中不仅注意到单味药的功用，更注意多味药的配伍使用。

为了观察加味六味地黄汤（六味地黄汤加川芎、当归）对 2 型糖尿病大鼠血糖及血脂的影响，黄凤婷等[5]采用高脂高热量饲料喂养并结合小剂量链脲佐菌素（STZ）腹腔注射的方法制备 2 型糖尿病大鼠模型成功后，给药并测定大鼠血糖、糖化血清蛋白、胰岛素水平和血脂等生化指标。结果显示加味六味地黄汤高剂量组与模型组比较，在血糖、糖化血清蛋白、空腹血清胰岛素、甘油三酯、总胆固醇、血清丙二醛、胰腺丙二醛等血液生化指标方面具有非常显著性差异，中、低剂量组也有差异，呈现一定的疗效关系，提示加味六味地黄汤能有效的降低血糖和血脂，可预防和治疗糖尿病及其并发症。

为了观察六味地黄丸对自发性2型糖尿病大鼠模型OLETF鼠脂代谢的影响，李佳等[6]将自发性2型糖尿病大鼠OLETF鼠40只随机分为六味地黄丸干预组和对照组，LETO鼠10只作为正常对照组。干预组从8周龄起以六味地黄丸2.4mg/kg每天灌胃给药，其余两组以等量清水灌胃。定期OGTT试验。于8、32和40周龄时分批处死大鼠。检测血清三酰甘油、血清胆固醇、血清游离脂肪酸。结果显示干预组的发病率显著低于同时期对照组。LETO组无IGT或糖尿病发生。干预组血清三酰甘油、胆固醇和血清游离脂肪酸显著低于对照组，与LETO组相比差异无显著性。结果提示六味地黄丸可显著降低OLETF鼠2型糖尿病的发病率，有效预防糖尿病的发生；六味地黄丸能够显著降低血清三酰甘油、胆固醇和血清游离脂肪酸。

为了研究六味地黄丸对自发性2型糖尿病大鼠内脏脂肪堆积的影响，薛耀明等[7]将自发性2型糖尿病大鼠OLETF鼠40只，随机分为预防组和对照组，同系健康对照LETO鼠10只作为正常对照组。预防组于8周龄起以六味地黄丸2.4mg/kg每天灌胃给药，其余两组以等量清水灌胃。监测体质量，定期口服糖耐量试验检测血糖，分批宰杀分离并称量腹部脂肪。结果显示随病程进展，OLETF鼠内脏脂肪/体质量逐渐高于LETO组，在40周龄六味地黄丸预防组内脏脂肪/体质量显著低于对照组。结果提示六味地黄丸能有效减少OLETF鼠内脏脂肪的堆积。

2. 改善胰岛素抵抗 为了探讨六味地黄丸对实验性2型糖尿病（T2DM）大鼠胰岛素抵抗（IR）和C肽（C-P）分泌作用的影响，金智生等[8]采用高脂饲料加小剂量腹腔注射链脲佐菌素造模，分别给予罗格列酮及六味地黄丸进行干预，观察用药前后体质量变化及体质量指数（BMI），计算稳定模式评估法的胰岛素抵抗指数（HOMA-IR），测定干预后胰岛素敏感指数（ISI）、BMI、空腹血糖（FPG）、胆固醇（TG）、三酰甘油（TC）、高密度脂蛋白（HDL-C）、低密度脂蛋白（LDL-C）和C-P水平。结果显示六味地黄丸可降低肥胖性T2DM大鼠体质量及BMI、HOMA-IR、FPg，Tg，TC、LDL-C、C-P水平，增高HDL-C、ISI，提示六味地黄丸可较明显降低血糖，有效控制体质量，改善胰岛素抵抗。

为了观察六味地黄丸对自发性2型糖尿病大鼠模型血浆脂联素水平的影响，钱毅等[9]将自发性2型糖尿病大鼠OLETF鼠40只，随机分为六味地黄丸干预组和对照组，LETO鼠10只作为正常对照组。干预组从8周龄起以六味地黄丸2.4mg/kg每天灌胃给药，其余两组以等量清水灌胃。定期OGTT试验，监测各组大鼠摄食及体质量增长情况，每周称量大鼠体质量和摄食量。于8、32和40周龄时分批处死大鼠。检测血浆脂联素、血浆胰岛素水平。结果显示与对照组相比，干预组的血浆脂联素水平均明显增加。对照组血浆脂联素水平与LETO组相比显著降低。结果提示OLETF鼠血浆脂联素水平与胰岛素敏感性呈正相关。六味地黄丸早期干预能明显增加OLETF鼠血浆脂联素水平，改善OLETF鼠胰岛素抵抗。

3. 抗氧化作用 为了研究双（α-呋喃甲酸）氧钒（VO-FA）与六味地黄丸联合使用对糖尿病大鼠抗氧化损伤作用，冯莉等[10]采用四氧嘧啶诱发糖尿病大鼠模型，分别以高、低剂量VO-FA、六味地黄丸及高、低剂量VO-FA联合六味地黄丸治疗，并设立正常组和模型组作对照，治疗4周后，检测各组大鼠血糖及血清T-SOD、MDA值。结果显示VO-FA高剂量组和六味地黄丸组治疗后，大鼠血糖值明显低于模型组，联合治疗组血糖值明显低于模型组；六味地黄丸组可增强血清T-SOD活性，降低MDA含量，联合治疗组可增强疗效，而VO-FA高、低剂量组对其影响无统计学意义，提示VO-FA与六味地黄丸联合使用能降低血糖，提高糖尿病大鼠T-SOD活性，降低MDA含量，减轻氧化损伤。

4. 保护胰腺 为了探讨六味地黄丸对自发性2型糖尿病OLETF大鼠胰腺形态学改变的影响，薛耀明等[11]将OLETF大鼠40只，随机分为六味地黄丸干预组和对照组，LETO（非糖尿病）大鼠10只作为正常对照组。干预组从8周龄起以六味地黄丸2.4g/kg每天灌胃给药，其余两组以等量蒸馏水灌胃。每周监测体重，定期OGTT试验检测血糖，胰腺切片HE染色观察组织学改变。结果显示OLETF鼠体重和血糖显著高于LETO鼠。随病程进展，OLETF鼠对照组胰岛早期表现为肥大增生，晚期破坏、纤维化程度明显高于LETO鼠。干预组胰岛结构保存明显好于对照组，且干预组负荷后血糖显著低于对照组，提示六味地黄丸能有效地保护OLETF鼠胰腺的组织形态结构并改善其糖代谢能力。

为了研究六味地黄丸对高糖高脂饲料喂养联合低剂量链脲佐菌素（STZ）注射的2型糖尿病大鼠胰岛形态的影响，袁琳等[12]以高糖高脂饲料喂养5周后腹腔注射低剂量的STZ（40mg/kg）制备大鼠2型糖尿病模型。予六味地黄丸水煎剂治疗3周，动态观察治疗后的饮食量、体重、空腹血糖（FBG）变化，3周末检测血清游离脂肪酸（FFA）、甘油三酯（TG）、血清胰岛素（INS）水平，计算胰岛素敏感性指数（ISI），并在光镜和透射电子显微镜下观察胰腺形态学变化。结果显示与模型组比较，六味地黄丸组在用药2周末饮水量明显减少，3周末进食量减少，FBG出现降低的趋势，FFA降低，ISI

显著升高，形态学显示胰岛 β 细胞数量增多，细胞内分泌颗粒丰富，胰岛周边部导管上皮样细胞增多，并向胰岛中央移行，提示六味地黄丸对高糖高脂饲料喂养联合低剂量 STZ 注射的 2 型糖尿病大鼠胰岛结构具有保护作用。

为了探讨六味地黄丸对自发性 2 型糖尿病大鼠胰腺组织凋亡相关基因 Bcl-2 和 Bax 表达的影响，薛耀明等[13] 将 OLETF 大鼠 40 只随机分为六味地黄丸治疗组和模型组，每组 20 只；另同系 LETO 大鼠 10 只作为正常对照组。六味地黄丸治疗组于大鼠 8 周龄起灌胃，余组用等量蒸馏水灌胃。每周记录大鼠体质量；采用口服葡萄糖耐量试验监测血糖；定期处死大鼠，分离胰腺并称重；采用逆转录 - 聚合酶链反应检测 Bcl-2 和 Bax 在胰腺组织中的表达。结果显示大鼠 40 周龄时，六味地黄丸治疗组 Bcl-2 mRNA 的表达水平较模型组明显增高；Bax mRNA 的表达水平较模型组明显降低。六味地黄丸治疗组的胰腺/体重比较模型组增高，但差异无统计学意义。六味地黄丸治疗组的糖负荷能力明显高于模型组，提示六味地黄丸在转录水平可上调 Bcl-2 mRNA 的表达，下调 Bax mRNA 的表达，可能具有抗细胞凋亡的作用。

为了观察六味地黄丸对自发性 2 型糖尿病 OLETF 大鼠胰腺形态学的影响并探讨六味地黄丸预防糖尿病的可能机制，薛耀明等[13] 将自发性 2 型糖尿病大鼠 OLETF 鼠 40 只，随机分为六味地黄丸干预组和对照组，LETO 鼠 10 只作为正常对照组。干预组从 8 周龄起以六味地黄丸灌胃给药，其余两组以等量清水灌胃。定期 OGTT 试验，于 8、32 和 40 周龄时分批处死大鼠，分离胰腺，HE 染色观察胰岛结构；Masson 三色染色观察胰岛纤维化程度。结果显示随着周龄的延长，对照组大鼠胰岛逐渐出现纤维化、萎缩；干预组的胰岛结构保存明显好于对照组。通过 Masson 染色，可见干预组胰岛纤维化程度明显轻于同周龄对照组。LETO 组大鼠胰腺结构随着周龄延长无明显变化。干预组从 30 周龄开始出现糖尿病，至 40 周糖尿病发病率 28.6%，显著低于对照组，提示六味地黄丸早期干预能明显保护 OLETF 大鼠胰岛结构减少其纤维化，可能是其预防糖尿病的机制之一[14]。

5. 调控基因表达 为了研究六味地黄丸对糖尿病大鼠血糖、胰岛素、葡萄糖转运蛋白 -4（GLUT-4）基因表达的影响。谭俊珍等[15] 采用尾静脉注射四氧嘧啶法（ALX）诱导糖尿病 Wistar 大鼠模型，将成模的糖尿病大鼠按血糖和体重随机分为糖尿病组、六味地黄丸组，同时设立正常对照组，并分别给予蒸馏水和六味地黄丸灌胃 6 周后测定空腹血糖，血清胰岛素水平，RT-PCR 半定量测定骨骼肌 GLUT-4 mRNA 表达。结果显示糖尿病组大鼠血糖显著升高，GLUT-4 mRNA 含量显著降低；补充六味地黄丸后血糖显著下降，GLUT-4 mRNA 含量显著增加，提示六味地黄丸能改善糖尿病大鼠糖代谢，降糖机制可能与增加骨骼肌 GLUT-4 mRNA 的表达有关。

为了研究有氧运动与六味地黄丸对糖尿病大鼠血糖、胰岛素、GLUT-4 基因表达的影响，李平等[16] 将 40 只雄性 Wistar 大鼠尾静脉注射四氧嘧啶（ALX）诱导糖尿病动物模型，将成模的糖尿病大鼠按血糖和体质量随机分为糖尿病组、运动组、六味地黄丸组、运动+六味地黄丸组，同时设立正常对照组，6 周后测定空腹血糖、血清胰岛素水平，逆转录-聚合酶链反应半定量测定骨骼肌 GLUT-4 mRNA 表达。结果显示糖尿病组大鼠血糖显著升高，GLUT-4 mRNA 含量显著降低；补充六味地黄丸和有氧运动干预后血糖显著下降，GLUT-4 mRNA 含量显著增加。结果提示有氧运动和六味地黄丸能改善糖尿病大鼠糖代谢，降糖机制可能与增加骨骼肌 GLUT-4 mRNA 的表达有关。

为了观察六味地黄丸对自发性 2 型糖尿病 OLETF 大鼠脂肪组织脂联素的影响，探讨六味地黄丸对 2 型糖尿病发病的干预作用，钱毅等[17] 将自发性 2 型糖尿病大鼠 OLETF 鼠 40 只，随机分为六味地黄丸干预组和对照组，LETO 鼠 10 只作为正常对照组。干预组从 8 周龄起以六味地黄丸 2.4mg/kg 每天灌胃给药，其余两组以等量清水灌胃。定期口服葡萄糖耐量试验。于 8、32 和 40 周龄时分批处死大鼠。采用半定量逆转录 PCR 方法，检测脂肪组织脂联素 mRNA 表达水平。结果显示六味地黄丸能够显著降低 OLETF 鼠血糖升高程度，延缓高血糖的出现。与对照组相比，干预组脂肪组织脂联素 mRNA 表达量明显增加。干预组糖尿病的发病率显著低于同时期对照组。LETO 组无 IGT 或糖尿病发生，提示六味地黄丸能明显增加 OLETF 鼠脂肪组织脂联素表达水平；六味地黄丸可显著降低 2 型糖尿病动物模型 OLETF 鼠糖尿病的发病率，有效预防糖尿病的发生。

6. 对同型半胱氨酸血症研究　高同型半胱氨酸血症（Hhcy）与 2 型糖尿病微血管病变或心血管病变有密切关系，可能是 2 型糖尿病合并血管并发症的重要危险因子之一[18][19]。为了研究六味地黄丸对糖尿病大鼠血浆中同型半胱氨酸水平的影响并初步探讨了其机理，董漼等[20] 将实验 SD 大鼠 80 只随机分为正常对照组、糖尿病对照组、模型组、二甲双胍组、二甲双胍加叶酸及维生素 B_{12} 组、六味地黄丸大剂量组、六味地黄丸中剂量组、六味地黄丸小剂量组，每组 10 只，用 1% 高蛋氨酸饲养制备高同型半胱氨酸血症（HHcy）模型，同时予以相应药物干预治疗 1 个月。采用放射免疫法测定血浆叶酸、维生素 B_{12}，荧光偏振免疫法测定 Hcy。结果显示六味地黄丸大剂量组的叶酸水平高于模型组；六味地黄丸大、中、小剂量组的维生素 B_{12} 水平高于模型组；六味地黄丸大、中、小剂量组的 Hhcy 水平均低于模型组，提示六味地黄丸大剂量能维持模型鼠叶酸水平，大中小剂量都能维持模型鼠维生素 B_{12} 水平，降低糖尿病大鼠 Hcy 水平。

为了研究六味地黄丸延缓、保护糖尿病合并高同型半胱氨酸血症（Hhcy）导致血管损伤的作用，董滟等[21]将实验用 SD 大鼠 70 只随机分为正常对照组、糖尿病对照组、模型组、二甲双胍组、六味地黄丸大、中、小剂量组。用 1% 高蛋氨酸饲养制备高同型半胱氨酸血症模型，同时给予相应药物干预治疗 1 个月。采用荧光偏振免疫法测定 Hcy；实验第 4 周和第 12 周将大鼠放入代谢笼中收集 24 小时尿液，双抗体夹心法测定 24 小时尿蛋白定量。结果显示六味地黄丸大、中、小剂量组的 Hcy 水平均低于模型组；与模型组比较各治疗组尿蛋白定量均有下降，提示 Hcy 是糖尿病患者大血管和微血管并发症的独立危险因素，六味地黄丸大剂量组能降低糖尿病大鼠 Hcy 水平，改善和减轻肾血管损伤程度。

7. 治疗并发症研究

（1）糖尿病肾病　为了探讨六味地黄丸对糖尿病肾病大鼠肾脏的保护作用及对 NF - κB、细胞间黏附因子（ICAM - 1）表达的影响，刘卿等[22]将 40 只 SD 大鼠单次腹腔注射 STZ 诱发试验性糖尿病肾病，随机分为糖尿病肾病组（D）、六味地黄丸高剂量组（HL）、六味地黄丸低剂量组（LL）以及胰岛素治疗组（I），另将 14 只鼠龄及体重相匹配的 SD 大鼠作为正常对照组。药物干预 24 周后，测量体重、左肾质量、24 小时尿蛋白含量以及肾功能，取大鼠肾脏组织切片行 HE 染色并用免疫组织化学法检查 NF - κB、ICAM - 1 表达。结果显示与正常组相比较糖尿病肾病大鼠 NF - κB、ICAM - 1 蛋白表达、肾脏指数、24 小时尿蛋白排泄量、肾功能值大幅度增高，六味地黄丸能显著抑制 NF - κB、ICAM - 1 蛋白表达，减少尿蛋白排泄量以及降低肾功能各项指标，提示六味地黄丸具有保护糖尿病肾病大鼠肾脏的作用，并与降低 NF - κB、ICAM - 1 蛋白表达相关。

为了研究六味地黄丸是否具有保护糖尿病肾病（DN）肾脏功能，刘亮[23]建立 DN 大鼠模型，观察血糖、肾功能、尿蛋白、肾脏病理、肾组织 NF - κB 变化情况。结果显示糖尿病肾病大鼠肾小球 NF - κB 表达明显强于正常对照组，且阳性指数与 24 小时尿蛋白排泄量、肾功能以及肾脏指数成正相关关系，提示核因子参与了 DN 肾脏纤维化的过程，且与肾脏功能有一定相关关系，提示六味地黄丸合用不仅使保护肾脏功能加强，且抑制肾小球 NF - κB 蛋白表达最为显著，表明该药物具有增强保护 DN 大鼠肾脏的作用，这一作用与减少肾小球 NF - κB 表达相关。

为了观察六味地黄汤加味对糖尿病肾病（DN）大鼠肾脏的保护作用以及

对肾脏蛋白激酶 C 活性及血清转化生长因子 β1 含量的影响，唐庆等[24]通过腹腔注射链脲佐菌素（STZ）建立大鼠 DN 模型，模型成功后随机分为正常对照组、DN 模型组、洛汀新治疗组、六味地黄汤加味治疗组，药物干预 8 周后检测相对肾重、血糖、尿白蛋白排泄率、血肌酐、尿肌酐、内生肌酐清除率、肾脏蛋白激酶 C 活性、血清转化生长因子 β1 含量。结果显示 DN 大鼠相对肾重、血糖、尿白蛋白排泄率、内生肌酐清除率、肾脏蛋白激酶 C 活性、血清转化生长因子 β1 含量等显著升高，洛汀新、六味地黄汤加味及两药合用均可降低肾脏蛋白激酶 C 活性、血清转化生长因子 β1 含量，改善 DN 大鼠蛋白尿和肾功能，两药合用能更显著降低肾脏蛋白激酶 C 活性、血清转化生长因子 β1 含量，降低蛋白尿和改善肾功能作用更强，提示洛汀新、六味地黄汤加味及两药合用均能保护 DN 大鼠肾脏，两药合用较单用洛汀新作用更强，其作用机制与抑制 DN 时肾脏蛋白激酶 C 激活、降低血清转化生长因子 β1 含量有关。

唐庆等[25]随后以同样的方法研究了对 DN 大鼠肾脏结缔组织生长因子（CTGF）表达的影响，结果显示 DN 大鼠肾脏胶原沉积明显，相对肾质量、血糖、UPER、CCr、肾脏 PKC 活性、肾皮质 CTGF 表达等显著升高，洛汀新、六味地黄加味胶囊及两药合用均可降低肾脏 PKC 活性和肾皮质 CTGF 的表达，改善 DN 大鼠蛋白尿、肾功能，减轻肾脏胶原沉积，两药合用能更显著降低肾脏 PKC 活性、肾皮质 CTGF 的表达，降低蛋白尿和改善肾功能作用更强。

为了观察六味地黄汤对大鼠模型早期肾损伤的保护作用，缪伟峰等[26]以链脲佐菌素（STZ）腹腔注射建立糖尿病大鼠模型，再以六味地黄汤灌胃。结果显示六味地黄汤能明显抑制糖尿病鼠肾脏肥大，降低 β_2 - MG 排出量，提示六味地黄汤对糖尿病大鼠早期肾脏损害有保护作用。

为了研究六味地黄制剂对糖尿病肾病大鼠肾功能的影响，吕妍等[27]通过腹腔注射 STZ 建立大鼠 DN 模型，结果显示注射 STZ 后动物皆出现糖尿病"三多一少"的典型症状，模型组动物体重明显减轻，血糖升高，尿蛋白排泄率增加，肌酐清除率、血尿素氮明显升高，经六味地黄制剂治疗后，与模型组相比血糖、肾脏功能有明显的改善，提示六味地黄制剂可以降低血糖，调整糖代谢紊乱，改善肾脏功能，对糖尿病肾病有一定的防治作用。

为了探讨六味地黄汤对糖尿病大鼠肾脏抗脂质过氧化损伤的影响，袁咏等[28]通过腹腔注射 STZ 建立大鼠 DN 模型，结果发现在 STZ 诱导的早期糖尿病大鼠肾脏组织中过氧化脂质（LPO）含量与肾脏肥大及高滤过程度呈显著正相关。六味地黄汤不仅可以降低糖尿病大鼠的空腹血糖，而且可以降低其肾组织中的 LPO 含量，提高 SOD 的活性，降低肾脏肥大及高滤过，提示六味地黄汤防治糖尿病血管并发症有一定作用。

（2）糖尿病眼病　白内障的发生与发展是多种因素综合作用的结果，氧化损伤是白内障发病的重要机制之一。周芸岩等[29]通过对 STZ 诱发的糖尿病性白内障体内模型中白内障的发生、发展与晶状体及血清中超氧化物歧化酶及自由基代谢产物脂质过氧化物做了动态比较研究，探讨六味地黄汤加味（六味地黄加白蒺藜、草决明）延迟糖尿病性白内障的可能机制，在造模后72 小时各组按血糖、体重无差异随机分为 3 组，加上正常组，共 4 组。糖尿病Ⅰ组每天给予维生素 E 插管喂饲，糖尿病Ⅱ组每天给予中药煎剂插管灌喂，糖尿病Ⅲ组 13 只，常规饲养不予治疗。各组大鼠于不同时间，经水合氯醛腹腔注射麻醉后，摘除眼球剥离晶状体检测超氧化物歧化酶、脂质过氧化物水平，心腔取血，检测血清超氧化物歧化酶、脂质过氧化物以及血清胰岛素水平。晶状体采用充分散瞳后，裂隙灯显微镜每周观察 1 次并拍照。结果显示以六味地黄汤化裁的中药复方能降低糖尿病大鼠空腹血糖，提高晶体及血清中的超氧化物歧化酶活性，降低其脂质过氧化物含量，并在一定程度上延迟了白内障的发生发展，提示六味地黄汤能延迟糖尿病性白内障的发生与发展，抗氧化作用是其作用的主要机制之一。

（3）糖尿病神经合并症　糖尿病神经合并症的发病率高，危害性大。临床应用发现六味地黄丸对糖尿病神经合并症有一定疗效，糖尿病神经合并症的产生与高血糖导致的神经组织山梨醇含量的升高密切相关。

为了探索六味地黄丸对糖尿病神经合并症影响的机制，梁萍等[30]采用四氧嘧啶给药的方法，造成大鼠的高血糖状态，测定六味地黄丸对四氧嘧啶糖尿病大鼠坐骨神经山梨醇含量变化的影响。采用四氧嘧啶（ALX）诱导大鼠高血糖状态后，用葡萄糖氧化酶测血糖含量，气相色谱法测定坐骨神经山梨醇含量。结果显示连续口服 3 个月六味地黄丸可显著降低糖尿病大鼠坐骨神经山梨醇含量，降低糖尿病大鼠的血糖，且呈一定的量效关系，提示六味地黄丸通过抑制山梨醇的生成，减轻糖尿病神经合并症的症状。

糖尿病属于中医之"消渴"范畴，长期以来中医认为本病的基本病机是阴虚为本，燥热为标，故清热润燥、养阴生津为本病的治疗大法。六味地黄丸为滋养肝肾之阴的著名方剂，临床用于治疗肝肾阴虚型消渴，疗效颇佳。以上研究表明该方在治疗糖尿病时，不仅可以通过抗自由基、改善胰岛素抵抗、改善胰岛功能、降低血糖、降脂等方面发挥治疗作用，并且可以针对糖尿病的并发症发挥直接的防治作用。

参考文献

［1］徐秀梅，范英昌，冯莉，等．六味地黄丸对糖尿病大鼠影响的实验研究．现代中医药，2008，28（1）：45 – 47.

［2］谭俊珍，李庆雯，范英昌，等．六味地黄丸对糖尿病大鼠血糖和血脂的影响．天津中医药大学学报，2007，26（4）：196 – 198.

［3］谭俊珍，李庆雯，范英昌，等．有氧运动与六味地黄丸对糖尿病大鼠血糖和血脂的影响．黑龙江中医药，2008，（2）：25 – 26.

［4］刘保林，温文清，朱丹妮，等．六味地黄汤及其组方对小鼠血糖和肝糖原的影响．中国中药杂志，1991，16（7）：437 – 439.

［5］黄凤婷，林春颖，范艳冰，等．加味六味地黄汤对 2 型糖尿病大鼠血糖及血脂的影响．新中医，2010，42（1）：110 – 111.

［6］李佳，薛耀明，潘永华，等．六味地黄丸对自发性糖尿病 OLETF 鼠脂代谢的影响．广东医学，2009，30（5）：696 – 697.

［7］薛耀明，罗仁，朱波，等．六味地黄丸对自发性 2 型糖尿病大鼠内脏脂肪分布的影响．南方医科大学学报，2006，26（10）：1446 – 1448.

［8］金智生，杨世勤，潘宇清，等．六味地黄丸对实验性糖尿病大鼠胰岛素敏感性影响．甘肃中医学院学报，2008，25（1）：9 – 12.

［9］钱毅，薛耀明，李佳，等．六味地黄丸对自发性 2 型糖尿病大鼠血浆脂联素水平的影响．南方医科大学学报，2008，28（1）：34 – 36.

［10］冯莉，徐秀梅，张艳军，等．双（α – 呋喃甲酸）氧钒与六味地黄丸联合使用对糖尿病大鼠抗氧化损伤作用的实验研究．山东中医杂志，2008，27（6）：408 – 409.

［11］薛耀明，罗仁，朱波，等．六味地黄丸对 OLETF 鼠胰腺形态学改变的影响．实用医学杂志，2006，22（2）：125 – 127.

［12］袁琳，陆雄，张永煜，等．六味地黄丸对 2 型糖尿病大鼠胰岛形态的影响．辽宁中医药大学学报，2009，11（3）：186 – 188.

［13］薛耀明，罗仁，朱波，等．六味地黄丸对 OLETF 大鼠胰腺凋亡相关基因 bcl – 2 和 Bax 表达的影响．中西医结合学报，2005，3（6）：455 – 458.

［14］李佳，薛耀明，钱毅，等．六味地黄丸对自发性糖尿病大鼠胰腺的保护作用．南方医科大学学报，2010，30（6）：1407 – 1409.

［15］谭俊珍，李庆雯，范英昌，等．六味地黄丸对糖尿病大鼠骨骼肌 GLUT – 4 基因表达的影响．辽宁中医药大学学报，2008，10（7）：143 – 144.

［16］李平，运乃茹，杨琳，等．有氧运动与六味地黄丸对实验性糖尿病大鼠骨骼肌 GLUT_ 4 基因表达的影响．天津中医药大学学报，2009，28（4）：195 – 197.

［17］钱毅，薛耀明，李佳，等．六味地黄丸对 OLETF 鼠糖尿病发病的干预研究．南方医科大学学报，2010，30（1）：21 – 24.

［18］Ottar Nygard，Jan Erik Nordrehaug，Helga Refsum，et al. Plasma Homocysteine Levels and Mortality in Patients with Coronary Artery Disease. New England Journal of Medicine，1997，337（4）：230 – 236.

[19] Boushey, C. J., Beresford, S. A., Omenn, G. S., et al. A quantitative assessment of plasma homocysteine as a risk factor for vascular disease: Probable benefits of increasing folic acid intakes. Journal of American Medicine Association, 1995, 274 (13): 1049 – 1057.

[20] 董滟，雷敏，董慧君．六味地黄丸对糖尿病大鼠高同型半胱氨酸血症影响的实验研究．四川中医，2007, 25 (11): 18 – 20.

[21] 董滟，董慧君，卢小龙，等．六味地黄丸对糖尿病大鼠高同型半胱氨酸血症肾血管损伤影响的实验研究．四川中医，2008, 26 (3): 12 – 14.

[22] 刘卿，周于禄，裴奇，等．六味地黄丸对糖尿病肾病大鼠肾脏保护作用的研究．湖南中医药大学学报，2007, 27 (6): 40 – 43.

[23] 刘亮．六味地黄丸对糖尿病肾病肾脏保护及核因子 NF – κB 影响的研究．湖南中医杂志，2007, 23 (4): 92 – 94, 96.

[24] 唐庆，胡慧，范恒，等．六味地黄汤加味对糖尿病肾病大鼠肾脏蛋白激酶 C 活性及血清转化生长因子 B₁的影响．成都中医药大学学报，2009, 32 (1): 66 – 68, 72.

[25] 唐庆，胡慧，王全胜，等．六味地黄加味胶囊对糖尿病肾病大鼠肾脏蛋白激酶 C 活性及结缔组织生长因子的影响．中草药，2010, 41 (1): 77 – 81.

[26] 缪伟峰，刘云，薛博瑜．六味地黄汤对糖尿病大鼠早期肾脏损伤的影响．甘肃中医，2006, 19 (3): 33 – 34.

[27] 吕妍，王新，唐方．六味地黄制剂对糖尿病肾病大鼠肾功能的影响．中草药，2005, 36 (9): 1379 – 1381.

[28] 袁咏，曲竹秋，周云岩，等．六味地黄汤对糖尿病大鼠肾脏抗脂质过氧化损伤的影响．新中医，1999, 31 (6): 36 – 37.

[29] 周芸岩，曲竹秋，袁咏，等．六味地黄汤加味抗脂质过氧化对延迟糖尿病性白内障形成与发展的作用．山东中医杂志，1998, 17 (10): 454 –457.

[30] 梁萍，齐作鹏．六味地黄丸对糖尿病大鼠坐骨神经山梨醇含量的影响．中成药，2001, 23 (10): 732 – 734.

第三节　六味地黄丸对神经系统作用

六味地黄方对神经系统作用的研究主要从帕金森病（PD）、改善衰老阶段的学习记忆能力、调节中枢神经系统突触传递活动及电生理活动、调节和改善 SAMP8 的代谢、抑制 Aβ1 – 40 的神经毒性、协调中枢胆碱能系统和肾上腺素能系统、调节下丘脑 – 垂体 – 肾上腺轴、神经元保护等几方面开展。

1. 治疗帕金森病　六味地黄丸可明显改善帕金森病患者的症状，其作用机制可能包括提高机体抗氧化应激能力、保护神经元、抑制 Aβ1 – 40 的神经毒性等几个方面。

（1）提高 PD 小鼠机体抗氧化应激能力　为了探讨六味地黄丸对帕金森病小鼠模型的异常行为和黑质抗氧化系统的影响，董梦久等[1]经腹腔注射 1 –

285

甲基－4－苯基－1，2，3，6－四氢吡啶（MPTP），建立小鼠 PD 模型，通过爬竿实验和滚筒实验研究小鼠造模和给药后的行为表现；给药 4 周后测定小鼠中脑黑质部位超氧化物歧化酶、谷胱甘肽过氧化物酶、丙二醛水平的变化。结果显示经 MPTP 诱导的小鼠，其爬竿时间、滚筒运动潜伏期与正常对照组比较有显著性差异，经六味地黄丸给药后能明显改善 MPTP 诱导的小鼠的行为学表现，并降低小鼠的丙二醛含量，升高超氧化物歧化酶、谷胱甘肽过氧化物酶含量，提示六味地黄丸可以改善 MPTP 致帕金森病小鼠的运动功能障碍，提高机体抗氧化能力，减轻机体的氧化应激损伤。

（2）保护多巴胺能神经元　为了探讨六味地黄丸对 MPTP 致 PD 模型小鼠异常行为和多巴胺能神经元的保护作用，周素方等[2]将 50 只小鼠随机分为 5 组，正常对照组（A）、模型组（B）、美多巴组（C）、六味地黄丸组（D）、美多巴加六味地黄丸组（E），经腹腔注射 MPTP 建立帕金森病模型小鼠，观察各组药物对模型小鼠异常行为表现的影响，并应用免疫组化法测定各组小鼠黑质酪氨酸羟化酶阳性细胞数量的变化。结果显示模型小鼠在行为学和免疫组化检测方面都有显著异常，给药 4 周后，C、D、E 组之间比较无显著差异，提示六味地黄丸对 MPTP 诱导的 PD 模型小鼠黑质多巴胺神经元有保护作用。

2. 改善衰老阶段的学习记忆能力　大量实验证实，六味地黄丸具有改善衰老过程中的学习记忆能力，提高认知功能。为了研究六味地黄汤对老年阴虚大鼠模型的学习记忆能力的改善及其机理，陈京萍等[3]采用 Morris 水迷宫法，观察大鼠逃避潜伏期，长时程增强（LTP）潜伏期缩短百分比，以及群峰电位（PS）幅值增大百分比。结果显示与老年大鼠及六味地黄汤治疗组相比，老年阴虚大鼠模型的 Morris 水迷宫潜伏期延长、LTP 潜伏期延长、PS 值增加百分比减小，而老年组和六味地黄汤治疗组相比没有显著性差异，提示老年阴虚大鼠模型的学习记忆能力较老年大鼠的学习记忆能力要差，六味地黄汤对老年阴虚大鼠模型的学习记忆能力有改善作用。

为了探讨六味地黄汤对快速老化模型小鼠学习记忆能力的改善作用，周建政等[4]采用被动性回避反应、主动性回避反应和水迷宫实验，观察六味地黄汤对快速老化模型小鼠 SAMP8 记忆获得和记忆保持能力、条件性回避反应能力和空间记忆能力等学习行为功能的影响。结果显示 SAMP8 记忆获得和记忆保持能力、条件性回避反应能力及空间记忆能力均明显衰退，长期给予六味地黄汤可提高 SAMP8 记忆获得和记忆保持能力，改善其空间记忆能力并部分改善其条件性回避反应能力。

为了探讨生脉饮与六味地黄丸改善慢性应激所致学习记忆障碍的作用，

刘能保等[5]选用氢化可的松（HC）慢性注射制备慢性应激致 Wistar 大鼠学习记忆障碍的动物模型，通过用 Y－迷宫测定学习记忆成绩观察生脉饮与六味地黄丸合用对慢性应激所致学习记忆障碍模型鼠的作用，并用 HE 染色法观察海马 CA1 区锥体神经元形态及数量变化，免疫组织化学方法观察海马 CA1 区神经型一氧化氮合酶（nNOS）阳性神经元的数量变化，探讨其可能的作用机制。结果显示生脉饮与六味地黄丸合用能改善 Wistar 大鼠因慢性应激所致学习记忆障碍，其机制可能与其对海马 CA1 区锥体神经元，尤其是 nNOS 阳性神经元的保护作用有关。

3. 调节中枢神经系统突触传递活动及电生理活动　为了探讨六味地黄汤益智作用的机理，杨胜等[6][7]应用血清药理学和电生理方法，观察六味地黄汤含药血清对原代培养大鼠海马神经元的电压门控离子通道及海马神经元自发突触活动的影响。结果显示六味地黄汤含药血清作用 48 小时可减小延迟整流 K^+ 通道电流（IK）和高电压激活 Ca^{2+} 通道电流（ICa），对电压激活 Na^+ 通道电流（Ina）的阈值和幅度及瞬时外向 K^+ 通道电流（IA）则无明显影响；可明显增加海马神经元自发动作电流（sAC）和微小兴奋性突触后电流（mEPSC）的产生频率，但并不影响 mEPSC 的幅度，提示六味地黄汤对 K^+、Ca^{2+} 电压门控离子通道的作用及作用于突触前位点对海马神经元突触活动产生调节作用，可能是其调节海马神经元的兴奋性进而发挥益智作用的机制之一。

为了研究六味地黄汤对快速老化小鼠海马差异表达基因的影响，程肖蕊等[8]应用快速老化小鼠亚系 SAMP8 和 SAMR1 海马差异表达 cDNA 芯片，比较 SAMP8 和 SAMR1、SAMP8 阴性对照和 SAMR1 阳性对照、石杉碱甲处理的 SAMP8 和 SAMP8 阴性对照以及六味地黄汤处理的 SAMP8 和 SAMP8 阴性对照 8 个基因表达谱，并对六味地黄汤的药物效应基因进行比较。结果显示给予 SAMP8 六味地黄汤后，基因 DUSP12、NSF、STUB1、CAMKⅡα、AMFR、UQCRFS1 和 11 个新基因的表达出现显著差异，这些基因涉及蛋白酪氨酸/磷酸酶家族、苏氨酸/丝氨酸蛋白激酶家族、泛素连接酶和线粒体功能等，六味地黄汤对 SAMP8 海马的基因表达具有明显的调控作用，提示六味地黄汤改善认知功能可能是通过维持正常的细胞增殖和分化、保护正常的突触传递、调节 Ca^{2+} 信号转导、改善线粒体的功能等途径实现的，基因 DUSP12、NSF、STUB1、CAMKⅡα、AMFR、UQCRFS1 和 11 个新基因可能是六味地黄汤改善学习记忆功能的潜在作用靶标。

4. 调节和改善衰老阶段的新陈代谢　为了探讨六味地黄汤对 SAMP8 代谢产物的影响，蒋宁等[9]观察了以 12 个月龄雌性和雄性 SAMR1 及 SAMP8 为动物模型，灌胃给予六味地黄汤 1 个月后采集血清，应用代谢组学的主要研究技术 – 核磁共振方法测定核磁共振谱，检测血清中的代谢产物，主成分分析法处理代谢组学数据。结果显示 SAMR1 和 SAMP8 的血清代谢产物谱能够相互区分，其中 SAMP8 血清中的乳酸、极低密度脂蛋白、饱和脂肪酸和甘油三酯含量明显高于 SAMR1，葡萄糖、磷脂酰胆碱和胆碱、不饱和脂肪酸、低密度脂蛋白和高密度脂蛋白的含量明显低于 SAMR1。给予六味地黄汤后，SAMP8 血清代谢物中葡萄糖的含量有了明显的增加，胆碱和低密度脂蛋白的含量有所升高，极低密度脂蛋白的含量则有所减少。说明 SAMR1 和 SAMP8 的血清代谢产物谱存在明显差异，主要在于乳酸、葡萄糖、磷酸胆碱和胆碱及脂类含量的差别。六味地黄汤能够对 SAMP8 血清代谢物产生影响，可能主要通过对葡萄糖、胆碱和脂类的含量的调节而改善了 SAMP8 能量代谢障碍和学习记忆能力下降。上述结果提示，SAMP8 可能存在糖酵解代谢障碍，葡萄糖代谢下降而引起的能量代谢障碍，胆碱能代谢低下及脂类代谢紊乱。给予六味地黄汤能够对 SAMP8 的血清代谢产物产生影响，提示六味地黄汤能够在代谢网络的多个节点上对 SAMP8 的代谢紊乱起到调节和改善作用。

5. 抑制 Aβ1 – 40 的神经毒性　为了探讨六味地黄丸对脑脊液神经保护作用，马锋等[10]通过观察不同种属（人、兔、大鼠）脑脊液及六味地黄丸含药脑脊液对 PC12 细胞的作用，结果显示不同种属的脑脊液对 PC12 细胞的活性作用无显著差别，六味地黄丸脑脊液对 Aβ1 – 40 诱导的细胞活力减低有明显抑制作用，提示六味地黄丸脑脊液可抑制 Aβ1 – 40 的神经毒性作用。

随后马伟等[11]进而探讨六味地黄汤含药脑脊液对 Aβ1 – 40 诱导的 α7nAChR 缺失的保护作用，结果显示六味地黄汤含药脑脊液能改善细胞生长状况，明显上调 PC12 细胞活性，增加 α7nAChR 的表达。结果提示六味地黄汤含药脑脊液能抑制 Aβ1 – 40 的神经毒性作用，保护 α7nAChR，为六味地黄汤防治 AD 提供了实验依据。

6. 协调中枢胆碱能系统和肾上腺素能系统　为了研究六味地黄丸对 D – 半乳糖（D – gal）所致衰老大鼠学习记忆能力的影响及作用机制，朱坤杰等[12]采用皮下注射 D – gal 复制亚急性衰老动物模型，灌胃不同剂量的六味地黄丸，用 Morris 水迷宫检测大鼠的学习记忆能力，测定脑组织单胺氧化酶（MAO）、乙酰胆碱酯酶（AchE）活性。结果显示高、低剂量的六味地黄丸可使大鼠空间搜索和辨别的学习能力增强，使脑组织 MAO、AchE 降低，提示六味地黄丸可以改善 D – gal 致衰老大鼠学习记忆障碍，协调中枢胆碱能系统和肾上腺素能系统的功能是其可能的作用机制。

7. 调节脑组织中细胞因子　为了探讨六味地黄丸防治老年性痴呆的机制，

冯炯等[13]以自然快速老化的痴呆模型小鼠SAMP8为动物模型，治疗组予六味地黄丸，以吡拉西坦片（PIRACETAM）为阳性对照组，治疗4周后，用Morris水迷宫检测痴呆小鼠的学习记忆能力，并检测小鼠海马IL-2、IL-6的含量。结果显示六味地黄丸可使痴呆小鼠学习记忆能力增强，使海马组织IL-2、IL-6降低，检测指标改善效果强于吡拉西坦片组，提示六味地黄丸可以改善痴呆小鼠的学习记忆障碍，降低脑组织中细胞因子IL-2、IL-6是其可能的作用机制。

8. 调节下丘脑-垂体-肾上腺轴 为了探讨六味地黄汤益智作用与基因表达关系，魏小龙[14]运用RT-PCR方法及学习记忆行为实验，通过SAM、氢化可的松处理小鼠及正常小鼠，研究发现海马糖皮质激素受体（GR）、盐皮质激素受体（MR）、Bcl-2、c-Fos、神经细胞黏附分子（NCAM）、早老蛋白-2（PS-2）及apoE与中枢学习记忆功能具有密切的关系。结果显示SAM的快速老化亚系SAMP8和抗快速老化亚系SAMR1海马有6条明显差异的基因片段，其中二个为新基因。口服六味地黄汤对模型动物学习记忆功能衰退具有明显的改善作用，同时对海马基因表达异常具有明显纠正作用。应用胚胎大鼠原代培养的海马神经元研究发现皮质酮对学习记忆有关基因表达具有明显影响，提示中枢学习记忆过程与海马多种基因表达存在密切的关系，纠正海马基因表达异常、调节下丘脑-垂体-肾上腺轴的平衡是六味地黄汤益智作用的重要机制之一。

9. 神经元保护作用 为了探讨六味地黄汤及其活性组分含药血清对原代培养海马神经元的保护作用，聂伟等[15]运用血清药理学方法观察六味地黄汤及其活性组分（CA4、CA4-3）含药血清对原代培养胚胎大鼠海马神经元的保护作用。通过MTT法观察了六味地黄汤及CA4、CA4-3对海马神经元存活的影响，流式细胞术观察六味地黄汤及CA4、CA4-3对海马神经元线粒体膜电位的影响。结果显示六味地黄汤及CA4、CA4-3含药血清均可不同程度地提高海马神经元的存活率，其稳定线粒体膜电位与神经保护作用具有密切关系。

中医理论认为"脑为髓之海""肾主骨，生髓，充于脑，主作强"，肾之精气的盛衰直接关系到脑髓的盈亏及大脑功能的正常发挥，因此补肾填精益髓是治疗中枢神经系统疾病的重要治则。补肾中药对中枢神经系统的作用研究在当今中医药学及神经科学中日益受到人们重视。经典补肾名方六味地黄丸对神经系统的病变，尤其对老年性痴呆和帕金森病有较好治疗作用。上述研究成果为六味地黄方治疗脑部损伤及退行性变提供了理论依据。

参考文献

［1］董梦久，钱红雨，周素方．六味地黄丸对帕金森小鼠氧化应激反应的影响．浙江中医药大学学报，2009，33（6）：756－757．

［2］周素方，钱红雨．六味地黄丸对 MPTP 帕金森病小鼠多巴胺神经元的影响．湖北中医杂志，2009，31（4）：6－7．

［3］陈京萍，周乐全，丁胜元，等．六味地黄汤对老年阴虚大鼠学习记忆能力的改善作用．中药新药与临床药理，2001，12（4）：282－284．

［4］周建政，张永祥，周金黄．六味地黄汤对快速老化模型小鼠（SAM）学习记忆能力的改善作用．中国实验方剂学杂志，1999，5（4）：29－33．

［5］刘能保，刘向前，刘少纯，等．生脉饮与六味地黄丸改善慢性应激所致学习记忆障碍的作用研究．辽宁中医杂志，2002，29（1）：1－3．

［6］杨胜，张永祥．六味地黄汤含药血清对大鼠海马神经元电压门控离子通道的影响．中药药理与临床，2002，18（4）：1－3．

［7］杨胜，刘振伟，周文霞，等．六味地黄汤含药血清对海马神经元突触活动的影响．中国实验方剂学杂志，2003，9（4）：22－25．

［8］程肖蕊，周文霞，张永祥．六味地黄汤对快速老化小鼠海马差异表达基因的影响．中国药理学通报，2006，22（8）：921－926．

［9］蒋宁，周文霞，张永祥．应用代谢组学方法研究比较六味及八味地黄汤的作用机理．中药药理与临床，2007，23（5）：45．

［10］马锋，田建英．六味地黄丸对脑脊液神经保护作用的实验研究．宁夏医学杂志，2006，28（3）：165－167．

［11］马伟，马锋，苗珍花，等．六味地黄汤含药脑脊液对_ 7nAChR 保护作用的实验研究．宁夏医学杂志，2008，30（4）：289－291．

［12］朱坤杰，孙建宁．六味地黄丸对 D－半乳糖所致衰老大鼠学习记忆的改善作用及机理．中国实验方剂学杂志，2006，12（8）：44－46．

［13］冯炯，臧敏．六味地黄丸对痴呆模型小鼠学习记忆及细胞因子的影响．山东中医杂志，2010，29（4）：264－265．

［14］魏小龙．海马学习记忆功能有关基因及六味地黄汤益智作用与基因表达关系的研究．生理科学进展，2000，31（3）：227－230．

［15］聂伟，张永祥，周金黄．六味地黄汤及其活性组分含药血清对原代培养海马神经元的保护作用．中国实验方剂学杂志，2001，7（6）：14－17．

第四节　六味地黄丸对生殖系统作用

六味地黄方对生殖系统作用的研究主要从增加生殖器官重量、改善激素水平、调节下丘脑－垂体－性腺轴、对抗某些药物的生殖毒性以及促进胚胎发育等几方面开展。

1. 增加生殖器官重量　子宫是性激素的靶器官，性激素作用于子宫可使其蛋白质合成增加、血管扩张、通透性发生改变，子宫对水的摄取量增加，故可以用子宫指数来判断性激素效应。子宫增重实验为有效的环境拟雌激素物质检测方法，其原理在于拟雌激素样物质可通过雌激素受体（ER）来引起子宫细胞增殖、子宫重量增加[1]。

为了研究六味地黄汤对雌性去势小鼠子宫形态学影响，周玲生[2]采用去势小鼠模型，结果显示六味地黄汤能够显著增加去势小鼠子宫重量，使去势小鼠子宫内膜明显增厚，并能明显增加子宫内腺体数目及血管分布，提示六味地黄汤可能直接作用于子宫，改善子宫内膜状态，从而起到缓解子宫萎缩的作用。

六味地黄汤常用于治疗肾虚精亏之不孕不育，为了观察该方对实验动物性功能的影响，禹志领等[3]以性器官重量、精子数量、交配能力等为指标，结果发现六味地黄汤对病理状态下的小鼠性器官及附性器官影响较显著，其增加正常小鼠附睾重量的作用可能与精子数量增加有关；而对去势大鼠附属性器官重量无显著影响，提示六味地黄汤可能无直接性激素样作用；通过增强鹌鹑及家兔等实验动物的交配能力，直观地说明该方具有增强性功能的效果。

2. 调节性激素水平　为研究六味地黄汤对肾阴虚型生精障碍大鼠生殖系统的作用，凌庆枝等[4][5][6][7][8][9]用醋酸棉酚建造大鼠生精障碍模型，用分煎和合煎的六味地黄汤灌胃治疗，以市售六味地黄丸和甲基睾酮分别为对照和阳性对照，计数实验各组精子数量，考察实验各组精子的质量及大鼠睾丸生精细胞的凋亡情况，观察睾丸曲细精管的结构，检测血清一氧化氮（NO）、睾酮（T）、卵泡刺激素（FSH）、黄体生成素（LH）水平。结果显示六味地黄汤可显著抑制大鼠睾丸生精细胞的凋亡，促进生精障碍大鼠的精子发生，同时可显著提高精子的质量，使大鼠睾丸凋亡的生精细胞明显减少，对损伤的睾丸曲细精管有较好的修复作用，并可提高模型大鼠血清的 NO、LH 和 T 水平，降低 FSH 水平。

为了探讨六味地黄汤对快速老化小鼠睾丸间质细胞睾酮分泌功能的影响，程军平[10]等采用睾丸间质细胞体外培养方法，观察了快速老化小鼠（SAM）增龄过程中睾丸间质细胞睾酮分泌功能的变化及长期口服六味地黄汤对快速老化亚系小鼠（SAMP8）睾酮分泌能力的影响。结果显示 SAMP8 随增龄睾丸间质细胞分泌睾酮明显早衰，至 11 个月龄时其睾酮分泌功能较同月龄抗快速老化亚系小鼠（SAMR1）明显降低，而 SAMR1 随增龄睾丸间质细胞的睾酮分泌能力变化不明显。5 个月龄 SAMP8 连续喂含六味地黄汤的药物饲料 5 个月，可明显提高其睾丸间质细胞分泌睾酮的能力。结果提示六味地黄汤具有增强SAMP8睾丸间质细胞分泌功能及延缓其衰退的作用。

为了探讨六味地黄汤治疗更年期综合征的作用机制，周忠明等[11]采用去势大鼠模型，观察了六味地黄汤对去势大鼠血清雌二醇（E_2）、卵泡刺激素FSH和黄体生成素LH水平的影响。结果显示六味地黄汤治疗后的去势大鼠血清E_2水平升高，FSH水平下降，LH无明显变化，提示六味地黄汤能明显改善更年期生殖内分泌激素水平。

3. 调节下丘脑－垂体－性腺轴功能 为了研究比较六味地黄汤全方及其拆方三补和三泻对下丘脑－垂体－卵巢轴的调节作用，马渊[12]等以肌肉注射外源性皮质酮（CORT）导致小鼠调节下丘脑－垂体－性腺轴（HPO轴）功能紊乱为模型，观察六味地黄汤全方及其拆方三补组（地黄、山茱萸、山药）和三泻组（茯苓、泽泻、牡丹皮）对HPO轴的调节作用。结果显示肌注CORT后小鼠体重下降、卵巢重量减少，血清GnRH水平下降，口服六味地黄汤对CORT所致的血清E_2、垂体LH及下丘脑GnRH水平下降具有不同程度的改善作用。六味地黄汤组及三补组的大、中剂量对模型小鼠卵巢重量减轻的趋势无明显改善作用，而三泻组及小剂量三补组却使小鼠卵巢重量进一步下降，单独应用三补和三泻对CORT处理小鼠血清E_2和垂体LH水平无明显调节作用，提示六味地黄汤对外源性CORT所致的HPO轴功能紊乱具有改善作用，三补组和三泻组的拆方作用不如全方，单独应用时存在产生不良反应的可能性。

为了研究六味地黄汤对悬吊应激小鼠下丘脑－垂体－卵巢轴激素的影响，马渊[13]等用悬吊方法应激雌性小鼠建立动物HPO轴功能失常模型，造成悬吊应激组小鼠体重下降，动情周期及动情间期延长，下丘脑GnRH、垂体LH水平下降，血清雌二醇浓度升高。结果显示灌胃六味地黄汤后对应激小鼠动情周期无明显影响，但能一定程度减少其体重的下降，显著提高应激小鼠下丘脑GnRH和垂体LH的水平，并能明显降低应激小鼠血清雌二醇的浓度，提示六味地黄汤对悬吊应激导致的小鼠HPO轴功能紊乱具有明显纠正作用。

4. 对抗某些药物的生殖毒性 雷公藤及雷公藤多苷对于类风湿性关节炎等多种疾病有较好的疗效，其制剂已广泛用于临床，但长期服用有使精子减少的副作用。虽然停药后精子损害现象可得到逐渐恢复，但又往往引起类风湿性关节炎等疾病的急性发作。如何发挥其疗效，减少其副作用已成为医学研究的重要课题之一。

为了探讨六味地黄汤对雷公藤多苷引起的动物精子损伤的影响，禹志领[14]等以不同剂量六味地黄汤治疗经灌胃雷公藤多苷片造成精子损伤的大鼠，结果发现六味地黄汤能对抗雷公藤多苷造成的雄性小鼠精子损伤，亦能对抗雷公藤多苷降低雌性小鼠胎仔数的作用。

张宏博[15]等为观察六味地黄丸拮抗雷公藤对雌鼠生殖系统影响的作用，选出具正常性动周期的雌性大鼠45只，随机分为3组：治疗组（雷公藤多苷与六味地黄丸联合应用）、对照组（雷公藤多苷组）、空白组，实验周期30天。结果显示合用六味地黄丸组与单用雷公藤组比较，小鼠性动周期延长，雌、孕激素水平增高，生殖器官重量增加，卵泡数量增多，卵泡成长过程活跃，成熟卵泡数量多、体积大，颗粒细胞层次多，卵泡液含量多，黄体数量多、发育良好，提示六味地黄丸可拮抗雷公藤致雌鼠生殖系统的毒副作用。

5. 促进胚胎发育　为了观察超微六味地黄汤对被动吸烟小鼠生殖激素及胚胎发育的影响，并比较其与传统六味地黄汤的疗效，潘小平等[16][17]按怀孕顺序将小鼠随机分为五组：采用孕鼠被动吸烟造模，同时从孕4天起每天灌胃，孕19天处死母鼠，观察各组胚胎发育情况，测定各组孕鼠血清生殖激素（孕酮、睾酮、雌二醇）含量。结果显示超微六味地黄汤能减少被动吸烟孕鼠死胎、吸收胎、宫内发育迟缓（IUGR）胎数，降低死胎吸收胎率、IUGR率、胚胎流产率及 T/E_2 值，提高孕酮、雌二醇水平，并可增加胎鼠体、脑质量，调节紊乱的胎脑生长激素（GH）、生长抑素（SS）水平，一定程度改善胎脑发育，提示该方可能通过内分泌机制促进被动吸烟小鼠的胚胎发育，并通过神经内分泌机制促进 IUGR 小鼠胎仔的体、脑发育，提示中医"肾主生殖"及"肾"通于"脑"理论的合理性。

6. 提高人类精子离体活率　凌庆枝等[18]考察六味地黄汤及其乙醚萃取的有效成分对人类离体精子的活率随时间延长的影响。方法：取检查精液标本20例，将不同浓度的六味地黄汤及其乙醚萃取的有效成分加入液化后的精液中，6小时后用全自动精子分析系统分析各级精子的活率。结果：不同浓度的六味地黄汤及其乙醚萃取的有效成分对人类离体精子活率随时间延长的影响是不同的。0.1mL 0.25g生药/mL 六味地黄水煎液对离体精子作用6小时后精子的活率、a级、b级以及 a+b 级精子的活率有显著提高，优于其他剂量的六味地黄水煎液及市售品；0.1mL 六味地黄乙醚萃取物对离体精子作用6小时后精子的活率、a级、b级以及 a+b 级精子的活率亦有显著提高，该剂量也优于其他剂量。

综上所述，六味地黄方既可直接作用于生殖器官，抑制睾丸生精细胞凋亡，促进精子生成，增强睾丸间质细胞分泌功能，使卵巢颗粒细胞增殖，促进卵泡发育，又可通过调节下丘脑－垂体－性腺轴改善机体激素水平，促进胚胎发育，延缓衰老，同时，还可以拮抗药物的生殖系统毒副作用。现有研究为将六味地黄丸应用于临床生殖系统疾病提供了有力的科学依据，同时证实了中医"夫精者，身之本也"理论的正确性。

参考文献

[1] Kang KS, Kim HS, Ryu DY, et al. Immature uterotrophic assay is more sensitive than ovariectomized uterotrophic assay for the detection of estrogenicity of p – nonylphenol in Sprague – Dawley rats. Toxixcology Letters, 2000, 118 (1 – 2): 109 – 115.

[2] 周玲生，丁可. 六味地黄汤对雌性去势小鼠子宫形态学影响的实验研究. 现代预防医学，2009，36 (22): 4327 – 4328，4331.

[3] 禹志领，窦昌贵，严永清，等. 六味地黄汤对实验动物性功能的影响. 南京中医学院学报，1992，8 (2): 99 – 102.

[4] 凌庆枝，敖宗华，许泓瑜，等. 六味地黄汤对生精障碍模型大鼠的促生精作用研究. 陕西中医，2003，24 (11): 1050 – 1051.

[5] 凌庆枝，敖宗华，陶文沂. 六味地黄汤及其加味组方对生精障碍模型大鼠的促生精作用研究. 中药材，2003，26 (12): 873 – 875.

[6] 凌庆枝，敖宗华，许泓瑜，等. 六味地黄汤抑制大鼠生精细胞凋亡及其促进精子发生. 无锡轻工大学学报，2004，23 (1): 75 – 78.

[7] 凌庆枝，敖宗华，许私瑜，等. 六味地黄汤对生精障碍模型大鼠精子及其血清 NO 的影响. 新中医，2004，36 (2): 76 – 78.

[8] 凌庆枝，敖宗华，许泓瑜，等. 六味地黄汤对雄性大鼠生殖系统的影响. 中成药，2004，26 (7): 561 – 564.

[9] 凌庆枝，高莉莉，敖宗华，等. 六味地黄汤对肾阴虚型生精障碍大鼠生殖系统的影响. 中成药，2009，31 (5): 688 – 691.

[10] 程军平，张永祥. 六味地黄汤对快速老化小鼠睾丸间质细胞睾酮分泌功能的影响. 军事医学科学院院刊，2001，25 (1): 42 – 44.

[11] 周忠明，齐宝芳. 六味地黄汤治疗更年期综合征的实验研究. 中医杂志，2006，47 (1): 65.

[12] 马渊，周文霞，程军平，等. 六味地黄汤对皮质酮所致小鼠下丘脑 – 垂体 – 卵巢轴紊乱的调节作用及其拆方研究. 中国实验方剂学杂志，2005，11 (2): 28 – 32.

[13] 马渊，周文霞，程军平，等. 六味地黄汤对悬吊应激小鼠下丘脑 – 垂体 – 卵巢轴激素的影响. 中国实验方剂学杂志，2002，8 (6): 18 – 21.

[14] 禹志领，严永清，吕建锋，等. 六味地黄汤对雷公藤多苷损伤小鼠精子的影响. 时珍国医国药，1999，10 (2): 81 – 82.

[15] 张宏博，刘维，房丹，等. 六味地黄丸拮抗雷公对雌鼠生殖系统影响的实验研究. 辽宁中医杂志，2007，34 (9): 1325 – 1326.

[16] 潘小平，蔡光先，刘伯炎. 超微六味地黄汤对被动吸烟小鼠生殖激素及胚胎发育的影响. 中国中医急症，2009，18 (5): 787 – 789.

[17] 潘小平，蔡光先，刘伯炎. 超微六味地黄汤对宫内发育迟缓胎鼠脑 GH、SS 的

影响 . 医学研究杂志，2009，38（5）：49 - 51.

[18] 凌庆枝，陶文沂，敖宗华，等 . 六味地黄汤对人类精子离体活率影响的初步观察 . 中国基层医药，2002，9（10）：879 - 880.

第五节 六味地黄丸对心血管系统作用

六味地黄汤（丸）对心血管系统作用的研究主要从血管内皮细胞、血瘀证型、去卵巢大鼠、血液流变学、心律失常、动脉粥样硬化等几方面开展。

1. 保护血管内皮细胞 血管内皮细胞（VEC）的损伤与血栓形成密切相关，在心脑血管疾病的发生发展中起着重要作用。高血压、糖尿病、高脂血症、肿瘤等老年性疾病多数存在 VEC 损伤、血小板聚集释放功能亢进、凝血功能紊乱、微循环障碍等容易引起血栓形成的病理表现，而众多报导表明六味地黄汤（丸）在临床用于上述疾病均取得了良好疗效[1]。

为了研究六味地黄汤及其药物血清对 VEC 损伤模型的保护作用，卞慧敏等[2]利用大肠杆菌内毒素（LPS）建立 VEC 凋亡模型，通过 MTT、细胞周期和凋亡细胞检测，观察到六味地黄汤药物血清可减轻 LPS 对 VEC 的损伤，抑制 VEC 凋亡发生，促进 VEC 增殖；并可通过增加 VEC 分泌超氧化物歧化酶（SOD），清除丙二醛（MDA），而达到其减轻 LPS 对内皮细胞损伤的目的，提示六味地黄汤具有保护 VEC 损伤模型的作用，这种作用将有助于血栓性疾病的防治。

为了探讨六味地黄汤保护血管内皮细胞的分子机制，张旭等[3]取人脐静脉内皮细胞，用脂多糖造成凋亡细胞模型，通过激光共聚焦显微镜观察六味地黄汤含药血清对胞内 Ca^{2+} 的影响。结果显示六味地黄汤含药血清可明显缓解凋亡细胞内 Ca^{2+} 超荷（over load），提示六味地黄汤含药血清有抗人脐静脉内皮细胞凋亡作用，其防治血栓性疾病的机理可能与其缓解细胞钙超荷有关。

为了观察六味地黄汤大鼠含药血清对氧化低密度脂蛋白（ox - LDL）损伤血管内皮细胞的保护作用，张启春等[4]以 ox - LDL 建立人脐静脉内皮细胞（HUVEC）损伤模型，以 MTT 法、流式细胞术等观察六味地黄汤含药血清对细胞活力、凋亡率的影响，测定胞内丙二醛（MDA）含量及细胞培养液中乳酸脱氢酶（LDH）、一氧化氮（NO）含量与超氧化物歧化酶（SOD）活力，结果显示六味地黄方含药血清能促进 ox - LDL 损伤的血管内皮细胞增殖、抑制内皮细胞凋亡、降低胞内 MDA 含量、减少细胞 LDH 释放量、提高 SOD 活力及 NO 含量，提示六味地黄方对氧化低密度脂蛋白损伤的血管内皮细胞有一定的保护作用。

为了研究六味地黄方对高脂血症大鼠血管内皮细胞的保护作用，喻丽珍等[5]采用高脂饮食建立高脂血症大鼠模型，观察大鼠血脂、血清 SOD、MDA、NO、一氧化氮合酶（NOS）及外周血循环内皮细胞（CEC）的变化。结果显示高脂模型组血清 TC、Tg，LDL－C、MDA、CEC 均明显升高，HDL－C、SOD、NO、NOS 显著下降；六味地黄方可降低模型大鼠血清 TC、Tg、LDL－C、MDA、CEC，升高 HDL－C、SOD、NO、NOS，提示六味地黄方具有调节脂质代谢、抗脂质过氧化反应、升高 NO 水平，保护血管内皮细胞的作用。

2. 抑制血栓形成　心、脑血管的栓塞是中老年人发病率和病死率较高的疾病。血栓形成一般认为与多种因素引起的血小板黏附、聚集及血液凝固有关。因此抗血小板聚集治疗在防治心脑血栓形成性疾病中起积极作用。

为了研究六味地黄汤及其拆方对血栓的影响，卞慧敏等[6]采用体内、体外血栓形成方法，应用体内血栓模型以及衰老加血瘀的动物模型，观察六味地黄汤及其配伍对血栓形成的抑制作用。并通过血凝学指标、血小板聚集率和血栓素（TXB_2）、前列环素（6－K－PGF1α）、内皮素（ET）等探讨了其作用的可能机理。结果显示六味地黄汤全方能抑制体内、体外血栓的形成，并能延长凝血时间、TT、APTT，抑制血小板聚集，提高血浆 6－K－PGF1α含量，抑制 TXB_2、ET 产生，全方作用强于三补或三泻方，提示六味地黄汤具有抑制血栓形成的作用，三补与三泻配伍具有协同和增效作用。

为了进一步研究六味地黄汤及其三补三泻配伍对衰老加阴虚血瘀模型大鼠血液流变性的影响，卞慧敏等[7]采用复合因素制备衰老加阴虚血瘀动物模型，观察六味地黄汤及其配伍对血液流变性的影响，并通过红细胞变形能力、血凝学指标、血小板聚集等探讨了其作用机理。结果显示六味地黄汤全方能抑制模型大鼠体外血栓的形成，改善血液流变性，并通过延长凝血时间、TT、APTT，抑制血小板聚集，提高红细胞变形能力，降低 Fg 等，以全方作用为最强。结果提示六味地黄汤具有改善模型大鼠血液流变性、抑制血栓形成的作用，三补与三泻配伍具有协同和增效作用。

为了探讨六味地黄汤及其配伍对衰老血瘀模型大鼠血栓形成的作用及机理，龚婕宁等[8]通过建立衰老血瘀大鼠模型，观察六味地黄汤及其配伍对体外血栓形成的影响，结果显示六味地黄汤全方能抑制衰老血瘀模型大鼠血小板聚集率的升高，降低 Fg，减少内皮细胞分泌 TXB_2、PAI、ET，增加 6－K－PGF1α 和 t－PA 的水平，提高 SOD 活性，降低 MDA 和脂褐质的含量，抑制血栓形成，提示六味地黄汤是通过改善模型大鼠内皮细胞分泌功能调节凝血和纤溶系统，改善自由基代谢，起到抑制血栓形成的作用。

为了观察六味地黄汤对慢性阴虚血瘀证模型大鼠血液流变性的影响，叶宏军等[9]通过注射氢化可的松及盐酸肾上腺素造成大鼠慢性阴虚血瘀模型，给药后颈动脉插管放血，分别测定全血黏度、血浆黏度、血沉、红细胞压积、血小板聚集率及黏附率。结果显示六味地黄汤能降低慢性阴虚血瘀证模型大鼠全血黏度、血浆黏度、红细胞压积、血沉、血小板聚集率及黏附率，提示六味地黄汤具有改善慢性阴虚血瘀证模型大鼠血液流变性的作用。

3. 增加雌激素水平 以往研究表明六味地黄丸具有改善更年期妇女症状及提高雌激素水平作用[10]。为了研究六味地黄丸对去卵巢高血脂雌鼠一氧化氮（NO）水平的影响，探讨其对绝经女性心血管保护作用的机制，梁瑞宁等[11]采用摘除卵巢、给予高脂饲料复制去卵巢高血脂大鼠模型，分别给予六味地黄丸、雌二醇和生理盐水，6周后观察血清雌二醇（E_2）、一氧化氮（NO）、胆固醇（TC）、甘油三酯（TG）、高密度脂蛋白胆固醇（HDLC）的变化。结果显示，与对照组比较，六味地黄丸组 E_2 水平升高；NO水平明显升高；雌二醇组 E_2 水平明显升高约252.99%，NO水平明显升高120%。雌二醇组的NO水平与地黄丸组相比，无显著性差异；与对照组比较，地黄丸组血脂TC、TG下降，HDL-C升高；雌二醇组血脂TC下降，Tg，HDL-C升高，提示六味地黄丸具有一定降脂作用，并在整体水平、病理条件下升高NO水平，为其在绝经女性心血管防护方面的应用提供了支持。

为了进一步观察六味地黄丸对去卵巢高血脂大鼠雌激素受体 α、β（ERα、β）mRNA表达的影响，梁瑞宁等[12]采用8周龄雌性大鼠建立去卵巢高血脂模型，将24只大鼠随机分为3组，即：去卵巢加六味地黄丸组（地黄丸组），去卵巢加苯甲酸雌二醇组（雌二醇组），去卵巢加生理盐水组（对照组），每组8只，地黄丸组予六味地黄丸2.4g/kg，分2次灌胃，共6周；雌二醇组用苯甲酸雌二醇注射液按每鼠每3天1次皮下注射0.2mg，共12次；对照组给予生理盐水，早晚各1次灌胃，共6周。RT-PCR法检测ERα、ERβmRNA表达。结果ERα、ERβmRNA表达均明显高于对照组，提示六味地黄丸具有上调去卵巢高脂大鼠主动脉ERα、ERβmRNA表达的作用，从而为防治绝经女性动脉粥样硬化和冠心病等应用提供了依据。

4. 改善血液流变 血小板是一种多功能细胞，具有黏附、聚集和释放功能，并且具有较强的促凝活性，在血栓形成与止血过程中起着重要作用，许多血栓性疾病均具有血小板聚集释放功能亢进、微循环血小板聚集体增多等现象。随着年龄增长，血小板聚集释放功能逐渐增强[13]，因此老年人易患血栓性疾病。

为了研究六味地黄汤及其配伍对血小板聚集率的影响，卞慧敏等[14]采用体外血小板聚集法，利用不同的诱导剂，观察了六味地黄汤及其拆方对血小板聚集率的抑制作用。结果显示六味地黄汤全方和三补、三泻方均能抑制腺嘌呤核苷二磷酸（ADP）诱导的体外血小板聚集，对花生四烯酸（AA）诱导的血小板聚集也有抑制作用，但用药剂量较大，其中以全方药效最强，三补方次之，三泻方最弱，药物血清也呈现相似的结果，提示六味地黄汤具有良好的抑制血小板聚集的作用，三味补药是其作用的主要成分，三补与三泻配伍具有协同和增效作用。

5. 抗心律失常 缺血心肌再灌注损伤可能导致恶性心律失常，包括室颤及室性心动过速，甚至心脏猝死。为了探讨六味地黄汤抗心律失常的作用，安鲁凡等[15]采用在体给药离体观察六味地黄汤对心律失常的影响，研究发现六味地黄汤能明显抑制肥厚心脏遭受低灌－再灌注损伤引起的组织内 SOD 的进一步降低及 MDA 含量的进一步升高，显著对抗 Langendorff 灌流大鼠心脏低灌－再灌注诱发的心律失常，使室颤发生率降低 50%，持续时间缩短 73%，且能明显抑制甲状腺素引起的心脏肥厚，并降低心脏对心律失常易损性的增加，使肥厚心脏低灌－再灌注诱发的室颤发生率由 100% 降至 10%，提示六味地黄汤的抗心律失常及对肥厚心脏的保护作用均与其抗氧自由基作用有关。

6. 防治动脉粥样硬化 动脉粥样硬化（AS）是一种炎性疾病[16]。内皮型一氧化氮合酶释放生理剂量的一氧化氮，对于维持内皮功能有重要意义。外源性因素如脂多糖、低密度脂蛋白或细胞因子等反复刺激时，内皮功能障碍，诱发炎性反应，导致诱导型 NOS（iNOS）合成增加，NO 病理性分泌增多，进一步加重 AS[17]。

为了探讨六味地黄丸对动脉粥样硬化小鼠一氧化氮及诱导型一氧化氮合酶表达的影响，孙学刚等[18]通过喂饲高脂饲料复制小鼠 AS 模型，以 Griess 法检测血浆中 NO 水平；蛋白质免疫印迹法检测 iNOS 的表达。结果显示六味地黄丸能显著抑制 NO 水平，并降低 iNOS 的表达。结果提示六味地黄丸可能通过抑制 iNOS 的表达降低 AS 小鼠 NO 水平，防治 AS。

以上研究表明，六味地黄方具有保护血管内皮细胞、抑制血栓形成、改善血液流变学、抑制血栓形成、抑制血小板聚集、抗心律失常、防治动脉粥样硬化等作用，为六味地黄方临床防治心血管疾病提供了重要的理论依据。

参考文献

［1］于树臣，刘吉平．六味地黄丸的临床应用．吉林中医药，1997，（3）：43.

［2］卞慧敏，张旭，龚婕宁，等．六味地黄汤药物血清抗血管内皮细胞凋亡的作用．中药药理与临床，2002，18（5）：9－11.

［3］张旭，卞慧敏，张超英．六味地黄方药物血清对血管内皮细胞内 Ca^{2+} 的影响．中药药理与临床，2003，19（5）：1－2.

［4］张启春，卞慧敏，喻丽珍，等.六味地黄方含药血清对氧化低密度脂蛋白损伤血管内皮细胞的保护作用.中国实验方剂学杂志，2007，13（7）：31－34.

［5］喻丽珍，卞慧敏，俞晶华，等.六味地黄方对高脂血症大鼠血管内皮细胞的保护作用.中药药理与临床，2006，22（1）：5－7.

［6］卞慧敏，龚婕宁，魏凯峰，等.六味地黄汤对衰老加阴虚血瘀模型大鼠的保护作用.中药药理与临床.2005，21（14）：2－4.

［7］卞慧敏，龚婕宁，魏凯峰，等.六味地黄汤对衰老模型大鼠血液流变性的影响.中药药理与临床，2004，20（2）：1－3.

［8］龚婕宁，卞慧敏，魏凯峰，等.六味地黄汤抗血栓作用机理研究.中药药理与临床，2006，22（3）：10－12.

［9］叶宏军，卞慧敏，张启春，等.六味地黄汤对阴虚血瘀证模型大鼠血液流变性的影响.中国血液流变学杂志，2008，18（1）：14－16.

［10］张家庆，邹大进.更年期综合征患者白细胞雌激家受体的变化及六味地黄丸的疗效.中西医结合杂志，1991，11（2）：521－523.

［11］梁瑞宁，陈明人，邱丽瑛，等.六味地黄丸对去卵巢高血脂大鼠血清一氧化氮的影响.中国中西医结合杂志，2004，（S1）：263－265.

［12］梁瑞宁，陈明人，邱丽瑛，等.六味地黄丸对去卵巢高血脂大鼠雌激素受体α、βmRNA 表达的影响.中国中西医结合杂志，2004，（S1）：260－261.

［13］李建生，姚培发，张彩英.血管内皮和血小板功能的老年性变化.中华老年医学杂志，1993，12（3）：186.

［14］卞慧敏，龚婕宁，马健.六味地黄汤对家兔体外血小板聚集率的影响.中成药，2000，22（11）：789－791.

［15］安鲁凡，戴德哉.六味地黄汤实验治疗离体心脏低灌－再灌注心律失常及心肌病诱发心律失常.中药药理与临床，1995（3）：1－3.

［16］Ross R. Atherosclerosis—an inflammatory disease. N Engl J Med, 1999, 340（2）：115－126.

［17］Rekka E A, Chrysselis M C. Nitric oxide in atherosclerosis. Mini Rev Med Chem, 2002, 2（6）：585－593.

［18］孙学刚，靖林林，蔡宇，等.六味地黄丸对动脉粥样硬化小鼠 iNOS 表达的影响.中华中医药杂志（原中国医药学报），2006，21（7）：396－398.

第六节　六味地黄丸抗衰老作用

六味地黄方抗衰老作用的研究主要从抗氧化作用、对激素调节作用、对下丘脑－垂体－卵巢轴作用、基因调控等几方面开展。

1. 抗氧化应激　关于衰老的病因，自由基学说认为体内过多的氧自由基诱发脂质过氧化，引起细胞的破坏、衰亡，最终导致机体的衰老和功能障碍。

抗氧化可以减轻体内的脂质过氧化，提高体内抗氧化酶的活性，对增强机体抗氧化能力，延缓衰老有重要作用。

为研究六味地黄生物制剂延缓果蝇衰老的作用及其机理，夏少秋等[1]经口喂饲黑腹果蝇不同浓度（0%，0.3%，0.9%）的六味地黄生物制剂，观察对果蝇寿命的影响，测定30日龄果蝇体内谷胱甘肽过氧化物酶，总抗氧化物，超氧化物歧化酶，过氧化氢酶的活性。结果显示各剂量组半数死亡时间、最高寿命及平均寿命均较对照组延长，体内谷胱甘肽过氧化物酶、总抗氧化物、超氧化物歧化酶、过氧化氢酶活性显著升高，提示六味地黄生物制剂具有良好的抗氧化、延缓衰老的作用。

为了探讨六味地黄汤的抗衰老效果，李献平等[2]给予小鼠灌胃2个月，观察六味地黄汤对血中超氧化物歧化酶、过氧化氢酶、谷胱甘肽过氧化物酶活性和过氧化脂质含量的影响。结果表明六味地黄汤可明显增强小鼠血中超氧化物歧化酶和过氧化氢酶的活性，显著降低脂质过氧化，可能是该方剂延缓衰老的机制之一。

为观察六味地黄汤内服延缓皮肤衰老的作用机制，李弋等[3]对昆明种小鼠每天颈背部皮下注射D-半乳糖制造亚急性衰老模型，并以不同剂量的六味地黄汤灌胃，42天后测定小鼠背部皮肤组织匀浆中超氧化物歧化酶、谷胱甘肽过氧化物酶、丙二醛、羟脯氨酸含量及皮肤中成纤维细胞数目。结果显示六味地黄汤能明显升高亚急性衰老小鼠皮肤超氧化物歧化酶和谷胱甘肽过氧化物酶活力，明显降低丙二醛含量，增加衰老小鼠皮肤羟脯氨酸含量，提高皮肤成纤维细胞数目，提示六味地黄汤可有效延缓D-半乳糖所致的小鼠皮肤衰老。

为了研究六味地黄煎剂全方及其拆方三补方、三泻方对家蝇的抗衰老作用，李耐三等[4]测定家蝇寿命以及超氧化物歧化酶、脂褐素及蛋白含量等指标，比较各组方药的抗衰老功能。结果显示六味地黄煎剂具有改善以上各项指标的作用，提示该方在抗衰老方面具有深入研究的价值。在全方、三补方、三泻方的比较中，采用各处方生药总重量相同的浓度下进行比较，即将三补方、三泻方在相互配合和相互代替的情况下作出比较。结果表明任一拆方基本无抗衰作用，从而显示出六味地黄方组方的合理性。

为了探讨六味地黄汤对D-半乳糖致衰老小鼠的运动能力的影响及机制，刘萍等[5]以D-半乳糖致亚急性衰老小鼠为模型，灌胃六味地黄汤6周。结果显示六味地黄汤能有效延长衰老模型小鼠的游泳力竭时间、提高小鼠的学习记忆成绩，并不同程度提高小鼠心、脑、骨骼肌中的超氧化物歧化酶、Na^+-K^+-ATP、$Ca^{2+}-Mg^{2+}-ATP$酶活性，降低心肌细胞、骨骼肌细胞内

Ca^{2+}、丙二醛含量，提示六味地黄汤能有效防止 D – 半乳糖致衰老模型小鼠的运动能力下降，学习记忆障碍等多项衰老体征的出现。

2. 调节性激素水平 性激素与生长、发育、衰老同步，六味地黄汤具有雌激素样作用，并对其他激素具有调节作用，从而延缓机体衰老。

为了观察六味地黄汤对雌性致衰小鼠生殖器官的影响，周玲生[6]采用小鼠颈背部皮下注射 D – 半乳糖建立衰老模型，给予六味地黄汤治疗，然后检测六味地黄汤对 β – 内啡肽、血清雌激素、孕激素含量以及对卵巢、子宫形态学的影响。结果显示小鼠 β – 内啡肽含量升高，阴道脱落细胞涂片内角化上皮细胞和表层细胞数量增加，卵巢重量增加，提示六味地黄汤具有雌激素样作用，六味地黄汤的作用并非简单的雌激素代替或单因素干预，而是通过促进内分泌系统的功能，而恢复卵巢与下丘脑 – 垂体 – 性腺功能的。六味地黄汤可能通过调节丘脑 – 垂体 – 卵巢轴的功能，恢复卵巢形态功能，从而发挥对衰老小鼠卵巢、子宫明显的治疗效果及抗衰老作用。

为了观察六味地黄汤对快速老化小鼠睾丸间质细胞睾酮分泌功能的影响，程军平等[7]采用睾丸间质细胞体外培养方法，观察快速老化小鼠（SAM）增龄过程中睾丸间质细胞睾酮分泌功能的变化及长期口服六味地黄汤对快速老化亚系小鼠（SAMP8）睾酮分泌能力的影响。结果显示 SAMP8 随增龄睾丸间质细胞分泌睾酮的能力明显早衰，至 11 个月龄时其睾酮分泌功能较同月龄抗快速老化亚系小鼠（SAMR1）明显降低，而 SAMR1 随增龄睾丸间质细胞的睾酮分泌能力变化不明显。5 个月龄 SAMP8 连续喂含六味地黄汤的药物饲料 5 个月，可明显提高其睾丸间质细胞分泌睾酮的能力，提示 SAMP8 随增龄睾丸间质细胞的分泌功能明显降低，六味地黄汤对其具有明显的改善作用并能延缓 SAMP8 睾丸间质细胞功能的衰退。

3. 调节下丘脑 – 垂体 – 卵巢轴 衰老的学说之一认为内分泌系统在维持动物机体内环境稳定和调节生长、发育与衰老过程中具有重要作用。下丘脑 – 垂体 – 性腺轴的变化在衰老过程中尤为突出。在衰老过程中下丘脑 – 垂体 – 促性腺激素分泌的脉冲频率减慢，幅度降低，也降低了性腺对促性腺激素的敏感性。同时下丘脑 – 垂体轴随着年龄增长而发生的功能衰退还可使其他内分泌腺的功能都有所减退[8]。

为了研究 SAM 增龄过程中下丘脑 – 垂体 – 卵巢（HPO）轴功能的变化及六味地黄汤的调节作用，马渊等[9]采用阴道涂片法确定动物的动情周期；观察血清雌二醇（E_2）、下丘脑 β – 内啡肽（β – EP）和 P 物质（SP）含量、垂体促黄体生成素（LH）以及垂体及卵巢雌激素受体 α（ERα）水平。结果显示在增龄过程中 SAMP8 的动情周期和动情间期均较同龄 SAMR1 明显延长，

血清 E_2 水平显著降低、垂体 LH 水平显著升高，下丘脑 β-EP 含量随增龄逐渐下降，SP 含量一过性升高后又下降，卵巢 ERα 表达量明显低下。六味地黄汤能显著缩短 SAMP8 动情间期，增加卵巢重量，升高血清 E_2 水平，明显降低垂体 LH 水平，并能升高下丘脑 β-EP 含量，提高卵巢 ERα 的表达量，但却明显降低下丘脑 SP 含量。口服雌激素能显著提高 SAMP8 血清 E2 水平，降低垂体 LH 水平，升高下丘脑 β-EP 及 SP 含量，并增加垂体 ERα 表达量，但明显降低卵巢重量及 ERα 水平，提示 SAMP8 在衰老过程中所表现的进行性 HPO 轴功能紊乱与下丘脑肽类神经递质含量及卵巢 ERα 水平的变化具有密切关系。六味地黄汤对 SAMP8 HPO 轴功能紊乱具有改善或调节作用。

4. 调控基因的表达 现代药理研究证实，机体状态的改变与基因、基因表达、基因调控机制相关。为了研究六味地黄丸对老年大鼠基因表达的影响，余榕捷等[10]将 40 只 20 个月龄 SD 雄性大鼠分成不用药与用六味地黄丸两组，5 周后检测相关生化指标，确定用药组与对照组之间具显著差异。提取 20 只 4 个月龄 SD 雄性大鼠脾脏 mRNA，平均分成两组，分别与老年用药组脾脏 mRNA 和老年对照组脾脏 mRNA 配对进行逆转录和芯片杂交实验，获得老年对照组和老年用药组分别和青年组相比，相关基因表达水平的差异，通过比较两组数据，评价六味地黄丸对与衰老相关的基因表达的调节作用。芯片结果显示老年对照组与青年组相比有 13 个基因表达显著下调，1 个基因表达显著上调。而在老年用药组中，14 个相关基因的表达水平没有明显变化，而另有 2 序列与青年组相比表达显著上调，提示 16 个基因的表达水平可受六味地黄丸用药的影响，六味地黄丸抗衰老的分子机制或许与调控该基因有关。

中医理论认为"肾主先天"，肾中精气的强盛与否直接关系到机体的生长衰老。上述大量科学工作者进行了六味地黄方对于延缓衰老、改善机体状况，防治老年性疾病的实验研究，证实了肾虚是衰老之由的衰老机理。

参考文献

[1] 夏少秋，朱颖，吴亚军，等. 六味地黄生物制剂延长果蝇寿命及抗氧化作用的研究. 陕西中医，2010，31 (5)：614-616.

[2] 李献平，刘敏，刘凯业. 六味地黄汤及其类方对小鼠血中老化相关酶活力的影响. 中国实验方剂学杂志，1999，(2)：29-30.

[3] 李弋，王灿岭. 六味地黄汤对小鼠皮肤衰老的影响. 郑州大学学报（医学版），2005，40 (6)：1128-1130.

[4] 李耐三，季晖，龚国清，等. 六味地黄煎剂研究Ⅲ——全方与"三补""三泻"对家蝇的抗衰老作用. 中国药科大学学报，1990，21 (4)：246-248.

[5] 刘萍，丁玉琴，王爱梅，等. 六味地黄汤对 D-半乳糖致衰老小鼠运动能力的影

响．中国医药导报，2008，5（11）：16－18．

［6］周玲生．六味地黄汤对雌性致衰模型小鼠生殖器官影响的实验研究．时珍国医国药，2009，20（12）：3155－3156．

［7］程军平，张永祥．六味地黄汤对快速老化小鼠睾丸间质细胞睾酮分泌功能的影响．军事医学科学院院刊，2001，25（1）：42－44．

［8］马翔，任艳玲．试论衰老与性腺轴．中医药学刊，2006，24（3）：448－449．

［9］马渊，周文霞，程军平，等．六味地黄汤对快速老化模型小鼠下丘脑－垂体－卵巢轴的调节作用及机理研究．中国中西医结合杂志，2004，24（4）：325－330．

［10］余榕捷，蒲含林，周天鸿．利用基因芯片研究六味地黄丸对老年大鼠基因表达的影响．中国病理生理杂志，2004，20（2）：260－264．

第七节　六味地黄丸对泌尿系统作用

六味地黄丸对泌尿系统作用的研究主要从肾脏部分切除大鼠、肾病综合征、单侧输尿管结扎后大鼠、慢性肾功能不全、庆大霉素肾中毒以及肾脏近曲小管等几方面开展。

1. 改善残肾肾功能　肾小球硬化是肾功能衰竭末期病理改变之一，以肾小球内系膜细胞系膜基质沉积、系膜区增宽，并伴炎性细胞浸润为主要病理改变。

为了研究六味地黄丸延缓 5/6 肾脏切除大鼠肾组织纤维化的作用，李万斌等[1]采用 5/6 肾切除术诱导大鼠肾小球硬化模型，PAS 染色观察大鼠残肾组织形态学改变；免疫组织化学方法分别检测肾组织中 Collagen IV（Col -IV）/MMP - 2 的表达。结果显示 IV 型胶原在模型组中有较强的表达，尤其是在肾小管中染色很深，而六味地黄丸组细胞增生明显低于模型组，毛细血管开放较好，肾小管结构基本正常；IV 型胶原无论是肾小管还是肾小球着色均较浅，仅有少量表达；MMP - 2 大量表达，染色明显深于模型组，提示六味地黄丸可能通过促进 MMP - 2 的表达，对抗 IV 胶原的过度沉积，减轻肾组织纤维硬化程度，达到保护肾脏，从而延缓肾功能衰竭的进程。

为了观察六味地黄丸促进 5/6 肾切除大鼠残肾肾小球化生的作用，何泽云等[2]采用 5/6 肾切除大鼠模型及细胞立体形态学技术，观察六味地黄丸对大鼠残肾肾小球化生的动态变化，结果显示六味地黄丸能促进 5/6 肾切除大鼠残肾肾小球化生，提示六味地黄丸具有促进肾小球化生的作用。

为了进一步探讨六味地黄丸对 5/6 肾切除大鼠的肾功能的作用，蔡惠芳等[3]采用大鼠 5/6 肾切除模型及细胞立体形态学技术，观察大鼠残肾肾功能的动态变化及其可能的作用机制。结果显示六味地黄丸可降低 5/6 肾切除大鼠尿素氮（BUN）、肌酐（Cr）水平，提高肾小球滤过率（GFR）；形态学研究显示，造模 8 周时六味地黄丸组残肾肾小球的体积较大，肾间质纤维化程度较模型组轻；细胞形态学研究显示六味地黄丸组肾小球的面数密度 NA 指数小于模型组，提示六味地黄丸改善残肾肾功能的作用与其增加肾小球的体积密切相关。

2. 治疗肾病综合征 肾病综合征是肾小球疾病中的一组临床症候群，这类疾病临床常见，目前治疗主要采用糖皮质激素和细胞毒性药物治疗，这两类药物对于肾病综合征有一定的疗效，但是由于这两类药物严重的毒副作用，限制了其在临床上的使用。因此，中医药是治疗此类疾病发展方向。

为了观察六味地黄丸对多柔比星（Doxorubicin，ADM）致慢性肾病模型的保护作用，聂玲[4]采用静脉注射多柔比星致慢性肾病大鼠模型，观察六味地黄丸对各模型大鼠的影响。结果显示六味地黄丸可以减少多柔比星致肾病大鼠 24 小时尿蛋白含量；升高血清白蛋白、血清总蛋白含量，降低总胆固醇、低密度脂蛋白胆固醇，提示六味地黄丸通过减少尿蛋白的形成和增加血浆蛋白的产生，从而达到保护多柔比星致肾病大鼠的作用。

为了探讨六味地黄胶囊和六味地黄汤加味对阿霉素致大鼠肾病综合征的作用，林洁茹等[5]通过腹腔注射阿霉素诱导大鼠肾病综合征模型，观察六味地黄汤加味及六味地黄胶囊对病鼠肾功能、血脂、血浆蛋白、肾组织病理学和抗氧化作用的影响。结果显示几种药物均能降低大鼠尿素氮（BUN）、肌酐（Cr）水平及总胆固醇（TC）、甘油三酯（TG）、丙二醛（MDA）含量，升高大鼠总蛋白（TP）和白蛋白（A）的含量，增强超氧化物歧化酶（SOD）的活性；改善大鼠肾组织形态学改变，提示六味地黄胶囊和六味地黄汤加味均具有对抗阿霉素致大鼠肾病综合征的氮质血症、低蛋白血症和高脂血症作用。

3. 减轻肾间质纤维化损害 肾间质纤维化（RIF）是各种肾脏疾病进展到终末期肾衰竭的共同途径。目前认为，RIF 的发病主要是细胞外基质（ECM）产生与降解失衡以及成纤维细胞增生所致。关于调控 ECM 的降解系统，尤其是基质金属蛋白酶（MMPs）及金属蛋白酶组织物（TIMPs）的表达与活性异常，在 RIF 的发生发展中发挥重要的作用。胶原 IV（ColIV）是组成基质的重要组成部分，在肾小管间质中大量沉积。

为了观察六味地黄汤对单侧输尿管梗阻（UUO）大鼠模型中 ColIV、基质金属蛋白酶抑制物 - 1（TIMP - 1）表达的影响，余亚敏等[6]将输尿管梗阻大鼠随机分为模型组，依那普利组，六味地黄汤组，假手术组，14 天后采用免疫组织化学检测 ColIV 和 TIMP - 1 的表达水平，结果显示六味地黄汤组 ColIV、TIMP - 1 表达明显低于模型组，提示六味地黄汤可通过下调 ColIV、

TIMP－1 的表达，减缓 UUO 大鼠肾小管间质损害，可以作为梗阻性肾病辅助用药。

为了进一步观察六味地黄汤对 UUO 大鼠模型中单核趋化蛋白－1（MCP－1）及转化生长因子－β_1（TGF－β_1）表达的影响，彭亚军等[7]将大鼠随机分为模型组、依那普利组、六味地黄汤组、假手术组，行 UUO 术后即予药物干预，于术后第 7、14、21 天分别处死各组大鼠。用 HE 和 Masson 染色法观察各组大鼠术后不同时间点肾脏病理改变，用免疫组化法检测肾小管间质 MCP－1 及 TGF－β_1 表达。结果显示与假手术组比较，余组各时间点 MCP－1 及 TGF－β_1 表达均明显升高；其中六味地黄汤组的 MCP－1 和 TGF－β_1 表达明显低于模型组，但高于依那普利组，提示六味地黄汤可下调 MCP－1 和 TGF－β_1 的表达，减缓 UUO 大鼠肾小管间质损害，六味地黄汤可作为梗阻性肾病辅助用药。

4. 延缓慢性肾功能衰竭进程　慢性肾功能衰竭（CRF）是各种原因（原发或继发）导致肾脏损害及肾功能的进行性恶化。因此积极寻找阻断及延缓 CRF 进展的有效措施是医学界所面临的严峻任务和重要课题。

为了研究六味地黄丸对慢性肾功能不全大鼠肾功能的保护作用，唐抗等[8]采用腺嘌呤制作慢性肾衰竭大鼠模型的方法，观察六味地黄丸对血尿素氮（BUN）、血肌酐（Scr）水平的影响。结果表明大鼠灌服腺嘌呤四周后，血 BUN、Scr 升高。在确认 CRF 已形成的基础上，采用六味地黄丸治疗 6 周后，与模型组比较，治疗组血 BUN、Scr 明显降低，提示六味地黄丸具有保护腺嘌呤致 CRF 大鼠肾功能的作用。

5. 减轻庆大霉素致肾脏毒性　庆大霉素（Gentamicin，GEN）属氨基糖苷类抗生素，临床应用于抗感染治疗，此类药物均有肾毒性。研究显示，庆大霉素治疗的病人中有 0.5%～30% 可发生中毒性肾损害。虽然其确切机制尚不完全清楚，但研究表明促进氧自由基的生成是其肾毒性发生的重要原因。

为了观察六味地黄丸减轻庆大霉素致大鼠肾毒性的疗效并探索其作用机制，郝艳鹏等[9]将大鼠随机分为 3 组，即：正常对照组、模型组、六味地黄丸组。采用生化检测和蛋白免疫印迹方法观察各组动物肾功能、氧化产物及酶类的变化及用药对信号通路分子 p38、核因子 κB（NF－κB）蛋白表达的影响。结果发现与模型组比较，六味地黄丸组大鼠肾功能、肾皮质 NOS 活性显著降低，SOD 活性显著增高，NF－κB 蛋白表达显著降低，提示六味地黄丸能通过调节 NF－κB 的表达减轻庆大霉素致肾脏氧化损伤，对庆大霉素肾中毒具有一定改善作用。

6. 保护肾脏近曲小管　肾脏近曲小管是重吸收和分泌原尿中多种物质的

重要部位，近曲小管的损害可严重影响肾脏功能。透射电镜技术研究发现，近曲小管上皮细胞内首先出现溶酶体的病变，后期为线粒体的病变。这说明药物对这些细胞的影响较为明显。

为了研究六味地黄丸对肾脏近曲小管细胞超微结构形态的影响，陈峰等[10]通过透射电镜技术、电脑图像分析技术和立体学方法定量的方法，计算溶酶体的形态参数，结果发现服用六味地黄丸后，大鼠肾脏内皮细胞生成溶酶体的表面积增大，细胞内溶酶体占细胞体积的百分比与对照组接近，提示该方通过提高溶酶体的数量、加快毒性物质的分解速率而保护肾脏。

以上研究表明，六味地黄丸具有延缓肾功能衰竭进程、促进肾小球化生、改善残肾肾功能、保护多柔比星致肾病大鼠、保护腺嘌呤致 CRF 大鼠肾功能、保护庆大霉素致肾中毒等作用。以上研究为六味地黄丸在临床泌尿系统疾病中的临床应用提供了充足的依据，而且也为中医"同病异治"理论的发展提供了一定的科学依据。

参考文献

[1] 李万斌，何泽云．六味地黄丸延缓 5/6 肾切除大鼠肾组织纤维化研究．中国药师，2009，12（4）：411－413.

[2] 何泽云，陈江华，李晓峰．六味地黄丸对 5/6 肾切除大鼠残肾肾小球化生的影响．湖南中医学院学报，2004，24（2）：1－3.

[3] 蔡惠芳，谭元生，何泽云，等．六味地黄丸对大鼠 5/6 肾切除肾功能的影响．湖南中医药大学学报，2007，27（2）：17－19.

[4] 聂玲．六味地黄丸对实验性慢性肾病动物的保护作用．中医药临床杂志，2009，21（4）：321－322.

[5] 林洁茹，潘竞锵，肖柳英，等．六味地黄胶囊及六味地黄汤加味对阿霉素性大鼠肾病综合征作用的实验研究．中医研究，2005，18（3）：17－19.

[6] 余亚敏，何泽云，陈北阳，等．六味地黄汤对大鼠单侧输尿管结扎后肾小管间质 ColIV 及 TIMP－1 表达的影响．湖南中医学院学报，2006，26（4）：22－24.

[7] 彭亚军，张继波，何泽云，等．六味地黄汤对单侧输尿管结扎大鼠肾间质 MCP－1 及 TGF－β_1 表达的影响．中国中西医结合肾病杂志，2009，10（7）：587－591.

[8] 唐抗，陈嘉．六味地黄丸对慢性肾功能不全大鼠的实验研究．中医药学刊，2003，21（2）：258－259.

[9] 郝艳鹏，张悦，刘煜敏，等．六味地黄丸对庆大霉素肾中毒大鼠肾核因子－κB 的影响．中药材，2010，33（1）：86－88.

[10] 陈峰，季晖，吴建扬．六味地黄丸对肾脏近曲小管超微结构作用的定量研究．中国药科大学学报，1996，27（8）：496－499.

第八节 六味地黄丸对骨关节作用

六味地黄方对骨科疾病作用的研究主要从骨质疏松、关节炎、股骨头缺血性坏死、成骨样细胞增殖等几方面开展。

1. 防治骨质疏松症 临床预防骨质流失及治疗骨质疏松症的主要目的是为了预防骨折的发生。

为观察六味地黄汤对模型动物骨生物力学特征的影响，韩旭华等[1][2]采用切除大鼠卵巢方法复制骨质疏松症模型，观察六味地黄汤对股骨生物力学指标及骨中钙磷含量的影响。结果显示六味地黄汤能减少尿钙、尿羟脯氨酸的排泄，提高血清骨钙素含量，增加股骨矿物质及骨中钙、磷含量，减少破骨细胞数目，并能增加子宫、脾脏、胸腺等器官的重量，提示六味地黄汤能改善大鼠骨生物力学特征，增加骨中钙磷贮积，拮抗骨质流失，提高骨骼负载能力及抗外力冲击能力，有效地预防骨质疏松及骨折发生。

为了探讨六味地黄丸主要血中移行成分对大鼠成骨细胞促增殖作用，孙晖等[3]将六味地黄丸主要血中移行成分以适当浓度添加到大鼠成骨细胞培养液中，用MTT法测定细胞的增殖速度。结果显示六味地黄丸主要血中移行成分莫诺苷、獐牙菜苷、马钱子苷的混合物各剂量组均对大鼠成骨细胞具有明显的促增殖作用，提示六味地黄丸主要血中移行成分莫诺苷、獐牙菜苷、马钱子苷是其治疗骨质疏松的药效学物质基础。

2. 保护关节软骨，治疗关节炎 关节炎属中医"痹证"范畴，肾精不足为本，风寒湿痹为标，最主要的病因病理是肝肾亏损，补益肝肾中药在临床治疗中发挥着较好的治疗作用。

为了探讨六味地黄汤对骨关节炎动物模型关节软骨的保护作用，舒谦等[4]采用Hulth法建立新西兰兔骨关节炎动物模型，随机分成空白对照组、实验组。实验组灌胃六味地黄汤，空白对照组灌胃生理盐水，治疗第4、8、12、24周后每组各取2只动物，用亚硝酸盐还原酶法测定关节滑液NO水平，关节软骨组织HE染色，光镜观察形态学变化、电镜观察软骨细胞内结构变化及原位末端标记法观察软骨细胞凋亡病理改变，进行组织病理学评估。结果显示空白对照组NO活性在不同时期均高于实验组；实验组的关节软骨病理变化总积分、软骨细胞病理改变积分和软骨表层病理改变积分均明显低于空白对照组；实验组的软骨细胞凋亡指数与对照组的软骨细胞凋亡有显著性差异，与关节液中NO含量显著相关，提示六味地黄汤对实验性骨关节炎软骨退变具有保护作用，通过NO诱导途径减少软骨细胞的凋亡，可能是其作用机制之一。

为了探讨加味六味地黄汤对大鼠佐剂致关节炎（AA）的作用及其机制，李博萍等[5]通过制备佐剂性关节炎大鼠模型，观察加味六味地黄汤（六味地黄加黄芪、益母草、丹参）对病鼠超敏反应性炎症左、右后足跖厚度以及病鼠血清肿瘤坏死因子 - α、循环免疫复合物、丙二醛含量和超氧化物歧化酶活性的影响。结果显示加味六味地黄汤能抑制佐剂性关节炎大鼠继发性、自身免疫性足跖肿胀，疗效随疗程延长而增强；能降低病鼠增高的肿瘤坏死因子 - α、循环免疫复合物、丙二醛含量，增加超氧化物歧化酶（SOD）活性，提示加味六味地黄汤具有对抗大鼠佐剂性、继发性关节炎的作用，其机制与抑制自由基损伤和降低自身免疫的病理生理性反应有关。

为了探讨六味地黄汤对佐剂性关节炎（AA）大鼠免疫功能以及脾脏细胞表达细胞因子的影响，方鉴等[6][7]通过建立 AA 大鼠模型，观察六味地黄汤对 AA 大鼠细胞免疫、体液免疫功能的作用，并与环磷酰胺（CY）和环孢素 A（CsA）进行比较。结果显示六味地黄汤口服给药对 AA 大鼠的关节肿胀具有明显的抑制作用，对 AA 大鼠的免疫功能紊乱也具有治疗作用。可使 AA 大鼠低下的淋巴细胞增殖水平恢复正常，而 CY 与 CsA 则使 AA 大鼠低下的淋巴细胞水平进一步降低。AA 大鼠脾淋巴细胞 IL - 2 mRNA 表达水平与对照组相比有增高趋势；IFN - γ、IL - 4 和 IL - 10 mRNA 的表达水平则明显降低。口服六味地黄汤对 AA 大鼠脾细胞的表达水平则具有明显提高作用，与 Cy 和 CsA 相比具有明显不同的特点。六味地黄汤可能对 AA 大鼠脾脏表达的细胞因子水平有调节作用，提示六味地黄汤可纠正 Th1/Th2 亚群功能的平衡紊乱，提示六味地黄汤对 AA 大鼠的治疗作用与免疫抑制剂 CY、CsA 不同，其作用不是通过免疫抑制而是通过调节免疫平衡来实现的。

为了观察六味地黄丸对兔骨关节炎软骨细胞凋亡的影响，肖经难等[8]将36 只日本大耳兔随机分组为正常对照组（A 组），OA 模型组（B 组），OA 治疗组（C 组）。用石膏管型伸直位固定 B 组及 C 组 24 只兔左后腿膝关节，A组不予固定。A、B 组每天喂以正常饲料，C 组 2 周后喂以投药后的混合饲料，8 周后制备标本并处死动物，采用原位末端标记及细胞色素 C 免疫组化分别观察软骨细胞的凋亡状况。结果显示用药组软骨细胞凋亡指数明显低于 OA 模型组，提示六味地黄丸能有效抑制细胞色素 C 的释放，减缓软骨细胞凋亡。

3. 治疗股骨头缺血性坏死 股骨头缺血性坏死（ONFH）是由于多种因素破坏股骨头血供从而导致骨细胞和骨髓细胞死亡的一种病理过程，是骨科常见病和疑难病。长期或大剂量使用糖皮质激素，尤其是治疗自身免疫性疾病所诱导的 ONFH 发病率呈逐年上升趋势。目前 ONFH 临床治疗进展缓慢，往往出现坏死才进行治疗，疗效较差，最终大多需行人工全髋关节置换。因此，干预、阻断使用激素导致的 ONFH 进展，具有重要意义。中医认为"肾藏精，精生髓，髓滋养骨"，六味地黄丸为"滋阴补肾"的经典良方，因此临床上常用六味地黄丸治疗 ONFH 并取得较好疗效[9]。

为了探讨应用六味地黄丸干预激素性 ONFH 小鼠的效果和分子机制，李卫华[10]等用马血清及醋酸泼尼松龙制备激素性 ONFH 小鼠模型，观察六味地黄汤对股骨头及肝脏组织及骨细胞凋亡的影响。结果显示六味地黄丸具有改善骨代谢、保护骨细胞、降脂等作用，可通过抑制小鼠股骨头局部骨细胞凋亡、拮抗激素影响股骨头内骨保护素/骨保护素配体表达，预防早期激素性ONFH 的作用。

4. 促进成骨细胞增殖与分化　中医认为"肾藏精，主骨"，为了探讨补益肝肾之六味地黄汤对骨细胞生长增殖的影响，并研究六味地黄丸含药血清对 OS－732 细胞增殖分化的影响，夏雄智等[11]以不用浓度的六味地黄丸含药血清培养 OS－732 细胞，观察细胞生长状态。结果显示中浓度组骨细胞生长状态最好，且六味地黄含药血清对成骨样细胞的增殖和分化有明显的促进作用。

为了阐明酒精性股骨头坏死及六味地黄丸对其治疗作用的机制，刘武等[12]以酒精对 OS－732 成骨样细胞进行干预，使多形状的细胞变成圆形，细胞突起短缩变细，核糖体、内质网减少，线粒体部分消失，建立成骨样细胞凋亡、坏死模型，然后观察六味地黄丸含药血清对模型的影响。结果显示经六味地黄丸治疗后的细胞突起恢复，内质网、线粒体数量有所增加，结构部分恢复，提示酒精可引起成骨样细胞死亡和凋亡，六味地黄丸可对抗酒精引起的细胞凋亡，对恢复细胞的活性有一定作用。

中医理论认为"肾主骨""肝主筋"，对于许多骨科疾病，选用补益肝肾的六味地黄汤可以起到很好的疗效。上述研究成果显示了六味地黄汤（丸）对骨质疏松症、关节炎、股骨头坏死及其他骨科疾病的作用及机制，为临床上运用六味地黄方提供了依据。

参考文献

[1] 韩旭华，王世民，杨文珍，等. 六味地黄汤防治大鼠去势后骨质疏松症的实验研究. 中药药理与临床，2001，17（5）：4-5.

[2] 韩旭华，王世民，张乃钲. 六味地黄汤对骨质疏松大鼠骨生物力学特性及钙磷含量的影响. 中药药理与临床，2002，18（3）：1-2.

[3] 孙晖，张宁，李丽静，等. 六味地黄丸主要血中移行成分对培养大鼠成骨细胞促

增殖作用的研究. 中国中药杂志, 2008, 33（17）: 2161 - 2164.

［4］舒谦, 曹亚飞, 卿茂盛, 等. 六味地黄汤对实验性骨关节炎兔软骨细胞凋亡与增殖的体内实验. 中医药学刊, 2006, 24（7）: 1260 - 1263.

［5］李博萍, 潘竟锵, 肖柳英, 等. 加味六味地黄汤对大鼠佐剂性关节炎的作用及机制研究. 中医研究, 2005, 18（6）: 16 - 18.

［6］方鉴, 张永祥, 茹祥斌. 六味地黄汤对佐剂性关节炎大鼠免疫功能的影响. 中药药理与临床, 2001, 17（1）: 3 - 5.

［7］方鉴, 张永祥, 茹祥斌, 等. 六味地黄汤对佐剂性关节炎大鼠脾脏细胞表达细胞因子的影响. 中国中药杂志, 2001, 26（2）: 128 - 131.

［8］肖经难, 谢丹, 祁开泽. 六味地黄丸对兔骨关节炎软骨细胞凋亡的影响. 湖南中医学院学报, 2003, 23（5）: 11 - 13.

［9］Oh KO, Kim SW, Kim JY, et al. Effect of Rehmannia glutinosa Libosch extracts on bone metabolism. Clin Chim Acta, 2003, 334（1 - 2）: 185 - 195.

［10］李卫华, 王晓, 刘冰山, 等. 六味地黄丸预防激素性股骨头缺血性坏死的分子机制研究. 中国修复重建外科杂志, 2010, 24（4）: 446 - 451.

［11］夏雄智, 樊粤光, 刘武. 六味地黄丸含药血清对 OS - 732 细胞增殖分化的影响. 江西中医学院学报, 2008, 20（2）: 61 - 63.

［12］刘武, 樊粤光, 夏雄智, 等. 人成骨样细胞 OS - 732 酒精干预和六味地黄丸含药血清的治疗作用. 中药材, 2010, 33（2）: 249 - 252.

第九节　六味地黄丸抗肿瘤作用

六味地黄方抗肿瘤作用的研究主要从辅助治疗减毒增效、诱导分化、抗氧化等几方面开展。

1. 促进肿瘤细胞凋亡　为了探讨六味地黄汤及其拆方对阿霉素致试验性肝癌小鼠的影响, 杨义明等[1]将六味地黄汤分为全方、三补方和三泻方, 采用小鼠肝癌 H22 移植实体型及腹水型模型观察其对阿霉素致试验性肝癌小鼠的影响, 同时通过检测肝癌小鼠的骨髓细胞数目及外周血细胞数目、碳粒廓清、迟发型变态反应、血清凝集素和 IL - 2 及 IF - γ 水平考察其毒性。结果显示六味地黄汤全方对阿霉素致肝癌小鼠实体型及腹水型均有协同作用, 可以对抗阿霉素引起的肝癌小鼠骨髓细胞数及血细胞数目的减少, 阻止碳粒廓清、凝集素生成、迟发型变态反应能力降低、升高其血清 IL - 2 及 IF - γ 水平。三补方在降低阿霉素致肝癌的毒性作用类似于六味地黄丸全方, 但对阿霉素无抗肿瘤增效作用; 三泻方对阿霉素的抗肿瘤增效作用类似于六味地黄丸全方, 但在降低阿霉素致肝癌的毒性方面作用不明显, 提示六味地黄汤对阿霉素致试验性肝癌小鼠有增效减毒作用, 全方组分有协调作用。

为了研究六味地黄丸对小鼠移植性肝癌 HSV – tk/GCV 自杀基因治疗增效作用的病理学机制，杜标炎等[2][3]选用昆明种小鼠90只，随机分为5组：正常对照组、模型对照组、六味地黄丸治疗组、自杀基因治疗组（腹腔注射丙氧鸟苷）、联合治疗组，选用 H22 与 H22/tk 细胞株皮下接种建立小鼠荷肝癌模型，以自杀基因疗法联合六味地黄丸进行治疗并观察疗效，对肿瘤组织进行病理学观察和半定量分析，采用免疫组化技术及原位末端标记技术观察肿瘤细胞增殖核抗原（PCNA）的表达及凋亡情况。结果显示体外实验中 GCV 对 H22/tk 肿瘤细胞具有明显的杀伤效应，提示体外病毒感染肝癌细胞成功，病毒携带的外源性自杀基因已表达且具有生物学活性。体内实验中在小鼠皮下接种肿瘤细胞后第6天各组能触摸到肿瘤，成瘤率100%。自杀基因联合六味地黄丸治疗对小鼠移植性肝细胞癌生长速度具有明显抑制作用，以瘤块质量计算，其抑瘤率为63%；而单纯六味地黄丸治疗和单纯自杀基因治疗抑瘤率分别为46.3%和37.4%，但两者与模型组比较差异均无显著性意义。病理检查，各治疗组肉眼可见肿瘤体积均较模型对照组肿瘤体积小、以联合治疗组更明显。镜下可见各治疗组肿瘤细胞密度相对较低，肿瘤周围有较多纤维结缔组织增生及炎症细胞浸润，联合治疗组更明显，各组间差别以炎症细胞浸润最突出。HSV – tk/GCV 自杀基因系统联合六味地黄丸治疗较单独应用 HSV – tk/GCV 系统或六味地黄丸能更显著地抑制肿瘤生长；联合治疗组对肿瘤细胞增殖的抑制及对肿瘤细胞凋亡的诱导作用显著增强。结果提示六味地黄丸对实验性肝癌的自杀基因治疗具有增效作用，其疗效优于单纯自杀基因疗法或单纯六味地黄丸治疗。其机制可能与六味地黄丸抑制了自杀基因治疗过程中肿瘤细胞的加速增殖有关，也与协同促进自杀基因治疗诱导的肿瘤细胞凋亡有关。

为了探讨六味地黄丸增效肝癌自杀基因治疗的机制，易华等[4]通过考察六味地黄丸含药血清联合单纯疱疹病毒－胸苷激酶/丙氧鸟苷（HSV – tk/GCV）自杀基因系统对肝癌 CBRH7919 细胞的杀伤效应及 CBRH7919 细胞 Cx26 表达的影响，结果发现六味地黄丸含药血清联合自杀基因治疗组肝癌细胞存活率明显低于单纯自杀基因组，且联合作用均具有协同性；六味地黄丸含药血清能提高 Cx26 蛋白的表达，并有明显的量效关系；蛋白定位于细胞膜和胞浆，尤其在细胞膜的表达明显增多。结果提示六味地黄丸含药血清对自杀基因系统 10% tk$^+$/GCV 杀伤大鼠肝癌 CBRH7919 细胞具有协同增效作用，且有一定的量效关系，其增强自杀基因旁杀伤效应的机制与其促进肝癌细胞 Cx26 mRNA 及蛋白表达，增加膜上定位表达进而改善细胞间连接通讯（GJIC）功能有关。

杜标炎等[5][6]采用相同的方法观察到自杀基因联合六味地黄丸治疗对小鼠移植性黑色素瘤生长具有抑制作用，其疗效优于单纯自杀基因治疗或单纯六味地黄丸治疗。六味地黄丸含药血清可调控小鼠黑色素瘤 B_{16} 细胞株缝隙连接蛋白（Cx26/30/32）的表达，使之表达增强。

2. 抑制肿瘤细胞生长 为了探讨六味地黄多糖体外抗肿瘤作用，齐春会等[7]通过观察具有免疫调节作用的六味地黄多糖 CA4－3B 和 P－3 对肿瘤细胞增殖的抑制作用，结果显示 CA4－3B 和 P－3 对 L1210 和 HL60 细胞的体外增殖反应和克隆形成率具有不同程度的抑制作用，对 HL60 细胞的分化形态及 NBT 阳性细胞率无明显影响，但可使 HL60 细胞体积明显缩小，提示六味地黄多糖 CA4－3B 和 P－3 对肿瘤细胞生长有抑制作用，可能是具有免疫调节和直接抑瘤双重作用的活性多糖；另外提示 CA4－3B 和 P－3 对 HL60 细胞分化有一定的诱导作用。

3. 抗氧化应激 为了探讨六味地黄汤抗突变作用机理，赵凤鸣等[8]以 ICR 纯种小鼠的血清为实验材料，用超氧化物歧化酶（SOD）和丙二醛（MDA）作指标，结果显示六味地黄汤能拮抗环磷酰胺对抗氧化系统的抑制作用，提示该方提高 SOD 活力、降低 MDA 的含量可能是其抗突变作用的主要机理所在。

4. 其他 为了探讨六味地黄汤活性部位 CA－4 对小鼠 B_{16} 黑色素瘤 ^{31}PMRS 的作用，田建广等[9]采用核磁共振技术，从能量代谢角度研究了六味地黄汤活性部位 CA－4 对小鼠 B_{16} 黑色素瘤 ^{31}P 磁共振波谱（^{31}PMRS）的药理作用。结果显示 CA－4 可以有效抑制肿瘤生长，降低肿瘤湿重，同时使 ^{31}PMRS 参数表现出显著性变化：六味地黄组的磷酸肌酸/无机磷（PCr/Pi）和 ATP/Pi 显著升高，而磷酸单脂（PME）/ATP 显著降低。结果提示六味地黄汤可以使肿瘤组织的生物能态改善，磷脂代谢受到抑制。

为了研究六味地黄汤对小鼠诱发性肺腺瘤 P53 基因表达的影响，李惠等[10]通过注射氨基甲酸乙酯诱发肿瘤后第 120 天，处死动物，取出肺组织，记录肺腺瘤发生数，结果发现六味地黄汤能够显著降低氨基甲酸乙酯所致小鼠肺腺瘤的诱发率，且这种抑制作用在甲状腺素"阴虚"小鼠中表现得更为明显。诱发肺腺瘤小鼠的肺组织中，肿瘤抑制基因 P53 mRNA 表达比正常肺组织明显下降，给予六味地黄汤后，P53 基因表达明显回升；在甲状腺素"阴虚"小鼠中，六味地黄汤也具有同样作用。

肿瘤严重危害人们的身体健康，寻找安全有效的治疗方法是肿瘤防治中的重要课题。现代研究表明扶正类中药配合抗肿瘤药物使用，可避免因单纯使用抗肿瘤药物引起的骨髓抑制，机体免疫功能下降等弊端，明显提高疗效，降低肿瘤组织对抗瘤药物的耐药性，缩短放化疗间歇期，有利于肿瘤的治疗。上述研究显示，六味地黄汤可以通过辅助治疗，增效减毒，诱导分化等作用对肿瘤的辅助治疗起到积极的作用。对于六味地黄方对抗肿瘤的作用及机制，需要进一步探讨。

参考文献

[1] 杨义明，杜钢军，林海红，等. 六味地黄汤及其拆方对阿霉素治疗小鼠试验性肝癌的影响. 河南大学学报（医学版），2009，28（2）：129－132.

[2] 杜标炎，王慧峰，谭宇蕙，等. 六味地黄丸对小鼠移植性肝癌自杀基因治疗的增效作用. 广州中医药大学学报，2007，24（2）：132－136.

[3] 杜标炎，王慧峰，谭宇蕙，等. 六味地黄丸对小鼠移植性肝癌自杀基因治疗增效作用的病理学研究. 广州中医药大学学报，2007，24（5）：386－390.

[4] 易华，杜标炎，谭宇蕙，等. 从Cx26探究六味地黄丸增效肝癌自杀基因治疗的机制. 中华中医药杂志（原中国医药学报），2009，24（9）：1200－1204.

[5] 杜标炎，张小贺，谭宇蕙，等. 六味地黄丸含药血清调控黑色素瘤B_{16}细胞株缝隙连接蛋白表达的作用. 广州中医药大学学报，2009，26（2）：152－155.

[6] 杜标炎，袁静，谭宇蕙，等. 六味地黄丸对自杀基因系统治疗黑色素瘤的增效作用. 广州中医药大学学报，2006，23（5）：397－401.

[7] 齐春会，张永祥，李凤仙，等. 六味地黄多糖体外抗肿瘤作用的初步研究. 中国药理学通报，1999，15（4）：322－324.

[8] 赵凤鸣，王明艳，吴丽丽，等. 四君子汤六味地黄汤抗突变作用机理的实验研究. 中医药学刊，2003，21（2）：231－232.

[9] 田建广，魏昌华，杜泽涵，等. 六味地黄汤活性部位CA－4对小鼠B_{16}黑色素瘤[31]PMRS的作用研究. 中国中西医结合杂志，2001，（S1）：99－101.

[10] 李惠，金亚宏，姜廷良. 六味地黄汤对小鼠诱发性肺腺瘤P53基因表达的影响. 中国实验方剂学杂志，1997，3（3）：17－19.

第十节　六味地黄丸对消化系统作用

六味地黄方对消化系统的研究主要从减缓肝损害以及抗胃溃疡等方面开展。

1. 保护肝脏细胞　环磷酰胺是氮芥类烷化剂，是细胞周期非特异性广谱抗肿瘤药，具有免疫抑制作用而用于多种免疫性疾病的治疗，但可能造成肝损伤。加味六味地黄汤是在六味地黄方的基础上，添加枸杞子、菊花、黄芪、丹参四味中药组成，为了探讨加味六味地黄汤对环磷酰胺致幼年大鼠肝损害的保护作用，姜荣燕等[1]以2周龄及3周龄Wistar大鼠各32只，每1周龄段

313

随机分为 3 组，正常组、对照组和实验组。实验组灌胃加味六味地黄汤，2 周龄大鼠咽饲量为每只每次 0.6mL，3 周龄咽饲量为每只每次 0.9mL，每天 2 次，连续 14 天。对照组根据大鼠周龄喂饲等量生理盐水，每天 2 次，连续 14 天。实验组和对照组第 7 天和第 8 天腹腔注射环磷酰胺 100mg/kg；正常组常规喂养，第 7 天和第 8 天腹腔注射等量生理盐水。3 组均于第 15 天检测血清中谷丙转氨酶（ALT）、谷草转氨酶（AST）的水平。苏木精 - 伊红染色镜检观察肝组织病理学改变。结果显示 2 周龄及 3 周龄对照组大鼠 ALT、AST 均明显高于正常组，实验组 ALT、AST 均明显低于对照组；光镜下对照组肝细胞广泛性的中度至重度水变性，实验组肝细胞水肿明显减轻，提示加味六味地黄汤对环磷酰胺致幼年大鼠肝损伤有一定的保护作用。

为了探讨六味地黄配方组成的合理性及其与保肝作用的关系，刘国卿等[2] 把六味地黄方分为"三补"（每 1mL 含 0.5g 生药）和"三泻"（每 1mL 含 1g 生药），以四氯化碳（CCl_4）10mL/kg 腹腔注射小鼠，16 小时后眼球取血，用改良金氏法测定血清谷丙转氨酶（SGPT）活性，结果显示拆方后六味地黄方的"三补""三泻"对 CCl_4、TAA 引起的小鼠 SGPT 活性升高无降低作用，与全方煎剂差别很大，提示六味地黄方拆方后，不仅肝脏保护作用消失，而且毒性增加，推测六味地黄方中"三泻"可能有助于降低"三补"的毒性，"三补""三泻"的合理配伍可能是六味地黄方发挥保肝作用的关键。

2. 协同治疗胃溃疡 抑制胃酸分泌是最常用的促进溃疡愈合手段，尽管 H_2 受体拮抗剂及质子泵抑制剂使治愈率明显提高，但病情容易反复，难以痊愈。消化性溃疡中医辨证多有不同程度的脾气亏损，导致患者机体免疫功能发生障碍，处于相对抑制状态[3]。大量研究表明，六味地黄丸具有补益脾胃的功效，对机体免疫系统具有明显的调节作用[4]。为了探讨六味地黄丸对乙酸胃溃疡的辅助治疗作用及机制，张剑等[5] 使用乙酸诱发大鼠胃溃疡模型，分为正常对照组、模型对照组、六味地黄丸组、雷尼替丁组、六味地黄丸加雷尼替丁组，运用单向免疫扩散法检测血清 IgA、Igg，IgM 含量，ELISA 法检测血清白细胞介素 - 2（IL - 2）的变化，并通过形态学方法计算溃疡指数和抑制率。结果显示在细胞免疫方面模型对照组 IL - 2 含量显著低于正常对照组，药物治疗的 3 组 IL - 2 含量显著升高，且 IL - 2 的高低水平依次为六味地黄丸加雷尼替丁组、六味地黄丸组、雷尼替丁组。在体液免疫方面模型对照组、正常对照组和雷尼替丁组的血清免疫球蛋白 IgA、Igg，IgM 含量无显著差异，六味地黄丸组 IgA、IgM 含量明显提高，且 IgG 升高更为显著。在治疗效果方面，药物治疗的 3 组，溃疡指数明显下降，且六味地黄丸加雷尼替丁组优于雷尼替丁组优于六味地黄丸组，提示制酸剂对胃溃疡的治疗作用优于六味地黄丸，但是在联合抗酸药物治疗胃溃疡中，六味地黄丸通过提高细胞免疫和体液免疫水平对大鼠乙酸胃溃疡具有辅助治疗作用。

以上研究表明，六味地黄方具有保护环磷酰胺致幼年大鼠肝损伤；六味地黄方拆方后，不仅肝脏保护作用消失，而且毒性增加，进一步证明其组方配伍的合理性；六味地黄方还能够协同抗酸药物提高对大鼠乙酸胃溃疡的疗效。以上研究成果为六味地黄方临床治疗消化系统疾病提供了一定理论依据。

参考文献

[1] 姜荣燕，朱立平，陈述英，等. 加味六味地黄汤对环磷酰胺致幼年大鼠肝损害的保护作用. 中国中西医结合儿科学，2009，1（5）：445–447.

[2] 刘国卿，谢卓秋，韩邦媛，等. 六味地黄煎剂研究 II "三补" "三泻" 对小鼠肝损伤的保护作用. 中国药科大学学报. 1990，21（4）：244–245.

[3] 李瑞炎. 胃癌患者 T 细胞亚群的检测及临床价值. 数理医学杂志，2003，16（2）：171–173.

[4] 赵素贤，王秀琴，李宝红. 大鼠实验性脾虚胃溃疡证病结合模型回肠 5 – HT 及其受体和 IL – 2、IL – 6 变化的研究. 解剖学报，2007，38（2）：226–228.

[5] 张剑，张敏. 六味地黄丸协同雷尼替丁对大鼠乙酸胃溃疡的治疗作用研究. 时珍国医国药，2009，20（9）：2165–2167.

第十一节　六味地黄丸对皮肤病作用

六味地黄方对皮肤病的研究主要从黑素细胞、酪氨酸酶等方面开展。

1. 双向调节黑素细胞　黑素细胞合成黑素是机体的一种自稳保护机制，皮肤黑素含量过多、过少或缺乏等均可引起疾病，如黄褐斑、白癜风等。据临床研究提示，六味地黄方加减既能治疗色素脱失性皮肤病如白癜风[1][2]，又能治疗色素增多性皮肤病如黄褐斑[3]，但其具体机制尚未阐明[4]。

为了观察六味地黄方对体外培养的人正常黑素细胞增殖及黑素合成的影响，邓燕等[5]采用体外培养人正常黑素细胞，MTT 法测定不同浓度的六味地黄方含药血清对黑素细胞增殖的影响，NaOH 法测定不同浓度的六味地黄方含药血清对黑素合成的影响。结果显示中低浓度（5%～15%）的六味地黄方对黑素细胞增殖无影响，高浓度（20%～30%）的六味地黄方可以抑制黑素细胞增殖，特别是浓度为 30% 时对黑素细胞生长有显著抑制作用。而浓度为 10%～15% 时可以促进黑素细胞黑素生成的增加，其中 15% 的浓度作用显著；

浓度为20%时对黑素细胞黑素合成无影响，高浓度（25%～30%）的含药血清对黑素细胞黑素生成的影响呈显著抑制作用，提示六味地黄方对体外培养的人正常黑素细胞增殖及黑素合成因浓度不同而量－效关系不同，可能是六味地黄方既可以用于治疗黄褐斑，又可以治疗白癜风的机制之一。

为了研究六味地黄丸对体外培养的黑素细胞的抑制作用，雷水生等[6]采用MTT法测定细胞增殖情况；NaOH裂解法测定黑素合成；Takahashi法测定酪氨酸酶含量。结果显示六味地黄丸对黑素细胞的增殖有抑制作用，能使细胞数明显减少，并能使黑素合成显著下降，提示六味地黄丸抑制黑素细胞增殖及黑素的合成可能是临床应用六味地黄丸治疗皮肤色素性疾病的机制。

2. 抑制酪氨酸酶活性　　酪氨酸酶是皮肤黑素生物合成的主要限速酶，控制其活力即可控制黑素生成量，范慧英等[7]为了研究六味地黄丸对酪氨酸酶活性影响，用中药治疗色素障碍性皮肤病提供实验依据，采用蘑菇酪氨酸酶多巴速率氧化法体外测定六味地黄丸及其组方中药对酪氨酸酶活性的影响。结果显示六味地黄丸组酪氨酸酶活性降低（水提物 $P < 0.05$，醇提物 $P > 0.05$），其组方中药水提物熟地、丹皮组酪氨酸酶活性增高，茯苓、山药、山茱萸降低；醇提物中丹皮、泽泻增高，茯苓、山药、山茱萸降低。结果提示六味地黄丸使酪氨酸酶活性降低（水提物）；六味地黄丸组方中药熟地、丹皮使酪氨酸酶活性增高，茯苓、山药、山茱萸使酪氨酸酶活性降低，泽泻组水提物增高、醇提物降低。

为了观察六味地黄方含药血清对酪氨酸酶活性的影响，邓燕等[8]进一步制备六味地黄方含药血清，采用多巴色素法测定不同浓度不同时间含药血清对酪氨酸酶活性的影响。结果显示低浓度的含药血清（10%、20%）对酪氨酸酶的活性呈现促进作用，且随时间变化而逐步增强，其中以含药血清浓度为20%，测量时间在6分钟时，测试组对酪氨酸酶的激活率最高；而当高浓度（40%、80%）时酪氨酸酶激活率呈现先抑制后促进的双向调节作用；当含药血清浓度为80%，测量时间在3分钟时，测试组对酪氨酸酶的抑制率最高，提示不同浓度六味地黄方含药血清对酪氨酸酶活性呈现双向调节作用。

临床证实，滋补肝肾的代表方六味地黄方加减既可以治疗色素脱失性皮肤病白癜风，同时又可以治疗色素增多性皮肤病黄褐斑。以上实验研究说明六味地黄方能抑制黑素细胞增殖、黑素合成、酪氨酸酶活性，这可能是临床应用六味地黄方治疗皮肤色素性疾病黄褐斑、白癜风的机制。

参考文献

[1] 屈岚，薛长莲．中医药治疗白癜风研究探要．中医药学刊，2004，22（3）：529－531．

[2] 卢良君，许爱娥．220首治疗白癜风内服中药处方的数据统计及用药分析．中医研究，2005，18（11）：28－30．

[3] 邓燕．加味六味地黄方配合玉容散治疗黄褐斑50例疗效观察．新中医，2008，40（3）：34－35．

[4] 刘祯，肖艳，邓燕．中药对黑素细胞及酪氨酸酶双向调节作用的研究进展．新中医，2008，40（4）：117－118．

[5] 邓燕，刘祯，肖艳，等．六味地黄方对体外培养的人正常黑素细胞增殖及黑素合成的影响．南方医科大学学报，2009，29（4）：701－703，706．

[6] 雷水生，胡祁生，朱晓琴，等．六味地黄丸对体外培养黑素细胞的抑制作用．山东中医杂志，2002，21（12）：733－735．

[7] 范慧英，李洪武，朱文元．六味地黄丸及其组方中药对酪氨酸酶活性影响的实验研究．中国麻风皮肤病杂志，1999，15（4）：149－150．

[8] 邓燕，朱晓雯，郑晓霞，等．六味地黄方含药血清对酪氨酸酶活性的影响．新中医，2010，42（3）：99－100．

第十二节　六味地黄丸对呼吸系统作用

六味地黄方对呼吸系统疾病的研究主要集中在治疗哮喘病。

哮喘是儿科临床常见的难治性疾病之一，中医学在运用补肾法防治哮喘方面积累了丰富的临床经验。为探讨滋阴补肾法在哮喘防治中的作用，王力宁等[1]以卵蛋白（OVA）等建立豚鼠哮喘模型，测定各组豚鼠外周血的嗜酸性粒细胞及支气管肺灌流度。结果显示六味地黄丸加不同剂量必可酮组的致敏豚鼠肺支气管灌流平均流速均比哮喘模型对照组、必可酮和六味地黄丸组高，六味地黄丸加不同剂量必可酮剂量组的外周血嗜性粒细胞均比哮喘模型对照组、必可酮组和六味地黄丸组低，提示六味地黄丸具有协同必可酮减轻气道炎症、降低气道反应性及外周血嗜酸性粒细胞的作用。

在此模型上，李伟伟等[2]进一步观察必可酮喷雾给药单用或合用六味地黄丸灌胃后血清骨钙蛋白含量，结果发现单用必可酮组血清骨钙蛋白明显低于正常组和哮喘模型组，而单用六味地黄丸或必可酮合用六味地黄丸后血清骨钙蛋白明显升高，提示六味地黄丸能升高血清骨钙蛋白的水平，且有拮抗必可酮降低骨钙蛋白的作用。

为了研究滋阴补肾代表方六味地黄颗粒协同辅舒酮吸入对大鼠哮喘模型过敏性气道炎症的作用，王力宁等[3]以OVA辅以氢氧化铝为佐剂注射致敏，

2 周后雾化吸入卵蛋白激发哮喘，建立大鼠哮喘模型，观察辅舒酮喷雾结合六味地黄颗粒灌胃给药后大鼠肺泡灌洗液中嗜酸性粒细胞的变化情况，结果显示六味地黄颗粒加不同剂量辅舒酮组大鼠肺泡灌洗液中嗜酸性粒细胞均比哮喘模型对照组低，肺支气管病理切片表明六味地黄颗粒协同不同剂量辅舒酮雾化吸入均可减轻特异性的致敏原所诱发的炎症和组织损伤，提示六味地黄颗粒协同辅舒酮吸入具有减轻哮喘气道慢性炎症的作用。

为了进一步研究滋阴补肾代表方六味地黄颗粒协同辅舒酮吸入对大鼠哮喘模型过敏性气道炎症的作用，刘含等[4]同样以 OVA、氢氧化铝建立大鼠哮喘模型，观察大鼠肺泡灌洗液中 γ-干扰素（IFN-γ）水平及 IFN-γ/IL-4 比值，结果发现六味地黄颗粒加不同剂量辅舒酮组大鼠肺泡灌洗液中 IFN-γ 水平及 IFN-γ/IL-4 比值明显高于模型组，提示六味地黄颗粒协同辅舒酮吸入具有减轻哮喘气道慢性炎症的作用。

以上研究表明六味地黄方能够协同必可酮降低致敏豚鼠气道反应性，而且能够减少皮质激素吸入对哮喘治疗产生的不良反应；六味地黄方还能够协同辅舒酮减轻哮喘大鼠气道慢性炎症，这些研究成果提示滋阴补肾法在中西医结合防治儿童哮喘方面的应用价值，值得进一步研究。

参考文献

［1］王力宁，李伟伟，李伟芳，等. 六味地黄丸协同必可酮对致敏豚鼠气道反应性及血嗜酸细胞的影响. 广西中医药，2001，24（6）：1-3.

［2］李伟伟，王力宁，李伟芳，等. 六味地黄丸配合吸入皮质醇对哮喘模型豚鼠血清骨钙蛋白的影响. 中医儿科杂志，2005，1（2）：10-12.

［3］王力宁，刘含，黄小琪，等. 六味地黄颗粒协同辅舒酮吸入对哮喘大鼠气道炎症的抑制作用. 辽宁中医杂志，2006，33（1）：117-118.

［4］刘含，王力宁，黄小琪，等. 六味地黄颗粒协同辅舒酮吸入对哮喘大鼠 IFN-γ 和 IL-4 影响的研究. 中华中医药杂志（原中国医药学报），2006，21（6）：539-541.

第十三节　六味地黄丸在其他方面作用

除了以上方面的研究以外，对六味地黄汤（丸）的研究还从阴虚证型、前脂肪细胞、肝微粒体代谢酶 P450 活性以及冷刺激应激等方面开展。

1. 治疗阴虚证

（1）调节微量元素代谢紊乱

为了研究阴虚证的形成是否与体内微量元素变化有关，六味地黄汤滋阴补肾的作用机理，毛平等[1]采用甲状腺素型阴虚动物模型，观察其服用六味地黄汤后血浆及脏器组织中微量元素 Zn，Cu，Fe，Ca 含量的变化，结果显示阴虚的发生和发展可能与动物体内锌、铜及锌铜比变化有关，六味地黄汤能缓解阴虚症状，提示阴虚的发生、发展和体内微量元素的代谢可能有着广泛而密切的关系，而且也说明了通过证的模型来研究微量元素的变化，能够比较切合临床实际以了解复方的疗效。

CAMP、E_2、T 是机体内重要的生物活性物质，Zn^{2+}、Cu^{2+} 是机体内的微量元素，若这些物质在体内代谢发生紊乱时，则将导致相应的病理变化及阴虚或阳虚的临床症状。杨洁茹等[2]为了研究六味地黄冲剂的疗效，采用氢考法制作肾阴虚动物模型，口服六味地黄冲剂，观察 CAMP、E_2、T、Zn^{2+}、Cu^{2+} 的变化情况。结果显示肾阴虚小鼠体内 CAMP、E_2、T、Zn^{2+}、Cu^{2+} 物质代谢紊乱。服用六味地黄冲剂后，能明显改善上述指标，提示六味地黄冲剂对肾阴虚证有较好的治疗作用。

（2）改善甲亢致阴虚证

为了研究六味地黄丸的滋阴作用，傅万山等[3]采用灌服甲状腺素方法造成大鼠甲亢型肾阴虚模型，观察六味地黄丸对模型大鼠的影响。结果发现六味地黄丸能显著减慢阴虚大鼠心率，减少饮水量，增加尿量和体重，升高血糖、痛阈、甲状腺指数、血清 IgG 含量，降低血浆黏度，血清 T_3、T_4、铜含量及铜/锌比值，呈明显剂量依赖关系，提示六味地黄丸对甲亢型肾阴虚大鼠具有明显滋阴作用。

（3）改善肾上腺皮质激素致阴虚证

为了研究六味地黄丸对肾上腺皮质激素型肾阴虚小鼠的滋阴补肾作用，傅万山等[4]制作小鼠肾阴虚模型进行耐疲劳、耐寒、耐缺氧、吞噬碳粒和体液免疫试验。结果显示六味地黄丸可呈剂量依赖性延长肾阴虚小鼠游泳和耐缺氧时间，提高耐寒能力，增加碳粒廓清指数及抗体生成能力，提示六味地黄丸对肾阴虚小鼠具有滋阴补肾作用。

（4）改善新型生物制剂致阴虚证

光合细菌是一种以光为能源的厌氧细菌，含有多种营养物质和生理活性物质，具有进行光合作用、发酵以及固氮、产氢等功能，其相关研究已成为近十年来备受关注的热门领域[5]。

为了研究经光合细菌代谢前后六味地黄汤对阴虚动物的药理作用，陈艳芬等[6]结合光合细菌生物发酵技术与中药制药工艺，探索性地研制了经光合细菌生物代谢后的新型六味地黄汤生物制剂，采用甲状腺素和利舍平造成小鼠阴虚模型，观察药物对小鼠体重、症状、脏器系数、痛觉、血糖的影响。结果显示六味地黄汤及经光合细菌代谢的六味地黄汤生物制剂二者均可改善阴虚模型的体重、症状、免疫器官、痛敏感性、血糖等，在对免疫器官和痛觉的影响上生物制剂作用更强，提示六味地黄汤生物制剂能有效地治疗阴虚证，且整体作用优于传统的六味地黄汤。

2. 促进前脂肪细胞增殖，抑制分化 现代药理学研究表明，莫诺苷是六味地黄丸中具有生物活性的化学成分之一。为了研究大鼠口服六味地黄丸后血清中莫诺苷浓度，并探讨莫诺苷对大鼠前脂肪细胞增殖与分化的影响，戴冰等[7]以反相高效液相色谱法检测大鼠口服六味地黄丸后血清中莫诺苷浓度；原代培养大鼠前脂肪细胞；以 MTT 方法检测莫诺苷对大鼠前脂肪细胞增殖的影响；以油红 O 染色方法检测其对大鼠前脂肪细胞分化过程中的细胞内脂肪积聚的影响。结果显示莫诺苷与血清中其他成分较容易分离。在 250 ~ 2000ng 范围内线性关系良好（r = 0.9991），平均回收率为 95.27% ，莫诺苷在大鼠血中的平均血药浓度为（16.92 ± 3.63）μg/mL；8.5 ~ 68.0μg/mL 的莫诺苷促进大鼠前脂肪细胞的增殖，抑制其分化过程中的脂肪积聚。结果提示莫诺苷可能为六味地黄丸的体内直接作用物质之一；有效成分分离测定与药效学研究相结合的方法将有助于阐明六味地黄丸的有效成分及作用机理。

为了研究六味地黄丸对大鼠前脂肪细胞增殖与分化的影响，肖子曾等[8]采用原代培养大鼠前脂肪细胞，以 MTT 方法检测六味地黄丸含药血清对前脂肪细胞的增殖情况，酶组织化学法检测其对前脂肪细胞分化过程中的磷酸甘油脱氢酶（GPDH）的影响，油红 O 染色方法测定其对细胞内脂肪积聚的影响。结果显示 10% 以内六味地黄丸含药血清对大鼠前脂肪细胞的增殖有促进作用，对分化过程中的 GPDH 升高有抑制作用，而对于分化过程中的脂肪积聚则有促进分解的作用，提示六味地黄丸能促进大鼠前脂肪细胞的增殖，抑制大鼠前脂肪细胞的分化。

为了进一步研究六味地黄方各剂型（汤、丸、超微饮片）对大鼠前脂肪细胞增殖与分化的影响，戴冰等[9]采用原代培养大鼠前脂肪细胞，用 MTT 法检测六味地黄方含药血清对大鼠前脂肪细胞的增殖情况，以酶组织化学法检测其对前脂肪细胞分化过程中的磷酸甘油脱氢酶（GPDH）的影响，油红 O 染色方法测定其对细胞内脂肪积聚的影响。结果显示 10% 以内六味地黄方含药血清对大鼠前脂肪细胞的增殖有促进作用；对分化过程中的 GPDH 的升高有抑制作用；而对于分化过程中的脂肪积聚则有促进分解的作用，提示六味地黄汤、丸、超微饮片能促进大鼠前脂肪细胞的增殖，抑制其分化过程中的 GPDH 的升高和脂肪积聚。

3. 诱导肝微粒体代谢酶 P450 活性 为了研究六味地黄丸对大鼠肝微粒体

代谢酶 P450 活性的影响，魏玉辉等[10]对大鼠灌胃分别给予生理盐水、西咪替丁、苯巴比妥钠和六味地黄丸 7 天后，腹腔注射非那西丁，不同时间点采集血样，用 HPLC 法测定血浆中探针药物非那西丁的浓度，用 DAS 软件估算其药动学参数。结果显示生理盐水组、西咪替丁组、苯巴比妥钠组和六味地黄丸组探针药物的 $t_{1/2}$ 分别为（93.5±9.2）、（161.7±11.0）、（85.4±9.0）、（67.0±6.7）分钟，提示六味地黄丸对大鼠肝微粒体代谢酶 P450 活性有一定的诱导作用。

4. 保护冷刺激应激损伤 冷刺激可造成动物肾上腺皮质肥大、皮质激素分泌增多，胸腺及脾脏组织萎缩。同时冷应激可引起脂质过氧化反应增强，产生大量自由基，造成组织器官的损伤。

为了研究新老两种工艺制备的六味地黄口服液对冷应激损伤小鼠的影响，王建华等[11]将 80 只小鼠随机分成正常组、冷应激组和不同剂量六味地黄口服液组，连续灌胃 7 天，每天于（10±0.5）℃冷水中游泳 5 分钟，于末次实验后，取血清、脑、胸腺及脾组织，分别测定血清和脑组织 SOD、LDH 活性和 MDA 含量，同时计算胸腺、脾脏指数。结果显示与模型组比较，六味地黄口服液可使冷应激小鼠血清中 SOD 活性升高；MDA 含量和 LDH 活性降低；脑组织中 MDA 含量降低。结果提示两种工艺六味地黄口服液中、大剂量给药组可以增大胸腺和脾脏指数，提示六味地黄口服液对冷刺激引起的氧化应激损伤有明显保护作用。

参考文献

［1］毛平，陆光伟，周志锦．六味地黄汤对"阴虚"动物模型各个脏器组织元素含量的影响．中国中药杂志，1993，18（11）：690－693.

［2］杨洁茹，苏力，吴端兰，等．六味地黄汤（丸）冲剂对肾阳虚小白鼠血浆中 CAMP，Zn^{2+} 等含量的影响．黑龙江医学，1996，（3）：51.

［3］傅万山，丁伯平，杨解人．六味地黄丸对甲亢型肾阴虚大鼠滋阴作用的研究．中国实验方剂学杂志，2001，7（5）：16－18.

［4］傅万山，杨解人，丁伯平，等．六味地黄丸对肾上腺皮质激素型肾阴虚小鼠的药效学研究．皖南医学院学报，2002，21（1）：11－13.

［5］揭晶，赵越．光合细菌应用的研究进展．广东药学院学报，2006，22（1）：113.

［6］陈艳芬，陶曙红，赵越，等．六味地黄汤生物制剂对阴虚动物的药理作用研究．中药药理与临床，2007，23（5）：26－27.

［7］戴冰，肖子曾，刘磊，等．六味地黄入血成分莫诺苷对大鼠前脂肪细胞增殖与分化的影响．中国临床药理学与治疗学，2007，12（11）：1245－1249.

［8］肖子曾，戴冰，刘磊，等．六味地黄丸对大鼠前脂肪细胞增殖与分化的影响．中国中医药信息杂志，2007，14（10）：22－24.

［9］戴冰，肖子曾，冷旺，等．不同剂型六味地黄方含药血清对大鼠前脂肪细胞增殖与分化的影响．中药材，2009，32（2）：270－272.

［10］魏玉辉，秦红岩，段好刚，等．六味地黄丸对大鼠肝微粒体代谢酶 P450 活性的影响．中国医院药学杂志，2008，28（19）：1665－1668.

［11］王建华，陈红艳，耿淼，等．六味地黄口服液对冷应激小鼠的保护作用．解放军药学学报，2008，24（5）：398－400.

第二章　现代制剂研究

当前，现代制药工业技术发展迅速，各种新制药技术不断渗入到传统中药的制剂过程中，打破了许多中药的原有剂型形式，出现了多种新型制剂，六味地黄丸也是如此。本章系统梳理探讨六味地黄丸各种新型制剂以及新制药技术在六味地黄丸制剂中的应用等问题。需要说明，出于中医学的传统习惯，我们将在此处仍使用六味地黄丸这一传统名称来概括各种六味地黄丸新型剂型。

第一节　市售六味地黄丸制剂简介

目前，我国国内已上市出售的六味地黄丸新型制剂有：2010 版《药典》收载的丸剂（水蜜丸、蜜丸）、浓缩丸、软胶囊、硬胶囊、颗粒剂；卫生部药品标准中药成方制剂第八册收载的六味地黄丸片剂、第十三册收载的膏剂；新药转正标准第九册、第十四册收载的无糖型颗粒剂、口服液；还有滴丸剂也已生产上市。

1. 市售制剂制备工艺简介

（1）丸剂（水蜜丸、蜜丸）　将六味药材粉碎、过筛、混合，每 100g 粉末加蜂蜜 35～50g 与适量水，制丸、干燥制成水蜜丸；或加炼蜜 80～110g，制成小蜜丸或大蜜丸。

（2）浓缩丸　牡丹皮提取挥发性成分；牡丹皮药渣与 1/3 量山茱萸、熟地黄、茯苓、泽泻加水煎煮二次，每次 2 小时，合并煎液，滤过，滤液浓缩至相对密度为 1.35～1.40 的稠膏；山药与剩余山茱萸粉碎成细粉，过筛，混匀，与上述稠膏、挥发性成分混匀，制丸，干燥，打光。

（3）软胶囊　牡丹皮蒸馏提取挥发性成分，蒸馏后的水溶液另器收集；酒萸肉用 70% 乙醇回流提取二次，每次 2 小时，合并提取液，滤过，滤液备用。熟地黄、山药、泽泻加水煎煮二次，第一次 2 小时，第二次 1 小时，合并煎液，滤过，滤液与上述蒸馏后的水溶液合并，减压浓缩至相对密度为 1.15～1.20（50℃）的清膏，放冷，加乙醇使含醇量达 70%，静置 48 小时，取上清液与上述酒萸肉提取液合并，减压回收乙醇至无醇味，备用；茯苓加水煮沸后，于80℃温浸二次，每次1.5小时，合并浸出液，滤过，滤液减压浓缩至相对密度为1.15~1.20（50℃）的清膏，与上述备用液合并，浓缩至相对密度为1.30（50℃）的稠膏，减压干燥，粉碎成细粉，加入牡丹皮挥发性成分及精制大豆油，混匀，制成软胶囊。

（4）硬胶囊

规格1　取茯苓110g粉碎成细粉，筛余部分和剩余茯苓加水煎煮三次，每次30分钟，滤过，滤液合并，浓缩至稠膏状；酒萸肉加乙醇回流提取两次，每次1小时，滤过，药渣备用，滤液合并回收乙醇，浓缩至稠膏状。牡丹皮用水蒸气蒸馏，并在收集的蒸馏液中加入1mol/L的盐酸溶液使结晶，滤过，结晶水用水洗涤，低温干燥，研成细粉；蒸馏后的水溶液和牡丹皮药渣、酒萸肉药渣与熟地黄等三味加水煎煮三次，每次1小时，滤过，滤液合并，通过大孔树脂，用70%乙醇洗脱，收集洗脱液，回收乙醇，浓缩至稠膏状，加入上述茯苓稠膏，酒萸肉稠膏及茯苓细粉，混合，减压干燥，粉碎成细粉，加入上述牡丹皮提取物细粉和适量辅料，混匀装入胶囊，制成1000粒。

规格2　取茯苓部分粉碎成细粉；酒萸肉加乙醇回流提取两次，每次1小时，滤过，药渣备用，滤液合并，回收乙醇，浓缩至稠膏状；牡丹皮用水蒸气蒸馏，蒸馏液加入1mol/L的盐酸溶液使结晶，备用；蒸馏后的水溶液及牡丹皮药渣，酒萸肉药渣，剩余茯苓及其余熟地黄加水煎煮三次，滤过，滤液合并，浓缩至稠膏状；加入上述茯苓细粉与酒萸肉稠膏，混匀，低温干燥，粉碎成细粉，加入上述牡丹皮提取物和适宜辅料，混匀，装入胶囊，制成2000粒。

（5）颗粒剂　熟地黄、茯苓、泽泻加水煎煮两次，煎液滤过，每次两小时，滤液浓缩至相对密度1.32~1.35（80℃）的稠膏，备用；酒萸肉、山药、牡丹皮粉碎成细粉，与浓缩液混合，加糊精适量和甜蜜素乙醇溶液适量，并加75%乙醇适量，制粒，干燥，即得。

（6）片剂　牡丹皮、山茱萸、茯苓粉碎成细粉，过筛，混匀，其余熟地黄等三味，加水煎煮三次，第一、二次各为2小时，第三次为1小时，合并煎液，滤过，滤液浓缩成膏，与上述粉末混匀，低温干燥粉碎，加辅料适量混匀，制成颗粒，干燥，压制成1000片，包糖衣。

（7）膏剂　六味药材加水煎煮三次，第一、二次各2小时，第三次1小时，合并煎液，滤过，静置，取上清液减压浓缩至相对密度为1.28~1.32（85℃）的清膏，每100g清膏加炼蜜300g，混匀。

口服液剂和无糖型颗粒剂的制备工艺在标准中未涉及。

2. 市售各剂型规格和服用剂量

表 2 – 1　六味地黄丸市售各剂型规格和服用剂量

名称	规格	服用剂量
水蜜丸	20g/100 粒	1 次 6g（30 粒），一日 2 次
蜜丸	9g/丸（大蜜丸）	1 次 9g，一日 2 次
浓缩丸	每 8 丸相当于原药材 3g	1 次 8 丸，一日 3 次
软胶囊剂	0.38g/粒	1 次 3 粒，一日 2 次
硬胶囊剂	0.5g/粒	1 次 2 粒，一日 2 次
颗粒剂	5g/袋	1 次 5g，1 日 2 次
无糖颗粒剂	5g/袋	1 次 5g，1 日 2 次
片剂	每 8 片相当于原药材 4.4g	1 次 8 片，一日 2 次
膏剂	–	1 次 10～15g，一日 2 次
口服液	每支 10mL	1 次 10mL，一日 2 次
滴丸剂	每 10 丸重 0.6g	1 次 30 丸，一日 2 次

从上表可以看出蜜丸和水蜜丸服用剂量较大，其他各剂型在制备过程中对药材进行了提取，故服用剂量较小。

第二节　六味地黄丸新型制剂研究

本节重点梳理讨论正在研制开发的六味地黄丸新型制剂工艺和新技术在六味地黄丸中的应用。

1. 新制剂制备工艺

近年来开发研制的新型制剂主要有液体制剂与固体制剂二类。液体制剂包括纳米口服液、能自乳化的液体制剂、药酒、无糖型口服液等，固体制剂包括咀嚼片、复方饮片、泡腾片、微丸、胶囊、滴丸、大规格滴丸、薄膜包衣滴丸、滴心丸、异型制剂等。

（1）液体制剂

A. 能自乳化的液体制剂[1]　制备六味地黄提取物，将六味地黄提取物、油脂性物质组成的药物载体系统、表面活性剂系统按任意的顺序均匀混合，得到一种匀质的透明溶液。

B. 无糖型六味地黄口服液[2]

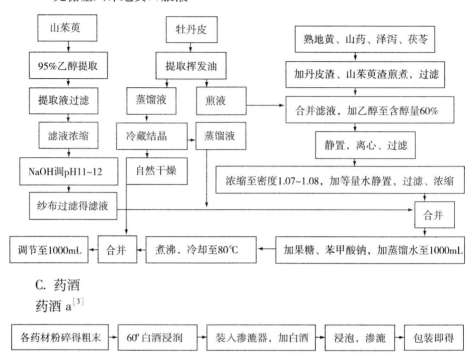

C. 药酒

药酒 a[3]

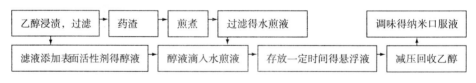

药酒 b[4]　粉碎后各种原料药混合，放入优质粮酒中浸泡，进行蒸馏提取浸提液，调制、检验、过滤、验酒，灌装即可。

D. 纳米口服液[5]

| 乙醇浸渍，过滤 | → | 药渣 | → | 煎煮 | → | 过滤得水煎液 | | | 调味得纳米口服液 |

| 滤液添加表面活性剂得醇液 | → | 醇液滴入水煎液 | → | 存放一定时间得悬浮液 | → | 减压回收乙醇 |

（2）固体制剂

A. 咀嚼片[6]　采用微粉化技术对山茱萸、牡丹皮和茯苓进行处理，以山药、熟地黄、泽泻的浸膏粉和以上三味药微粉后的细粉加入乳糖等辅料，95%乙醇作为润湿剂湿法制粒、压片，制备咀嚼片。

B. 复方饮片[7]　将熟地黄闷润切成 2～3mm 的薄片，再切成 1～2cm² 的小片，于 80℃ 以烘干。牡丹皮采用蒸馏法提取丹皮酚另存备用。药渣与其余药物合并、加水温浸 5 小时以上，煎煮两次，煎煮时间分别为 3 小时和 2 小时，合并煎液，滤过后浓缩至一定程度。加入糖精适量，将干燥熟地片拌入闷 5 小时以上，取出熟地片放入瓷盘或白铁皮制成的盘中，60℃ 以下烘干。取丹皮酚与 β－环糊精按 1∶30 比例混合后加温水 3 倍量，充分研磨后加入剩的药汁中搅匀，再将干燥的熟地片拌入，不断翻动，至药汁被吸尽。取熟地片再于60℃以下烘干，装入塑料袋内，密封保存，即得。

C. 泡腾片[8]

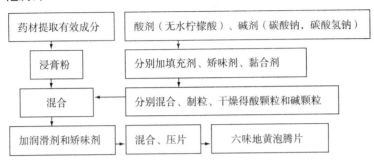

D. 分散片[9]

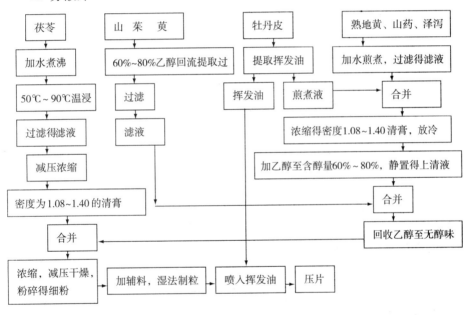

E. 新型浓缩丸[10]

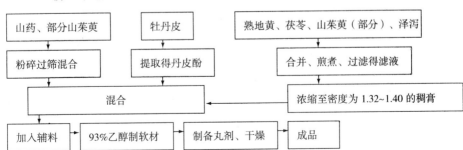

F. 滴丸[11]

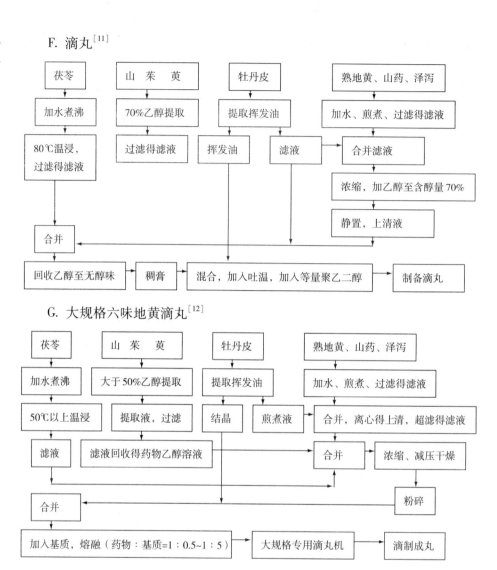

G. 大规格六味地黄滴丸[12]

【说明】

采用的冷凝剂是 100 号以上的二甲基硅油；特制滴制装置。

H. 薄膜包衣滴丸[13]

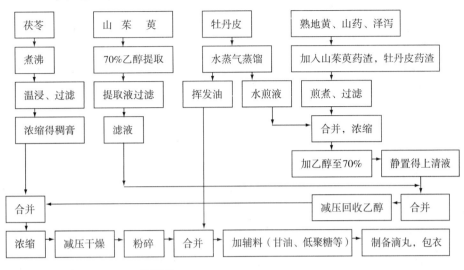

I. 滴心丸制剂[14][15]

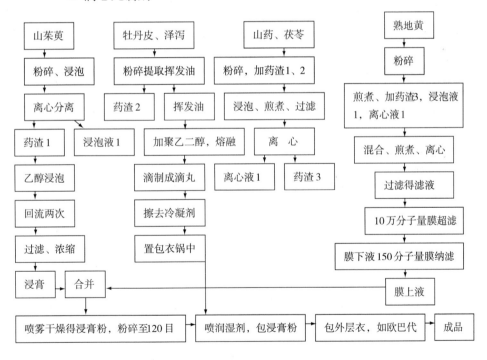

下篇 第二章 现代制剂研究

J. 微丸 a[16]

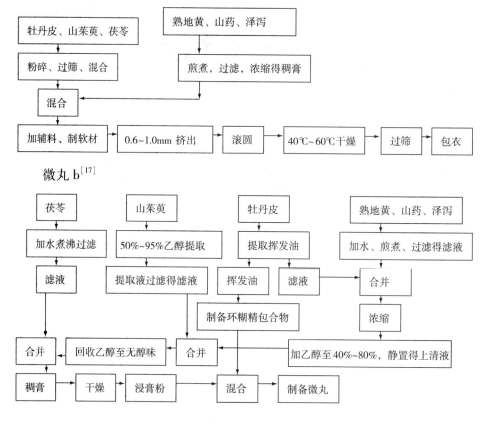

微丸 b[17]

【说明】

微丸粒径为 0.5～6mm，最佳粒径为 1.5～4mm。

K. 胶囊剂

胶囊 a[18]

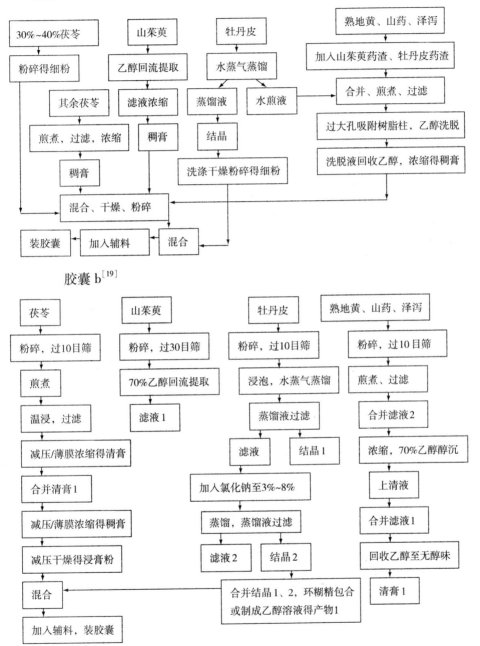

胶囊 b[19]

下篇　第二章　现代制剂研究

L. 异型制剂[20]

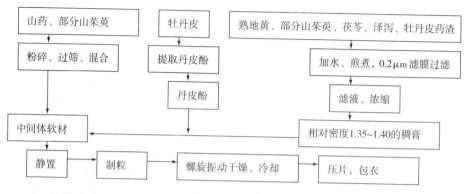

2. 新技术在六味地黄（丸）制剂中的应用研究

（1）超微粉碎技术[21]　张启明等采用对撞式超微粉碎机将六味药材粉碎至 $7\sim15\mu m$，然后和常规药材细粉 100 目筛（$154\mu m$）都以乙醚为溶剂，索氏提取相同时间，超微粉中熊果酸在乙醚中的溶出度（含量）比常规细粉高约45%。说明药材经超微细粉碎后细胞壁破裂，细胞内化学成分如熊果酸等充分暴露出来，从而提高了化学成分的释放速度及释放量。马培艳[22]等将常规粉碎后的六味地黄细粉（$180\mu m$）加入水，用 MICROS 超细粉碎机进行超微粉碎，观察超微粉碎所得纳米六味地黄液的显微结构，研究服用纳米六味地黄液的小鼠血清中 SOD 对邻苯三酚自氧化速率的抑制率。结果表明，六味地黄药材超微粉碎后，细胞壁、细胞膜大部分被破碎，有效成分可直接溶出；服用纳米六味地黄液组的老龄小鼠血清的 SOD 活性显著高于细粉组（提高67%）。在另一个试验中马培艳[23]等通过高速离心剪切粉碎机制备了纳米六味地黄颗粒，采用红外光谱技术进行定性分析，采用高效液相色谱进行丹皮酚的含量测定，结果显示六味地黄超微粉碎后，有效成分的结构没有发生变化，丹皮酚的提取率增加。

（2）辐照杀菌技术[24]　王守经等采用六味地黄粉辐照灭菌方法可以不同程度地杀灭六味地黄粉中的污染杂菌，其 D_{10} 值为 2.17kGy。发现在本试验所用剂量范围内，不会引起六味地黄粉质量下降，并且发现剂量的大小是保证灭菌效果的主要因素。

（3）中药发酵技术[25]

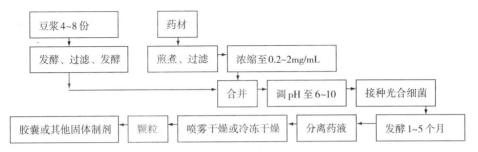

3. 前处理工艺研究

前处理工艺是指制剂前对生药材的处理。

（1）A[26]工艺

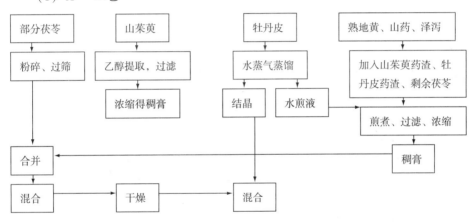

下篇 第二章 现代制剂研究

（2）B[27]工艺

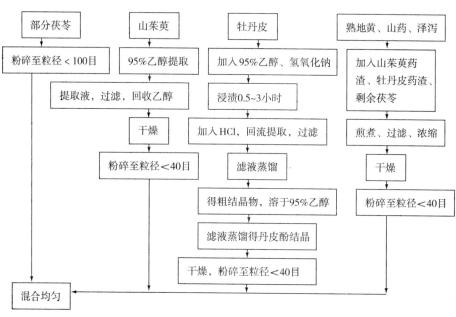

牡丹皮的提取工艺也可以如下：

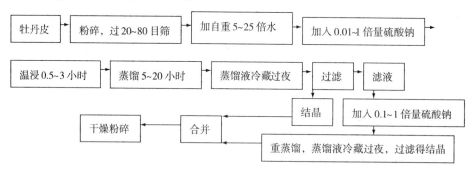

（3）C[28] 工艺

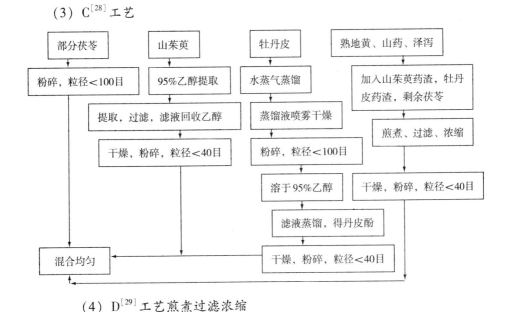

（4）D[29] 工艺煎煮过滤浓缩

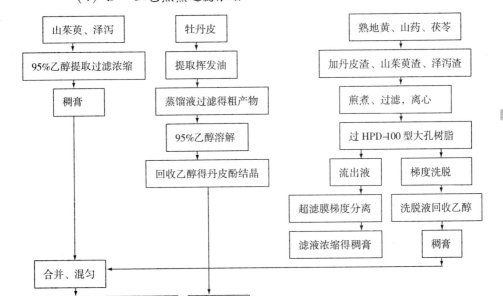

说明

梯度分离的超滤膜孔径分别为 1、5、8 及 10 万。

(5) E[30]工艺

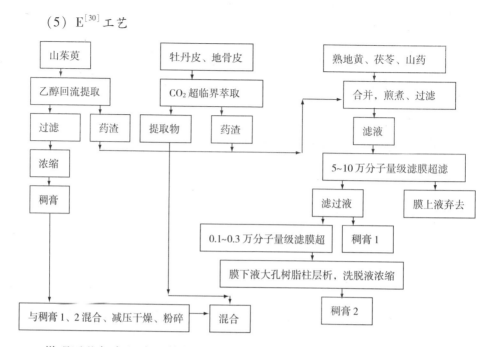

纵观近些年来六味地黄制剂研究，重点突出在新剂型研究、药材前处理研究、新技术应用研究三方面。

（1）新剂型　研究者们设计了各种新剂型，这些剂型或是增加了药物的稳定性，或是改善了患者的顺应性，或是在改变了药物的吸收速度。例如滴心丸剂、薄膜包衣滴丸能减少易挥发药物的损失，并增加不稳定成分的稳定性；咀嚼片、分散片、泡腾片改善了婴幼儿和老年人及其他吞咽困难的人群的顺应性，大规格滴丸方便了老年人计数；自乳化的液体制剂、纳米口服液、六味地黄生物制剂等使吸收速度加快。这些研究都是对六味地黄新剂型非常有意义的尝试。

（2）新技术　在六味地黄新剂型研究中应用的新技术包括大孔吸附技术，膜分离技术，超临界萃取技术，螺旋干燥技术，超微粉碎技术，中药发酵技术，挤出－滚圆技术、辐照杀菌技术等。

（3）药材前处理　前处理大都摒弃了传统"一锅煮"的提取方法，这要归功于现代化工技术如水蒸气蒸馏、回流提取、膜分离技术等在前处理中的推广应用。对山茱萸多采用乙醇回流提取；对牡丹皮多采用水蒸气蒸馏提取；对茯苓采用的方法有粉碎后直接入药，或煮沸后温浸；对熟地、泽泻和山药多采用煎煮，这种分开提取的优势在于可以根据目标成分的稳定性和溶解性，提取更多的目标成分，同时也保证目标成分的在提取中的稳定性。

参考文献

[1] 诺氏制药（吉林）有限公司. 六味地黄药剂及其制备方法. 中国：200510059719.3，2006 - 10 - 04.

[2] 安徽福康药业有限责任公司. 无糖型六味地黄口服液. 中国：200310114486.3，2005 - 06 - 15.

[3] 黄涛. 一种六味地黄药酒. 中国：200810127347.7，2008 - 12 - 10.

[4] 河南省养生殿酒业有限公司. 六味地黄酒及其制备方法. 中国：200710193095.3，2008 - 06 - 18.

[5] 成都思摩纳米技术有限公司. 六味地黄纳米口服液. 中国：02133443.9，2004 - 01 - 14.

[6] 张辉. 六味地黄咀嚼片工艺研究. 北京：北京中医药大学，2006.

[7] 何建国，徐公，仆王伟. 六味地黄复方饮片的研究. 中药材，1990，13（8）：25 - 26.

[8] 徐燕和. 六味地黄泡腾片及其制备方法. 中国：200410051374.2，2006 - 03 - 15.

[9] 王衡新. 一种六味地黄分散片及其制备方法. 中国：200510031757.8，2005 - 12 - 21.

[10] 太极集团重庆中药二厂. 一种浓缩六味地黄丸的制备方法. 中国：200710092432.X，2008 - 02 - 27.

[11] 张言军. 六味地黄滴丸. 中国：200410014269.1，2005 - 09 - 14.

[12] 北京正大绿洲医药科技有限公司. 大规格六味地黄滴丸及其制备方法. 中国：200510066217.3，2005 - 11 - 09.

[13] 王凤越. 薄膜包衣六味地黄滴丸的制备方法. 中国：200810019589.4，2008 - 07 - 16.

[14] 康国忠. 六味地黄滴心丸制剂及其制备方法. 中国：200410081255.1，2005 - 07 - 06.

[15] 闫荟，靳英华，杨锋，等. 六味地黄滴心丸制备工艺的研究. 中国实验方剂学杂志，2009，15（12）：35 - 39.

[16] 毛友昌. 六味地黄微丸及制备方法. 中国：03124453.X，2004 - 11 - 24.

[17] 四川保宁制药有限公司. 六味地黄微丸的制备方法. 中国：200810044533.4，2009 - 10 - 07.

[18] 高扬. 六味地黄胶囊的生产工艺. 中国：02134148.6，2003 - 04 - 30.

[19] 毛友昌. 六味地黄胶囊的制备方法. 中国：03118618.1，2003 - 11 - 19.

[20] 江西汇仁药业有限公司. 一种六味地黄异形浓缩制剂及其制备方法. 中国：200510080057.8，2005 - 12 - 28.

[21] 张启明，何颖，宋丽丽. 超微粉碎对六味地黄粉中熊果酸溶出特性的影响. 河南大学学报，2002，21（3）：26 - 28.

[22] 马培艳，傅正义，苏艳丽，等. 纳米六味地黄液的制备与性能. 材料研究学报，2005，19（4）：413 - 418.

［23］马培艳，傅正义，张金咏，等．六味地黄纳米颗粒的显微结构及丹皮酚的测定．中草药，2005，36（9）：1335－1337.

［24］王守经，孙守义，于子厚．中成药六味地黄丸粉辐照杀菌工艺研究．核农学报，1999，13（5）：261－266.

［25］广东药学院．六味地黄汤的中药生物制剂及制备方法．中国：200610123868.6，2007－05－30.

［26］贵州康纳圣方药业有限公司．中药六味地黄制剂的生产方法．中国：02134100.1，2003－04－30.

［27］贵州益佰制药股份有限公司．一种六味地黄制剂的制备工艺．中国：200310104088.3，2004－12－15.

［28］贵州益佰制药股份有限公司．一种六味地黄制剂的制备工艺．中国：200410021876.0，2005－01－05.

［29］湖南大学．一种中药六味地黄制剂的生产方法．中国：200710036034.6，2008－04－30.

［30］康国忠．中药六味地黄制剂的生产工艺．中国：03117152.4，2003－10－22.

第三章　质量控制研究

为了保证六味地黄丸的疗效和用药安全，必须进行严格的药品质量监控，包括原料药材质量和整方质量。本章从药物形状、化学成分、有效物质的提取分离、定性定量分析等方面，梳理总结当前对六味地黄丸所用药物的质量监控研究以及六味地黄丸整方的质量监控方法。

第一节　熟地黄质量控制

对熟地黄的质量监控可以从以下方面进行。

1. 性状

熟地黄为不规则的片状、碎块，大小、厚薄不一。表面乌黑色，有光泽，黏性大。质柔软而带韧性，不易折断，断面乌黑色，有光泽。

2. 化学成分

主要含有苷类，糖类，氨基酸，有机酸，无机元素等。

（1）苷类　地黄中的苷类成分以环稀醚萜苷类为主。

A. 环烯醚萜及其苷类　梓醇（catalpol），二氢梓醇（dihydrocatalpol），乙酰梓醇，益母草苷（leonuride），桃叶珊瑚苷（aucubin），地黄苷A、B、C、D（rehmannioside A，B，C，D），焦地黄苷A、B（jioglutoside A，B），氯化梓醇，acteoside，单蜜特力苷（mono – melittoside），蜜特力苷，京尼平苷（geniposide），8 – 表番木鳖酸，二氢马鞭草苷，筋骨草醇，6 – O – E – feruloyl，6 – O – P – coumaroyl，6 – O – Z – feruloyl，6 – O – (4″– α – L – rhamnopyranosyl），6 – O – phdroxybenzoate，6 – O – vanillate，地黄素A、B、C、D（rehmaglutin A，B，C，D），焦地黄素A、B、C、D、E，焦地黄内酯，焦地黄呋喃。

B. 紫罗兰酮类　地黄紫罗兰苷A、B、C，dihydroxy – β – ionone，地黄苦苷（rehmapicroside），jiocarotenoside A₁、A₂，6 – O – sechajugol，trihydroxy – β – ionone，5 – 羟基野菰酸，野菰酸。

C. 地黄脑苷类　肉苁蓉苷A、F，海胆苷，异洋丁香酚苷，焦地黄苯乙醇苷 A₁、A₂、B₁、B₂、E，阿克替苷，2 - acetylacteoside，地黄苷 E。

D. 其他苷类　3，4 - 二羟基 - O - a - D - 吡喃葡糖 - (1→3) - 4 - O - 咖啡酰 - a - D - 吡喃葡糖苷，3，4 - 二羟基 - O - a - D - 吡喃葡糖 - (1→3) - 4 - O - 咖啡酰 - a - D - 吡喃葡糖苷，3，4 - 二羟基 - O - a - D - 吡喃葡糖 - (1→3) - O - L - 鼠李吡喃糖 - (1→6) - 4 - O - 咖啡酰 - α - D - 吡喃葡糖苷及 3，4 - 二羟基 - α - 苯乙基 - O - L - 鼠李吡喃糖 - (1→3) - O - α - D - 半乳吡喃糖 - (1→6) - 4 - O - 咖啡酰 - α - D - 吡喃葡糖苷，以及胡萝卜苷，1 - 乙基 - β - D - 半乳糖苷。甾醇苷，类叶升麻苷（actinide）复合糖质，脑苷脂（cerebroside），氯化环烯醚萜苷（glutinoside），去氢栀子苷，Jionoside A、B，洋地黄叶苷 C（Purpureaside C）等。

（2）糖类　地黄多糖 a、b（RP3 - a，RP3 - b），水苏糖，棉子糖，葡萄糖，葡萄糖胺，甘露三糖，半乳糖，毛蕊花糖，蔗糖，果糖等。鲜地黄中水苏糖含量高于干地黄，而六碳糖，蔗糖及三糖含量低于干地黄，熟地黄单糖含量多于生地黄。

（3）氨基酸　地黄含有二十多种氨基酸。包括丙氨酸，谷氨酸，缬氨酸，精氨酸，门冬氨酸，异亮氨酸，亮氨酸，脯氨酸，酪氨酸，丝氨酸，甘氨酸，苯丙氨酸，苏氨酸，胱氨酸，赖氨酸，组氨酸等。上述成分在熟地黄中的含量少于生地黄。

（4）有机酸　苯甲酸甲酯（methyl benzoate），辛酸甲酯（methyl caprylat），苯乙酸甲酯（methyl phenylacetate），壬烷酸甲酯（methyl n - nonanoata），癸烷酸甲酯（methyl n - decanoate），肉桂酸甲酯（methyl cinnamate），3 - 甲氧基 - 4 - 羟基苯甲酸甲酯（methyl - 3 - metfory - 4 - hydroxybenzoate），十二烷酸甲酯（methyl laurate），十四烷酸甲酯（methyl tetrade conoate），十五烷酸甲酯（methyl n - pentadecante），油酸甲酯（methyl palmitaete），棕榈酸甲酯（methyl palmitate），十七烷酸甲酯（methyl n - heptrade - canoade），亚油酸甲酯（methyl linoleate），硬脂酸甲酯（methyl n - octadecanoate），十九烷酸甲酯（methyl n - nonadecanoate），二十烷酸甲酯（methyl n - cosanoate），二十一烷酸甲酯（methyl n - heneicosnoate），二十二烷酸甲酯（methyl n - docosanoate），丁二酸等。其中不饱和脂肪酸亚油酸含量最高，占总酸 40% 以上，其次为棕榈酸，约占 27%。

（5）无机元素　地黄含有二十余种无机元素。鲜地黄中：K > Mg、Ca、P > Na、Fe > Cu、Al、Si、B、Sr、Zn > Ba、Cr、Ti、Ni、Co；干地黄中：K > Mg > Ca > Fe > Na > Mn > Zn > Cu，干叶中 Fe，Cu 含量高于干根；此外尚含 Cl，En，Sn，Pb 等。

（6）其他　尿嘧啶，尿嘧啶核苷，D－甘露醇，木樨草素，圣草黄素，樟醇，5－羟脯氢酸钠，5－羟甲基呋喃甲酸，2－甲基亚丁基戊烷，白藜芦醇，磷酸等。此外熟地黄还含有β－谷甾醇，豆甾醇，5－羟甲基糠醛和维生素 A 类物质等。

3. 提取分离

（1）环烯醚萜苷的提取（大孔树脂吸附法）[1]

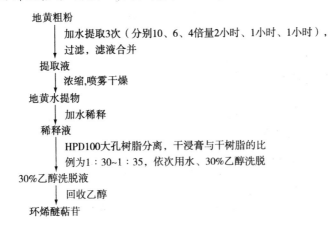

（2）梓醇的提取分离[2]

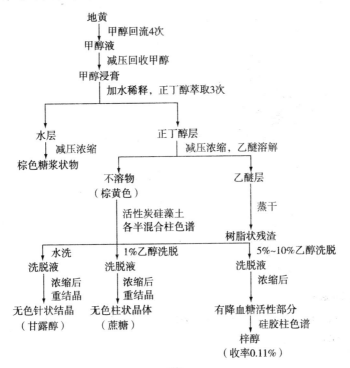

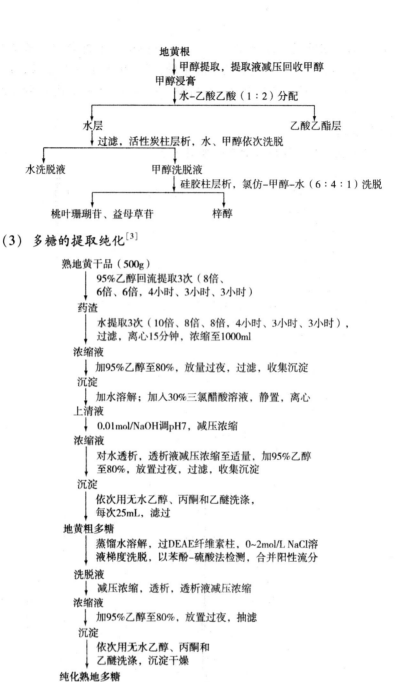

地黄根
↓ 甲醇提取，提取液减压回收甲醇
甲醇浸膏
↓ 水–乙酸乙酯（1：2）分配
　　　　水层　　　　　　　　　　　　　乙酸乙酯层
↓ 过滤，活性炭柱层析，水、甲醇依次洗脱
水洗脱液　　　　　　甲醇洗脱液
　　　　　　　　　　↓ 硅胶柱层析，氯仿–甲醇–水（6：4：1）洗脱
桃叶珊瑚苷、益母草苷　　　梓醇

（3）多糖的提取纯化[3]

熟地黄干品（500g）
↓ 95%乙醇回流提取3次（8倍、
　6倍、6倍，4小时、3小时、3小时）
药渣
↓ 水提取3次（10倍、8倍、8倍，4小时、3小时、3小时），
　过滤，离心15分钟，浓缩至1000ml
浓缩液
↓ 加95%乙醇至80%，放量过夜，过滤，收集沉淀
沉淀
↓ 加水溶解；加入30%三氯醋酸溶液，静置，离心
上清液
↓ 0.01mol/NaOH调pH7，减压浓缩
浓缩液
↓ 对水透析，透析液减压浓缩至适量，加95%乙醇
　至80%，放置过夜，过滤，收集沉淀
沉淀
↓ 依次用无水乙醇、丙酮和乙醚洗涤，
　每次25mL，滤过
地黄粗多糖
↓ 蒸馏水溶解，过DEAE纤维素柱，0~2mol/L NaCl溶
　液梯度洗脱，以苯酚–硫酸法检测，合并阳性流分
洗脱液
↓ 减压浓缩，透析，透析液减压浓缩
浓缩液
↓ 加95%乙醇至80%，放置过夜，抽滤
沉淀
↓ 依次用无水乙醇、丙酮和
　乙醚洗涤，沉淀干燥
纯化熟地多糖

4. 定性鉴别

（1）显微鉴别　熟地粉末薄壁组织碎片呈灰棕色至棕黑色，细胞多皱缩，内含棕色类圆形核状物。

（2）薄层鉴别

A. 取熟地粉末1g，加乙醇10mL，浸泡24小时，滤过，滤液作为供试品溶液。另取5-羟甲基糠醛对照品，加乙醇制成0.5mg/mL的溶液，作为对照品溶液。吸取供试品溶液10μL、对照品溶液5μL，分别点于同一硅胶GF$_{254}$薄层板上，以石油醚（60℃~90℃）-乙酸乙酯（1:1）为展开剂，展开，取出，晾干，置紫外光灯（254nm）下检视。供试品色谱中，在与对照品色谱相应的位置上，显相同颜色的斑点[4]。

B. 地黄中有效成分鉴别采用的其他薄层色谱法[5][6][7] 色谱条件见表3-1。

表3-1 薄层色谱条件一览表

吸附剂	展开剂	对照品	显色方法	检测波长（nm）	检测药物
硅胶 G-0.3% CMC-Na	乙酸乙酯-甲乙酮-甲酸-水（5:3:1:1）	梓醇	三价铁离子的硫酸液，85℃水浴中加热3分钟	400	地黄
硅胶 G-0.1% CMC-Na	氯仿-甲醇-水（7:4:0.5）	地黄苷	10%硫酸乙醇溶液，90℃烘10分钟	407	地黄
硅胶 G（0.1mol/L磷酸二氢钠处理）	正丁醇-吡啶-水（4:4:1）	水苏糖 果糖 半乳糖	每200mL含2g二苯胺、2mL苯胺、20mL85%磷酸丙酮混合液，斑点空气中干燥15分钟，100℃烘5分钟	350	地黄

5. 定量分析

（1）比色法[8]

A. 标准曲线的制备 精密称取经五氧化二磷干燥24小时以上的葡萄糖对照品适量，加水制成0.196mg/mL的对照品溶液。精密吸取对照品溶液1、2、3、4、5、6mL于25mL容量瓶中，摇匀定容。精密吸取上述对照品溶液各2mL分别置于10mL具塞试管中，各加苯酚试液1mL，摇匀，之后迅速滴加浓硫酸5mL，迅速摇匀。放置5分钟后，于沸水浴中加热15分钟，取出。迅速冷却至室温。另取2mL蒸馏水，平行同法操作，作为空白对照。于490nm测定吸收度，以葡萄糖对照品溶液浓度为纵坐标，吸光度为纵坐标绘制标准曲线，计算回归方程。葡萄糖在3.92~39.2μg/mL范围内有良好的线性关系。

B. 含量测定 精密称取样品 1.5mg，置 50 mL 容量瓶中，加水溶解，定容。操作方法同"标准曲线的制备"，在 490 nm 测定吸光度，代入标准曲线，计算含量。

（2）高效液相色谱法[9][10][11] 色谱条件见表 3 – 2。

表 3 – 2 高效液相色谱条件一览表

色谱柱	流动相	对照品	流速（mL/min）	柱温（℃）	检测波长（nm）	检测药物
C_{18}	乙腈 – 0.1% 磷酸溶液（1：99）	梓醇	1.0	室温	210	地黄
Ultrasphere ODS	乙腈 – 水（2：98）	梓醇	1.0	室温	210	地黄
KYWG – C_{18}	0.6% 乙腈	梓醇	1.0	40	210	地黄

参考文献

［1］汪程远，张浩，孟莉，等．大孔吸附树脂分离纯化生地黄中苷与多糖．中药材，2003，26（3）：202．

［2］陆蕴如．中药化学．北京：学苑出版社，1995：341．

［3］刘吉成，牛英才．多糖药物学．北京：人民卫生出版社，2008：106．

［4］中华人民共和国药典委员会．中华人民共和国药典（2005 版，一部）．北京：化学工业出版社，2005：83．

［5］刘长河，黄迎新．不同产地地黄中梓醇含量比较．中医研究，2001，14（5）：10．

［6］刘长河．地黄中地黄苷 A 的含量测定．中草药，1992，23（2）：71．

［7］边宝林，王宏洁，倪慕云，等．地黄及其炮制品中总糖及几种主要糖的含量测定．中国中药杂志，1995，20（8）：469．

［8］杨峻山．鲜地黄有效部位提取分离、含量测定方法及降糖活性研究．北京：军事医学科学院，2009．

［9］刘根成，都恒青．反相高效液相色谱法测定地黄中梓醇的含量．中草药，1992，23（2）：71．

［10］罗燕燕，张绍青，索建政，等．高效液相色谱法测定地黄中梓醇的含量．中国药学杂志，1994，29（1）：38．

［11］都恒青，李赵曦，刘根成，等．地黄的质量研究．中国中药杂志，1992，17（6）：327．

第二节　山茱萸质量控制

对山茱萸的质量监控可以从以下几方面进行。

1. 性状

山茱萸呈不规则皱缩的片状或囊状，长 1～1.5cm，宽 0.5～1cm，厚约 1mm。表面紫红色至紫黑色，有光泽。内表面不光滑，可见少数纵向脉纹。有的顶端具圆形的宿萼痕，基部具点状果梗痕。薄革质，较柔软。水浸后不变色。

2. 化学成分

主要含有挥发性成分，糖苷类，鞣质类，有机酸，氨基酸，无机元素等。

（1）挥发性成分　果肉中含有挥发油，经气相色谱分析证明，其中有 9 个单萜烃，6 个倍半萜烃，5 个脂肪烃，7 个单萜醇，6 个脂肪醇，4 个单萜醛及酮，3 个脂肪醛及酮，4 个酸，8 个酯和 15 个芳香化合物等。

（2）糖苷类　果肉中除山茱萸苷（即马鞭草苷）外，还分得 8 个单体，含量最高的是马钱苷（番木鳖苷，loganin），莫诺忍冬苷（morroniside），另含獐牙菜苷（sweroside），7－氧－甲基莫诺苷（7－O－methylmorroniside，疑为提取过程中的次生产物），脱水莫诺苷元（dehydromorroniaglycone），7－脱氢马钱苷（7－dehydrologanin）及一种新的双环稀醚萜苷类化合物，称为山茱萸新苷（cornuside），该苷中马钱苷和莫诺苷两部分通过醚键相连接。从制萸肉中分得 7－乙氧基莫诺苷（可能是由于乙醇的提取，也可能因酒的炮制产生的次生产物）。同时含有 7－O－没食子酰－D－景天庚酮糖，葡萄糖，果糖和蔗糖。

（3）鞣质类　果肉含山茱萸鞣质 1、2、3（cornus－tannin 1，2，3），丁子香鞣质（eugeniin），路边青鞣质 D（gemin D），2，3－二－O－没食子酰葡萄糖（2，3－di－O－galloyl－β－D－glucose），1，2，3－三－O－没食子酰葡萄糖（1，2，3－tri－O－galloyl－β－D－glucose），1，2，6－三－O－没食子酰葡萄糖（1，2，6－tri－O－galloyl－β－D－glucose），1，2，3，6－四－O－没食子酰葡萄糖（1，2，3，6－tetra－O－galloyl－β－D－glucose）等。

（4）有机酸类　果肉含没食子酸，苹果酸，酒石酸，熊果酸（ursolic acid），齐墩果酸（oleanolic acid），原儿茶酸和 3，5－二羟基苯甲酸。

（5）氨基酸　含有苏氨酸，缬氨酸，亮氨酸，异亮氨酸，丙氨酸，苯丙氨酸，谷氨酸，丝氨酸，甘氨酸，精氨酸，组氨酸，酪氨酸，赖氨酸，天门冬氨酸等 14 种氨基酸。

（6）无机元素　果肉中含 K，Ca，Mg，Na，Ba，Pb，Sr，Mn，Fe，Ti，Zn，Cu，V，Ni，Cr，Be，Al，Zr，Mo，Ag，Si，P，B 等 23 种无机元素和维生素 A，B_2，C 等。

（7）其他　此外山茱萸果肉中还含有 5，5′-二甲基糠醛醚，5-羟甲基糠醛，β-谷甾醇等，果核中除含大量油脂、鞣质、有机酸和酚类成分外、还含有白桦脂酸（betulic acid），熊果酸、没食子酸、苹果酸、没食子酸甲酯等，并含有以月桂酸、硬脂酸、棕榈酸、油酸、亚油酸、亚麻酸为主的脂肪酸。

3. 提取分离

（1）山茱萸总皂苷的提取[1][2][3][4]

> 山茱萸
> ↓ 70%乙醇回流提取3次，80℃以下，每次50分钟
> 提取液
> ↓ 减压浓缩至无醇味
> 浸膏
> ↓ 加蒸馏水适量，冰箱放置，过夜，离心
> 样品液
> ↓ HPD300型大孔吸附树脂，用8倍量50%乙醇洗脱
> 树脂柱
> ↓ 依次用水、50%乙醇洗脱
> 50%乙醇洗脱液
> ↓ 减压回收，真空干燥
> 山茱萸总皂苷

工艺说明

山茱萸总皂苷的提取以目前通用的树脂法为主，关键在于处理条件的选择。70% 乙醇提取，样液上 HPD_{300} 型大孔吸附树脂，8 倍量 50% 乙醇洗脱所得总皂苷的收率略高于有机溶剂提取法，且大孔吸附树脂可以有效地除去糖类等水溶性杂质及脂溶性杂质，选择性地保留有效成分，所得山茱萸总皂苷，颜色明显比用传统溶剂法所得总皂苷浅，吸潮性也明显降低。常规的溶剂提取法成本较高，工艺复杂，特别是用有机溶剂进行梯度萃取在实际生产中较为困难。而新工艺采用水醇提取再上大孔树脂，不仅简化了工艺，而且使产品的收率和质量都明显提高。对水醇提取法进行工艺优化，结果采用乙醇溶液提取明显优于以水为溶剂，最佳醇浓度为 70% ~ 80%，处理最佳温度为80℃以下，最佳时间为 50 分钟。而用 30% 乙醇洗脱山茱萸总皂苷，洗脱液中含酚类杂质较多；70% 乙醇洗脱速度较 50% 乙醇快，洗脱能力相仿，但洗脱液中含部分脂溶性杂质。因此优选 50% 乙醇作为洗脱剂。

山茱萸
  ↓ 70%乙醇水浴回流2次，每次1小时
提取液
  ↓ 减压浓缩至无醇味
浸膏
  ↓ 水分散，水饱和正丁醇溶液提取
提取液
  ↓ 减压浓缩
山茱萸总皂苷

山茱萸
  ↓ 无水乙醇浸泡过液，超声振荡30分钟
提取液
  ↓ 减压浓缩至无醇味
山茱萸总皂苷

工艺说明

另有文献报道，超声提取最佳工艺为用 10 倍量无水乙醇浸泡 0.5 小时，输入功率 80W，超声 20 分钟。

山茱萸
  ↓ 超临界流体萃取3.5小时，萃取温度45℃，萃取压力35MPa
  ↓ 无水乙醇为夹带剂，每次加入90mL
提取液
  ↓ 减压浓缩至无醇味
山茱萸总皂苷

工艺说明

超临界流体萃取，分离釜 I 中的温度为 45℃，压力为 9MPa；分离釜 II 中的温度为 50℃，压力为 6MPa。

（2）**山茱萸多糖的提取**[5][6]

山茱萸
  ↓ 水回流提取
滤液
  ↓ 减压回收溶剂
浓缩液
  ↓ DEAE-cellulose柱层析
山茱萸多糖

工艺说明

最佳工艺：提取时间 2 小时，提取温度 80℃，料液比 1：16，药材粒度 300～450μm，提取次数 4 次，脱蛋白次数 6 次。

山茱萸
↓ 加1倍蒸馏水40℃~50℃恒温浸泡24小时捣碎，加4倍蒸馏水，
　调pH8~9，搅拌提取过夜，重复2次，8000r/min离心
↓ 10分钟，合并上清液减压浓缩
浓缩液
↓ 加入1倍体积石油醚混合，于分液漏斗中振摇，静置分取下层清液，
　重复2次；加1/5体积三氯甲烷和1/25体积正丁醇，振摇10分钟，离心，
↓ 收集上清液，重复数次，至考马斯亮蓝G-250检测阴性
上清液
↓ 装入透析袋，先用常水透析72小时，再用蒸馏水透析，每隔4小时
↓ 更换1次蒸馏水，至苯酚-硫酸法检测无糖为止
透析液
↓ 加3倍体积冷乙醇，4℃静置过夜，8000r/min离心10分钟
沉淀
↓ 丙酮洗涤后，-30℃冷冻干燥
山茱萸多糖粗品
↓ 取少量多糖溶于水，离心
上清液
↓ DEAE-纤维素柱，用0~2mol/L NaCl梯度洗脱，
↓ 苯酚-硫酸法检测，分步收集洗脱液
洗脱液
↓ 经浓缩、透析、醇沉、洗涤和冷冻干燥，用Sephedex S-300纯化
白色纯化山茱萸多糖

工艺说明

　　植物多糖易溶于水而难溶于乙醇，故水提醇沉法用于粗多糖的提取是目前制备粗多糖的主要方法。对于其中含有的蛋白质，无机盐等水溶性杂质可分别采用三氯甲烷－正丁醇一定比例反复沉淀和透析的方法予以除去。进一步的分离纯化可采用 DEAE－纤维素或凝胶色谱等方法。

　　（3）熊果酸的提取[7]

山茱萸
↓ 甲醇冷浸数次
甲醇提取液
↓ 减压浓缩
浸膏
↓ 乙酸乙酯萃取
乙酸乙酯液
↓ 回收溶剂
膏状物
↓ 硅胶柱层析，氯仿-甲醇系统洗脱
氯仿-甲醇（20∶1）部分
↓ 硅胶柱层析纯化，氯仿重结晶
熊果酸

4. 定性鉴别

（1）显微鉴别

A. 果肉横切面　外果皮为1列略扁平的表皮细胞，外被较厚的角质层。中果皮宽广，为多列薄壁细胞，大小不一，细胞内含深褐色色素块，近内侧有8个维管束环列，近果柄处的横切面常见有石细胞核纤维束。

B. 粉末特征　粉末呈淡紫红色，有香气，味酸。果皮表皮细胞表面观呈多角形或稍长，胞间层不清晰，直径16～27μm，长至38μm，垂周壁略呈连珠状增厚，外周壁表面有颗粒状角质增厚，胞腔含淡橙黄色物。中果皮细胞橙棕色，大多皱缩。草酸钙簇晶少数，直径12～32μm。石细胞呈卵圆形、圆三角形、类方形、长方形，纹孔明显，胞腔大。

（2）水试鉴别　取果肉于温水中浸泡15～20分钟后，呈破裂中空的椭圆形囊状物，淡紫红色或淡紫黑色，略呈半透明状，外表面光滑，内表面呈肉质状，布有纵向排列的凸起棱线8条，起于柄蒂端，汇合于顶点。

（3）薄层鉴别[8][9]

A. 取粉末0.5g，加乙酸乙酯10mL，超声处理15分钟，滤过，滤液蒸干，残渣加无水乙醇2mL使溶解，作为供试品溶液。另取熊果酸对照品，加无水乙醇制成1mg/mL的溶液，作为对照品溶液。吸取上述两种溶液各5μL，分别点于同一硅胶G薄层板上，以甲苯－乙酸乙酯－甲酸（20:4:0.5）为展开剂，展开，取出，晾干，喷以10%硫酸乙醇溶液，105℃加热至斑点显色清晰。供试品色谱中在于对照品色谱相应位置上，显相同的紫红色斑点；紫外光灯（365nm）下检视，显相同的橙黄色荧光斑点。

B. 山茱萸中化学成分鉴别采用的其他薄层色谱法，色谱条件见表3－3。

表3－3　薄层色谱条件一览表

吸附剂	展开剂	对照品	显色方法	检测波长（nm）	检测药物
硅胶G	环己烷－氯仿－乙酸乙酯（20:5:8）	熊果酸	10%硫酸乙醇，110℃烘5～7分钟	$\lambda_R = 520$ $\lambda_S = 700$	山茱萸
硅胶G	环己烷－氯仿－乙酸乙酯（20:5:8）	熊果酸	5%磷钼酸乙醇液	$\lambda_R = 400$ $\lambda_S = 600$	山茱萸
硅胶G－0.3%CMC	氯仿－甲醇（16:4）		Godin试剂，80℃～90℃烘5分钟	*	山茱萸

注：加"＊"者仅为检识测定用。

（4）光谱鉴别　取其甲醇提取液，于 200 ~ 400nm 区间测其紫外光谱。结果：峰值为 275.4nm，222.8nm，202.2nm；峰谷为 270.8nm，201.2nm。

5. 定量分析

高效液相色谱法[8][10][11]　色谱条件见表 3 - 4。

表 3 - 4　高效液相色谱条件一览表

色谱柱	流动相	对照品	流速（mL/min）	柱温（℃）	检测波长（nm）	检测药物
Shim - Pack C_{18}	乙腈 - 甲醇 - 水 - 乙酸胺（70∶16∶14∶0.5）	熊果酸	1.0	室温	215	山茱萸
Waters C_{18}	0.01mol/L NaH_2PO_4（pH3.5）- 乙腈（30∶70）	熊果酸	0.7	40	220	山茱萸
ODS	乙腈 - 水（15∶85）	马钱苷	1.0	室温	240	山茱萸

参考文献

［1］吴红，梁恒，吴道澄，等. 大孔吸附树脂法分离纯化山茱萸总皂苷. 第四军医大学学报，2003，24（8）：689.

［2］韩志慧，张景伟，赵玉丛，等. 7 种山茱萸总皂苷提取分离方法效果比较. 郑州大学学报（医学版），2005，40（3）：466.

［3］周莉莉，赵晓林，王淑敏，等. 山茱萸化学成分超声提取工艺的研究. 现代中药研究与实践，2005，19（3）：47.

［4］吴红，梁恒，刘永红，等. 山茱萸总皂苷的提取分离与含量测定. 第四军医大学学报，2003，24（5）：430.

［5］李平，王艳辉，马润宇，等. 山茱萸多糖提取过程研究. 北京化工大学学报，2003，30（1）：13.

［6］舒晓燕，胡定慧，侯大斌，等. 山茱萸多糖的分离纯化及部分理化性质研究. 中国现代中药，2006，8（7）：15.

［7］徐丽珍，李慧颖，田磊，等. 山茱萸化学成分的研究. 中草药，1995，26（2）：62.

［8］中华人民共和国药典委员会. 中华人民共和国药典（2005 版，一部）. 北京：化学工业出版社，2005：20.

［9］郑虎占. 中药现代研究与应用. 北京：学苑出版社，1997：574.

［10］徐德然，丁晴，王峥涛，等. HPLC 法测定山茱萸及知柏地黄丸中齐墩果酸、熊果酸的含量. 中草药，2002，33（11）：996.

[11] 尹小英，欧阳栋．高效液相色谱法测定山茱萸中熊果酸的含量．江西中医学院学报，2001，13（3）：114.

第三节 山药质量控制

对山药的质量监控可以从以下几方面进行。

1. 性状

略呈圆柱形，弯曲而稍扁，长 15～30cm，直径 1.5～6cm。表面黄白色或淡黄色，有纵沟、纵皱纹及须根痕，偶有浅棕色外皮残留。体重质坚实，不易折断，断面白色，粉性。以条匀挺直、光泽圆润、粉性大者为佳。光山药呈圆柱形，两端平齐，长 9～18cm，直径 1.5～3cm；表面光滑，白色或黄白色。

2. 化学成分

主要含有脂肪酸，酚性成分，皂苷，蛋白质与氨基酸，酯类，无机元素等。

（1）脂肪酸 山药中含有三十余种脂肪酸，包括饱和脂肪酸和不饱和脂肪酸两类。其中不饱和脂肪酸和奇数碳脂肪酸对人体具有营养保健作用。饱和脂肪酸有十二酸（dodecanoic acid），十四酸（tetradecanoic acid），十五酸（pentadecanoic acid），十六酸（hexadecanoic acid），十七酸（heptadecanoic acid），十八酸（octadecanoic acid），十九酸（nonadecanoic acid），二十酸（eicasanoic acid），二十一酸（heneicosanoic acid），二十二酸（docosanoic acid），二十三酸（tricosanoic acid），二十四酸（tetracosanoic acid），二十五酸（pentacosanoic），二十六酸（hexacosanoic），二十七酸（heptacosanoic），壬酸（nonanoic acid），壬酸（nonanedioic acid），9－羰基－壬酸（9－oxo－nonanoic acid），15－甲基－反－11－十六酸（15－methyl－11－hexadecenoic acid）等，其中以十六酸，二十四酸和二十五酸含量最高。不饱和脂肪酸有 10，13－十八碳二烯酸（10，13－octadecadienoic acid），顺－9－十六烯酸（9－hexadecenoic acid），顺－13－十八碳烯酸（13－octadecenoic acid），亚油酸（9，12－octadecadienoic acid），油酸（9－octadecenoic acid），亚麻酸等。

（2）酚性成分 含儿茶酚胺（catecholamine），多巴胺（dopamine），3，4－二羟基苯乙胺（3，4－dihydroxyphenylethylamine），盐酸山药碱（bastatasine hydrochorde），山药素 Ⅰ、Ⅱ、Ⅲ、Ⅳ、Ⅴ（bastatasin Ⅰ，Ⅱ，Ⅲ，Ⅳ，

Ⅴ），5，7－二羟基－4′－甲氧基二氢黄酮，（－）－表儿茶素。

（3）皂苷 根茎含薯蓣皂苷（dioscin），经酸水解可得薯蓣皂苷元（diosgenin）。

（4）蛋白质与氨基酸 蛋白质含量约为 1.5%。山药水提醇沉物中分得糖蛋白（glycoproteine），糖蛋白水解得到氨基酸。山药中氨基酸种类在 17 种以上，游离氨基酸以丝氨酸，精氨酸，谷氨酸含量最高，其次是天冬氨酸，此外含赖氨酸，苏氨酸，缬氨酸，蛋氨酸，亮氨酸，异亮氨酸，丙氨酸，苯丙氨酸，甘氨酸，组氨酸，酪氨酸，脯氨酸等。

（5）酯类 棕榈酸，环－（苯丙氨酸－酪氨酸），环－（酪氨酸－酪氨酸），柠檬酸单甲酯（6－methyl citrate），柠檬酸双甲酯（1，5－dimethyl citrate），柠檬酸三甲酯（trimethyl citrate），β－谷甾醇（β－sitosterol），β－谷甾醇醋酸酯，5－羟甲基－糠醛，β－胡萝卜苷（β－daucosterol），豆甾醇（stigmasterol）。

（6）无机元素 山药中含有三十余种无机离子及微量元素。包括 P，K，Na，Ca，Mg，Zn，Fe，Mn，Cu，Se，Ni，Pb，Cr，Cd 等元素，其中 P，K 的含量较高。

（7）其他 此外还含多糖，淀粉及淀粉酶，粗纤维，胡萝卜素，胆碱（choline），碘质，多酚氧化酶（polyphenoloxidase），尿囊素（allantoin），黏液质（macilage），核黄素，维生素 C，E，尼酸，硫胺素等。

3. 提取分离

山药多糖的提取[1]。

工艺说明

山药多糖的提取方法同其他多糖，仍以水提醇沉法为主。进一步采用三氯甲烷－正丁醇一定比例反复沉淀，过氧化氢脱色即可达到初步纯化的目的。由于多糖为大分子化合物，水溶液为胶体溶液，过滤困难，所以需要离心予以分离。

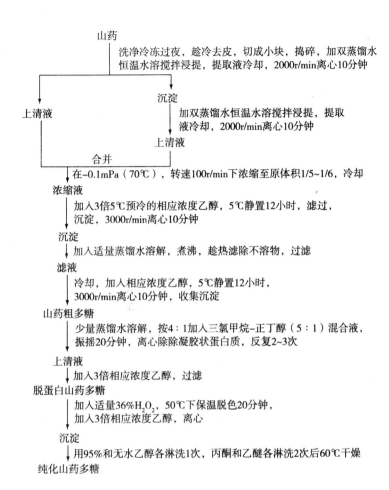

山药

洗净冷冻过夜，趁冷去皮，切成小块，捣碎，加双蒸馏水恒温水溶搅拌浸提，提取液冷却，2000r/min离心10分钟

上清液　　　　沉淀

加双蒸馏水恒温水溶搅拌浸提，提取液冷却，2000r/min离心10分钟

上清液

合并

在-0.1mPa（70℃），转速100r/min下浓缩至原体积1/5~1/6，冷却

浓缩液

加入3倍5℃预冷的相应浓度乙醇，5℃静置12小时，滤过，沉淀，3000r/min离心10分钟

沉淀

加入适量蒸馏水溶解，煮沸，趁热滤除不溶物，过滤

滤液

冷却，加入相应浓度乙醇，5℃静置12小时，3000r/min离心10分钟，收集沉淀

山药粗多糖

少量蒸馏水溶解，按4:1加入三氯甲烷-正丁醇（5:1）混合液，振摇20分钟，离心除除凝胶状蛋白质，反复2~3次

上清液

加入3倍相应浓度乙醇，过滤

脱蛋白山药多糖

加入适量36%H_2O_2，50℃下保温脱色20分钟，加入3倍相应浓度乙醇，离心

沉淀

用95%和无水乙醇各淋洗1次，丙酮和乙醚各淋洗2次后60℃干燥

纯化山药多糖

4. 定性鉴别

（1）显微鉴别　粉末呈类白色。淀粉粒单粒扁卵形、类圆形、三角状卵形或钜圆形，直径8~35μm，脐点点状、人字状、十字状或短缝状，可见层纹；复粒稀少，有2~3分粒组成。草酸钙针晶束存在于黏液细胞中，长约至240μm，针晶粗2~5μm。具缘纹孔、网纹、螺纹及环纹导管直径约12~48μm。

（2）理化鉴别

A. 取本品水浸泡后文火煎煮，滤过，滤液供下列试验：取滤液1mL，加斐林试液1mL，水浴加热，出现红色沉淀（检查还原糖）；取滤液1mL，加5%氢氧化钠液2滴，再加稀硫酸铜液2滴，呈蓝紫色（检查蛋白质）；取滤液滴于滤纸上，滴加1%茚三酮丙酮液，加热后立即显紫色（检查氨基酸）。

B. 取粉末或切片少许，加浓硝酸1mL，显鲜黄色（检查蛋白质）。

C. 取粗粉，加三倍量水，振摇数分钟后滤过，滤液加少许对二甲基苯甲醛及盐酸。取滤液点于滤纸上，立即在紫外光灯下检视，呈紫罗兰色荧光（检查尿囊素）。

（3）薄层鉴别[2][3][4]

A. 取粉末1g加乙醇10mL，冷浸18小时滤过，浓缩滤液，点于硅胶G薄层板上，以氯仿－甲醇－水（14:5:1）为展开剂，展距15cm，用10%磷钼酸的乙醇溶液作显色剂，结果在 R_f 0.17处有1个亮蓝色斑点，在0.41，0.82处有2个浅蓝色斑点。

B. 取粉末4g，加入20mL甲醇，回流45分钟，滤过，回收甲醇，浓缩为1:1.5备用。用硅胶 GF_{254} 板，展开剂为正丁醇－乙酸－水（13:3:4），二次展开，显色剂为0.2%茚三酮，喷雾后，110℃加热，可区别山药、参薯、木薯、甘薯；上述甲醇提取液，点于硅胶 GF_{254} 板上，于365nm紫外光灯下观察，结果山药显紫色、参薯显灰蓝色、木薯显暗紫色、甘薯显亮蓝色荧光。

C. 取粉末2g，加水50mL，煎煮30分钟，放凉，取上清液点于层析滤纸上，以正丁醇－乙酸－乙醇－水（4:1:1:2）为展开剂，上行展开，晾开，以0.2%茚三酮溶液喷雾显色，有6个淡褐色斑点。

（4）光谱鉴别[5]

A. 取粉末0.2g，加乙醇20mL，放置1小时，滤过，滤液在200～400nm区间测其紫外光谱。结果：在 310 ± 2、283 ± 2、275 ± 2、266 ± 2、218 ± 2 nm处有最大吸收。

B. 取细粉0.5g，置试管中，加乙醇30mL，振摇，加热（50℃～60℃）5分钟，滤过。滤液在200～400nm区间测其紫外和二阶导数光谱。结果：在 269 ± 2 nm处有最大特征紫外吸收峰；在 269 ± 2 nm处有二阶导数特征峰值，可用于真伪鉴别。

（5）电泳鉴别[6]　去粉末5g，加水8mL，于50℃恒温水浴中浸提1小时后，离心15分钟（3500r/min），取上清液加入同体积的40%蔗糖溶液混合均匀，点样量80～120μL。在电极缓冲液中加入1～2滴溴酚蓝指示剂示踪。电泳开始时，电流控制在10～15mA，样品进入分离胶后，电离加大到20～25mA，以后维持电流强度不变。待示踪指示剂行至离末端1cm时，停止电泳。经染色脱色，根据胶板前沿位置及各谱带位置，计算各谱带的电流迁移率，绘制电泳图谱。结果：毛山药有一级带3条、二级带2条、三级带2条、四级带2条；光山药一级带1条、二级带4条、三级带1条、四级带2条。

5. 定量分析

（1）荧光分光光度法[7]　用日本岛津的氨基酸自动分析仪按常规方法测

定。将山药磨碎，样品用 6 mol/L HCl 于 110℃ 水解 24 小时。采用贝克曼 6300 型氨基酸自动分析仪测定 17 种氨基酸含量，另取样品用 4 mol/L NaOH 于 110℃ 水解 10 小时，采用日立 850 型荧光计测定色氨酸含量。

（2）原子吸收光谱法[7]　用德国产原子吸收光谱仪按常规方法测定。取 0.5g 山药粉末（过 40 目筛），精确称量，置于三角瓶中，加 5mL 浓硝酸和 2.5mL 过氧化氢，冷消化 2 小时后，置电热板上低温（电压 100 V）消解，消化液近 1mL 时，补加 5mL 浓硝 2.5mL 过氧化氢，连续消化至约 1mL，将溶液转移至 25mL 容量瓶中，用去离子水稀刻度，测定 Zn、Fe、Mn、Cu、Se、Ca 的供试品溶液。

（3）HPLC – ELSD 法[8]　采用 20% 乙醇超声提取方法，用高效液相色谱 – 蒸发光散射检测器测定，Hypersil C_{18}（200mm × 4.6mm，5μm）色谱柱，以甲醇 – 水（10 : 90）为流动相，流速为 0.8mL/min，雾化温度为 35℃，蒸发温度为 50℃，载气流速为 1.5L/min。结果：尿囊素在 5.5~16.5μg 范围内线性关系良好，方程为 Y = 1.283X + 0.3319（r = 0.9992），回收率为 101%（RSD = 2.3%）。

参考文献

[1] 李义，李红霞，陈星，等．山药水溶性粗多糖提取工艺研究．饲料工业，2005，26（16）：45.

[2] 刘训红．中药材薄层色谱鉴别．天津：天津科学技术出版社，1990：199.

[3] 张贵君．常用中药鉴定大全．哈尔滨：黑龙江科学技术出版社，1993：57.

[4] 阎文玫．中药材真伪鉴定．北京：人民卫生出版社，1994：44.

[5] 张丽华，王玉芹，王红艳，等．二阶导数光谱法在中药材天花粉、山药、粉葛鉴别方面的应用．沈阳药学院学报，1994，11（2）：112.

[6] 聂桂华，周可范，张村．山药及其混伪品的凝胶电泳法鉴别．中药材，1993，16（2）：21.

[7] 廖朝晖，朱必凤，刘安玲，等．山药主要生化成分含量的测定．韶关学院学报（自然科学版），2003，24（6）：67－69.

[8] 张军，秦雪梅，薛黎明，等．HPLC – ELSD 法测定山药中尿囊素含量的研究．药物分析杂志，2008，28（10）：1648－1650.

第四节　泽泻质量控制

对泽泻的质量监控可以从以下几方面进行。

1. 性状

呈类球形、椭圆形或卵圆形，长 2~7cm，直径 2~6cm。表面黄白色或淡黄棕色，有不规则的横向环状浅沟纹及多数细小突起的须根痕，底部有的有瘤状芽痕。质坚实，断面黄白色，粉性，有多数细孔。

2. 化学成分

（1）萜类　泽泻块茎含泽泻醇 A、B、C（alisol A，B，C），泽泻醇 A 单乙酸酯（alisol A monoacetate），泽泻醇 B 单乙酸酯（alisol B monoacetate），泽泻醇 C 单乙酸醋（alisol C monoacetate）为首次从泽泻中分离得到的三萜类化合物。此后，各国学者又从不同产地、不同加工方法的泽泻原料中分离得到了 30 多个三萜类化合物，其结构多为原萜烷型（protostane）四环三萜。从生物途径来归纳，它们均由泽泻新鲜植物中含量很高的 23 - 乙酰泽泻醇 B（alisol B 23 - acetate）衍生而来。泽泻主含愈创木烷型倍半萜，最早由 Oshima 从中分离到的是泽泻醇（alismol）和泽泻二醇（alismox - ide）。此后研究者又分离得到两个吉玛烷型（germaerane）倍半萜吉玛烯 C（germacrene C），吉玛烯 D（germacrene D），alismol 的系列衍生物泽泻萜醇 A、B、C（orientalol A，B，C），sulfoorientalol A、B、C、D，10 - 甲氧基 - 泽泻二醇（10 - O - methoxylalismoxide）；桉叶烷型倍半萜桉烯二醇［Eudesma 24（14）- en - 1，6 - diol］，其中桉叶烷型成分与 alismol 一样，是在药材采收加工过程中由 germacrene C 转化而来的；贝壳杉烷型四环二萜类化合物泽泻二萜醇（oriediterpenol），泽泻二萜苷（oriediterpenoside）。此外含有表泽泻醇（epialisol）A，泽泻酮（orientanone），泽泻萜醇 E（orientalol E），泽泻萜醇 F（orientalol F），oplopanane，倍半萜类化合物泽泻醇（alismol），环氧泽泻稀（alismoxide）和泽泻素（alismin）等。

（2）类脂类　棕榈酸，硬脂酸，油酸，亚油酸，磷脂，糖脂，甘油二酯类等。

（3）糖类　蔗糖，D - 葡萄糖，B - D - 甲基呋喃果糖苷，泽泻多糖 P Ⅱ（alisman P Ⅱ），P Ⅲ F，S Ⅰ 等。

（4）无机元素　泽泻中无机盐和微量元素包括 K，P，Na，Ca，Mg 5 种常量无机盐及 27 种微量元素：K > P > Ca > Na > Mg > Fe > Mn > Al > Zn > Cu > Li > Si > Ti > Ba > Sb > Ni > Ga > Th > Ge > Ce > Pb > Nb > Cr > Bi > La > Cd > V > Co > Mo > Be > Y > Se。

（5）其他　此外泽泻中尚富含各种营养成分：淀粉，蛋白质，丙氨酸，乙酰丙氨酸，L - 天门冬酰胺，维生素，挥发油，植物甾醇，生物碱，苷类，黄酮，天门冬素，胆碱，卵磷脂等。

3. 提取分离

（1）泽泻三萜类成分的提取[1]

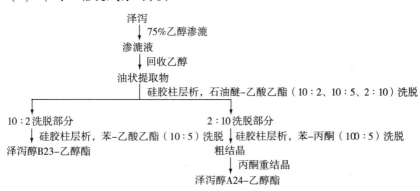

4. 定性鉴别

（1）显微鉴别　粉末呈淡黄棕色。淀粉粒甚多，单粒长卵形、类球形或椭圆形，直径 3～14μm，脐点人字状、短缝状或三叉状；复粒由 2～3 分粒组成。薄壁细胞类圆形，具多数椭圆形纹孔，集成纹孔群。内皮层细胞垂周壁波状弯曲，较厚，木化，有稀疏细孔沟。油室大多破碎，完整者类圆形，直径 54～110μm。分泌细胞中油室可见油滴。

（2）薄层鉴别[2]　色谱条件见表 3-5。

表 3-5　薄层色谱条件一览表

吸附剂	展开剂	对照品	显色方法	检测波长（nm）	检测药物
硅胶 G	苯-丙酮（4：1）	23-乙酰泽泻醇 B	5% 硅钨酸乙醇溶液，105℃烘 10 分钟	*	泽泻
硅胶 G	石油醚-氯仿-乙酸乙酯（15：10：1 上行展开 2 次）	alismol	100g/L 的硅钨酸乙醇溶液，80℃显色 10 分钟	537	泽泻

注：加"＊"者仅为检识测定用。

5. 定量分析

高效液相色谱法[3][4][5][6][7][8]色谱条件见表 3-6。

表 3－6　高效液相色谱条件一览表

色谱柱	流动相	对照品	流速 (mL/min)	柱温 (℃)	检测波长 (nm)	检测药物
Kromasil C$_{18}$	乙腈－水 (80∶20)	23－乙酰泽泻醇 B	1.0	30	208	泽泻
Kromasil C$_{18}$	乙腈－水 (82∶18)	23－乙酰泽泻醇 B	1.0	室温	208	泽泻
Lichrosorb RP－C$_{18}$	甲醇－水 (85∶15)	泽泻醇 B 单乙酸酯	1.0	室温	210	泽泻
Lichrosorb RP－C$_{18}$	甲醇－水 (70∶30)	泽泻醇 C 单乙酸酯	1.0	室温	245	泽泻
YWG－C$_{18}$	乙腈－水 (65∶35)	23－乙酰泽泻醇 B，泽泻醇 B 乙酸酯	0.8	25	208	泽泻
YWG－C$_{18}$	乙腈－水 (65∶35)	泽泻醇 A 23－乙酸酯，泽泻醇 B 23－乙酸酯	0.8	25	208	泽泻

参考文献

［1］刘斌. 中药有效部位及成分提取工艺和检测方法. 北京：中国中医药出版社，2007：330.

［2］彭国平，徐晓燕，李红阳. 薄层扫描法测定泽泻中 alismol 的含量. 中国药学杂志，1997，32（7）：422.

［3］文红梅，彭国平，池玉梅，等. 泽泻药材的质量标准研究 I－泽泻中 2 种泽泻醇的 HPLC 测定法. 药物分析杂志，1998，18（6）：375.

［4］吴启南，王立新，彭国平. 一种泽泻混淆品的鉴定研究. 南京中医药大学学报（自然科学版），2002，18（6）：351.

［5］彭国平，潘林梅，文红梅. 泽泻的对照品研究. 南京中医药大学学报（自然科学版），2001，17（3）：154.

［6］王晓卫，李晓东，汤韧. 泽泻几种化学成分的定量方法. 中国医院药学杂志，2003，23（1）：45.

［7］王立新，吴启南，彭国平. 泽泻中 23－乙酰泽泻醇 B 的含量测定研究. 南京中医药大学学报（自然科学版），2002，18（2）：105.

［8］周坛树，施大文. 不同产地泽泻中主要成分的 HPLC 测定. 中药材，2000，23（11）：687.

第五节 牡丹皮质量控制

对牡丹皮的质量监控可以从以下几方面进行。

1. 性状

呈筒状或半筒状，有纵剖开的裂缝，略向内卷曲或张开，长 5 ~ 20cm，直径 0.5 ~ 1.2cm，厚 0.1 ~ 0.4cm。外表面灰褐色或黄褐色，有多数横长皮孔及细根痕，栓皮脱落处粉红色。内表面淡灰黄色或浅棕色，有明显的细纵纹，常见发亮的结晶。质硬而脆，易折断，断面较平坦，淡粉红色，粉性。

2. 化学成分

（1）酚酮类 含丹皮酚（paeonol），丹皮酚苷（paeonoside），丹皮酚原苷（paeonolide），丹皮酚新苷（apiopaeonoside），3 - O - 甲基牡丹缩酮，芍药苷元酮，2，4 - 二羟基苯乙酮，乙酰香草酮，乙酰异香草酮，2，5 - 二羟基 - 4 - 甲基苯乙酮，2，5 - 二羟基 - 4 - 甲氧基苯乙酮，2，3 - 二羟基 - 4 - 甲氧基苯乙酮，3 - 羟基 - 4 - 甲氧基苯乙酮等。

（2）萜和苷类 单萜及其苷类含芍药苷（paeoniflorin），羟基芍药苷（oxypaeoniflorin），苯甲酰芍药苷（benzoyl paeoniflorin），苯甲酰基氧化芍药苷（benzoyl oxypaeoniflorin），牡丹苷 A、B、C、D、E（suffruticoside A，B，C，D，E），没食子酰芍药苷（galloyl - paeoniflorin），没食子酰氧化芍药苷 A、B、C、D、E（galloyl - oxypaeoniflorin A，B，C，D，E），牡丹酮（paeonisuffrone），牡丹缩酮（paeonisuffral），牡丹皮苷 A ~ I（mudanpioside A ~ I），3 - O - methylpaeonisuffral 等。三萜，甾醇及其苷类含牡丹皮酸 A（mudanpinoic acid A），白桦脂酸（betulic acid），白桦脂醇（betulin），齐墩果酸，3β，23 - dihydroxy - 30 - norolean - 12，20（29）- dien - 28 - oic acid，β - 谷甾醇，胡萝卜苷等。

（3）鞣质 含没食子酸（gallic acid），1，2，3，4，6 - 五没食子酰葡萄糖等。

（4）氨基酸 天门冬氨酸，苏氨酸，缬氨酸，亮氨酸，异亮氨酸，丙氨酸，苯丙氨酸，谷氨酸，丝氨酸，甘氨酸，精氨酸，组氨酸，酪氨酸，赖氨酸，蛋氨酸，脯氨酸等16种氨基酸。

（5）无机元素 丹皮中微量元素含量：$Sr > Fe > Si > Mn > F > Ba > Se > Zn > Cu > Sb > Sn$。

（6）其他 此外含挥发油，D - 葡萄糖，蔗糖，苯甲酸，对羟基苯甲酸，反式咖啡酸硬脂酸酯，腺苷，十四烷烃，2，6 - 双特丁基对苯醌，邻苯二甲酸二乙酯，十四酸异丙酯，6-羟基香豆素等。

3. 提取分离

（1）丹皮酚类成分的提取[1]

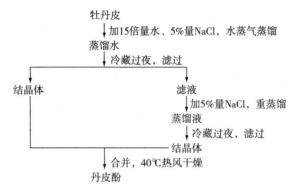

（2）丹皮多糖的提取纯化[2]

丹皮粉（1.0kg）
↓3000mL冷水浸泡，室温搅拌提取48小时，滤渣重复
↓1次，两次滤液合并，5000r/min离心15分钟
上清液
↓3倍体积乙醇沉淀，离心
沉淀
↓溶于2000mL水中，离心去沉淀，滤液加乙醇沉淀，
↓重复2次，冷冻干燥
丹皮粗多糖
↓通过DEAE-纤维素柱，依次用水、0.1mol/L NaHCO$_3$
↓和0.3mol/L NaOH各1000mL洗脱，苯酚-硫酸法检测
0.1mol/L NaHCO$_3$洗脱液
↓对水透析后减压浓缩，冷冻干燥
纯化丹皮多糖

4. 定性鉴别

（1）显微鉴别　粉末呈淡红棕色。淀粉粒甚多，单粒类圆形或多角形，直径3~16μm，脐点点状、裂缝状或飞鸟状；复粒由2~6分粒组成。草酸钙簇晶直径9~45μm，有时含晶细胞连接，簇晶排列成行，或一个细胞含数个簇晶。木栓细胞长方形，壁较厚，浅红色。

（2）理化鉴别　取粉末0.15g，加无水乙醇25mL，振摇数分钟，滤过，取滤液1mL，加无水乙醇至25mL，照分光光度法测定，在274nm的波长处有最大吸收。

（3）薄层鉴别

A. 取粉末1g，加乙醚10mL，密塞，振摇10分钟，滤过，滤液挥干，残渣加丙酮1mL使溶解，作为供试品溶液。另取丹皮酚对照品，加丙酮制成5mg/mL的溶液，作为对照品溶液。照薄层色谱法试验，吸取上述两种溶液各10μL，分别点于同一硅胶G薄层板上，以环己烷-乙酸乙酯（3∶1）为展开剂，展开，取出，晾干，喷以盐酸酸性5%三氯化铁乙醇溶液，加热至斑点显色清晰。供试品色谱中，在与对照品色谱相应的位置上，显相同的蓝褐色斑点。此法可用于牡丹皮、六味地黄丸和六味地黄颗粒中丹皮酚的鉴别[3]。

B. 鉴别牡丹皮中化学成分的其他薄层色谱法[4][5][6][7][8]，色谱条件见表3-7。

表3-7　薄层色谱条件一览表

吸附剂	展开剂	对照品	显色方法	检测波长（nm）	检测药物
硅胶G	环己烷-氯仿-无水乙醇（7∶3∶1）		紫外光	365	牡丹皮
硅胶G	甲苯-甲酸乙酯-甲酸-氯仿（5∶6∶3∶6）	丹皮酚芍药苷	对甲氧基苯甲醛硫酸	*	牡丹皮
硅胶G-0.3% CMC-Na	环己烷-氯仿-无水乙醇（7∶3∶1）		2%三氯化铁乙醇溶液	$\lambda_R=365$ $\lambda_S=274$	牡丹皮
硅胶G-0.8% CMC-Na（25∶1）	甲苯-乙酸乙酯-甲酸-氯仿（10∶12∶3.5∶12）	丹皮酚	2%三氯化铁乙醇溶液	*	牡丹皮
高效反相薄层	四氢呋喃-水（42∶58）（含0.1%四丁基溴化铵）	丹皮酚芍药苷		254	牡丹皮

注：加"*"者仅为检识测定用。

5. 定量分析[3][9][10][11][12]

（1）高效液相色谱法　色谱条件见表3-8。

表3-8　高效液相色谱条件一览表

色谱柱	流动相	对照品	流速（mL/min）	柱温（℃）	检测波长（nm）	检测药物
NOVA-PAK C_{18}	甲醇-水（1∶1）	丹皮酚	0.7	室温	274	牡丹皮
ODS	乙腈-水-冰醋酸（35∶65∶2）	丹皮酚	1.0	室温	270	牡丹皮

色谱柱	流动相	对照品	流速 （mL/min）	柱温 （℃）	检测波长 （nm）	检测 药物
ODS	甲醇－水－醋酸 （58∶40∶2）	丹皮酚	1.0	室温	274	牡丹皮
Spherisorb C₁₈	甲醇－水（65∶35）	丹皮酚	1.0	室温	274	牡丹皮
Spherisorb C₁₈	甲醇－0.5% 磷酸 （60∶40）	丹皮酚	1.0	室温	274	牡丹皮
C₁₈	甲醇－水（45∶55）	丹皮酚			274	牡丹皮

（2）气相色谱法　色谱条件见表 3-9。

表 3-9　气相色谱条件一览表

色谱柱	载气	对照品	流速 （mL/min）	柱温 （℃）	汽化室温 度（℃）	检测器温 度（℃）	检测 药物
SE-30 熔融石英 毛细管柱	N₂	丹皮酚		185	25	25	牡丹皮
2.0% OV-17 玻 璃柱	N₂	丹皮酚	60	170	260	260	牡丹皮

参考文献

［1］刘庆发，韩玉玲．正交设计法探讨牡丹皮中丹皮酚的提取工艺．黑龙江医药，2002，15（5）：351．

［2］张部昌，赵帜平，邢军，等．丹皮多糖的提取纯化及其药理作用初步研究．安徽农业科学，1995，23（4）：373．

［3］中华人民共和国药典委员会．中华人民共和国药典（2005 版，一部）．北京：化学工业出版社，2005：119．

［4］刘训红．中药材薄层色谱鉴别．天津：天津科学技术出版社，1990：286．

［5］仲英，杨尚军，唐文照，等．不同产地牡丹皮中丹皮酚含量测定．时珍国医国药，1999，10（5）：334．

［6］刘伟，韩世林，朱继汉．薄层扫描法测定牡丹皮、叶中丹皮酚含量．河南中医学刊，1994，9（4）：14．

［7］苗明三．现代实用中药质量控制技术．北京：人民卫生出版社，2000：530．

［8］高鲁霞，梁素谦，王苓，等．牡丹皮中丹皮酚和芍药苷的反相薄层色谱分析．山东中医学院学报，1995，19（4）：266．

［9］房杏春，安登魁，董善士，等．HPLC 法测定丹皮中丹皮酚的含量．中国药科大学学报，1989，20（2）：109.

［10］尹萌，梁宪扬．HPLC 法测定牡丹皮及脑震宁冲剂中丹皮酚的含量．西北药学杂志，2001，16（2）：53.

［11］李海燕，陈小坚．牡丹皮中丹皮酚含量动态变化研究．时珍国医国药，2000，1（3）：197.

［12］刘放，黄卫平．HPLC 法测定牡丹皮及其制剂中丹皮酚含量．基层中药杂志，1997，11（1）：34.

第六节　茯苓质量控制

对茯苓的质量监控可以从以下几方面进行。

1. 性状

呈类球形、椭圆形、扁圆形或不规则团块，大小不一。外皮薄而粗糙，棕褐色至黑褐色，有明显的皱缩纹理。体重，质坚实，断面颗粒性，有的具裂隙，外层淡棕色，内部白色，少数淡红色，有的中间抱有松根。茯苓块：为去皮后切制的茯苓，呈快片状，大小不一。白色、淡红色或淡棕色。

2. 化学成分

（1）三萜类　茯苓酸（pachymic acid），16α - 羟基 - 齿孔酸，3β - 羟基 - 羊毛甾 - 7，9（11），24 - 三烯 - 21 - 酸［3β - hydroxy - lanosta - 7，9（11），24 - trien - 21 - oic acid］，茯苓酸甲酯（pachymic acid methylester），16α - 羟基 - 齿孔酸甲酯（tumulosic acid methylester），7，9（11）- 去氢茯苓酸甲酯［7，9（11）- dehydropachymic acid methylester］，3β，16α - 二羟基 - 羊毛甾 - 7，9（11），24（31）- 三烯 - 21 - 酸甲酯［3β，16α - dihydroxylanosta - 7，9（11），24（31）- trien - 21 - oic acid methylester］，多孔菌酸 C 甲酯（polyporenic acid C methylester），3 - 氢化松苓酸（trametenolic acid），齿孔酸（eburicoic acid），去氢齿孔酸（dehydroeburicoic acid），茯苓新酸（poricoic acid），β - 香树脂醇乙酸酯（β - amyrin acetate），3β - 羟基 - 16α - 乙酰氧基 - 羊毛甾 - 7，9（11），24 - 三烯 - 21 - 酸［3β - hydroxy - 16α - acetyloxylanosta - 7，9（11），24 - trien - 21 - oic acid］，7，9（11）- 去氢茯苓酸［7，9（11）- dehydropachymic acid］，16α - 羟基 - 3 - 羰基 - 羊毛甾 - 7，9（11），24（31）- 三烯 - 21 - 酸，3β - 对羟基苯甲酸去氢土莫里酸等，3β - 羟基 - 羊毛甾 - 7，9（11），24 - 三烯 - 21 - 酸。

（2）糖类　茯苓聚糖（pachyman），茯苓次聚糖（pachymaran），β - D - 葡萄糖 H_{11}（β - D - glucan H_{11}）及木聚糖（xylam）等。

（3）脂肪酸　辛酸（caprylic acid），十一酸（undecanoic acid），月桂酸（lauric acid），十二酸（dodecenoic acid），棕榈酸（palmitic acid），茯苓环酮双烯三萜酸（3 – oxo – 6，16α – dihydroxylanosta – 7,9,26 – trien – 23 – oic acid）等。

（4）无机元素　SiO_2，Mg，P，Fe，Ca，S，Na，K，Mn 及 Cl 等。

（5）其他　此外含麦角甾醇（ergosterol），胆碱（choline），腺嘌呤（adenine），组氨酸（histidine），卵磷脂，脂肪，树胶，甲壳质，蛋白质，甾醇，右旋葡萄糖，β–茯苓聚糖酶，胡萝卜苷，乙基–β–D–吡喃葡萄糖苷，L–尿苷，柠檬酸三甲酯，（R）–苹果酸二甲酯，脂肪酶，蛋白酶等。

3. 提取分离

（1）茯苓多糖的提取纯化[1][2]

茯苓碎片
↓ 加6倍量水提取3次，每次2小时，过滤，合并滤液
提取液
↓ 浓缩至适量
浓缩液
↓ 搅拌下加乙醇是含醇量达80%，静置12小时，离心
沉淀物
↓ 加蒸馏水煮沸溶解，过滤
滤液
↓ 加乙醇是含醇量达80%，放置，过滤，低温干燥
茯苓粗多糖
↓ 加适量蒸馏水煮沸，在搅拌下加入1%的鞣酸溶液，煮沸，离心
上清液
↓ 加入1%的鞣酸溶液，再加2%的活性炭
↓ 搅拌10分钟，趁热过滤
滤液
↓ 加乙醇使含醇量达70%，静置24小时，过滤
沉淀物
↓ 用70%乙醇反复洗涤，检查不含鞣酸为止，溶于20%
↓ 的热乙醇中，置于含有50g中性氧化铝的布氏漏斗中，
↓ 减压过滤，用60℃的热蒸馏水连续洗脱
洗脱液
↓ 浓缩，加乙醇使含醇量达70%，静置24小时，过滤
沉淀物
↓ 低温（冷冻干燥）
茯苓多糖纯品

```
茯苓
  │  3℃加0.5mol/L NaOH液混合10分钟，同温放置3小时，离心
澄清液
  │  10%醋酸中和，过滤
沉淀
  │  水、丙酮、乙醚洗涤，干燥
固体物
  │  溶于二甲基亚砜，加水沉淀，离心
沉淀物
  │  同上法再处理1次，并用水，丙酮、乙醚依次洗涤，干燥
茯苓多糖
```

（2）茯苓酸的提取[3][4]

```
        茯苓（1kg）
           │  乙醚提取
      合并乙醚液
           │  浓缩，放置数日
无色结晶体（收率0.06%）
           │  甲醇反复重结晶，干燥
        无色针晶
        （茯苓酸）


      白茯苓
        │  无水乙醇浸泡20小时，过滤
      滤液
        │  浓缩至干
    浓缩物
        │  真空快速色谱分离
油醚-乙酸乙酯（7:3）洗脱液
        │  浓缩
    浓缩物
        │  硅胶GF₂₅₄薄层制备，甲醇重结晶
    无色结晶
    （茯苓酸）
```

工艺说明

适量硅胶 H 吸附，加在装有 80g 硅胶 H 的真空快速色谱柱（VLC）上，依次用石油醚、石油醚 - 乙酸乙酯（7:3）和乙酸乙酯洗脱。用硅胶 GF_{254} 薄层制备时，以环己烷 - 乙酸乙酯 - 冰醋酸（6:4:0.5）为展开剂。

4. 定性鉴别

（1）**显微鉴别** 粉末呈灰白色，不规则颗粒状团块及分枝状团块无色，遇水合氯醛液渐溶化。菌丝无色或淡棕色，细长，稍弯曲，有分枝，直径 3 ~ 8μm，少数至 16μm。

（2）理化鉴别

A. 取粉末 1g，加丙酮 10mL，加热回流 10 分钟，滤过，滤液蒸干，残渣加冰醋酸 1mL 使溶解，再加硫酸 1 滴，显淡红色，后变为淡褐色。

B. 取茯苓片或粉末少量，加碘化钾碘试液 1 滴，显深红色。

（3）薄层鉴别

A. 取粉末 2g，加乙醚 4mL，冷浸 24 小时，滤过，滤液浓缩至 1mL 作点样液，另取麦角甾醇制成对照液，吸取两溶液点样于同一中性氧化铝板上，用苯 - 95% 乙醇（9:1）展开，在紫外灯（254nm）下观察，样品色谱中与对照品色谱相应位置显相同颜色斑点。

B. 取粉末 5g，加乙醇 30mL，在水浴上加热提取 2 小时，滤过，滤液浓缩至 1/3 体积备用。吸取上液点样于 0.5% CMC 硅胶 G 板上，用石油醚 - 乙酸乙酯（1:1）展开，用 4% 磷钼酸乙醇液显色。喷雾后，100℃ 加热，均显蓝色斑点。

C. 取粉末 1g，加乙醚 50mL，超声处理 10 分钟，滤过，滤液蒸干，残渣加甲醇 1mL 使溶解，作为供试品溶液。另取茯苓对照品药材 1g，同法制成对照药材溶液。吸取上述两种溶液分别点于同一硅胶 G 薄层板上，以甲苯 - 乙酸乙酯 - 甲酸（20:5:0.5）为展开剂，展开，取出，晾干，喷以 2% 香草醛硫酸溶液 - 乙醇（4:1）混合溶液，在 105℃ 加热至斑点显色清晰。供试品色谱与对照药材色谱相应的位置上显相同颜色的斑点[5]。

（4）光谱鉴别 取粉末 1g，加 15 倍量甲醇冷浸，不时振荡，72 小时后滤过，取滤液测定 200 ~ 320nm 紫外吸收光谱，结果吸收峰值为 297.5、271、242.5、235、219、214nm，吸收谷值为 290、267.5、239、231、217nm。

5. 定量分析

高效液相色谱法[6][7][8][9] 色谱条件见表 3 - 10。

表 3 - 10　高效液相色谱条件一览表

色谱柱	流动相	对照品	流速（mL/min）	柱温（℃）	检测波长（nm）	检测药物
Kromasil 100 - 5 C_{18}	乙腈 - 0.4% 乙酸（80:20）	茯苓酸	1.0	30	242	茯苓
Phenomenex C_{18}	乙腈 - 0.1% 的磷酸溶液（75:25）	茯苓酸	1.0	30	210	茯苓

色谱柱	流动相	对照品	流速（mL/min）	柱温（℃）	检测波长（nm）	检测药物
Dikma Dimonsal C₁₈	乙腈 - 0.1% 甲酸溶液（梯度洗脱）	茯苓酸 A 3 - 表去氢土莫酸	1.0	25	243	茯苓
Hypersil ODS C₁₈	乙腈 - 0.5% 磷酸溶液（梯度洗脱）		1.0	30	242	茯苓

参考文献

［1］李俊，韩向晖，李仲洪，等．茯苓多糖的提取及含量测定．中国现代应用药学杂志，2000，17（1）：49．

［2］中国科学院上海药物研究所．中草药有效成分提取与分离（第2版）．上海：上海科学技术出版社，1983：423．

［3］林启寿．中草药成分化学．北京：科学出版社，1977：564．

［4］丰朝霞，张鸿．分光光度法测定茯苓中多糖总糖含量．时珍国医国药，2000，11（2）：109．

［5］中华人民共和国药典委员会．中华人民共和国药典（2010版，一部）．北京：化学工业出版社，2010：224．

［6］赵英博，徐斌，昝俊峰，等．不同产地茯苓中茯苓酸含量的比较研究．中国中医药信息杂志，2009，16（7）：41．

［7］高晓霞，于治国，赵云丽，等．HPLC法同时测定茯苓中去氢茯苓酸和茯苓酸的含量．沈阳药科大学学报，2010，27（4）：295．

［8］夏烨，杨春华，刘静涵，等．RP - HPLC法测定中药茯苓皮中茯苓酸A和3 - 表去氢土莫酸的含量．药学进展，2009，33（6）：271．

［9］王少军，段启，曹君，等．茯苓皮中三萜酸类成分DEFG指纹图谱的方法学研究．中药新药与临床药理，2005，16（1）：53．

第七节　六味地黄丸整方质量控制

对六味地黄丸整方的质量监控可以从以下几方面进行。

1. 性状

丸剂特点为棕黑色的水蜜丸、黑褐色的小蜜丸或大蜜丸，味甜而酸。

2. 主要有效成分的定性鉴别

（1）显微鉴别

A. 大蜜丸、小蜜丸或水蜜丸　取本品置显微镜下观察，淀粉粒三角状卵形或矩圆形，直径 24～40μm，脐点短缝状或人字状（鉴别山药）。不规则分枝状团块无色，遇水合氯醛液溶化；菌丝无色或淡棕色，直径 4～6μm（鉴别茯苓）。薄壁组织灰棕色至棕黑色，细胞多皱缩，内含棕色核状物（鉴别熟地黄）。草酸钙簇晶存在于无色薄壁细胞中，有时整个排列成行（鉴别牡丹皮）。果皮表皮细胞橙黄色，表面观类三角形，垂周壁略连珠状增厚（鉴别山茱萸）。薄壁细胞类圆形，有椭圆形纹孔，集聚成纹孔群（鉴别泽泻）。

B. 浓缩丸　取本品置显微镜下观察，果皮表皮细胞橙黄色，表面观类三角形，垂周壁略连珠状增厚（鉴别山茱萸）。淀粉粒三角状卵形或矩圆形，直径 24～40μm，脐点短缝状或人字状（鉴别山药）。

（2）理化鉴别　取六味地黄丸 10g，以水蒸气蒸馏，收集馏液约 20mL，进行以下试验，阳性显色结果可用于判断牡丹皮的存在（六味地黄丸中其他药材对以下试验无干扰）。

A. 偶合反应鉴别丹皮酚　取馏液 2mL，加 1～2 滴对硝基氯化重氮苯试液，再加 1～2 滴碳酸钠试验，溶液应呈红色。

B. Gibbs 反应鉴别丹皮酚　取馏液 2mL，加 2，6－二氯醌亚胺 1 份、四硼酸钠 32 份的混合粉末少许，振摇 6 分钟，应呈淡蓝色。

C. 呈色反应鉴别酚类　取馏液 2mL，加 1 滴三氯化铁试液，溶液呈蓝紫色。

（3）薄层鉴别

A. 熟地黄鉴别　取六味地黄丸 5g，加甲醇 50mL，置水浴上加热回流 2 小时，回收甲醇后残渣加水溶解，用正丁醇提取三次，回收正丁醇，残渣加水溶解，滤过，滤液上活性炭柱，先以水 200mL 冲洗，再以 5% 乙醇 150mL 冲洗，最后以 20% 乙醇冲洗，收集 20% 乙醇洗脱液，浓缩至 1mL，作为供试品溶液。另取熟地黄对照药材 1g，同法制成对照药材溶液。再取梓醇对照品制成 0.1% 乙醇溶液，作为对照品溶液。吸取上述三种溶液各 20μL，分别点于同一硅胶 G 薄层板上，以乙酸乙酯－甲乙酮－甲酸－水（5:3:1:1）为展开剂，展开，取出，晾干，喷以 Godin 试剂，80℃～90℃烘 5 分钟。供试品色谱中，在与对照药材和对照品色谱相应的位置上，显相同颜色的斑点。

B. 山茱萸鉴别　取六味地黄丸 5g，加水 3mL，放置使溶散，用滤纸滤过；药渣再用水 30mL 洗涤，在室温干燥至呈松软的粉末状，与 100℃烘干，加乙醚 10μL 回流提取 2 小时，提取液回收乙醚至 2mL，使溶解，作为供试品溶液。另取山茱萸对照药材2g，同法制成对照药材溶液。再取熊果酸对照品，加无水乙醇制成0.5mg/mL的溶液，作为对照品溶液。吸取上述三种溶液各10μL，分别点于同一硅胶G薄层板上，以环己烷－氯仿－乙酸乙酯（20∶5∶8）为展开剂，展开，取出，晾干，喷以醋酐－硫酸（9∶1）溶液，110℃烘5～7分钟。供试品色谱中，在与对照药材和对照品色谱相应的位置上，显相同颜色的斑点。

C. 山药鉴别 取六味地黄丸6g，加50%甲醇50mL，回流提取1小时，滤过，蒸干，残渣加水30mL溶解，超声振荡10分钟，加乙醚120mL及饱和氯化钠水溶液2mL，振摇分层，水层再重复处理一次，取水层浓缩至干，残渣加甲醇2mL溶解，作为供试品溶液。另取山药对照药材3g，同法制成对照药材溶液。吸取上述两种溶液各30μL，分别点于同一硅胶GF$_{254}$薄层板上，以甲苯－乙酸乙酯－甲酸（6∶4∶0.3）为展开剂，展开，取出，晾干，喷以茴香醛硫酸试液，105℃烘5分钟。供试品色谱中，在与对照药材色谱相应的位置上，显相同的紫色斑点。

D. 泽泻鉴别 取六味地黄丸6g，加50%甲醇50mL，回流提取1小时，滤过，蒸干，残渣加水30mL溶解，超声振荡10分钟，加乙醚120mL及饱和氯化钠水溶液2mL，振摇分层，分取乙醚层，水层再重复处理一次，合并乙醚层，蒸干，残渣加乙酸乙酯2mL溶解，作为供试品溶液。另取泽泻对照药材3g，加水50mL，同法制成对照药材溶液。吸取上述两种溶液各20μL，分别点于同一硅胶GF$_{254}$薄层板上，以氯仿－乙酸乙酯－冰醋酸（9∶1∶1）为展开剂，展开，取出，晾干，置紫外光灯（254nm）下检视。供试品色谱中，在与对照药材色谱相应的位置上，显相同的暗斑。

E. 牡丹皮鉴别 取六味地黄丸6g，研碎，或取小蜜丸或大蜜丸9g，碾碎，加硅藻土4g，研匀；或取浓缩丸或颗粒5g，研细，或取六味地黄片粉末或胶囊内容物约3g，加硅藻土2g，研匀。加乙醚40mL，低温回流1小时，滤过，滤液挥去乙醚，残渣加丙酮1mL溶解，作为供试品溶液。另取丹皮酚对照品加丙酮制成1mg/mL的溶液，作为对照品溶液。吸取上述两种溶液各10μL，分别点于同一硅胶G薄层板上，以环己烷－乙酸乙酯（3∶1）为展开剂，展开，取出，晾干，喷以盐酸酸性5%三氯化铁乙醇溶液，加热至斑点显色清晰。供试品色谱中，在与对照品色谱相应的位置上，显相同的蓝褐色斑点。

F. 茯苓鉴别 取六味地黄丸6g，加50%甲醇50mL，回流提取1小时，滤过，蒸干，残渣加水30mL溶解，超声振荡10分钟，加乙醚60mL及饱和氯化钠水溶液2mL，振摇分层，分取乙醚层，水层再重复处理一次，合并乙醚层，蒸干，残渣加甲醇0.5mL溶解，作为供试品溶液。另取茯苓对照药材3g，加水50mL，同法制成对照药材溶液。吸取上述两种溶液各35μL，分别点于同一硅胶 GF254 薄层板上，以氯仿－甲醇－水（65∶35∶10）下层液为展开剂，展开，取出，晾干，置紫外光灯（365nm）下检视。供试品色谱中，在与对照药材色谱相应的位置上，显相同的黄色荧光斑点。

3. 主要药效成分的定量分析

2000 年之前各版《药典》中，六味地黄丸的含量测定均以牡丹皮所含的丹皮酚和山茱萸所含的熊果酸作为检测指标。从 2005 年开始，国家药典委员会逐渐将颗粒、胶囊、软胶囊及浓缩丸等不同剂型的六味地黄丸载入《药典》，同时增加了山茱萸所含的马钱苷作为主要检测指标，共同控制六味地黄丸整方质量。然而，仅以牡丹皮和山茱萸两味药的质量来评价六味地黄丸整方质量略显不足。目前，虽然还没有对六味地黄丸中其他药物的质量控制标准颁布，但针对熟地黄等药的药效成分的质量控制研究报道屡见不鲜，这些研究方法可以作为参考，以更加全面的控制六味地黄丸整方质量。

（1）蜜二糖的定量分析　熟地黄的主要活性成分为地黄寡糖，现代研究证明，地黄寡糖具有增强免疫、促进造血、降血糖和抗肿瘤等活性[1]，蜜二糖是熟地黄中含量较高的寡糖，因此可通过测定蜜二糖的含量来监控六味地黄丸中熟地黄的含量。

柱前衍生化毛细管区带电泳法[2]如下。

色谱条件：采用熔融石英毛细管（45cm×50μm，有效长度为36.7cm）。运行缓冲液为110mmol/L 硼酸（pH10）溶液；分离电压为12KV，检测波长为245nm，温度为30℃，压力自动进样（50m bar×6s）。

对照品溶液的制备：取蜜二糖－水合物对照品适量，精密称定，加水制成每1mL含 1.536mg的溶液，即得。

内标溶液的制备：取木糖对照品适量，精密称定，加水制成每1mL含1.62mg的溶液，即得。

样品测定：取六味地黄丸粉末5g，精密称定；加入水 10mL，超声提取 3次，每次 30 分钟，滤过，合并滤液，减压浓缩，将浓缩液定量转移至 10 mL量瓶中，精密加入内标溶液1mL，用水稀释至刻度，摇匀，作为供试品溶液。取对照品或供试品溶液 50μL，置于 1mL 具塞试管中，分别加入 0.3mol/L NaOH 溶液50μL 和 0.5mol/L PMP 的甲醇溶液50μL，涡旋混合，与70℃下反应 30分钟，取出冷却至室温，加入0.3mol/L HCl 溶液50μL 中，再加入氯仿200μL，涡旋，静置，弃去下层，重复萃取分离 3 次，合并上层溶液，混匀，用于 CZE 分析。按上述色谱条件进样测定，即得。经测定 5 个不同厂家的六味地黄丸样品中蜜二糖的百分含量分别为 1.04%、0.59%、0.57%、0.31%、1.14%。

（2）梓醇的定量分析　梓醇是熟地黄的药效成分，具有利尿、缓下、降血糖等作用，因此可通过测定梓醇的含量来监控六味地黄丸中熟地黄的含量。

单波长薄层扫描法[3]如下。

色谱条件：硅胶 G 薄层板。氯仿－甲醇－水（7∶3∶0.5）为展开剂；碘蒸汽为显色剂；点样后，展开，取出，晾干，于碘槽中显色 20 分钟，扫描波长为 350nm，扫描条件为单波长反射式锯齿扫描，狭缝 1.2mm×1.2mm，线性化参数 SX=3。

对照品溶液的制备：取梓醇对照品适量，精密称定，加甲醇制成每 1mL 含 0.52mg 的溶液，即得。

样品测定：取六味地黄丸浓缩丸粉末（过 60 目筛）16g，精密称定。加入 80% 乙醇 50mL，超声处理 30 分钟，共 2 次，滤过，合并滤液，减压浓缩除去乙醇。残渣加水，使成 20mL，静置，取上清液，装入装有 20g 已处理好的 D_{101} 大孔树脂柱中。以水 50mL 洗脱，至流出液为无色。弃去水洗液。以 20% 甲醇 50 mL 洗脱，合并洗脱液，低温减压浓缩至干，残渣加甲醇溶解，并定容至 2mL 量瓶中，作为供试品溶液。吸取供试品溶液 2μL，对照品溶液 1μL 与 4μL，分别点于同一硅胶 G 薄层板上，以上述条件扫描，测量供试品吸收度积分值与对照品吸收度积分值，计算，即得。

经测定 3 批六味地黄丸样品中梓醇的含量分别为 0.0444mg/g、0.0460mg/g、0.0487mg/g。

（3）熊果酸的定量分析　熊果酸是山茱萸的主要有效成分，具有明显的安定与降温等作用，属于三萜类化合物，化学性质稳定，标准品易得，用薄层扫描法测定，灵敏度较高，0.5μg 即可检出，因此可通过测定熊果酸的含量来监控六味地黄丸中山茱萸的含量。

高效液相色谱法[4]如下。

色谱条件：硅胶 G 薄层板。环己烷－氯仿－乙酸乙酯－甲酸（20∶5∶8∶0.1）为展开剂；10% 硫酸乙醇为显色剂；点样后，展开，取出，晾干，喷显色剂，在 110℃ 加热 5~7 分钟，至斑点显色清晰，取出，在薄层板上覆盖同样大小的玻璃板，周围用胶布固定，进行扫描。测定波长为 520nm，参比波长为 700nm。

对照品溶液的制备：取熊果酸对照品适量，精密称定，加无水乙醇制成每 1mL 含 0.5mg 的溶液，即得。

样品测定：取水蜜丸、小蜜丸或浓缩丸 5g，精密称定；或取重量差异项下的大蜜丸，5g，精密称定。精密加入水 30mL，60℃ 水浴温热使充分溶散，加硅藻土 2g，搅匀，滤过，残渣用水 30mL 洗涤，100℃ 烘干，研成细粉，连同滤纸一并置索氏提取器内，加乙醚适量，加热回流 4 小时，提取液回收乙醚至干，残渣用石油醚（30℃ ~ 60℃）浸泡两次，定量转移至 5mL 量瓶内，并稀释至刻度，摇匀作为供试品溶液。吸取大蜜丸或小蜜丸供试品溶液 10μL，或水蜜丸、浓缩丸供试品溶液 5μL，对照品溶液 2μL 与 4μL，分别交叉点于同一硅胶 G 薄层板上，以上述条件扫描，测量供试品吸收度积分值与对照品吸收度积分值，计算，即得。

《药典》（2000 年版，一部）规定六味地黄丸含山茱萸以熊果酸（$C_{30}H_{48}O_3$）计，水蜜丸、浓缩丸每 1g 不得少于 0.2mg；小蜜丸每 1g 不得少于 0.13mg；大蜜丸每丸不得少于 1.17mg。

（4）马钱苷的定量分析　马钱苷是山茱萸的主要水溶性成分，具有增强机体免疫能力等生理活性，因此可通过测定马钱苷的含量来监控六味地黄丸中山茱萸的含量。

高效液相色谱法[5]如下。

色谱条件：以十八烷基硅烷键合硅胶为填充剂，四氢呋喃 – 乙腈 – 甲醇 – 0.05% 磷酸溶液（1：8：4：87）为流动相，检测波长为 236nm，柱温 40℃。理论板数按马钱苷峰计算应不低于 4000。

对照品溶液的制备：取马钱苷对照品适量，精密称定，加 50% 甲醇制成每 1mL 含 20μg 的溶液，即得。

样品测定：取水蜜丸或小蜜丸，切碎，取约 0.7g，精密称定；或取重量差异项下的大蜜丸，剪碎，取约 1g，精密称定，置具塞锥形瓶中，精密加入 50% 甲醇 25mL，密塞，称定重量，超声处理（功率 250W，频率 33kHz）15 分钟时溶散，加热回流 1 小时，放冷，再称定重量，用 50% 甲醇补足减失的重量，摇匀，滤过。精密量取续滤液 10mL，置中性氧化铝柱（100 ~ 200 目，4g，内径 1cm，干法装柱）上，用 40% 甲醇 50mL，洗脱，收集流出液及洗脱液，蒸干，残渣加 50% 甲醇适量使溶解，并转移至 10mL，量瓶中，加 50% 甲醇稀释至刻度，摇匀，即得。分别精密吸取对照品溶液与供试品溶液各 10μL，注入液相色谱仪，测定，即得。

《药典》（2005 年版，一部）规定六味地黄丸含山茱萸以马钱苷（$C_{17}H_{26}O_{10}$）计，水蜜丸每 1g 不得少于 0.7mg；小蜜丸每 1g 不得少于 0.5mg；大蜜丸每丸不得少于 4.5mg。

（5）丹皮酚的定量分析　丹皮酚是牡丹皮的主要药效成分，具有抗炎、镇痛、解痉等药理作用，标准品易得，因此可通过测定丹皮酚的含量来监控六味地黄丸中牡丹皮的含量。

高效液相色谱法[5]如下。

色谱条件：以十八烷基硅烷键合硅胶为填充剂，甲醇 – 水（70∶30）为流动相，检测波长为274nm。理论板数按丹皮酚峰计算应不低于3500。

对照品溶液的制备：取丹皮酚对照品适量，精密称定，加甲醇制成每1mL含20μg的溶液，即得。

样品测定：取水蜜丸或小蜜丸，切碎，取约0.3g，精密称定；或取重量差异项下的大蜜丸，剪碎，取约0.4g，精密称定，置具塞锥形瓶中，精密加入50%甲醇50mL，密塞，称定重量，超声处理（功率250W，频率33kHz）45分钟，放冷，再称定重量，用50%甲醇补足减失的重量，摇匀，滤过，取续滤液，即得。分别精密吸取对照品溶液10μL与供试品溶液20μL，注入液相色谱仪，测定，即得。

《药典》（2005年版，一部）规定六味地黄丸含牡丹皮以丹皮酚（$C_9H_{10}O_3$）计，水蜜丸每1g不得少于0.9mg；小蜜丸每1g不得少于0.7mg；大蜜丸每丸不得少于6.3mg。

（6）芍药苷的定量分析　芍药苷是牡丹皮的药效成分，具有显著的镇痛、镇静、抗惊厥、扩张冠状动脉、舒张平滑肌细胞等作用，因此可通过测定芍药苷的含量来监控六味地黄丸中牡丹皮的含量。

高效液相色谱法如下。

色谱条件：以 Inertsil 5 ODS – Ⅱ（4.6mm×250mm）柱为色谱柱，乙腈 – 0.1%磷酸水溶液（15∶85）为流动相，检测波长为243nm，流速为1mL/min，保留时间为12.96分钟。

对照品溶液的制备：取芍药苷对照品适量，精密称定，加水制成每1mL含0.1mg的溶液，即得。

样品测定：精密称定六味地黄丸粉末1g，置100mL量瓶中，加入50%甲醇80mL，密塞，超声处理30分钟，放冷，用50%甲醇定容至刻度，摇匀，离心10分钟（1200r/min），滤过，取续滤液，即得。精密吸取供试品溶液10μL，注入液相色谱仪，测定，即得。

经测定三批六味地黄丸样品，以外标法计算芍药苷百分含量分别为0.4847%、0.4847%、0.4836%。

（7）没食子酸的定量分析　没食子酸是山茱萸和牡丹皮的共有药效成分，具有抗菌，抗病毒，抗肿瘤等药理作用，因此可通过测定没食子酸的含量来监控六味地黄丸中山茱萸和牡丹皮的含量。

高效液相色谱法如下。

色谱条件：以 Inertsil 5 ODS - Ⅱ（4.6mm × 250mm）柱为色谱柱，乙腈 - 0.0032mol/L 四丁基硫酸氢铵（3:97，用10%磷酸调 pH 至2.2）为流动相，检测波长为220nm，流速为0.9mL/分钟，保留时间为13.64分钟。

对照品溶液的制备：取没食子酸对照品适量，精密称定，加50%甲醇制成每1mL含20μg的溶液，即得。

样品测定：精密称定六味地黄丸粉末1g，置100mL量瓶中，加入50%甲醇80mL，密塞，超声处理30分钟，放冷，用50%甲醇定容至刻度，摇匀，离心10分钟（1200r/min），滤过，取续滤液，即得。分别精密吸取对照品溶液20μL和供试品溶液10μL，注入液相色谱仪，测定，即得。

经测定三批六味地黄丸样品，以外标法计算没食子酸百分含量分别为0.2845%、0.2833%、0.2797%。

（8）六味地黄丸中多种成分同时检测的定量方法[6][7][8][9]

除对六味地黄丸中单一成分定量检测外，还可以采用高效液相色谱法对六味地黄丸中多种成分的含量进行同时测定，定量检测方法见表3-11。

表3-11　高效液相色谱条件一览表

色谱柱	流动相	对照品	流速（mL/min）	柱温（℃）	检测波长（nm）	检测药物
Hypersil ODS$_2$ C$_{18}$	甲醇 - 水（梯度洗脱）	马钱苷 丹皮酚	1.0	室温	238	六味地黄片
C$_{18}$	乙腈 - 0.1%磷酸（梯度洗脱）	马钱苷 丹皮酚 芍药苷 莫诺苷	1.0	30	238	六味地黄浓缩丸
Phenomenex C$_{18}$ Phenomenex 保护柱（Fusion AJ0 - 7557）	乙腈 - 0.15%磷酸（梯度洗脱）	马钱苷 丹皮酚 芍药苷 没食子酸	1.0	30	232	六味地黄汤
Alltima C$_{18}$	乙腈 - 0.1%甲酸（梯度洗脱）	马钱苷 丹皮酚 芍药苷 没食子酸	0.5	30	242	六味地黄浓缩丸

4. 质量检查

（1）重量差异限度　按《药典》法进行检查，应符合丸剂项下有关规定。

（2）水分　按《药典》"水分测定法"中甲苯法进行测定。由于本品受剂型和不同气候的影响，水分相差较大。

（3）酸不溶性灰分　按《药典》"酸不溶性灰分"测定法进行。酸不溶性灰分的数值，可指示出原料药材前处理的程度。经过对国内多数厂家生产的六味地黄丸测定的结果进行统计，含量在0.3%~0.7%之间。因水蜜丸含蜜量比大蜜丸约少1/3，故规定水蜜丸之灰分含量应比大蜜丸多1/3。

（4）崩解时限检查　按《药典》法进行检查，应符合丸剂项下有关规定。

（5）溶出度测定[10]　分别以丹皮酚和马钱苷为溶出指标，采用小杯搅拌浆法测定六味地黄丸（浓缩丸和水蜜丸）的溶出度。

A. 仪器

Agilent 1200 series 型高效液相色谱仪（包括真空在线脱气机、二元泵、自动进样器、柱温箱、紫外检测器、Agilent Chem Station 色谱工作站）（美国）；RC－806 智能溶出实验仪（天津大学无线电厂）；Milli－RO＋MilliQ 超纯水仪（美国）。

B. 试药

甲醇，乙腈（色谱纯，SIGMA 公司，美国）；盐酸（分析纯，国药集团）；水为超纯水。六味地黄丸（浓缩丸）5批：批号 070504（上海）；批号 070529（河南）；批号 2007131（兰州）；批号 20070516（长沙）；批号 7071021（北京）。六味地黄丸（水蜜丸）批号 7031353（北京）。丹皮酚对照品（110708－200505），马钱苷对照品（111640－200503），以上对照品均购于中国药品生物制品检定所。

C. 六味地黄丸中丹皮酚的含量测定方法

色谱条件与系统适用性试验：以十八烷基硅烷键合硅胶为填充剂，以甲醇－水（70:30）为流动相，检测波长为274nm，理论塔板数按丹皮酚计算应不低于3500。

对照品溶液的制备：取丹皮酚对照品适量，精密称定，制成每1mL含有42μg的溶液，摇匀，即得。

供试品溶液的制备：取六味地黄丸，研碎，取约0.3g，精密称定，置具塞锥形瓶中，加入50%甲醇50mL，密塞，称定重量，超声处理（功率250W，频率33KHz）45分钟，放冷，再称定重量，用50%甲醇补足失重，摇匀，滤过，取续滤液，即得。

含量测定：分别吸取对照品溶液3μL和供试品溶液10μL注入液相色谱仪，按照外标法以峰面积计算，测得不同批号六味地黄丸（浓缩丸和水蜜丸）中丹皮酚的含量分别为1.94mg/g、2mg/g、2.3mg/g、2.44mg/g、2.51mg/g、1.74mg/g。

D. 六味地黄丸中马钱苷的含量测定方法

色谱条件与系统适用性试验：以十八烷基硅烷键合硅胶为填充剂，以乙腈－水（14∶86）为流动相，检测波长为240nm，理论塔板数按丹皮酚计算应不低于4000。

对照品溶液的制备：取丹皮酚对照品适量，精密称定，制成每1mL含有25μg的溶液，摇匀，即得。

供试品溶液的制备：取六味地黄丸，研碎，取约0.7g，精密称定，置具塞锥形瓶中，加入50%甲醇25mL，密塞，称定重量，超声处理（功率250W，频率33KHz）15分钟使溶散，再加热回流1小时，放冷，再称定重量，用50%甲醇补足失重，摇匀，滤过，精密量取续滤液10mL，置中性氧化铝柱（100～200目，4g，内径1cm，干法装柱）上，用40%甲醇50mL洗脱，收集流出液及洗脱液，蒸干，残渣加50%甲醇适量使溶解，并转移至10mL量瓶中，加50%甲醇稀释至刻度，摇匀，即得。

含量测定：分别吸取对照品溶液10μL和供试品溶液5μL注入液相色谱仪，按照外标法以峰面积计算，测得不同批号六味地黄丸（浓缩丸和水蜜丸）中马钱苷的含量分别为 0.71mg/g、1.54mg/g、1.88mg/g、1.14mg/g、1.52mg/g、0.64mg/g。

E. 六味地黄丸中丹皮酚和马钱苷体外溶出度测定

使用小杯搅拌浆法，按《药典》（2005年版，二部）附录ⅩC溶出度测定法第三法项下操作，去脱气人工胃液（无酶）为溶出介质，温度为（37±0.5）℃，转速为75r/min分别取同一厂家生产的六味地黄丸6份，浓缩丸每份7粒，水蜜丸每份10粒，精密称定，以六味地黄丸接触溶出介质开始计时，分别在10分钟、20分钟、30分钟、45分钟、60分钟、75分钟、90分钟、120分钟、180分钟、240分钟时，吸取溶液1mL，同时补加同温溶出介质1mL，立即用0.45μm微孔滤膜滤过，注入液相色谱仪测定，计算各时间点的平均累积溶出度。根据Weibull分布模型，计算丹皮酚和马钱苷的体外溶出参数。

（6）重金属砷、铅、汞测定[11]

A. 仪器

AFS-3100型双道原子荧光光谱分析仪（北京科创海光仪器公司），砷特制编码空心阴极灯（北京真空电子技术研究所）；F732-S测汞仪（上海华光）；等离子发射光谱仪（IR IS Intrepid Ⅱ/S-92，美国电热公司）。

B. 试剂与标准品

试剂：含0.2%酒石酸的盐酸溶液（1∶3）；硫脲－抗坏血酸溶液5g/L；

硼氢化钾溶液（20g/L KBH₄−5g/L KOH）；20%氯化亚锡溶液。

砷标准储备液：称取三氧化二砷（优级纯）0.132g，置1000mL量瓶中用1:9王水溶液5mL溶解后，加入稀硫酸10mL，用水稀释至刻度，摇匀，此溶液含砷1mg/mL。

砷标准溶液：砷标准储备液经逐级稀释配制为5μg/mL的砷标准溶液。

汞标准储备液：称取二氯化汞（分析纯）1.3536g，置250mL烧杯中，以100mL，3mol/L的硝酸溶解后，移入1000mL量瓶，以1mol/L硝酸稀释至刻度，此溶液含汞1mg/mL。

汞标准溶液：汞标准储备液经逐级稀释配制为0.1μg/mL的汞标准溶液。

铅标准储备液：称取高纯铅1g，置1000mL量瓶中用10mL硝酸溶解后，用水稀释至刻度，摇匀，此溶液含铅1mg/mL。

铅标准溶液：铅标准储备液经逐级稀释配制为10μg/mL的铅标准溶液。

C. 标准曲线的绘制

砷标准曲线的绘制：分别取0mL、0.2mL、0.5mL、0.8mL、1mL、1.5mL砷标准溶液至50mL量瓶中，加入硫脲−抗坏血酸溶液10mL，用酒石酸盐酸溶液稀释至刻度（砷标准系列溶液临用前现配制）。用硼氢化钾还原进行原子荧光光度法测定，绘制标准曲线。砷在0～0.15μg/mL范围内分析信号值与浓度呈良好线性关系，r=0.9998。

汞标准曲线的绘制：分别取0mL、0.5mL、1mL、1.5mL、2mL汞标准溶液至还原瓶中，用20%王水稀释至10mL，滴加1滴5%重铬酸钾溶液，加入2mL 20%氯化亚锡溶液，迅速盖紧还原瓶，进行冷原子吸收测定汞的消光值，并绘制标准曲线，求出其平均斜率。汞在0～0.017μg/mL范围内分析信号值与浓度呈良好线性关系，r=0.9999。

铅标准曲线的绘制：分别取0mL、0.05mL、0.1mL、0.2mL、0.4mL、0.8mL铅标准溶液至50mL量瓶中，加入王水10mL溶解，加水稀释至刻度（铅标准系列溶液临用前现配制）。在仪器测量条件下，测定强度If，以强度If为纵坐标，浓度为横坐标，绘制标准曲线。铅在0～0.16μg/mL范围内分析信号值与浓度呈良好线性关系，r=0.9999。

D. 含量测定

六味地黄丸中砷含量测定：采用原子荧光光谱法。称取0.2g样品3份于25mL比色管中，缓慢加入5mL 1:9王水溶液，置于水浴锅加热1小时后冷至室温，用酒石酸的盐酸溶液稀释至25mL，摇匀。从该溶液中取5mL于25mL比色管中，加5mL硫脲—抗坏血酸溶液，摇匀，用酒石酸的盐酸溶液稀释至25mL，摇匀，与标准系列同时按仪器工作条件，用硼氢化钾还原进行原子荧光光度法测定砷含量。结果按公式：ω（As）$/10^{-6} = \rho \times V/m$（$\rho$ 为待测液浓度，V 为待测液体积，m 为样品质量）计算砷含量。

六味地黄丸中汞含量测定：采用冷原子吸收分析法。称取 0.2g 样品 3 份于 25mL 比色管中，加入 10 mL 1∶1 王水，在水浴中微沸并保持 20 分钟取出冷却，用水稀释至刻度，摇匀。澄清后，吸取 10 mL 清液至还原瓶中，滴加 1 滴 5% 重铬酸钾，加入 2mL 20% 氯化亚锡溶液，进行冷原子吸收测量汞的消光值，根据平均斜率 $K_{平均}$ 求得汞含量。按公式：ω（Hg）$/10^{-6} = A \times K_{平均}/mV_2/V_1$（A 为消光值，m 为样品质量，$V_1$ 为配成体积，V_2 为取用体积）计算汞含量。

六味地黄丸中铅含量测定：采用等离子发射光谱法。称取 2g 样品 3 份于瓷坩埚中，置电热板炭化后放入 550℃ 马弗炉中 5 小时，取出冷却后用水润湿加 10mL 王水溶解，蒸至近干，转入 50mL 量瓶中，用水稀释至刻度，测定待测液浓度，结果按公式：ω（Pb）$/10^{-6} = \rho \times V/m$（$\rho$ 为待测液浓度，V 为待测液体积，m 为样品质量）计算铅含量。

E. 回收试验

将一定量的砷、汞、铅标准品分别加入 6 份已知砷、汞、铅含量的六味地黄丸样品中，分别按砷、汞、铅的含量测定方法测定。砷、汞、铅的 6 次平均回收率为 100.6%、98.7%、100.3%；相对偏差分别为 1.29%、1.75%、0.45%。

参考文献

［1］武卫红，温学森，赵宇. 地黄寡糖及其药理活性研究进展. 中药材，2006，29（5）：507-510.

［2］张佳蕊，刘永利，赵莉，等. 柱前衍生化毛细管区带电泳法测定六味地黄丸中蜜二糖的含量. 沈阳药科大学学报，2008，25（3）：208-235.

［3］刘长河，李更生，王慧森. 六味地黄丸中梓醇的含量测定. 中医研究，2000，13（3）：14-15.

［4］国家药典委员会. 中华人民共和国药典（2000 年版，一部）. 北京：化学工业出版社，2000：22.

［5］国家药典委员会. 中华人民共和国药典（2005 年版，一部）. 北京：化学工业出版社，2005：401-402.

［6］魏惠珍，邱伟华，饶毅，等. HPLC 法测定六味地黄片中马钱苷和丹皮酚. 中草药，2010，41（3）：405-407.

［7］李娴，王本杰，袁桂艳，等. 六味地黄丸中四种活性成分的 HPLC 法测定. 中国医药工业杂志，2010，41（2）：126-128.

［8］曾常青，曾宇，赵越，等. 六味地黄汤中 4 种有效成分的含量测定. 中国医院药

学杂志，2007，27（8）：1034-1036.

[9] 封亮，贾晓斌，李长春，等．HPLC同时测定六味地黄浓缩丸中4种主要成分的含量．中国药科大学学报，2009，40（1）：59-61.

[10] 鲜洁晨，张宁，冯怡．六味地黄丸质量差异分析．中成药，2009，31（6）：882-886.

[11] 杨春，杨金笛，成红砚．不同产地六味地黄丸中汞、砷、铅含量测定．山地农业生物学报，2009，28（5）：425-428.

下篇　第三章　质量控制研究